2011年度国家出版基金资助项目

中华医学统计百科全书

徐天和／总主编

管理与健康统计分册

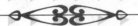

唐军 高永／主编

中国统计出版社
China Statistics Press

图书在版编目(CIP)数据

中华医学统计百科全书. 管理与健康统计分册 / 唐军，高永主编. —北京：中国统计出版社，2013.4
ISBN 978-7-5037-6796-8

Ⅰ. ①中… Ⅱ. ①唐… ②高… Ⅲ. ①医学统计-中国-百科全书②卫生管理-卫生统计-中国-百科全书
Ⅳ. ①R195.1-61

中国版本图书馆 CIP 数据核字(2013)第 056933 号

管理与健康统计分册

作　者/唐　军　高　永
责任编辑/陈悟朝
装帧设计/杨　超　李雪燕
出版发行/中国统计出版社
通信地址/北京市西城区月坛南街 57 号　邮政编码/100826
办公地址/北京市丰台区西三环南路甲 6 号　邮政编码/100073
网　　址/http://csp.stats.gov.cn
电　　话/(邮购)(010)63376907　书店(010)68783172
印　　刷/河北天普润印刷厂
经　　销/新华书店
开　　本/787×1092mm　1/16
字　　数/550 千字
印　　张/26.75
版　　别/2013 年 4 月第 1 版
版　　次/2013 年 4 月第 1 次印刷
定　　价/64.00 元

序　言

国家统计局局长　马建堂

　　随着时代前进和科学技术的进步,我国的统计科学和医学统计工作的发展进入了一个崭新的阶段。统计科学既是认识社会现象与自然现象数量特征的手段,又是获取信息和进行科学研究的重要工具,历来为人们所重视。自20世纪20年代起,统计学理论与方法日益广泛地被应用于医学领域。近些年来,随着基因组学、蛋白质组学、药物开发、公共卫生、计算机和信息等学科的迅猛发展,统计学与医学学科的交叉融合不断深入,统计科学在医学领域中的应用与发展提高到了一个新水平。

　　医学统计是统计科学的重要分支,也是国民经济和社会发展统计的重要组成部分,它关系到人民健康水平的提高和国家的长足发展。医学是强国健民学科,医学研究的对象是人及人群的健康,具有复杂性、特殊性及变异性等特点,这无疑需要全面系统的统计分析方法的支持与帮助。随着统计科学的迅猛发展,一些新的统计方法如遗传统计、多水平模型、结构方程模型、健康量表等不断涌现。一方面这些新的统计方法和理论亟需在医学科学领域内推广应用,为医学发展提供支持和帮助,另一方面,医学科研工作者为了科学研究工作的需要也迫切要求了解和掌握一些最新的、全面系统的统计方法和理论。因此,对当代医学科学研究中的统计分析方法进行全面系统的研究与介绍,是十分重要的一件事情,《中华医学统计百科全书》正是在这样的背景下编纂而成的,它满足了当前医学科学发展的需要,不失为一部好的大型医学统计参考书。

　　《中华医学统计百科全书》自2009年1月开始编写,由国内外著名医学院校的统计学教授和专家担任主编和编委,可谓编写力量强大,在编写过程中,他们本着精益求精的精神,精雕细琢,采百家之所长,融国内外华人统计学专家之所成。历时三年,终成其册。本套书内容浩繁,共八个分册,包含描述性统计分册、单变量推断统计分册、多元统计分册、非参数统计分册、管理与健康统计分册、医学研究与临床统计设计分册、健康测量分册和遗传统计分册。各分册在内容上相互衔接并互为补充,贯穿"从简单到复杂","从一般、传统到先进、前沿"的循序渐进的编纂思路,一改目前医学统计著述中普遍存在的方法之间或评价指标之间缺乏相互联系、过于分散和单一的状况,使医学统计理论与方法更加具备了系统性、完整性与时代前沿性。本套书结构严谨,层次分明,科学性强,既突破了传统的辞典式编撰方法,又吸取了辞典的某些特点,在实用性、知识性、可读性、可查性等方面均具独到之处。

《中华医学统计百科全书》适应了我国医学科学研究发展对统计分析方法的需要,本书的出版,势必会大大促进我国现代医学的发展。本书既是我国医学统计工作者、医疗卫生统计信息工作者、高等医学院校师生以及广大医务工作者必备的大型医学统计参考工具书,也适合于医学各不同层次和不同专业的读者阅读。我相信本书的出版,不仅对于促进我国医学统计发展,促进我国与国际生物医学统计间的交流,繁荣社会主义先进文化具有重要意义,而且该书也必定会成为广大医学科学研究工作者的良师益友,故欣然为之作序。

编者的话

　　近年来,医学统计科学发展迅速,如遗传统计、多水平模型、结构方程模型、健康量表等新的统计理论与方法不断涌现,并被应用到医学科研实践中。这些新的统计理论与方法在医学科学研究中的不断拓展应用,要求广大的医学科技工作者在工作中必须学习和掌握这些新知识。所以,怎样使这些新的统计理论与方法易于被广大的医学科技工作者接受和使用,以提高医疗卫生工作质量,成为统计学专家的首要解决的任务。为此,组织编纂一部适合于广大医学科技工作者学习和使用的工具书,成为当前形势之必需。《中华医学统计百科全书》(下文简称"全书")正是基于这样的背景而孕育产生的。

　　编纂"全书"的想法一经提出,就得到了国内高等医学院校和科研院所的统计学专家们的赞同。专家们云集一堂,进行商讨,达成共识——要集全国高等医学院校和科研院所的统计学专家之力,编纂出一部内容全面、概念精确、表述完整、接近世界医学统计学先进水平、编辑形式简洁的大型医学统计学工具书。2008年,"全书"开始酝酿筹备,几经讨论,搭成框架条目,确定编写格式,并开始全面着手编写,终于于2011年初编纂出初稿。值得欣喜的是,在中国统计出版社的大力支持下,"全书"项目先后成功申报了国家出版基金(项目编号 2011C$_2$—003)和全国统计科学研究(计划)课题(立项编号 2011LY080),皆荣获批准。有了国家出版基金和全国统计科学研究(计划)课题的支持,"全书"的编纂工作如虎添翼,更上台阶。

　　通过国内外数十所大学、医学院校与医学科研院所近百位统计学专家教授的共同努力,"全书"终于能够付梓成册,得以与广大读者见面,编者倍感欣慰。"全书"既全面介绍了医学统计学的基本理论、基本知识与方法,又介绍了大量新的统计理论与方法,对生物医学统计的传统方法及最新进展进行了全面梳理,同时还改变了目前医学统计著述中普遍存在的统计方法或指标之间缺乏相互联系,过于分散与单一的现象。这就形成了"全书"的特点:全面、系统、实用、前沿。

　　"全书"共8个分册:描述性统计分册、单变量推断统计分册、多元统计分册、非参数统计分册、管理与健康统计分册、医学研究与临床统计设计分册、健康测量分册、遗传统计分册,均由著名高校医学统计学教授担纲主编,同时聘请国内外知名医学统计教授担任顾问。可谓举全国名校之力,集百家精英之长。在编写过程中,专家们严谨认真,精益求精,在注重科学性、知识性、先进性、可读性的前提下,紧紧把握医学科学研究与医疗卫生工作的特殊性和复杂性,精心研究论证各种统计理论与方法在医学领域的适用性与应用条件。为了便于读者学习和理解应用,书中不仅有理论分析,还提供了实例运用,并把计算机软件程序应用于其中,对统计方法或体系的科学性与可行性进行检验,使统计理论与医学实际得到紧密结合。在每一分册的内容安排上,遵循从简单到复杂、从一般到先进、从传统到前沿的原则,使各分册在内容上既相互衔接补充,融为一体,又能各自独立成册。为方便读者查阅,书中各条目层次分明,结构严谨,醒目易读,是广大医学科学工作者学习和使用、必备案头的大型医学统计工具用书。

"全书"在编写过程中,引用了相关专著及教材的部分资料,在此对引用资料的原作者表示衷心感谢!引用资料中多数已在书中注出,也有部分没有一一注出,对于没有注出的部分,在此敬请原作者给予谅解!中国统计出版社教材编辑部和滨州医学院的领导及同仁们为"全书"的编辑和出版付出了大量心血,在此致以诚挚感谢!

由于编者水平有限,书中难免会存在错误和不足之处,恳请广大读者提出宝贵意见。

最后,感谢您学习和使用"全书",希望它能使您开卷有益。

总主编　徐天和

前　言

进入 21 世纪以来,统计理论与方法的发展与应用已经覆盖了医疗卫生保健工作的各个领域。党的十七大报告要求建立基本医疗卫生制度,提高全民健康水平,并强调健康是人全面发展的基础。这为我们未来如何发展医疗卫生事业亮起了一盏航标灯,即积极推动医疗卫生事业与经济社会建设协调发展,把全民健康不断提升到更高水平;同时也为《中华医学统计百科全书》之《管理与健康统计分册》的编写提供了指引和方向。

《管理与健康统计分册》以医学理论为指导,运用统计学思想、原理和方法研究卫生服务领域中的实际问题和医学领域中的居民健康状况,分为"卫生管理统计"与"健康统计"两大版块。在编写上着重于介绍卫生管理统计及健康统计领域的基本概念、基本理论与基本方法,为广大读者提供一本介绍统计学方法为主的指导性工具用书。与《中华医学统计百科全书》其他分册一样,本分册采用条目格式编写,内容安排上循序渐进,前后呼应,结构合理,层次清楚,便于读者阅读。整个分册以介绍基本概念、基本理论、科学依据、计算方法为主,同时还辅以必要的应用实例,使统计理论与实践案例得以结合,在便于检索的基础上,又易于读者对卫生管理统计及健康统计方法的理解和掌握。

我国的卫生管理科学研究起步较晚,但发展迅速,成绩巨大。科学管理的基础是信息,信息的加工需要定量分析技术,定量分析技术又需要数学模型和统计学方法。因此,卫生管理统计学随卫生管理科学的发展而发展,新方法、新成果不断涌现。本分册"卫生管理统计"版块从实用角度出发,主要撰写了质量管理常用工具、质量管理创新工具、综合评价、统计预测、统计决策、卫生经济分析与评价等 6 个方面内容的主要条目,供各级各类卫生统计工作者阅读参考。

健康统计学科的内容随医学模式的转变、人们健康观念的更新以及相应学科的发展而变化。本分册"健康统计"版块包含疾病统计、死亡统计两大方面,以 ICD-10 为中心介绍了国际疾病分类(ICD)和死因分类。但篇幅所限,仅收编了部分有特定统计方法的内容,对于各种健康指标的测量、计算与评价,还请参阅有关专业书籍。

本分册在编写过程中,力求实用、简单、易懂,循序渐进,深入浅出。可作为医学工作者进行数据分析必备的参考书,也可作为医学院校的教学参考书,更可供各级卫生管理人员、工作者和技术人员参考使用。

为突出传统统计方法的介绍与应用,本分册对一些并未引起广泛关注和普遍应用的创新模型和方法,未能一一收入。因此,虽为"全书",实则也并非应有尽有、包罗万象。

由于内容庞杂,再加时间仓促,不当之处在所难免,望广大读者批评指正。在本分册成稿之际,对各位贡献才智的编者和为本书付出心血的人士表示衷心地感谢,同时感谢条目中所引用的有关专著和教材的作者。

唐 军

2012 年 6 月

目　录

质量管理常用工具

质量管理(quality management,QM)又称质量控制(quality control,QC),贯穿于人类的发展历史,但被明确提出并发展成为系统的科学则是在工业时代。在传统农业社会向工业社会发展的进程中,生产方式发生了巨大的改变,专业化分工不断深化,对质量管理的要求日益突出。20世纪20年代,数理统计学家和质量管理专家将数理统计方法引入到质量管理中,并促使形成了全面质量管理(total quality management,TQM)的理论。现在,质量管理的内容不再仅仅指产品质量管理,还包括工作质量、服务质量等方面,多种质量管理工具被广泛应用于各行各业,包括医疗卫生、疾病预防控制等方面,成为管理学中不可缺少的部分。

1 质量和质量管理的概念

质量(quality)的概念是动态变化的,其基本的含义为产品或服务的优劣程度。随着社会经济和科学技术的发展,质量的概念与用户的需求结合起来,即各种特性满足需求的程度。而用户的需求是会随时间、地点、使用对象和环境的变化而发生变化的,因此质量也是动态、发展及相对的。

质量管理是为了保证质量、改进质量而进行的各种活动,包括确定目标、制定方针、策划步骤、过程控制等一系列工作。

在不同行业中,影响质量的具体因素各不相同,但归纳起来主要有六个方面,简称5M1E因素,即:

a)人(man):指决策者、管理者和操作者,人员的素质、水平甚至性格都会对项目产生很大影响,人员管理是管理的重点,也是管理中最复杂、最困难的部分。

b)材料(material):指原料、零部件、药品、耗材等用料,这些将直接影响产品的性能、治疗的效果等。

c)机器(machine):指设备、工具等辅助用具,好的设备和工具可以大大提高效率和质量,因此机器的维护保养也是管理中不可忽视的部分。

d)方法(method):即方法和技术,包括方案、计划、工艺指导、作业标准、操作规范等,先进的技术、规范的操作可以事半功倍,也是保证质量稳步提高的重要因素。

e)测量(measure):指测量方法,包括实验设备的校准、试剂的批次等。

f)环境(environment):指工作现场的温度、湿度、含尘量、噪声、振动等情况,某些生产、医疗工作对环境有着特殊要求,不仅如此,环境对人员的工作状态也会产生影响。

质量管理往往从这六个方面入手进行考察,找到主要问题,再制定整改措施,达到提高质量的目的。

2　质量管理的发展历史

为了生存的需要,远古的人类就必须对食物、器具进行简陋的质量检查。随着社会的形成、商品交换的出现,渐渐产生了简单而且被大多数人认同的质量检测方法。这时的质量保证主要依靠操作者本人的经验和水平,因此被称为"操作者的质量管理"。而质量管理真正成为一门科学,并不断发展完善,则是在工业化进程中实现的。具体来说,质量管理科学的发展,大致经历了三个阶段。

2.1　质量检验阶段

20 世纪初,由于工业的迅猛发展,对质量管理有了更高的要求。1911 年美国泰勒(F. W. Taylor,1856～1915)发表了《科学管理原理》,标志着科学管理理论的形成。该理论是一个综合的思想,其中一项重要的内容就是将计划职能与执行职能分开,即把管理职能与执行职能分开,并设置专门的计划部门,承担制定标准的工作,工人则以执行者的身份按照标准从事实际操作。质量管理的职能由工长承担,即"工长质量管理"。后来,在计划职能与执行职能之间增加了检验环节,由专职的检验部门进行质量检验,即"检验员质量管理"。1929 年,美国贝尔实验室产品控制组的道奇(H. F. Dodge)与罗米格(H. G. Romig)共同发表论文《抽样检验方法》,提出了抽样检验理论,该理论构成了质量检验的重要内容。

质量检验是在成品中挑出废品,以保证出厂质量,属于事后把关,不能预防废品的出现,因此对提高效率、降低成本、减少损失帮助不大。

2.2　统计质量管理阶段

1924 年美国休哈特(Walter A. Shewhart,1881～1967)提出了"控制图",并在 1931 年出版了《产品生产的质量经济控制》,1939 年又完成了《质量控制中的统计方法》。他指出生产过程的每个方面都存在"变异",可以通过抽样和概率分析等统计方法了解变异,从而在生产过程中进行质量控制,预防缺陷和废品的大量产生。但统计质量管理在当时并未被普遍接受。直到第二次世界大战开始,由于美国军工生产急剧发展,"事后把关"的质量检验无法降低废品的损失,美国国防部组织数理统计学家、技术人员和标准协会等人员机构,于 1941～1942 年间先后制订并公布了《质量管理指南》、《数据分析用控制图》和《生产过程中质量管理控制图法》,并在军工厂中强制推行,收效显著。从此,统计质量管理受到广泛的承认。

统计质量管理将数理统计方法与质量管理结合起来,将质量控制提前到制造阶段。但是,它过分强调统计方法,而且不是用系统的眼光看待质量管理,仅限于生产和检验部门中进行质量控制,不能充分发挥其他部门的作用,因此在实际应用中受到限制。

2.3　全面质量管理阶段

20 世纪 50 年代以来,科技发展日新月异,国际市场的竞争日趋激烈。仅靠质量检验和统计质量管理已难以提高产品质量。1961 年,美国通用电器公司的费根堡姆(A. V. Feigenbaum,1920～)出版了《全面质量管理》,书中首次提出了全面质量管理的概念,该理论可概括为"三全"——全面质量、全过程、全员参与。他强调"执行质量职能是公司全体人员的责任。全面质量管理是把生产、技术、管理和统计方法等有机结合起来,建成一套完善的质量管理工作体系,以便能够在最经济的水平上生产出客户完全满意的产品。"在全面质量管理阶段,众多管理学家为质量管理的发展做出了巨大贡献,如美国的朱兰(Joseph M. Juran,1904～2008)提出了"重要的少数"与"有用的多数"及"三步曲"(质量策划、质量控制、质量改进),他在 1951 年出版的《朱兰质量控制手册》被誉为"质量管理领域的圣经";美国的戴明(W. Edwards. Deming,1900～1993)大力倡导推行统计过程控制理论和方法,并最早将质量管理介绍到日本,以他命名的"日本戴明质量奖"是世界三大质量奖项之一,也是日本质量管理的最高奖;日本的石川馨(Ishikawa Kaori,1915～1989)是日本质量管理小组(QC 小组)的奠基人之一,被称为品管圈(quality control circle,QCC)之父;日本的田口玄一(Genichi Taguchi,1924～)创立了品质工程学,即田口方法,其基本思想是将稳健性设计到产品中,通过控制源头质量来保证产品质量。

全面质量理论概念逐步被世界各国所接受,并在不同的国家中有了不同的应用和发展,形成不同的质量标准,如加拿大的 CSA Z299,英国的 BS 5750,澳大利亚的 AS 1821/22/23 等等。1987 年国际标准化组织(international organization for standardization,ISO)在总结各国全面质量管理经验的基础上,把全面质量管理的内容和要求进行了标准化,并正式颁布了 ISO 9000 系列标准。现在,ISO 9000 已形成一个族群标准,是关于质量管理和质量保证的全球通用系列标准,目前已被 80 多个国家采用,其编制的关于质量管理八项原则成为指导组织实施质量管理的普适规律,在全球具有广泛深刻的影响。

3　质量管理的实施程序和常用工具

全面质量管理的全部活动就是制定质量计划并组织实施。这个过程由休哈特构想为计划(plan)——执行(do)——检查(see),后来被戴明发展为 PDCA 管理循环,即计划(plan)——执行(do)——检查(check)——处理(action),即戴明循环。按照戴明循环的工作程序,全面质量管理活动就是从制定计划开始,到执行计划,再总结计划执行的结果,找出问题并进行处理,再制定新的计划……如此周而复始,循环转动,不断推动质量的提高。

经过大半个世纪的发展,数理统计学家们和质量管理专家们创制了很多工具应用于质量管理,其中最广为人知的就是经日本人总结的旧七大工具和新七大工具。旧七大工具包括调查表、分层法、直方图、控制图、散布图、排列图和因果图。这七种工具是处理定量资料的基本方法,直观易懂,操作简便,应用广泛,其在企业中的推行情况往往被作为审核企业的重要内容。作为旧七大工具的补充,新七大工具主要用于处理定性资料,包括系统图、亲和图、关系图、矩阵图、矩阵数据解析法、过程决策程序图和网络图。但新七大工具的应用不如旧七大工具广泛。除此之外,还有一些常用的工具,如推移图、对策表、流程图、头脑风暴法等,以及更为复杂的实验设计等方法。

(吴清平　吴晓云)

调查表

调查表(investigation form)又叫检查表、核对表、统计分析表,是最为常用的、基本的质量原因分析方法,是全面质量管理的旧七大工具之一。调查表最早是由美国通用电器公司质量管理部的部长菲根堡姆(A. V. Feigenbaum)博士在全面质量管理理论中提出,它主要是利用统计图表来系统地收集资料,积累、整理数据,并对可能产生影响的原因作粗略的分析。实际工作中,调查表和分层法常常结合使用,以便广泛探索可能的影响因素。调查表的形式多种多样,应用时需要针对具体内容,设计专用的表格进行调查和分析。

根据内容和目的不同,调查表主要有以下几种类型:

1 频数调查表

频数调查表将观察对象按某种属性或观察值进行分组,计数每组观察对象的数目,并将这个分组和频数记录在表格中。频数表可揭示资料的分布特征和分布类型,便于发现特大和特小的异常值。频数表的制表过程详见"直方图"。

直方图就是以频数表为基础绘制的统计图,表现更为直观。以某地的人口调查频数表为例,见表1。从表中可以看出该地区人口的年龄和性别分布情况,年龄分布有正偏态趋势。

表 1　某年某地人口调查频数表

年龄分段	调查人数		
	男	女	合计
0～	5976	5366	11342
5～	4985	4618	9603
10～	9482	9192	18674
15～	9627	9599	19226
20～	8085	8558	16643
25～	3763	3375	7138
30～	6297	6057	12354
35～	5076	4738	9814
40～	4098	3929	8027
45～	3458	3495	6953
50～	3101	3077	6178
55～	3148	2752	5900

续表

年龄分段	调查人数		
	男	女	合计
60～	2448	2325	4773
65～	1848	1826	3674
70～	1162	1387	2549
75～	605	817	1422
80～	239	414	653
85 以上	85	193	278
总计	73483	71718	145201

2 缺陷位置调查表

在质量管理中,缺陷位置调查表被用来记录、统计、分析产品质量缺陷所发生的部位和密集程度,以便发现缺陷集中的部位和原因。在医疗卫生工作中,可使用缺陷位置调查表记录工作流程各环节或工作各方面出现的问题,为进一步调查或找出解决问题的办法提供事实依据。以患者对医院工作满意度调查表为例,见表 2。将影响患者满意度的各个方面分层设计出满意度调查表,由患者填写后汇总,可以看出不满意最多的是在哪些方面,因此可有针对性的进行整改。

表 2 某医院患者满意度调查表

一级指标	二级指标	三级指标
就医环境	医疗环境	环境舒适性
		诊疗私密性
	便捷服务	服务便捷性
		设施便利性
服务理念	医患沟通	诊疗信息沟通
		治疗参与
	知情服务	医院信息告知
技术水平	医疗技术	医疗技术
	医疗安全	医疗安全
	治疗效果	治疗效果
医德医风	红包	红包
	职业道德	工作责任感
		服务态度
		工作效率
		尊重与隐私
		平等对待顾客
医疗费用	收费高低感受	收费高低感受
	效益感知	效益感知

3 检查确认调查表

检查确认调查表用于对所做工作的各个项目进行检查与确认。在检查项目太多,而时间有限的情况下,稍有疏忽,重检和漏检都可能发生。因此,为了不致弄错或遗漏,预先把应检查的项目列出来,然后按顺序检查,每检查一项做一记号,防止错漏。如2010年卫生部印发的《手术安全核查表》,就是为了加强手术安全,方便确认手术项目而专门设计的一种检查确认调查表,见表3。

表 3　手术安全核查表

科　别:＿＿＿＿＿　患者姓名:＿＿＿＿＿　性　别:＿＿＿＿＿　年　龄:＿＿＿＿＿

病案号:＿＿＿＿＿　麻醉方式:＿＿＿＿＿　手术方式:＿＿＿＿＿＿＿＿＿＿＿＿

术　者:＿＿＿＿＿＿＿＿＿＿　　　　　　手术日期:＿＿＿＿＿＿＿＿＿＿＿＿

麻醉实施前	手术开始前	患者离开手术室前
患者姓名、性别、年龄正确: 是 □　否 □	患者姓名、性别、年龄正确: 是 □　否 □	患者姓名、性别、年龄正确: 是 □　否 □
手术方式确认: 是 □　否 □	手术方式确认: 是 □　否 □	实际手术方式确认: 是 □　否 □
手术部位与标识正确: 是 □　否 □	手术部位与标识确认: 是 □　否 □	手术用药、输血的核查
手术知情同意: 是 □　否 □	手术、麻醉风险预警:	手术用物清点正确: 是 □　否 □
麻醉知情同意: 是 □　否 □	手术医师陈述:	手术标本确认: 是 □　否 □
麻醉方式确认: 是 □　否 □	预计手术时间 □	皮肤是否完整: 是 □　否 □
麻醉设备安全检查完成: 是 □　否 □	预计失血量 □ 手术关注点 □	各种管路:
皮肤是否完整: 是 □　否 □	其他 □	中心静脉通路 □
术野皮肤准备正确: 是 □　否 □	麻醉医师陈述: 麻醉关注点 □	动脉通路 □ 气管插管 □
静脉通道建立完成: 是 □　否 □	其他 □	伤口引流 □
患者是否有过敏史: 是 □　否 □	手术护士陈述: 物品灭菌合格 □	胃管 □ 尿管 □
抗菌药物皮试结果: 有 □　无 □	仪器设备 □ 术前术中特殊用药情况 □	其他＿＿＿＿ □
术前备血: 有 □　无 □	其他 □	患者去向:
假体□/体内植入物□/影像学资料□	是否需要相关影像资料: 是 □　否 □	恢复室 □ 病房 □ ICU病房 □ 急诊 □ 离院 □
其他:＿＿＿＿＿＿	其他:＿＿＿＿＿＿	其他:＿＿＿＿＿＿

手术医师签名:＿＿＿＿＿　　麻醉医师签名:＿＿＿＿＿

手术室护士签名:＿＿＿＿＿

除了上述三种常见的形式外,调查表还有其他多种形式,也可以把问题的对应因素分别排列成行和列,设计成多因素的矩阵调查表。调查表的设计十分灵活,需要注意的是,调查表一定是根据目的而设计的,表格设计要求简洁明了,重点突出,一表一主题,项目清晰不冗余,填写方便,符号好记,数据便于加工整理。调查表设计好之后,可小范围使用调查表,检查收集和记录的资料,审查表格设计的合理性,避免大的疏漏。

(吴清平　吴晓云)

分层法

分层法(stratification),又称分类法、分组法、层别法,它是将复杂的资料进行分类归纳和统计。来自不同类别的数据常常存在混杂因素,很难准确判断数据的规律和特征。分层法将观察值按照混杂因素进行分组(或分层),把性质相同的观察值归纳在一起,进行统计分析,从而去除混杂因素对数据的影响,找出潜在的影响因素。而且在条件发生变化时,分层法便于快速定位问题,从而获取正确而有效的信息。

用于分层的混杂因素可以是年龄、性别、学历、职业等,也可以是工作时间、实验设备、药品批次等,在质量管理中常归纳为5M1E,即 man—人、machine—机器设备、material—材料、method—方法、measure—测量、environment—环境。总的来说,分层因素与研究因素和研究结果有关,但不是中间变量,要根据研究目的和数据来源确定,而且层与层之间区分明确。例如,研究吸烟对肺癌患病率的影响,年龄和性别都是比较重要的混杂因素,因此需要按年龄和性别分层进行分析。又如,患者对医院的满意度调查分析,对医院工作各方面设计多级指标,也是分层分析。

收集的数据可以频数表或直方图等形式描述,据此粗略分析分层因素在不同层组之间的分布是否一致,在分析时使用分层分析的统计方法,分析研究因素对研究结果的影响。如果不同因素之间存在着交互作用,孤立分层进行分析可能会导致错误的结论,因此用于分层的因素要求互相独立,否则应使用多因素分析的方法,而不是简单的分层。

(吴清平　吴晓云)

排列图

排列图(pareto diagram)又称主次因素图、巴雷特(Pareto)图、巴雷特曲线,它是根据"关键的少数和次要的多数"原理而绘制,即将影响质量的各种因素按照影响程度的大小,用直方图形顺序排列,从而找出主要影响因素的图表方法。

1897年,意大利经济学家巴雷特分析社会经济结构时发现,少数人占有社会上的大部分财富,而绝大多数人处于贫困状态,即"关键的少数与次要的多数"的规律(巴雷特法则)。1951年美国质量管理专家米兰(J. M. Juran)把这个原理应用到质量管理中。简单有效的排列图成为质量管理的七大方法之一。

排列图是由两个纵坐标和一个横坐标、若干个直方形和一条折线构成。左侧纵坐标表示频数,右侧纵坐标表示累计百分比,横坐标表示各种影响因素,并按影响程度的大小从左到右排列,每个直方形宽度相等,高度表示对应因素的频数,折线表示累计频率,即巴雷特曲线。

根据累计百分比可将影响因素分为三类:A类因素,即主要因素,为累计百分比占0%～80%的因素,一般为1～2个,最多不得超过3个,否则需考虑将因素重新分类制作排列图;B类因素,即次要因素,累计百分比在80%～90%之间;C类因素,即一般因素,累计百分比为90%～100%,这类因素的影响不大。所以,A类因素是影响质量问题的主要因素。

通常在排列图中累计百分比为80%与90%处画两条横虚线,把图分成三个区域,即A、B、C区域以表示三类因素的划分,故排列图也被称为ABC图。

1 绘制排列图的方法

1) 针对某一质量问题,收集一定期间的资料,按影响因素分类,将各类因素的频数按大小排列,计算各类因素频数占总频数的百分比和累计百分比。某医院护士工作出错原因排列见表1。

2) 在坐标轴上,取两个纵坐标,一个横坐标,左边纵坐标表示频数,右边纵坐标表示累计百分比,横轴为因素分类项目,根据频数大小从左到右排列,其他项在最后。

3) 绘制直方图,各矩形的底边相等,高度为该因素的频数,即得排列图,如图1。

4) 以坐标交点0点为起点,在各矩形上方中央标出累计百分比的点,连接各点即成由左向右上升的折线,即巴雷特曲线,如图1。

表1　某医院护理工作出错原因排列

原　　因	发生次数	百分比	累计百分比
服错药	66	45.5	45.5
打错针	53	36.5	82.0
烫伤	11	7.6	89.6
断针	5	3.4	93.0
注射化脓	3	2.1	95.1
褥疮	3	2.1	97.2
其他	4	2.8	100.0
合计	145	100.0	

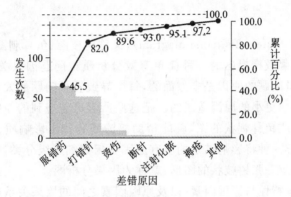

图1　某医院护理工作出错原因排列图

从图示可见,影响护理工作质量,造成护理工作差错的主要因素是服错药、打错针,次要因素是烫伤及断针。其他的为一般因素。如果解决了服错药、打错针的质量问题,就可大大降低护理工作的差错。

2　排列图的用途

1)找出主要因素和真正重要的问题,作为改进质量的目标。

2)确认改进措施后的效果。用排列图检查改进后的效果,并将改进前后的排列图归档保存。若有效,排列图横轴上的排列因素顺序或频数矩形应发生变化,原来的主要因素消失或者降低到次要位置。

3　使用排列图的注意事项

1)按照原因或状况不同进行分层,收集数据。对于最大的问题,进一步分层后,再重新编制排列图。

2)排列图左边的纵坐标标度(指标)是进行评价的尺度,如频数、工时数、金额等。究竟用什么指标表示,以能更好地寻找"关键因素"为准。

3)针对影响最大的问题,从相关部门派出人员组成协作小组,要求各部门分别去做解决对策的研究,通过相互协作解决问题。

4）按月、按期编制排列图。若采取措施后，最大的问题急速减少，说明改进成功；若各项目都同样减少，则是管理机制运转良好的情况；若改变不大则是未受到管理的依据。

（吴清平 吴晓云）

因果图

因果图（cause & effect/fishbone diagram），又称树枝图、鱼骨刺图和特性要因图，它是在 1953 年由石川馨教授提出的一种简单有效分析质量问题因果关系、找出根本原因的图示法。发生质量问题的原因是多方面的，每个导致质量问题的大原因又有产生它的中原因，中原因又是由更小的原因造成的。把这些所有可能想到的原因分门别类地加以归纳，绘成一树枝状或鱼骨刺状的图，就能帮助搞清楚和找出影响质量问题的各种原因及之间的关系。这样一种将影响结果的所有原因由粗到细逐级分类，并对应地以大、中、小原因表示出来，绘成一张树枝状的图形，就称为因果分析图。

因果图是把质量特性与原因因素，以及原因因素之间的因果关系连结起来的一种图形，包括"原因"和"结果"两个内容。其模式如图 1。

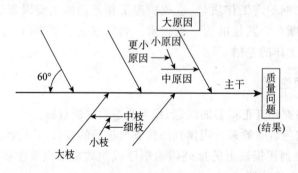

图 1 因果图的模式

中间粗线是主干线，其箭头指向右边方框要分析的质量问题即结果。上下大大小小的箭头表示产生该结果的原因。

大原因线——表示造成质量问题的大方向的、概括的、较笼统的原因。

中原因线——是对大原因的进一步分析。实际上是以大原因为结果进而分析造成这一结果的原因。

小原因线——是对中原因的细化，以中原因为结果的进一步原因的分析。

绘制因果图的方法步骤和注意事项如下：

1　分析问题的原因及结构

1）确定要解决的质量问题——结果。

2）分析产生问题的原因。召开讨论会，集思广益，分析可能存在的所有原因。

3）将找出的各种原因进行整理、归类，分析从属关系，然后从大到小，从粗到细，按照因果关系连结起来。

4）分析主要原因，可用排列图、投票或现场观察等方法来确定主要原因。找出主要原因后，再针对这些原因层层追问下去。排列图和因果图可根据实际需要反复交替使用。

2　绘制因果图

1）填写鱼头（即结果），画出主干。

2）画出大骨，填写大原因。

3）画出中骨、小骨，分层次地（按大原因—中原因—小原因）画在因果图相关的位置上，填写中小原因。大、中、小原因的分解要追问到能采取具体措施的原因为止。

4）用特殊符号标识重要因素，如加上方框。

5）绘图时，应保证大骨与主骨成 60°夹角，中骨与主骨平行。

例 1　某医院某年病床使用率低于标准值，为了查找原因，该医院召集熟悉情况的若干名有关人员进行因果分析，绘制过程如下：

①确定质量特性，本例为"病床使用率为什么低于标准值？"

②把质量特性写在右端，从左向右划一箭头。

③把影响质量特性的大原因用箭头指示并写在大枝上，如管理工作、诊断质量、病人来源、治疗质量、服务质量、门诊质量。

④追问大枝上存在的原因，分解出中枝（中原因）再转换追问中枝上的原因，分解出小枝（小原因），如此继续追问下去，分解出更小的原因，直至追问到采取具体措施为止。如大原因为"病人来源"，造成病人来源方面的中原因有"合同单位少"，在这个中枝上又有"劳保单位少"和"公费医疗单位少"方面的小原因。见图 2：

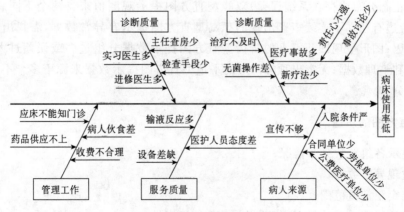

图 2　病床使用率低的因果图

（吴清平　吴晓云）

直方图

　　直方图(histogram)又称质量分布图,是一种二维统计图,用于表示连续变量的频数分布。它是根据数据分布情况,以观察数据的组距为横坐标、以频数或频率为纵坐标的一系列连接起来的直方型矩形图,各矩形的面积代表各组段的频数。当每个矩形的宽相等(即组距相同)时,矩形的高也代表了频数。如图1:

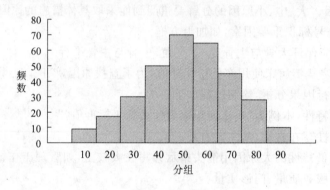

图1　直方图

　　正常直方图的形状是中间高、两边低,左右近似对称,显示样本数据呈正态或近似正态分布。直方图的形状发生变化,则提示有其他因素影响。如偏态型直方图提示数据分布不符合正态分布或存在系统误差;双峰型直方图提示观测值来自两个不同总体,应分层分析;旁边有独立不连续矩形出现的孤岛型直方图提示有异常数据,需找出产生异常数据的原因;图形呈现凹凸不平的折齿型直方图提示数据分组过多或误差过大,应重新收集数据和整理数据;无突出顶峰图形的平顶型直方图提示数据来源于多个不同总体或呈均匀性分布。

1　直方图的用途

　　1) 显示各组频数分布情况;
　　2) 发现异常数据;
　　3) 制定正常值范围;
　　4) 显示数据的波动状态,判断相关条件的稳定性;
　　5) 提示施加干预措施的方向。

2　直方图的绘制方法

绘制直方图首先需要列出频数表,其绘制过程以频数表的制作为基础,主要有以下五个步骤:

1) 首先确定最大值与最小值,并计算极差(最大值与最小值之间的差值)。

2) 分组,即决定组数与组距。组数和组距的确定没有固定标准,可以根据研究目的和数据特征进行调整。绘制直方图要求样本量足够大,否则可能因为分组后各组数据过少,缺乏代表性而难以反映真实的分布特征。一般来说,数据在 100 个左右时,可分为 10~12 组。组距=极差/组数,为了方便制图,计算出的组距可以进一步调整,如取整。

3) 计算各组的界值。各组的界值可从第一组开始依次计算,第一组的下界应小于最小值,最后一组的上界应大于最大值,每组的组距相同,相邻两组的上下界相连续,如第二组的下界值为第一组的上界值,第二组的下界值加上组距,为第二组的上界值,依此类推。

4) 列频数分布表。频数分布表一般由三部分组成,一是分组,二是划记(通常用"正"字划记),三是频数。

5) 绘制直方图。以分组为横轴,以频数为纵轴,绘制各组的矩形图。

以直方图为基础,可绘制频数分布折线图。方法是:找到直方图各矩形上边的中点(即各组的组中值),用最小组和最大组的组中值(即直方图左右两端两个矩形的中点)分别减去、加上一个组距,并标记在直方图的横轴上(此处频数为 0),将这些点用线段依次连接,即得到频数分布折线图。

(吴清平　吴晓云)

推移图

推移图(transition diagram/run chart)又称趋势图,它是以时间为横轴,观察变量为纵轴,用以反映时间与数量之间的关系,观察变量变化发展的趋势及偏差的统计图。推移图一般是以折线图形式表现,横轴时间可以是小时、日、月、年等,各时间点应连续不间断,纵轴观察变量可以是绝对量、平均值、发生率等,如图 1。

1　推移图能够提供的信息

1) 趋势(trend):观察数据呈现连续的改变,一般是有持续或渐变因素起作用,因此出现数据逐渐变化。

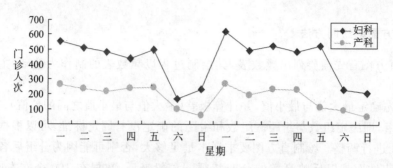

图 1 两周妇科、产科门诊人次推移图

2）震荡（oscillation）：数据发生突然的改变与跳动，如上图在周六出现的门诊人次突然下降，这往往是有特殊原因，因为周末出诊医生少、病人也减少。

3）周期性波动（cyclical fluctuation）：图形表现出周期性的起伏，是因为有周期性的因素产生影响，如上图显示每到周一门诊人次较多，之后逐渐减少，到周末骤然下跌，下周一重复周期变化。

2 推移图的作用

1）观察事件随时间推移的发展趋势或周期性变动，探索可能的影响因素；
2）比较干预措施实施前后的变化，评价干预措施的效果；
3）根据事件的变化趋势，预测可能出现的情况，并采取适当的应对措施；
4）根据变化趋势制定发展目标，并比较实际成果与目标值之间的差距。

（吴清平　吴晓云）

对策表

对策表（countermeasure table），又名措施计划表，是以表格形式将问题、原因以及所采取的应对措施罗列出来的一种统计质量控制方法。因为对策表结构清晰，所列措施明确，便于记录措施执行情况，因此广泛应用于各种质量控制活动中。

制定对策表一定要先全面分析问题的原因，才能制定出正确、恰当而且可操作的措施、对策，因此对策表一般是在因果图的基础上制定的。制定出对策表之后，要严格按照对策表执行，并记录执行情况，最终达到解决问题的目的。

对策表并没有固定格式，但一般需要包括以下基本要素：问题、原因、对策（或措施）、执行人、时间期限等栏目，并列成矩阵形式。根据实际需要可增加或变换其他项目，如序号、目标、地点、检查者、反省问题、备注等，还可以与排列图、因果图合并制图。基本格式见表 1。

表 1　对策表基本格式

问　题	原　因	对　策	执行人	时间期限

（吴清平　吴晓云）

流程图

流程图(flow charts)是用图形来说明一个系统过程的统计质量控制方法。这个过程可以是业务流程、数据流程、管理过程等。过程中的每个阶段都用几何图形表示,图形中标识简单的文字和符号以说明内容,不同图形之间以箭头相连,代表它们在系统内的流动方向。下一步何去何从,要取决于上一步的结果,典型做法是用"是"或"否"的逻辑分支加以判断。

流程图描述了系统的组织结构、业务流程,绘制一般是按照业务的实际处理步骤和过程进行。制做流程图能清晰全面地了解业务处理过程,分析业务流程的合理性,容易发现问题出现的环节,是进行系统分析的依据。流程图符号是流程图的语言。目前尚没有统一的流程图符号,基本原则应该是简易、形象、易于理解。常用椭圆形表示事实描述,矩形表示行动方案,菱形表示问题,箭头代表流动方向。

图 1 显示了门诊病人就诊的流程,针对每个环节的调查,可以分析整个就诊流程是否合理,能否进一步简化,还可以计算各环节的平均时间,确定关键控制点,制定相应的控制措施。

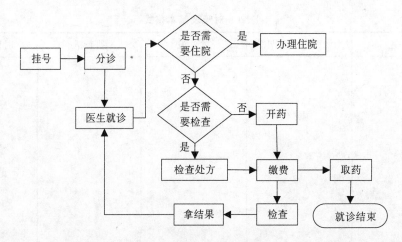

图1   门诊病人就诊流程图

流程图的绘制过程中,需要注意以下几点:

1) 在画流程图之前,要对现行系统进行详细调查,全面了解,防止遗漏流程中的环节。

2) 主线流程图通常以业务流程为主线,并涉及分支流程走向,流程自始至终要前后衔接、流程顺畅有序。

3) 确定流程的关键控制点:流程图应重点反映控制点、关键控制点及其控制措施,体现各种不相容职务的分离、不同级别的相互授权等原则。在制定控制流程时,要认真分析主要业务,理顺业务相互间的关系,做到相互交叉的业务控制点不会重复设置,对控制点的设置应该体现精而准的原则。

(吴清平   吴晓云)

控制图

控制图(control chart)又称管理图,由美国贝尔研究所电话实验室的休哈特博士(W. A. Showhart)在 1924 年首次提出。它是根据假设检验原理构造的一种带有控制界限的图形,利用控制基线来区分质量特性的波动究竟是由于偶然原因(随机误差)还是系统原因(系统误差)所引起,从而监测生产过程是否处于控制状态。

1   控制图的基本格式

控制图的基本格式见图 1,其中横坐标为样本的组号或检测时间,纵坐标为被控因素的质量指标,图上有三条平行线:一条实线 CL(center line)为中心线;两条虚线分别为 UCL(upper control limit,上管理线、控制上界)和 LCL(lower control limit,下管理线、控制下界)。

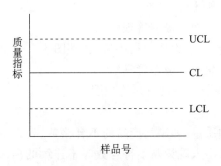

图 1　控制图基本格式

2　控制图原理

造成数据散布的总误差可分为随机误差和系统误差两类。如果仅受随机误差的影响,其质量指标服从某个确定的正态分布 $N(\mu,\sigma)$。因此可以由正态分布预测质量指标分布状态。如果除了随机误差外还有系统误差存在,则产品质量的分布必将偏离原来的典型分布,可能是 μ 分布中心的位置偏离标准中心,也可能是标准差 σ 变大。根据典型分布是否偏离判断是否存在异常因素。

根据假设检验原理,在一次抽样中,样本均数出现在 $\mu\pm3\sigma$ 以外的概率是很小的。因此,在质量管理中,就以 $\bar{x}\pm2s$(包括 95% 个体值或统计量的范围)作为上下警戒限,以 $\bar{x}\pm3s$(包括 99% 个体值或统计量的范围)作为上下控制界限。因此,大部分样品数据都落在 $\bar{x}\pm3s$ 分布范围之中,即处于管理状态。如果在一次试验中,样品 x 出现在 $\bar{x}\pm3s$ 之外,则认为处于非管理状态,亦即 3σ 原理。

应用 3σ 原理时,有可能犯错误,因为处于管理状态的样品也有可能落在界限 $\bar{x}\pm3s$ 外面,但这种概率很小,对于质量管理来讲可以忽略不计。

所以,以平均值 μ 为中心,在其上下各取三倍标准差 3σ 宽度画管理线,作三条平行线,这样就得到一张控制图,包括:

中心线　　　　$CL=\mu$

上控制线　　　$UCL=\mu+3\sigma$

下控制线　　　$LCL=\mu-3\sigma$

控制图上的控制界限就是区分随机误差与系统误差的界限。在质量控制的过程中,一旦发现某个数据(点)超越管理界限,则可认为发生了异常情况,工作处于非管理状态,这种判断犯错误的概率是 3‰。

3　控制图的种类

控制图分为计量值管理图和计数值管理图二类。

3.1 计量值管理图

用于管理计量资料的质量,如长度、重量、时间、强度、药量等连续变量,适用于质量指标服从正态分布的情况,常用的有以下五种:

1)x 管理图,即单值(变量)管理图

2)$\bar{x}-R$ 管理图,即平均数－极差管理图

3)$L-S$ 管理图,即极差(最大值减最小值)管理图

4)$\tilde{x}-R$ 管理图,即中位数－极差管理图

5)$x-R_s$ 管理图,即单值－移动权差管理图

3.2 计数值管理图

用于管理计数资料的质量,如制剂产品的不合格数、处方不合格数、X线摄片的废片张数、无菌手术感染例数、出入院诊断不符合数等不连续的离散性变量,适用于质量指标服从二项分布或泊松分布的场合。常用的有以下四种:

1)Pn 管理图,即不合格数管理图

2)P 管理图,即不合格率管理图

3)c 管理图,即缺陷数管理图

4)u 管理图,即单位缺陷数管理图

4 控制图的绘制

以 $\bar{x}-R$ 控制图为例说明控制图的绘制:

例 1 某医院实验室对标准试剂中某种物质含量进行监测,采用平行样品共进行 20 次(如表 1),使用 $\bar{x}-R$ 控制图对精确度进行评价。

1)收集数据并分组

先抽样收集 100～150 个数据,分成 20～25 组,每组内以 3～6 个数据为好,最常用的是 5 个数据,各组数据个数相等,用 n 表示,组数用 k 表示,数据的总数 $N=k \cdot n$。分组时,通常按时间顺序或测定顺序分组,在同一组内不包含不同质的数据,目的是使每组内部仅有随机误差的影响,组间差异则为异常原因产生的系统误差。本例 100 个数据,分成 20 组,每组 5 个重复测定数据,见表 1。

表 1 某物质含量测定值

组号	X_1	X_2	X_3	X_4	X_5	$\sum X$	$\bar{x}_i$	R_i
1	0.21	0.19	0.19	0.22	0.20	1.01	0.20	0.03
2	0.23	0.17	0.18	0.19	0.21	0.98	0.20	0.06
3	0.21	0.21	0.22	0.21	0.22	1.07	0.21	0.01
4	0.20	0.19	0.19	0.23	0.20	1.01	0.20	0.04
5	0.21	0.22	0.20	0.20	0.21	1.04	0.21	0.02
6	0.21	0.20	0.19	0.17	0.22	0.95	0.19	0.05
7	0.18	0.18	0.20	0.19	0.20	0.95	0.19	0.02
8	0.22	0.22	0.19	0.20	0.19	1.02	0.20	0.03

续表

组号	X_1	X_2	X_3	X_4	X_5	$\sum X$	$\bar{x}_i$	R_i
9	0.20	0.18	0.20	0.19	0.20	0.97	0.19	0.02
10	0.18	0.17	0.20	0.20	0.17	0.92	0.18	0.03
11	0.18	0.19	0.19	0.24	0.21	1.01	0.20	0.06
12	0.19	0.22	0.20	0.20	0.20	1.01	0.20	0.03
13	0.22	0.19	0.16	0.19	0.18	0.94	0.19	0.06
14	0.20	0.20	0.21	0.21	0.18	1.00	0.20	0.03
15	0.19	0.18	0.21	0.21	0.20	0.99	0.20	0.03
16	0.16	0.18	0.19	0.20	0.20	0.93	0.19	0.04
17	0.21	0.22	0.21	0.20	0.18	1.02	0.20	0.04
18	0.18	0.18	0.16	0.21	0.22	0.95	0.19	0.06
19	0.24	0.21	0.21	0.21	0.20	1.07	0.21	0.04
20	0.21	0.19	0.19	0.19	0.19	0.97	0.19	0.02

2）数据的统计学处理

本例 $n=5, k=20, N=100$

(1)计算各组（平行样品）的平均值 $\bar{x}_i$ 和极差 R_i，见表1；

(2)计算总平均值 $\bar{\bar{x}}$ 和极差平均值 $\bar{R}$

$\bar{\bar{x}} = \dfrac{1}{k} \sum\limits_{i=1}^{k} \bar{x}_i$，即 k 组数据的总平均值 $\bar{\bar{x}}$ 等于各组 $\bar{x}_i$ 之和除以 k。

本例 $\bar{\bar{x}}=0.198$

$\bar{R} = \dfrac{1}{k} \sum\limits_{i=1}^{k} R_i$，即极差平均值 $\bar{R}$ 等于各组极差 R 相加除以 k。

本例 $\bar{R}=0.036$

3）计算管理线

平均数 $\bar{x}$ 管理图的三条直线的计算公式为：

中心线：$CL = \bar{\bar{x}}$

上控制线：$UCL = \bar{\bar{x}} + A_2\bar{R} = 0.198 + 0.577 \times 0.036 = 0.219$

下控制线：$LCL = \bar{\bar{x}} - A_2\bar{R} = 0.198 - 0.577 \times 0.036 = 0.177$

系数 A_2 可从表2中查出。式中 $A_2\bar{R}$ 是 $3 \times \dfrac{\sigma}{\sqrt{n}}$ 的估计值。

上警戒限：$UWL = \bar{\bar{x}} + \dfrac{2}{3} A_2\bar{R} = 0.198 + \dfrac{2}{3} \times 0.577 \times 0.036 = 0.212$

下警戒限：$LWL = \bar{\bar{x}} - \dfrac{2}{3} A_2\bar{R} = 0.198 - \dfrac{2}{3} \times 0.577 \times 0.036 = 0.184$

$\dfrac{2}{3} A_2\bar{R}$ 是 $2 \times \dfrac{\sigma}{\sqrt{n}}$ 的估计值。

极差 R 管理图的三条直线的计算公式为：

中心线：$CL = \bar{R}$

上控制线：$UCL = D_4\bar{R} = 2.115 \times 0.036 = 0.076$

下控制线：$LCL = D_3\bar{R}$

系数 D_3、D_4 可从表 2 中查出。当每组数据个数 $n \leqslant 6$ 时，D_3 为负数，而极差 R_i 不可能为负值。故下控制线可不考虑。

上警戒限：$UWL = \bar{R} + \dfrac{2}{3}(D_4\bar{R} - \bar{R}) = 0.036 + \dfrac{2}{3}(2.115 \times 0.036 - 0.036) = 0.063$

表 2　控制图的系数值

群的大小 n	$\bar{x}$ 控制图 A_2	R 控制图	
		D_3	D_4
2	1.880	—	3.267
3	1.023	—	2.575
4	0.729	—	2.282
5	0.577	—	2.115
6	0.483	—	2.004
7	0.419	0.076	1.924
8	0.373	0.136	1.864
9	0.337	0.184	1.816
10	0.308	0.224	1.777

4）绘制控制图

在方格纸或管理纸上画一坐标，上面部分绘 $\bar{x}$ 图，下面部分绘 R 图，分别画出上、下控制线，则可判断发生了异常的原因。如果在控制线里面，且排列无缺陷，则表明正常。见图 2：

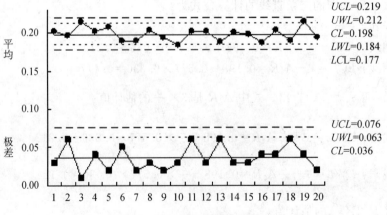

图 2　平均值和极差控制图

5）评价：$\bar{x}$ 图和 R 图各点均在控制界限以内，排列无缺陷，表明测定的精密度较好。

6）应用：适用于分析样品和控制样品的分析。

7）记入必要事项：质量指标、数据收集时间、检验者、绘图者姓名等。

5　控制图管理状态的评价

管理状态实质上是指数据仅受随机误差的影响，不受系统误差的干扰，当工作或操作过程出现系统误差时，就称为非管理状态或异常状态。判断规则是：如果控制图中的点绝大多数在控制界限内，并且点的排列没有缺陷，即属于随机排列，可判断工作处于管理状态；如果有一定数量的点落在控制界限外面，或者点虽都在控制界限内但其排列出现缺陷，都应判断工作处于异常状态。

绝大多数点在控制界限内，是指：a) 连续 25 点以上处于控制界限内；b) 连续 35 点中不多于 1 点超出控制界限；c) 连续 100 点中不多于 2 点超出控制界限。对于 b)、c)项中控制界限外的异常点，仍需查明出现的原因，予以处理。

点的排列没有缺陷是指正常点的排列属于随机排列。如果存在系统误差，则点的排列就会出现缺陷，可据此判断发生异常，处于非管理状态。排列缺陷的情形有：

1）链：若干个点连续出现在中心线的一侧时称为链。当出现 5 点链时，应注意操作方法和工作运行的动向；当出现 6 点链时，应开始调查原因，如试剂浓度；当出现 7 点链时，则判断工作为异常，要采取措施，虽然它们都在控制线内，但若出现 7 点链，就可以判断为异常状态。

2）偏：当有较多的点出现在中心线一侧时，称为偏或漂。若连续 11 点中至少有 10 点位于中心线的同一侧；若连续 14 点中至少有 12 点位于中心线的同一侧；若连续 17 点中至少有 14 点位于中心线的同一侧；若连续 20 点中至少有 16 点位于中心线的同一侧，就可以判断为偏。

3）单调链：是指若干个点连续上升（或下降），其判断与处理方法与"链"相同。

4）接近中心线：在中心线与控制线之间作两条靠近中心线的三等分线 l_1 和 l_2，如果有连续 13 个点以上落在直线 l_1 和 l_2 之间，则可判断为异常，称之为接近中心线。这有可能是系统误差，或分组不合理，或弄虚作假而导致的。

5）接近控制线：如果在警戒限与控制限之间的区域内连续 3 点中有 2 点，连续 7 点中有 3 点，连续 10 点中有 4 点落进区域，可判断发生异常，处于非管理状态。

6）周期性：控制图中点的变动出现明显的周期性变动，如阶梯形、波浪形、大小波浪形、合成形等。周期性变动与链的性质不同，一般要结合其他方法作进一步分析，必要时再作一次平行样品的测定加以证实。

（吴清平　吴晓云）

散布图

　　散布图(scatter diagram)又称散点图,是用于表现两个变量之间相关关系的统计图。绘制散布图的数据必须是成对的,通常用横轴表示原因变量(X),纵轴表示结果变量(Y),在两个数据的交叉位置上描点,用点的密集程度和趋势简洁、直观地表示两种现象间的相关关系。绘制散布图是对变量进行初步的相关分析,可以据此得到定性的结论。如果图形显示有相关性,就需要进一步定量分析,以及对相关性进行统计学检验。

　　两种变量之间的相关关系可分为四大类,见图 1～4。①相关:Y 变量随着 X 变量的变化而发生变化,可以是同向的(正相关),也可以是反向的(负相关);②完全相关:Y 变量随着 X 变量的变化而发生变化,而且散点是在一条直线上,也有正相关和负相关;③零相关:Y 变量不会随着 X 变量的变化而发生变化或变化无规律;④非线性相关:Y 变量随着 X 变量的变化而发生变化,但变化趋势较复杂,呈非线性变化。

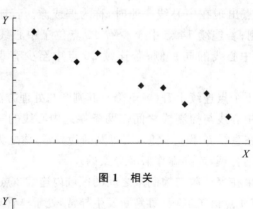

图 1　相关

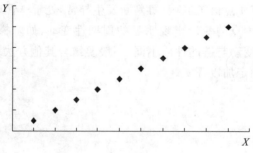

图 2　完全相关

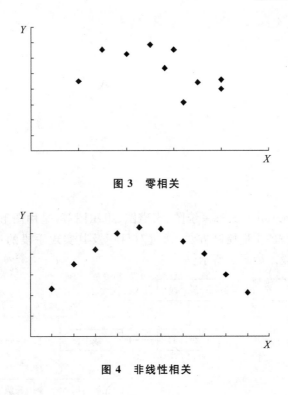

图 3　零相关

图 4　非线性相关

1　散布图的绘制步骤

1）收集资料，X 与 Y 一一对应，数据越多绘出的图形趋势将越明显，要求不少于 30 对数据。

2）将 X 与 Y 值以坐标点形式逐一标注于直角坐标系中，通常用横轴表示原因变量 X，纵轴表示结果变量 Y。

3）填上资料的收集地点、时间、测定方法、制作者等项目。

2　制作和观察散布图时的注意事项

1）应尽可能固定对这两个因素有影响的其他因素，或对数据进行正确的分层，以排除混杂因素对相关关系的影响，避免作出错误的判断。

2）观察是否有异常点或离群点的出现。对于异常点，应查明发生的原因，如果是由于不正常的条件或错误造成的，就应将其剔除；对于那些找不出明显原因的异常点，应慎重处理，它们很可能隐含了尚未认识到的其他规律或提示有特殊原因。

3）由散布图所得出的相关性结论仅是定性的结论，而且应注重数据的取值范围。一般不能任意更改其适用范围。

4）对重复数据可用双重圈或多重圈表示，或者在点的右上方注明重复次数。将多个系列的数据绘制在同一张图上时，可使用不同形状或颜色的点进行区别。

（吴清平　吴晓云）

树状图

树状图（tree diagram），又称系统图、家谱图、组织图等，是用图形表示工作目标和实现目标所需手段的一种质量控制方法，通过对目标及其实现手段的逐级深入分析，探求达到目标的最佳手段。如图 1 所示。

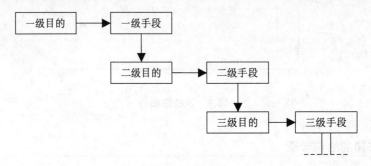

图 1　树状图

要实现一个目标通常可能有多条途径。在质量管理中，为了实现某个目标，需要选择一种手段或方法；而为了采取这一手段或方法又必须考虑下一级的相应手段。因此，上一级的手段就成为下一级手段的行动目的。树状图法就是把目标及其所需的手段、方法系统分析、层层展开，并绘制成图形，从而理清思路，掌握全貌，明确重点，找出实现目标的最优途径。

树状图也可用于分析问题的影响因素，则将各种原因层层展开，以便找出主要原因，采取控制措施。

树状图的绘制方法：

1）确定目标。

2）提出手段和措施：广泛收集意见，提出实现目标的各种手段。

3）评价各种手段和措施的合理性和可行性，决定取舍下一步应保留和淘汰的东西。取舍结果都应保留记录。

4）绘制树状图：把希望实现的最终目标和各级手段绘成方框，然后把目标与必要的手段措施用箭头相连。在联系的过程中要仔细考虑各因素之间的逻辑关系。

5）制订实施计划：根据树状图制订实施计划，使图中最低级的手段进一步具体化，如日程、方法等，要求落实到人。

（吴晓云　吴清平）

亲和图

亲和图（affinity diagram）又叫 KJ 图，是日本学者川喜田二郎（Kawakita Jiro）在 1964 年提出的一种质量管理方法。该方法就是针对某一问题，充分收集各种相关资料，包括经验、知识、想法和意见等等，并将不同的资料记录在不同的卡片上，从众多卡片中发现共同点和差异点，通过对资料进行分类汇总，按其相互亲和性归纳整理、综合分析，从而明确问题，统一认识，便于协调工作，找出解决问题的途径。

与普通的统计方法强调分析数据不同，KJ 法主要是对现象、意见或设想等语言文字资料进行归纳、综合，具有探索的性质。因此 KJ 法适用于需要长时间研究解决的问题，不适用于要立即解决的简单问题。

1 亲和图法的使用步骤

亲和图法的核心是头脑风暴法，工具是 A 型图解。具体的做法如下：

1）明确问题。KJ 法适用于情况复杂、混淆不清，牵涉部门众多，但允许花一定时间去解决的问题，不宜用于要求迅速解决的问题。

2）收集资料。资料可以是语言、文字、经验等，应尽量全面，不加取舍。常用头脑风暴法召开会议、访谈等，也可以到现场观察，吸取感性认识，或查阅文献、个人总结经验等。召开会议时需要组织可能涉及的相关部门人员，并由有经验、愿意听取意见的主管组织、引导，广泛收集意见，鼓励不同想法，不要求具体分析，不急于判断。人数较多时可以分组讨论。

3）汇集资料。把所有收集到的资料，写在卡片上。召开会议时，将由个人或小组轮流贴出卡片，并发言，充分阐述观点。

4）整理卡片。把杂乱无章的卡片综合分析，整理思路，归纳分类，将所有意见分成几个大类，并分类卡片。

5）根据整理出的卡片做出亲和图。

6）以亲和图为依据进行责任划分，由主要负责部门带头，制定行动计划表，确定行动项目、日程安排、责任人、可能潜在的问题等。

7）效果确认。定期与不定期地检查计划执行情况，适当调整，直到问题解决，并将此次的经验设置为标准化流程。

2 亲和图法的用途

1）归纳思想、认识事物：对未知的事物或领域特别是复杂的问题，收集大量资料，整理出事物的相互关系和脉络,有助于认识事物,明确方向。

2)打破现状:现有的工作方式、思维方式容易成为新的阻碍,亲和图法通过思想激荡,打破现有的禁锢,有助于找出新的解决途径。

3)促进协调,统一思想:不同观点者集中在一起,由有经验者组成计划小组,各自提出经验、意见和想法,并编成卡片,利用亲和图法进行整理,有利于统一思想,协调行动。

4)贯彻方针:向下级贯彻管理人员的想法和方针,使上级的方针变成下属的主动行为。亲和图可以帮助人们进行讨论,理解管理者的意图,从而将方针自然地贯彻下去。

(吴晓云　吴清平)

关联图

关联图(inter-relationship diagraph),又称关系图,是用来分析事物之间因果逻辑关系,以简洁的图形来表示众多复杂影响因素的质量控制方法,适用于多因素错综复杂的分析和整理。因果图适用于分析因素间单纯的纵向关系,关联图则能更好地表现因果关系纵横交错的情况,有助于找出主要问题、主要矛盾。见图1:

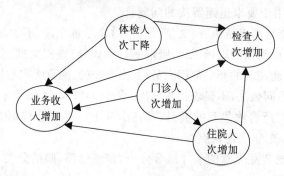

图1　关联图

关联图绘制方法如下:

1)提出问题。

2)找出与问题有关的所有因素。召开会议,广开言路,多提为什么,广泛讨论,找出相关的所有因素。

3)绘图。用方框或圆圈表示问题及原因,在其中用简洁的语言进行说明,并按"原因→结果"的逻辑关系用箭头连接。可由参会成员或分小组绘出多张草图,然后深入分析,对比评价不同的草图,然后整理出正式关联图。

4）制定对策计划。以关联图为依据，制定对策计划，落实到人。

5）计划实施。按计划采取行动，多次召开会议进行评估，并对关联图进行修订。

（吴晓云　吴清平）

矩阵图

矩阵图（matrix diagram）是利用多元分析思路来明确问题的方法，是一种定性分析的图解法。该方法将质量问题中相对应的两个因素分别排列成行和列，如"原因"为行、"现象"为列，行列中分别是两个因素的多个项目，行列交点上用符号表示两个项目是否相关或关联程度，汇总分析全部因素的相关情况，找出存在的主要问题，从而明确解决问题的思路。

1　矩阵图的类型

根据对应因素的数量和对应情况，矩阵图主要可以分为五种类型：

1.1　L 型矩阵图

这是最基本的矩阵图，对应的因素只有两个，排列为一行一列，状如"L"，常用于原因—现象、手段—目的之类的关联分析。见图 1：

		A				
		a1	a2	a3	a4	……
B	b1	◎	○		△	
	b2		◎		◎	
	b3	○				
	b4	◎	◎	○		
	……					

注：◎为强相关（也可用●表示）；○为弱相关；△为可能有关。

图 1　L 型矩阵图

1.2 T型矩阵图

当有三个因素 A、B、C,而且其中有一个因素与其他两个因素都相关时,可以采用 T 型矩阵图,可以认为是由两个 L 型矩阵图合并而成,可用于分析探索药物新用途的"药物成分——特性——用途"之间的关系等。见图 2:

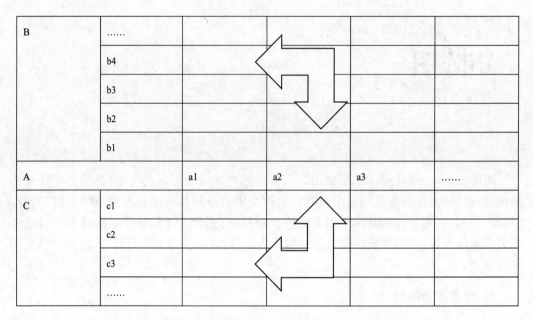

图 2　T 型矩阵图示意图

1.3 Y型矩阵图

当有三个因素 A、B、C,而且三个因素两两相关时,则采用 Y 型矩阵图,可以视为由三个 L 型矩阵图合并而成。见图 3:

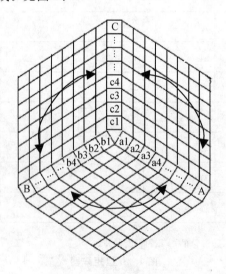

图 3　Y 型矩阵图示意图

1.4　X型矩阵图

四个L型矩阵图可组合为X型矩阵图。见图4：

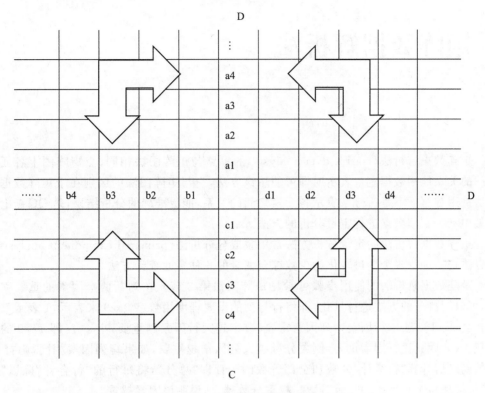

图4　X型矩阵图示意图

1.5　C型矩阵图

当有三个因素A、B、C,而且三个因素同时影响某一事件时,可分别以A、B、C为边作出一个长方体,形成三维C型矩阵图,三个因素的交叉点则是该三维空间中的点。

随着因素的增加,矩阵图可以作出更多维数的平面或立体图形,以满足多种情况的需要。

2　制作矩阵图的步骤

1)明确主题及其要研究的因素;

2)列出各因素中的所有项目,并按因素排列成行和列;

3)选择合适的矩阵图类型;

4)在行列的交点处用符号表示其相关程度,一般凭经验进行定性判断,常分为三个等级,用◎或●表示强相关,○表示弱相关,△表示可能有关;

5)根据相关程度的强弱确定解决问题的着眼点或重点。

（吴晓云　吴清平）

矩阵数据解析法

矩阵数据解析法(matrix data analysis)的思路与矩阵图法相同,当矩阵图上各元素之间的关系能用数据定量表示时即可使用该方法,它与矩阵图法的区别在于矩阵数据解析法是用数据而不是符号来表示各元素之间的关系,能更准确的分析结果,是 QC 新七种工具中唯一利用数据进行定量分析的方法。

矩阵数据解析法的定量分析方法常用主成分分析法(principal component analysis),该方法是一种将多个变量转化为少数综合变量的一种多元统计方法。

矩阵数据解析法的使用步骤可参见矩阵图法第 2 节。在判断两个因素的重要程度时,可以用打分的方式进行量化,即将行与列的重要程度用数字 0～9 来表示,1 表示重要性相当,大于 1 表示行因素比列因素重要,数字越大行因素越重要,小于 1(即 1～9 的倒数)表示列因素比行因素重要,倒数分母越大列因素越重要,如果行列因素相同,则打 0。分数确定后计算"行合计"分数和全部分数的合计即"总分",将每行的"行合计"除以"总分"可得到每个行因素的权重分数。权重分数越大,说明该因素越重要。

(吴晓云　吴清平)

过程决策程序图法

过程决策程序图法(process decision program chart,PDPC),也称流程决策程序图(process decision program diagrams),是在制定计划阶段,预测可能出现的障碍或问题,并设计出一系列应变对策,以确保能达到预定目标。该方法用于在计划执行过程中遇到不利情况时,仍能按其他方案继续进行,不至于导致工作出现障碍和停顿。

以过程决策程序图法在医院工作中的应用为例:

在医院工作运转中,由于医院信息系统(hospital information system,HIS)的建立,医疗的各个环节如挂号、就诊、处方、缴费、取药等都实现了信息化,医院工作对电力和网络的依赖越来越强。因此,在整个工作系统中,必须事先考虑到突发电力中断和网络故障时将如何保障工作继续顺畅进行。图1展示了在医疗工作不同环节设立的应急预案:

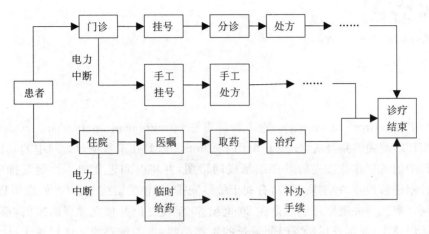

图1　PDPC法在医院诊疗过程中的应用

本例是按系统的顺序流程制定的顺向图表,也可从结果出发,逆向思考每个环节制定逆向图表。

1　过程决策图法的优点

1)能从整体上掌握系统状态,可作全局性判断;

2)能预测可能出现的重大事故,预先制定对策,未雨绸缪;

3)动态管理计划进展,即在计划执行阶段可根据具体情况调整方案。

2　PDPC法的应用步骤

1)广泛召集所有有关人员,讨论所要解决的课题;

2)提出基本解决方案,绘制成图;

3)讨论每一步可能出现的问题及风险,提出应对手段和措施,并绘制在图上;

4)综合考虑所有的问题和应对措施,指定完成日期,落实负责人;

5)评估:定期评估、检查PDPC的执行情况,并根据新的情况和问题,修订PDPC图。

（吴晓云　吴清平）

网络图

网络图（network planning），是计划评审法（program evaluation and review technique，PERT）与关键路径法（critical path method，CPM）在工程项目管理中的具体运用。工程项目中的各项作业按先后顺序编制成网络图，并将时间进度加入计划安排中，以此对项目计划进行检查、控制和调节，有利于统筹安排、抓住关键线路，有效管理项目进度。

计划评审法与关键路径法都是在 20 世纪 50 年代提出并独立发展起来的，都属于关键路线计划技术，强调发现所需时间最长的工作路线，即关键路线。区别在于：计划评审法主要用于研究与开发没有经验的项目，常用统计方法确定作业时间，采用三点时间估计——最短时间、最长时间和最可能时间；而关键路径法用于已有先例的工程活动计划，使用经验数据来估计作业时间。由于二者目标相同，很多术语也相同，因此现在已合并为一种方法，在国外称为 PERT/CPM，在国内由华罗庚总结为统筹法（scheduling method）。

1 网络图的组成

1.1 作业（activity）

作业是需要消耗资源的具体工作或活动。对于某项作业来说，紧排在其前面的作业称为紧前作业，紧接在其后面的作业称为紧后作业，同时进行的作业称为平行作业，交替进行的作业称为交叉作业。

有些作业为虚拟的，实际并不存在，也不消耗资源，称为虚作业，主要用于表明相邻两项作业之间的逻辑关系。

1.2 事件（event）

事件是作业之间的联结，表示某项作业的开始或结束，为一瞬间状态。网络图中第一个事件称为起始事件，表示项目的开始；网络图中最后一个事件称为终点事件，表示项目的结束；介于始点与终点之间的事件叫做中间事件，表示前一项作业的完成及后一项作业的开始。

1.3 路线（path）

路线是指自网络始点开始，顺着箭线的方向，经过一系列作业和事件达到网络终点的通道。一条路线上各项作业的时间之和是该路线的总长度（路长）。网络图中总长度最长的路线称为"关键路线"（critical path），其上的各事件为关键事件，关键时间的周期等于整个工程的总工期。除关键路线外，其他的路线统称为非关键路线。当采取一定的技术组织措施，缩短了关键路线上的作业时间，则原来的关键路线可能变为非关键路线，而原来的非关键路线成为关键路线。

2　网络图的类型

2.1　双代号网络图(activity on arrow,AOA)

双代号网络图又称箭线图法(arrow diagram method,ADM),用箭线表示作业,箭尾表示作业开始,箭头表示作业结束,虚作业用虚箭线表示;节点(即两条或两条以上箭线的交点)表示事件。见图1:

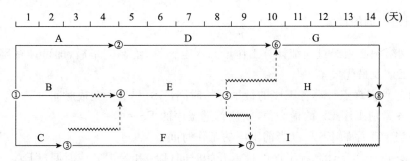

图1　双代号网络图示意图

2.2　单代号网络图(activity on node,AON)

单代号网络图又称顺序图法(precedence diagramming method,PDM),以节点代表作业,以箭线代表作业之间的逻辑关系,没有虚作业。与双代号网络图相比,单代号网络图形式更简洁,不用虚箭线,可以更好的表示项目逻辑关系,但箭线可能形成纵横交叉。见图2:

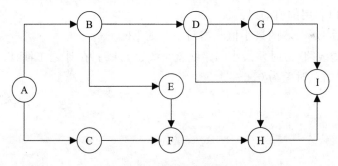

图2　单代号网络图示意图

3　绘制网络图的基本规则

对 AOA 和 PDM 来说,绘图的基本规则是一致的。

1)在网络图中只能有一个始点和一个终点,表示项目的开始和结束,不能出现闭合循环路线。

2)除起点、终点外,其他各节点的前后都有箭线连接,即图中不能有缺口;箭线的首尾必须有事件,不能从一条箭线的中间引出另一条箭线,也不能出现双向箭头;进入一个节点的箭线可以有多条,但相邻两个节点之间只能有一条箭线。

3）在 AOA 中,以实箭线表示作业,实箭线的水平投影长度表示该作业的持续时间;以垂直的虚箭线表示虚作业,水平投影长度为零表示其持续时间为零;以波形线表示作业与其紧后作业之间的时间间隔(波形线的水平投影长度表示其自由时差);关键路线用双箭线表示。

4）对事件按顺序由小到大编号,箭尾的号码小于箭头号码(编号顺序为从左到右,从上到下);作业代号一般写在箭线的上方或左方,作业时间一般写在箭线的下方或右方。

5）图形力求简单明了、布局合理,箭线采用水平线或折线,尽量避免斜线和交叉。

4 网络时间的计算

绘制网络图必须经过详细计算工作量并制定预算,绘制完毕后,即可计算网络时间,确定最佳工期及最优成本。

1）自起点向终点计算各工序的最早开始时间(ES)和最早完成时间(EF)。

ES＝各紧前工序 EF 的最大值(默认首道工序的 ES＝0)

EF＝当前工序的 ES＋T(当前工序的工作时间)

2）自终点向起点计算各工序的最迟开始时间(LS)和最迟完成时间(LF)。

LS＝当前工序的 LF－T

LF＝各紧后工序 LS 的最小值(默认尾道工序的 LF＝尾道工序的 EF)

3）计算各工序的总时差(TF):总时差是在不影响总工期的前提下,当前工序可以利用的机动时间。

TF＝当前工序的 LS－当前工序的 ES＝当前工序的 LF－当前工序的 EF

4）计算各工序的自由时差(FF):自由时差是在不影响其紧后工作最早开始的前提下,当前工序可以利用的机动时间。

FF＝各紧后工序 ES 的最小值－当前工序的 EF

5）确定关键线路:总时差最小的路线就是关键路线。在计划工期 Tp 等于计算工期 Tc 时,关键路线的总时差为 0。

(吴晓云　吴清平)

头脑风暴法

头脑风暴法(brain storming,BS)又称智力激励法、脑力激荡法、畅谈法、集思法。1939 年由美国纽约 BBDO 广告公司副经理 A. F. 奥斯本首次提出,并于 1953 年正式发表。该方法采用会议形式为参加者创造一种能积极思考、互相启发的环境,充分激发参加者的灵感,使其毫无顾及地畅所欲言,从而获得大量新颖的设想。

因为在集体讨论中,如果不受任何限制,每个人相互感染容易自由发言,激发热情,而每一个提出的观点都可能引发联想,从而最大限度地发挥创造性思维。基于这种原理,头脑风暴法强调不要在发言过程中提出批评、质疑,以求得到尽量多的设想。

1　头脑风暴法的用途

头脑风暴法的用途很广泛,分析问题、提出解决办法、作出决策等都可以采用该方法,而且可以与因果图、树状图、亲和图等结合使用。归纳起来其用途主要有两方面:

1) 激发创造性,产生设想。

2) 质疑设想,分析可行性。

2　头脑风暴法的应用程序

2.1　会前准备

1) 明确主题,并提前通报参会人员,使其有所准备。

2) 确定主持人。要求主持人有一定专业知识,了解主题背景,熟悉头脑风暴法的规则,具有较强语言表达能力和组织能力,善于活跃气氛。

3) 确定参会人员。选择必要的专业人员参加,同时尽可能包括其他领域的专家,以扩大范围,获得多方面的设想。为减轻压力,应尽量避免领导人员参加。

4) 会前柔化训练,即对参会人员进行打破常规思维、转变思维角度的训练,使之尽快从繁忙的工作状态摆脱出来,进入头脑风暴状态。

2.2　会议实施

1) 主持人宣布头脑风暴法会议规则和会议主题,介绍基本情况。会议一般规则如下:

(1) 参会人员一律平等,不分职务、职称、学历,确保讨论气氛自由轻松。

(2) 独立思考,积极参与。充分发挥创造力,禁止私下交谈和消极旁观。

(3) 鼓励改善他人的设想,但禁止批评、评论,把对各种意见的评判放到最后。

(4) 追求设想或建议的数量,不追求质量。

2) 发言和讨论:参会者依次轮流发言,一次发表一条设想,可对他人意见进行补充和改进。一轮发言结束再循环进行,期间可短暂休息以调整状态,直到没有新观点出现为止。主持人注意引导讨论方向、把握规则、调节气氛。

3) 记录:设立记录员,认真记录每一设想,不论好坏,都如实完整记录。

4) 发言确认:会议最后将每个参会者的发言重述一遍,得到发言者的确认。

2.3　资料整理

会议结束后整理会议记录,也可以了解会后的新思路,补充会议记录,将全部意见总结归纳,确定最佳方案,撰写报告。

在日常实践中,人们在传统头脑风暴法基础上,探索出了一此新的改进方法,如德尔斐法、名义群体法、电子头脑风暴法(electronic brain storming, EBS)等,这些方法已成为传统头脑风暴法的有益发展和补充。

(吴晓云　吴清平　吕军城)

水平对比法

水平对比法(benchmarking)又称标杆法,是指为了寻求改进,而将产品及服务与公认的领先者或最佳实践经验进行对比,找出差距,获得采取改进的信息,确定改进方向和目标。

水平对比法的操作步骤:

1) 确定对比项目:对比项目应是影响产品及服务的关键特性,并与顾客的需求相联系。

2) 确定对比标杆:标杆即用于对比的对象,可以是或不是直接的竞争对手,但在对比项目上该对象处于公认的领先水平。

3) 收集数据:可通过调查、访问、查询技术期刊等多种方式获得相关的数据。

4) 整理分析:整理数据,并可结合使用亲和图法进行归纳分析。明确与标杆的差距,制定改进措施和目标。

5) 实施改进:根据项目情况,实施改进措施可以是专题性的、定期的以及连续进行的。

水平对比法是一个系统而连续的过程,其运用有两个重要的方面:一是在制订计划时,不断树立国内国际先进水平的标杆,通过对比,寻找自身差距;另一方面则是针对差距不断改进,取人之长、补己之短,不断提高质量水平,达到和保持先进水平。

(吴晓云　吴清平)

甘特图

甘特图(gantt chart)又叫横道图、条状图(bar chart),由亨利·甘特于 1910 年开发。它用横轴表示时间,纵轴表示项目,并将项目的各项任务排列在图表中,用横向线条表示任务的计划时间和实际时间,形象地表示项目的开展顺序和进度,以及实际进度与计划进度的偏离情况。

甘特图简单直观,易于编制,不仅可以用于表示任务进度,还可以表示机器、人员的负荷状态(即负荷图),是良好的控制工具,广泛应用于管理工作。但由于甘特图主要关注时间进程,因此反映项目管理的信息比较局限。见图1:

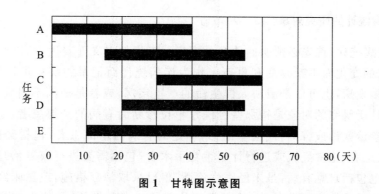

图1　甘特图示意图

绘制甘特图可使用专业软件,如 Gantt Project、Gantt Designer、Microsoft Project 等,也可以在 Microsoft Excel 中手动绘制。

甘特图适用于较简单的项目,一般不超过 30 项任务,工期也不宜过长。其绘制步骤如下:

1) 明确项目的各项任务,包括任务名称、开始时间、持续时间、在项目中的顺序以及与其他任务的依赖性;

2) 绘制甘特图,注意时间进度安排要排除节假日。将所有任务按照开始时间和持续时间用横线条标注到图上;

3) 按照任务的依赖关系将任务联系起来;

4) 将实际工作进度用其他线型标在图上,与计划进度对照。

(吴晓云　吴清平)

疾病统计

疾病统计(morbidity statistics)是研究疾病在人群中发生、发展规律,描述疾病流行、分布特点,探索影响因素及其相互关系,评价疾病危害、防治工作效果的重要方法。疾病统计的数据分析是反映人口质量,研究居民健康状况的重要资源;所提供的疾病信息是制订疾病防治措施,编制卫生工作计划的重要依据;疾病统计及其动态分析是评价卫生工作,卫生防病措施效果、效益的重要基础;疾病统计提供的基础资料为病因学研究奠定了可靠保证。

因此,疾病统计是人们认识疾病,有效地防治疾病,控制危害人群健康与生命安全的重要疾病的前提条件和重要保障。

1 疾病统计的研究对象

进行疾病统计,首先必须明确什么是疾病。疾病的定义随着医学科学的发展和卫生保健需求的变化而不断改变和更新。作为疾病统计而记录的疾病可以是病因明确的常见病、多发病,也可以是威胁人群生命的严重疾病,或者是病因不明确的疾病。但是,疾病统计所研究的对象是指那些经医疗单位诊断为有病的全部患者。其中包括在医院门诊、急诊就诊或咨询,或医生出诊,确定为有病的全部患者;包括经医生确诊而住院治疗的患者,正常妊娠或进行计划生育手术者;包括需要进行康复治疗而休工、休学的患者,也包括自觉有病,虽未经医生诊断,但已采取治疗措施,或虽未经诊断治疗,但已休工、休学或停止正常活动,甚至卧床休养的患者。显然,虽然患有疾病,但患者无自觉症状,如肿瘤早期患者,未经任何诊断治疗,无法作为疾病进行统计。患者自觉有病而到医院进行诊治,而医生认为无病,或未诊断出疾病,也不能作为疾病进行统计。

2 疾病统计的观察单位

疾病统计多采用分类变量,即定性计数患病次数。在患病次数的统计中,经常遇到某患者在同一时期重复患某病,或同时患有多种疾病。因此,疾病统计的观察单位可有两种:

1)以"病例"为观察单位,可以研究居民患各种疾病的种类和频度,以及疾病的变化规律,研究人群患病的基本特征和分布。例如,研究某地区所患疾病之构成,研究某疾病在人群中性别、年龄、职业之分布等。以病例为观察单位时,可将疾病分为新发病例和现患病例 2 类。

①新发病例为时期数值,指在观察期内新发生的疾病。疾病在该观察期内发生,不论是否在该观察期内治愈或死亡,或延续至观察期结束而仍未愈,均应记录为一个新病例数。若疾病在该观察期内发生并治愈,其后,在同观察期内又复发,应记录为 2 个新病例数。

②现患病例为时点数值,指在某观察时点上观察到的病例。如在疾病调查、健康查体时观察到的疾病,均为现患病例。

2)以"病人"为观察单位。这种观察方法只以人为一个统计计算单位,而不计算病种与发病次数。因此,不管有几种疾病,不管疾病发生时间长短,只要发生在一个人身上,即作为一个病人统计。这种统计计算方法不仅可以反映人群患病的频度,也便于开展针对病人的疾病防治工作。

(苏顺龄)

疾病分类

分类法是一种归纳概括的方法,是根据事物的性质和特征,按一定标准为其归类分组。在自然科学和社会科学中都常应用分类的方法研究事物的特征和联系。疾病分类(classification of diseases)是将同类疾病划归一组。对疾病进行归类分组便于统计比较和分析,以研究其特征和规律。例如以肿瘤为一类,可以分析不同时期肿瘤患病率的变化,分析不同地区、不同人群肿瘤发病的特征,分析各种防治措施的效果等。疾病分类资料还可帮助我们分析疾病谱的变化,各类疾病的增长趋势,疾病的分布等。可见,疾病分类是卫生统计和疾病统计的基础。在病案管理中采用疾病分类和手术名称分类,可以更有效地、科学地管好、用好病案资料,疾病分类是科学管理病案的手段。在卫生事业管理中,如制定卫生工作计划,总结卫生工作经验,进行卫生工作的预测、决策、评价,都离不开以统计资料为依据,它的基础是疾病分类。疾病分类与统计又是卫生事业管理的前提条件。

为了各种实用目的而对疾病进行统计学研究是从 17 世纪开始的。1692 年约翰·格隆特(John Graunt)在研究伦敦死亡原因时完成了《伦敦死亡表》,属死亡原因分类。对疾病进行系统分类研究属弗朗索·博希埃·德·拉克罗瓦(Francois Bossier de Lacroix, 1706～1777)为最早,所著《系统疾病分类学》(Nosologia Methodica)将疾病分为 10 组,2400 种。与此同时的还有林尼厄斯(Linnaeus, 1707～1778)著有《病种》(Genera Morborum)一书。1785 年爱丁堡人威廉·卡伦(William Cullen, 1710～1790)发表《系统疾病分类概要》(Synopsis Nosologiae Methodicae),是 19 世纪初期最通用的疾病分类方法。统计学家参与疾病分类研究属日内瓦的威廉·法尔(William Farr, 1807～1883)为最早。他在卡伦分类的基础上致力于探索更好的分类方法,并极力主张国际统一分类方法,他在《注册医师·主任年鉴》中提出了分类的指导原则,并进行统一的统计学分类。1853 年在布鲁塞尔召开的第一次国际统计学大会,认识到统一死亡原因分类的实用价值,要求法尔和马克·德斯潘(Marc d'Espine)起草的《各国通用的死亡原因统一命名法》,成为以后编制国际死亡原因分类的基础。

参考文献

[1] 北京首都医院世界卫生组织疾病分类合作中心编译.国际疾病分类:疾病,损伤和死亡原因国际统计分类(1975 年修订本).第 1 卷.北京:人民卫生出版社,1984.

[2] 北京首都医院世界卫生组织疾病分类合作中心编译.国际疾病分类:疾病,损伤和死亡原因国际统计分类(1975 年修订本).第 2 卷.北京:人民卫生出版社,1987.

[3] 北京协和医院世界卫生组织疾病分类合作中心编译. 疾病和有关健康问题的国际统计分类(第十次修订本). 第1卷. 北京:人民卫生出版社,1996.
[4] 北京协和医院世界卫生组织疾病分类合作中心编译. 疾病和有关健康问题的国际统计分类(第十次修订本). 第2卷. 北京:人民卫生出版社,1997.
[5] 北京协和医院世界卫生组织疾病分类合作中心编译. 疾病和有关健康问题的国际统计分类(第十次修订本). 第3卷. 北京:人民卫生出版社,1998.

（苏顺龄）

国际疾病分类

人类的疾病约几万种,常见的疾病也数以千计,为促进卫生统计工作的规范化,提高统计工作质量,确定一个统一的,准确的,完整的疾病、损伤和死亡原因分类方法,在医疗,卫生,卫生管理以及医学科学研究中,有着十分重要的作用。国际疾病分类(international classification of diseases,简称ICD)已有近百年的历史,自WHO参与这项工作以来,经过多次讨论和修订,已有很大发展,近几十年来,在WHO的倡导和推动下,已为大多数成员国所接受,成为疾病、损伤和死亡原因分类的标准化工具,对掌握医疗卫生信息,疾病资料的国际间交流,促进世界卫生保健工作,起着重要的作用。

1 历史

致力于国际疾病分类研究的应首推国际统计学巴黎统计处主任耶克·贝蒂荣(Jacques Bertillon,1851~1922,原译名伯蒂隆)。1891年耶克·贝蒂荣主持的国际统计学研究所在维也纳会议上决定成立一个委员会,起草死亡原因分类表。1893年国际统计学研究所芝加哥会议通过了贝蒂荣提出的分类法,称为"贝蒂荣死因分类法"。1899年美洲公共卫生协会在加拿大的渥太华会议建议加拿大,墨西哥和美国采用贝蒂荣分类法,建议每10年进行一次修订。1900年8月在法国巴黎召开了第一次贝蒂荣死因分类法的国际修订,有26个国家参加了会议,通过了一个包括179组死亡原因的详细分类和包括35组的节略分类,即ICD-1。1948年4月在法国巴黎由WHO主持召开了修订国际疾病和死亡原因分类表的第6次会议,这次会议标志着国际生命统计和卫生统计的新纪元的开始,会议确定了"根本死亡原因"的表述,修订了国际死亡证明书的表格,扩展了疾病分类的内容,促进了国际上在生命统计和卫生统计全面合作的综合项目。新产生的ICD-6开始了国际统一的疾病分类法。1987年在我国开始推广使用的ICD-9,是1975年9月30日至10月6日在日内瓦由WHO主持、46国代表参加的第9次国际修订会议修订,且经第 29 届世界卫生大会通过的。ICD-9 更多地考虑到临床的需要,为了适合医疗评价,健康保险统计以及中央对医疗卫生事业拨款提供依据等各方面的需要,其分类比以往的更为精细。为了解决许多发展中国家对精细分类使用上的困难,ICD-9 又列有三种简易的特殊类目表。1990 年 5 月由 WHO 主持,我国卫生部陈敏章部长作为执行主席的日内瓦会议通过了 ICD-10,并建议从 1993 年开始使用。ICD 各次修订时间、地点列于表 1。

表 1　ICD 各次修订时间地点

	修订时间	地　点	分　类	主　持
ICD-1	1900	巴　黎	死因分类	贝蒂荣
ICD-2	1909	巴　黎	死因分类	贝蒂荣
ICD-3	1920	巴　黎	死因分类	贝蒂荣
ICD-4	1929	巴　黎	死因分类	混合委员会
ICD-5	1938	巴　黎	死因分类	WHO
ICD-6	1948	巴　黎	疾病分类	WHO
ICD-7	1955	巴　黎	疾病分类	WHO
ICD-8	1965	日内瓦	疾病分类	WHO
ICD-9	1975	日内瓦	疾病分类	WHO
ICD-10	1990	日内瓦	疾病分类	WHO

注:混合委员会是由国际统计学研究所与国际联盟卫生组织对等人数组成

1981 年 1 月,经中华人民共和国卫生部批准,WHO 在我国成立国际疾病分类合作中心,地址设在北京协和医院。目前世界已有 8 个分类合作中心,见表 2,以协助解决在疾病分类方面遇到的问题。

表 2　WHO 国际疾病分类合作中心

国　　家	城　　市	语　　种
英　国	伦　敦	英　语
美　国	华盛顿	英　语
法　国	巴　黎	法　语
巴　西	圣保罗	葡萄牙语
委内瑞拉	加拉加斯	西班牙语
俄罗斯	莫斯科	俄　语
中　国	北　京	汉　语
瑞　典	乌普萨拉	瑞典语

1985 年 4 月我国卫生部在《关于进一步加强卫生统计工作的意见》中指出"为了国际间卫生统计信息交流与对比,要逐步实现疾病分类和死因分类国际标准化以及卫生机构、人员分类标准化"的要求,并且规定全国 1/3 以上的县及县以上医院自 1987 年起,疾病分类和死亡原因分类工作必须按 ICD-9 的原则和要求进行。1986 年 10 月卫生部颁发了新的《病伤死亡原因和医院疾病分类类目表》以及使用说明,决定自 1987 年起在全国逐步推广。1989 年卫生部在《一九八九年全国卫生统计工作要点》中进一步提出 1990 年

全国县及县以上医院全部使用国际疾病分类。

1993 年 5 月国家技术监督局发布等效使用 ICD-9 编制的"疾病分类与代码"为国家标准。1997 年卫生部卫办统发第 17 号文,提出 2001 年开始使用 ICD-10,2001 年卫生部卫办发第 148 号文,进一部明确在全国使用 ICD-10。至此,全国疾病分类和报表全部以 ICD-10 替代了 ICD-9。

2 我国为什么要推广使用国际疾病分类

2.1 《国际疾病分类》是 WHO 重要的合作项目,WHO 要求其成员国在进行疾病分类和死亡原因统计时统一使用国际疾病分类法。

2.2 WHO 成员国大都采用了 ICD,要使我国的统计资料进行国际间交流,只有采用 ICD 的原则。我国是 WHO 成员国中人口最多的国家,建立一个统一的,以十几亿人口为基础的卫生情报系统,并应用国际统一的疾病分类体系和编码,不仅对我国卫生情报的国际间交流和促进我国医学科学的发展有着十分重要的作用,也将对世界卫生事业的发展做出应有的贡献。

2.3 ICD 能适应世界各国医学科学发展的需要,也能满足我国的实际情况,适应临床医疗,卫生防疫,卫生管理以及教学和科学研究等医学领域各方面的需要。

2.3.1 ICD 已有一百多年的发展历史,且每隔 10 年左右时间进行一次国际修订,它是随着医学科学的发展不断充实,不断完善,不断发展。

2.3.2 WHO 中已有大多数国家研究和使用 ICD,ICD 已成为全球的行动,因此,它的信息来自世界各国的实际情况,能最大地满足世界各国的实际需要。

2.3.3 WHO 在世界几个主要国家建立了"世界卫生组织国际疾病分类合作中心"负责 ICD 的翻译、出版、推广、应用、咨询、修订、研究等工作,这些专门机构为 ICD 的发展奠定了广泛的基础。

2.3.4 ICD 是一个比较完善的分类方法。评价一个分类系统的优劣,通常采用以下标准:

①准确性 所谓准确性是指各类目之间彼此相互独立,不能相互包含。一个疾病只能放在一个类目之中,不同疾病不能分在同一个类目之下。

②一致性 即分类标准一致。一病多名时,不应因病名不同而分类不在一处。

③详尽性 所设类目应能包括所有的疾病,每一类目所包括的内容应力求详尽,所有属于该类的疾病都应包括在内。此外,尚应留有余地,以为发展之用。

④方法简便,易于掌握。

⑤适用于计算机贮存和检索。

ICD 能够符合以上条件:

①ICD 的分类标准是以病因为主,解剖部位为辅,兼顾了临床、教学、科学研究等各方面的需要,易被各方面人员所接受。

②ICD 通过使用多种形式的编码,使分类包括了所有的疾病和情况,每种疾病和情况都能够在 ICD 中找到分类号。

③ICD 的编码仅对前 4 位数编码有统一要求,第 5、6 位数编码可以任意扩展,增加了

分类系统的容量,因此,ICD 通过扩展,容量是无限的。

④ICD 的分类系统要求一类疾病一个编码,但可以通过扩展,实现一病一码,可使疾病易于检索。

⑤ICD 方法简便,易于掌握。

⑥ICD 可以手工检索,也可以应用计算机贮存和检索,通过计算机实现贮存、检索、分类、统计、报表的现代化与自动化,使用更加快捷、方便。

参考文献

（同条目"疾病分类"）

（苏顺龄）

ICD-9
——国际疾病分类第九次修订

1　ICD-9 的主要内容

ICD-9 包括 17 大类疾病和二个补充分类,共 5.4 万个条目。卷末设有对有关问题的说明,规则,注释和三个简易的特殊类目表。

1.1　17 大类疾病

每大类疾病以罗马数字Ⅰ、Ⅱ、Ⅲ……为代号,编码从 001～999。具体内容详见表1。

表 1　ICD-9 各大类名称及三位数类目

分　类	名　　称	类目编码
Ⅰ	传染病和寄生虫病	001～139
Ⅱ	肿瘤	140～239
Ⅲ	内分泌,营养和代谢疾病及免疫疾患	240～279
Ⅳ	血液及造血器官的疾病	280～289
Ⅴ	精神疾患	290～319
Ⅵ	神经系统和感觉器官疾病	320～389
Ⅶ	循环系统疾病	390～459
Ⅷ	呼吸系统疾病	460～519
Ⅸ	消化系统疾病	520～579
Ⅹ	泌尿生殖系统疾病	580～629
Ⅺ	妊娠,分娩和产褥期并发症	630～676

续表

分 类	名 称	类目编码
XII	皮肤和皮下组织疾病	680～709
XIII	肌肉骨骼系统和结缔组织疾病	710～739
XIV	先天异常	740～759
XV	起源于围产期的若干情况	760～779
XVI	症状、体征和某些不明确情况	780～799
XVII	损伤和中毒	800～999

1.2 二个补充分类

1.2.1 损伤及中毒外部原因的补充分类

它是第十七章损伤和中毒分类中有关损伤和中毒性质的补充分类。编码前使用"E",称 E 编码。编码范围为 E800～E999。该补充分类目的在于对损伤、中毒和其他有害效应的原因进行编码、分类。该编码与第十七章损伤和中毒的编码同时使用,以表明损伤和中毒的性质。在疾病分类中,第十七章损伤和中毒本身的编码为主要编码,E 编码为辅助编码。在死因分类中,两编码可同时出现,若只需要一个编码,E 编码为主要编码。

1.2.2 影响健康状态和与保健机构接触的某些因素的补充分类

该补充分类主要用于 001～999 编码所不能包括的一些诊断和问题的分类。编码前使用"V",称 V 编码。编码范围为 V01～V82。包括两个方面的内容:

(1)虽未患病,但由于某种特殊目的与保健机构接触,如作为器官或组织移植的供给者,接受预防性疫苗接种,或讨论某一个本身并非一种疾病或损伤的问题等。

(2)存在某些威胁个人健康的因素,如传染病的暴露人群,有恶性肿瘤家族史者,虽未患病,但需要进行观察者。

1.2.3 肿瘤的形态学编码

本部分所列为世界卫生组织 1976 年出版的《肿瘤学国际疾病分类》(ICD-O)中的肿瘤形态学编码,可结合第二章(II)肿瘤的部位编码使用。肿瘤形态学编码前使用"M",称 M 编码,编码包括 5 位数字,前 4 位用以辨明肿瘤的组织学类型,第 5 位数字表示肿瘤的动态,动态编码有固定的含义,/0 为良性,/1 为是否良性或恶性未肯定,/2 为原位癌(上皮内的,非浸润性,非侵袭性),/3 为恶性,原发部位,/6 为恶性,转移部位,继发部位,/9 为恶性,未肯定是否原发部位或转移部位。例如:良性脊索瘤为 M9370/0,若为恶性则为 M9370/3。

1.2.4 医学证明和分类规则

该部分列有疾病分类和死亡统计方面的一些注释,包括三个方面的内容:

①关于死亡方面,提出了"根本死亡原因"的概念;列出了国际死亡原因医学证明表的格式和填表要求;阐述了死亡原因的归类原则;明确了使用根本死亡原因的编码注释和理解死亡原因项目的注释。

②围产期死亡:围产期死亡应有单独的死亡原因证明书。该节提出了围产期死亡原因证明书的填写方法和内容,死亡原因的选择规则和编码方法。

③关于发病,列举了主要诊断的选择规则,以及主要诊断的编码、分类等问题。

1.2.5　特殊类目表

包括三种简易分类表。

①基础类目表:包括 56 个小分类,10 个 E 分类和 1 个 V 分类,共 307 项。表中的小分类设有 2 位数编码,小分类内项目,为 3 位数编码,最后附有 ICD-9 的编码。此表可作为疾病分类或统计用的分类表,也可作为各国制定分类表的参考。各国可以根据基础类目表随意选取分类项目编制自己国家的分类表,以保证国际间的可比性。

②死亡类目表:包括 50 种死亡原因及该死亡原因的 3 位数编码,其后附有 ICD-9 的编码。

③疾病类目表:包括 50 种疾病及其 3 位数编码,其后附有 ICD-9 的编码。

2　ICD-9 的结构

ICD-9 共分两卷。第一卷主要是各系统的疾病和编码。包括 17 章,5.4 万条目,二个补充分类和一些说明,注释,规则等。第二卷为以汉语拼音为顺序的疾病索引。

2.1　第一卷的结构

卷一每一大类疾病中按病因或解剖部位分为若干小分类,小分类内有各疾病的 3 位数,4 位数编码,某些疾病还设有 5 位数编码。因此,每条目下均含有一个 ICD-9 的编码。在大分类和小分类中或 3、4 位数编码的条目中还设有该分类的注释,即包括,不包括和注。例如:

Ⅰ　传染病和寄生虫病　　　　　　　　　　大分类

　　包括:一般认为有传染性的或可传播的疾病以及　　大分类的注释
　　　　　少数病因不明,但可能有传染性病因的疾病

　　不包括:急性呼吸道感染(460～466)

　　　　　流行性感冒(487._)

　　　　　传染性病原体携带者或可疑携带者(V02._)

　　　　　某些局限性感染

　　注:传染病和寄生虫病的"晚期效应"类目见 137._ 至 139._

　　　　肠道传染病(001～009)　　　　　　小分类

　　不包括:蠕虫病(120～129)　　　　　　小分类注释

001　　霍乱　　　　　　　　　　　三位数类目

001.0　由于霍乱弧菌　　　　　　　四位数亚目

001.1　由于爱尔托霍乱弧菌

　　⋮

003　　其他沙门氏菌感染　　　　　三位数类目

　　包括:沙门氏菌〔任何血清型〕引起的感染　　三位数类目注释
　　　　或食物中毒

003.0　沙门氏菌胃肠炎　　　　　　四位数亚目

　　⋮

2.2 第二卷的结构

卷二是卷一类目表的字母顺序索引。包括三个部分：

2.2.1 第一部分(13～799页)

为疾病和损伤性质的汉语拼音字母顺序索引。包括疾病,综合征,病理情况,损伤,症状,体征,问题等资料的索引。编码001～999,V01～V82,M800～M997。排列以主导词首字汉语拼音为序。其间设有肿瘤表(733～772页),以肿瘤解剖部位首字汉语拼音顺序排列,其后编有肿瘤的解剖部位编码。每一肿瘤列有5个编码,分别表示:恶性,良性,原位,动态未定,性质未特指5种类型的肿瘤部位编码。

2.2.2 第二部分(801～863页)

为损伤外部原因的编码索引。编码为E800～E999中有关损伤外部原因的编码。排列顺序以损伤的外部原因中主导词首字汉语拼音为序。

2.2.3 第三部分(865～976页)

为药物和其他化学物质索引,又称药物和化学制剂表,是引起中毒或其他有害效应的药物或其他化学物质的编码索引。以药物或化学物质名称的首字汉语拼音为顺序。每个药物或化学物质均列有5个编码,分别表示:

(a) 各种物质中毒在第17章中的编码(编码960～989)

(b) 意外事故中毒的E编码(编码E850～E869,E905)

(c) 自杀中毒的E编码(编码E950～E952)

(d) 未确定是意外还是有意中毒的E编码(编码E980～E982)

(e) 对药物,药剂和生物制品在治疗或预防中恰当使用而引起的有害效应的E编码(编码E930～E949)

2.3 卷一与卷二之间的关系

由于ICD采用以病因分类为主,解剖部位分类为辅,兼顾其他的分类方法,因此,排列的规律性不强;由于编码是分类编码,而不是疾病编码,故对疾病诊断的编码,有时较难查找,为便于查找编码,需要有一个索引,卷二即起到查找正确编码的索引作用。但是,只靠卷二查找编码是不够的,还需要有卷一的配合和补充。

1)疾病分类中的一些细节在卷一中列出,如条目中的包括,不包括和注。因此,在卷二中找到编码后需要到卷一中检查、核对。

2)卷二中的编码,有时四位数亚目未列出,需要到卷一中加以补充。

例如:诊断:闭合性鼻窦骨折伴有颅内损伤,查找编码。

首先在第二卷中找到鼻窦骨折(221页),编码为801._,4位数亚目未列出。在第一卷中找到801颅底骨折(562页),在该分类的小分类头颅骨折(800～804)的注释中找到.1闭合性伴有颅内损伤,本例闭合性,伴有颅内损伤的骨折,最后编码应为801.1。

3 ICD-9的主要特点

3.1 ICD-9的分类是以病因为主,解剖部位为辅,兼顾其他的分类方法,适用性广泛。

3.2 ICD-9所设类目、亚目的原则是突出那些严重危害人民健康的疾病或情况。例如,在第一章中传染病和寄生虫病,把性病专门列为一个小分类,编码090～099,其中梅毒设有 8 个类目（090~097），而先天性梅毒（090），有症状的早期梅毒（091），又根据侵及部位设详细的亚目，可见性病，特别是梅毒的重要程度。结核病也单独设一小分类，编码 010~018，其间根据重要程度，把肺结核单独设一个 3 位数类目（011），并根据肺结核的分型设立亚目，说明结核，特别是肺结核的重要性。而其他器官的结核病，由于重要性远不如肺结核，故合并为一个类目（017），包括皮肤，周围淋巴结，眼，耳，脾等部位的结核。

3.3　ICD-9 的编码前三、四位数有统一要求，第五、六位数可随意扩展，不受限制。世界卫生组织明确指出：对疾病和死因的编码前三、四位数必须采用 ICD-9 规定的编码，不得人为地改变或制造 ICD 以外的编码。但对于临床教学，科学研究以及其他专门人员的实际需要，可根据情况适当增加编码的位数，国际上对这些详细情况的编码没有统一要求。因此，使用 ICD 编码既可达到统计资料的国际标准化的要求，又能满足多方面的需要，具有相当大的机动性与灵活性。同时，由于第五、六位数的任意扩展，增加了 ICD 的容量。

3.4　ICD-9 采用多种形式的编码，以满足各方面的需要。在 ICD-9 的编码中除设立 001~999 三、四位数的基本编码以外，还有为损伤和中毒外部原因所设立的 E 编码，为影响健康状况和保健机构接触而使用的 V 编码，以及肿瘤的形态学的 M 编码等。此外，为适应卫生统计和临床医疗等多方面需要还设立了双重编码等。

双重编码又称双重分类或星剑号系统。它是为了适应卫生统计和临床医疗需要而设立的。剑号是统计编码，从病因角度出发，用以反应根本性疾病或死因的，为主要编码。星号编码是临床医疗用编码，它从治疗角度出发，用以表明疾病的临床表现或受损害的系统、部位，属辅助编码，不做统计用。两者同时使用是为了从不同角度检索和统计疾病。使用时，剑号在前，星号在后。如结核性脑膜炎（013.0†　320.4*）表示结核性脑膜炎属传染病与寄生虫病大类，临床上属神经系统疾病。

3.5　在 ICD-9 中为了简化和方便使用，采用一些惯语，略语和代表符号。

4　ICD-9 的编码

4.1　编码的基本步骤

ICD-9 的编码一般经过三步，首先找出诊断中的主导词，然后在索引中寻找编码，最后在卷一中检查、核对、补充。

4.1.1　选择主导词

主导词是指每个诊断在卷二中首先出现的那个词，只有找到主导词才能在此基础上找到附加各种修饰词的疾病或情况的编码。如急性粒细胞白血病，主导词为白血病，首先在卷二中找到白血病，再找粒细胞性，急性二个附加修饰词，最后找到急性粒细胞白血病，编码为 205.0。

在选择主导词时，编码人员除应具有一定的临床知识外，还应对 ICD 的分类方法的有关规律和要求有所了解，根据 ICD 的分类原则与要求摒弃无意义的成分，只在有效成分中确定主导词。如左乳腺癌晚期，在 ICD 分类中，肿瘤编码不区分早、中、晚期，故晚期二字是无效成分，乳腺肿瘤分象限。不分左、右，故左字亦无意义，在诊断中仅乳腺癌为有效成分，其中癌为主导词。

　　在确定主导词时,有时还会受到译文的影响,若按某一主导词查不到时,应考虑其他可能的译法。如电解质失调(电解质紊乱),可在电解质不平衡的诊断中,主导词不平衡找到,编码为 276.9。

　　有些一病多名的疾病,若某一诊断查不到时,应考虑在其他的命名下查找。如梨状肌综合症,可在坐骨神经粘连的诊断下,主导词粘连中找到,编码为 355,0。

　　有时主导词可在卷二的指引下找出,如慢性黏液性中耳炎,若以中耳炎为主导词,在卷二中找到中耳炎(732 页),告知,见耳炎,中。查主导词耳炎,再找到中、慢性、黏液性三个修饰词,即找到慢性黏液性中耳炎的编码为 381.2。又如脑(脊)膜瘤,在卷二 409 页中找到,但又注明,另见肿瘤,脑(脊)膜,良性。原来这里只有该肿瘤的形态学编码 M9530/0,按其指引,在肿瘤,脑(脊)膜,良性处(755 页)又查到肿瘤的部位编码,225.2。

　　4.1.2　根据主导词在卷二中查找编码

　　主导词确定之后,在卷二中首先根据主导词首字汉语拼音找到主导词;或根据主导词首字笔画,在首字笔画检字表中,找到主导词首字,其后有首字页码,翻开首字页,即可找到主导词。在主导词之后,排列有诊断术语中除主导词以外的其他附加修饰部分,找齐各修饰词,其后的编码即为该诊断的编码。例如,陈旧性膝半月板扭伤,主导词为扭伤。

扭伤

一半月板

一一膝

一一一陈旧性　　717.5

本例陈旧性膝半月板扭伤编码为 717.5。

　　4.1.3　在卷一中检查、核对、补充

　　在卷二中找到的编码是否正确,需要到卷一中去检查、核对,在卷一的大、小分类,三、四位数编码之后有该条目的注释,检查所查到的编码与条目中的"包括""不包括""注"是否一致。有时卷二中只列有三位数编码,第四位数编码以删节号代替,应到卷一中补充。例如:躯干Ⅲ度烧伤,主导词烧伤,在卷二中找到躯干烧伤,编码为 942.＿,查卷一编码 942,找到 .3 为全层皮肤损失(Ⅲ度),本例躯干Ⅲ度烧编码为 942.3。

　　4.2　肿瘤的编码

　　肿瘤的编码可分为二个部分,肿瘤的形态学编码和肿瘤的解剖部位编码。

　　4.2.1　肿瘤的形态学编码

　　肿瘤的形态学编码又称 M (Morphology)编码,不做统计用,由于它能帮助判断肿瘤的性质,在临床研究肿瘤形态学时有重要意义。

　　肿瘤形态学编码的主导词有:癌,腺癌,瘤,肉瘤,神经鞘瘤等。若已确定肿瘤为继发,则主导词可为继发肿瘤。

　　有些界于肿瘤与非肿瘤之间的肿物,如囊肿,除皮样囊肿属良性肿瘤(M9084/0)外,多数不是肿瘤;息肉,除发生于胃、膀胱、结肠的息肉属肿瘤(M8210/0)外,多数也不是肿瘤;腺肿,如腺瘤样甲状腺肿等均不是肿瘤,这些瘤样病变,均根据发生部位分类于各系统中。

　　有些以病(－osis)为结尾的肿瘤,如神经母细胞瘤病,除索引中有以病为结尾者外,可按无病字查找。上例查神经母细胞瘤（M9500/3）即可。若索引中有以病为结尾者，则应分别查找编码。如视网膜血管瘤病（希培耳氏病）编码为759.6，而视网膜血管瘤编码为 M8711/0,228.0。

在索引中以癌为主导词有二处。其一为 cancer 所译，另一为 carcinoma 的译文，cancer 的癌包括了 carcinoma（上皮细胞癌）和 sarcoma（肉瘤）两大类。

肿瘤的形态学编码是根据主导词在第二卷第一部分中查找。如：

腮腺腺样囊性癌，主导词为癌　　　　胃乳头状腺癌，主导词腺癌

癌　　　　　　　　　　　　　　　腺癌

　—腺样　　　　　　　　　　　　　—乳头状　M8260/3

　——囊性　M8200/3

肿瘤形态学编码中第五位数字为动态编码，若诊断中动态有改变，可直接改变其动态编码。若良性肿瘤恶变，动态改为3，若为继发，动态改为6。如良性脊索瘤编码为 M9370/0，恶性脊索瘤编码为 M9370/3，印戒细胞癌编码为 M8490/3，转移性印戒细胞癌编码为 M8490/6。非肿瘤发生恶变，形态学编码可直接采用 M8000/3，如胃溃疡恶变，形态学编码为 M8000/3。

如果在肿瘤形态学诊断中包函2个以上的定性形容词，且具有不同的编码时，则应采用较大编码为该肿瘤的编码，因为通常是较大数字的编码表明的诊断更特异。如乳头状浆液性囊腺癌，其中浆液性腺瘤编码为 M8441/0，乳头状腺瘤编码为 M8260/0，乳头状囊腺瘤编码为 M8450/0，浆液性乳头状囊腺瘤编码为 M8460/0，则乳头状浆液性囊腺癌编码应为 M8460/3。

4.2.2　肿瘤的部位编码

在卷二的第一部分中列有肿瘤表（733～772 页），表中列有各肿瘤的部位编码，其排列以肿瘤的解剖部位的首字汉语拼音为序，每个部位的肿瘤均设有5个编码，分别表示：恶性，良性，原位，动态未定，性质未特指的肿瘤编码。如结肠肿瘤，主导词为肿瘤。

肿瘤

—肠，肠的

——大的

———结肠　150.3　　　211.3　　　230.3　　　235.2　　　　239.0

　　　　　　（恶性）　（良性）　（原位）　（动态未定）　（性质未特指）

根据肿瘤的部位和性质，从肿瘤表中选定该肿瘤的部位编码。如上例，若为结肠恶性肿瘤，编码为 153.0，若为良性肿瘤，编码为 221.3，余类推。肿瘤的部位编码在卷一的第二章中检查、核对。

所有的肿瘤，无论是否有功能活性，均可在肿瘤表中找到部位编码，如需要描述其功能活性，可伴以第三章的附加编码。如产生儿茶酚胺的肾上腺嗜铬细胞瘤，部位编码为194.0，附加编码为 255.6；垂体嗜碱性腺瘤伴有库欣综合征，部位编码为 227.3，附加编码为 255.0。

结缔组织的肿瘤，在肿瘤表中查找部位编码时，应在结缔组织栏目下（747 页）查找，如，足脂肪肉瘤，部位编码为 171.3。

肿瘤

一结缔组织

——足　171.3

肿瘤的部位编码原则上是对原发部位编码,若一个肿瘤发生在二个以上部位,且无法确定起源部位时,如果二个部位属同一个三位数编码,只是四位数亚目不同,则应分类于该类目的.8亚目之中,如癌累及舌尖和舌腹面,起源于舌尖,编码141.2,起源于舌腹面,编码141.3,不好区分起源部位,编码141.8。如果部位涉及不同的三位数类目,在140～149间交搭,可编码在149.8,在150～159间交搭,可编码在159.8,在160～165间交搭,可编码在165.8。如果肿瘤的部位编码不能按上述方法处理时,可编码在195(其他和部位不明确的恶性肿瘤)的适当亚目之中。

某些肿瘤,其部位编码可在形态学编码之后直接查到,无需再查肿瘤表:

①肿瘤的部位无法区分,如血液,淋巴的肿瘤。如白血病编码为M9800/3,208.9。

②ICD-9中有些肿瘤编码不分部位,如脂肪瘤编码为M8850/0,214,血管瘤编码为8711/0,228.0。

③肿瘤全部或绝大多数发生于某一部位,如肝癌编码为M8170/3,155.0。

④一些未特指发生部位的肿瘤被假定发生于某些好发部位。如属于垂体和颅咽管的恶性肿瘤,粘液细胞癌　M8300/3,194.3。

在肿瘤表中有二个特殊的符号。标有"♯"符号的部位,如果肿瘤的组织学类型是一种鳞状上皮细胞癌或上皮样癌,则应分类于这些部位的皮肤恶性肿瘤;如果肿瘤的组织学类型是一种任何类型乳头状瘤,则应分类于这些部位的皮肤的良性肿瘤。标有"◇"符号的部位,除骨内性和齿源性者外的任何类型的癌和腺癌,都被认为是从一个未特指的原发部位转移扩散而形成的继发肿瘤。因为只有骨内性和齿源性的肿瘤可以原发于骨,其余的肿瘤只能是转移到骨。此继发肿瘤的部位编码为198.5,其根本死亡原因的编码为199.1。

4.3　损伤和中毒的编码

在ICD-9中第17章损伤和中毒包括4个部分,骨、关节、肌肉,各器官和系统的损伤与烧伤;药物,药剂,生物制品和非药用物质的中毒与毒性反应;物理因素引起的效应,医疗并发症。损伤和中毒的编码均包括损伤和中毒本身的编码,损伤和中毒外部原因的补充分类的E编码二个部分。

4.3.1　损伤的编码

(1)损伤本身的编码包括三步:确定主导词;在卷二的第一部分寻找损伤的编码;在卷一中检查、核对、补充。例如腓骨骺上端开放性骨折:

骨折

一腓骨

——骺

———上

————开放性　823.1

(2)损伤外部原因的E编码包括交通车辆事故,医疗中的并发症,自杀(伤)与他杀

(伤),其他意外事故,战争损伤。E编码的查找也分三步骤:确定主导词,在卷二的第二部分寻找编码,在卷一中检查、核对。E编码的主导词常使用非医学名词,如事故、自杀、咬伤、爆炸、坠落、碰撞、窒息、挤压、烧伤、异物等。例如:脑震荡,被意外摔出汽车。

震荡　　　　　　　　　　　摔(坠落,跌倒)

―脑　850　　　　　　　　　―自·离

　　　　　　　　　　　　　――机动车辆(在运动中)　E818._

在卷一中检查、核对找到 E818,见 .1 为除摩托车外机动车的乘客,故本例编码为850,E818.1。

4.3.2　中毒的编码

中毒本身的编码与其 E 编码均可在卷二的第三部分中找到,查找时,不必找出主导词,各毒物排列依其首字汉语拼音为序。表中每种物质均列有 5 个编码,分别表示:中毒,事故,自杀,性质未定,正确使用的有害反应,可根据病案中中毒的性质选定。例如:
阿托品中毒

阿托品　971.1　E855.4　E950.4　E980.4　E941.1
　　　　(中毒)　(事故)　(自杀)　(未定)　(正确使用的有害效应)

事故和中毒的发生场所,需要时可用第五位数细目表示。第五位数编码可在卷一中找到。

4.4　V 编码

V 编码是对第 1～17 章所不能包括的一些诊断和问题的分类,属补充分类。V 编码的步骤有三,选择主导词,在卷二的第一部分查找编码,在卷一中检查、核对。V 编码的主导词如检查,装置,筛选,安装等,都是非医学名词。例如:检查出生婴儿的染色体是否异常,主导词筛选。

筛选

―染色体异常

――出生后　V82.4

5　与编码有关的几个问题

5.1　编码的基本原则

1)慢性病急性发作时,若没有特别指明按急性病编码者,应以慢性病编码。如复发性阑尾炎,编码同慢性阑尾炎,均为 542。

2)亚急性疾病如果在卷二中没有亚急性条目,也没有特别指明分类于慢性,则按急性编码。如亚急性细菌性心内膜炎同急性细菌性心内膜炎,编码均为 421.0。但索引中有特指者按特指编码。如亚急性白血病编码为 208.2,而急性、慢性白血病分别编码为208.0,208.1。

3)多处损伤要采用多数编码,如颅骨多发性骨折伴有胸骨开放性骨折,编码为803.0,807.3。但其中只有一个是主要的。

4)可疑诊断可假定为真实情况编码。如可疑肝炎可假定已确诊为肝炎,编码为573.3。

5.2 主要编码

世界卫生组织和我国卫生部都要求对病例采用单一原因分析,因此,每个病例只需一个编码。对每个病例中的主要疾病或主要情况的编码称为主要编码。主要疾病是指医生诊断的是一种疾病,该疾病是患者多种疾病中的根本疾病。主要情况是指医生诊断的不是一种疾病,可以是某病的症状或体征。如健康查体,产前检查等。主要疾病或主要情况的选择原则如下:

① 如果病人由于某些症状、体征或其他异常发现而接受检查或治疗,治疗结束时仍未能确定诊断,那么就可以把这个症状、体征或异常发现作为主要情况。如头痛,发烧待诊等。

② 如果病人因非疾病的原因(如预防接种,美容整形,提供器官或组织,查体,咨询等)而到医院就诊(门诊或住院),那么这个原因就可以作为主要情况。

③ 如果病人存在着一个以上的疾病或在医疗过程中发生了另一个独立的疾病,在选择主要疾病时应考虑:

(a) 主要疾病一般是本次来诊主要解决的问题。

(b) 主要疾病应是引起主要症状和体征的那个疾病。

(c) 原发病与并发病同时存在时,主要疾病应是原发病。

(d) 如果原发病与并发病不是发生在同一次医疗过程中,原发病已在前一次医疗中得到处理,本次就诊主要是为了治疗并发病,则原发病可以认为是久已发生的问题,此时,并发病可以作为主要疾病编码。

(e) 如果妊娠、分娩期并发其他疾病,并为此而向妇产科求医者,要以妇产科情况为主要情况;不向妇产科求医者,所患疾病为主要情况。

(f) 主要疾病应选择危害健康最大,治疗时间最长,花费医疗精力最多的疾病。

病案室或统计室人员在填写统计报表时,均应为主要疾病或主要情况编码,分类,填表,统计。在选择主要疾病或主要情况时,除上述原则外,还应考虑:

(a) 主要疾病或情况一般为诊断栏中的第一条,即以第一诊断为主要疾病。

(b) 有时在诊断栏中排列在后面的疾病比第一诊断在部位或性质方面提供更确切、更具体、更特异的说明,则应选择后者为主要诊断,并给予编码。如先天性心脏病,室间隔缺损,选择后者为主要诊断,予以编码。

5.3 晚期效应

疾病不在活动期,诸如疾病已被控制,已治愈,非活动性的,静止期的,陈旧性的或留有后遗症等情况均属疾病的晚期效应。晚期效应还应包括某些疾病引起的慢性病症或发病后一年或一年以上的残留病症。常见的疾病晚期效应如陈旧性结核,佝偻病引起的脊柱弯曲,偏瘫引起的坠积性肺炎,沙眼引起的瘢痕性眼睑内翻等。

晚期效应的编码有:137(结核病的晚期效应),138(急性脊髓灰质炎的晚期效应),139(其他传染病和寄生虫病的晚期效应),268.1(佝偻病的晚期效应),326(颅内脓肿或化脓性感染的晚期效应),438(脑血管病的晚期效应),905~909(肌肉,骨骼,结缔组织,皮肤,皮下组织,神经系统以及其他未特指损伤,未特指外因所致的晚期效应)等。在补充分类中,用 E 编码表明某些外部原因为晚期效应的原因,如 E929(意外损伤),E959(自伤性损伤),E969(由他人蓄意引起的损伤),E977(由依法处置引起的损伤),E989(是否无意或有意未确定的损伤),E999(作战行动引起的损伤)等的晚期效应。

6 医院疾病分类统计

疾病分类的最后步骤是根据疾病的主要编码将疾病归入各分类之中,以达到为疾病分类的目的。分类依据是《医院疾病分类类目表》,该表是卫生部组织有关专家和做实际工作的同志,在 1973 年卫生部拟定的《医院疾病分类》的基础上,参照国际疾病分类的基本原则,反复研究,科学论证而修订完成的。新表将疾病分为 167 类和 16 个 E 分类,各分类中均注明有 ICD-9 的类目范围,所以每一疾病的 ICD-9 编码均能在该类目表中找到分类号。1987 年 2 月卫生部计财司统计处与北京协和医院世界卫生组织国际疾病分类合作中心编写了《医院疾病分类类目表》的使用说明,对医院疾病分类类目表与 ICD 类目的关系作了详细的说明,完善了我国疾病分类的工作。

6.1 分类的原则

1)根据疾病的 ICD-9 主要编码分类:每一病例中,可以有几个疾病诊断,有几个 ICD-9 编码,其中只有一个是主要编码,分类时应以主要编码分类。如某人因意外被摔出汽车致右膝外侧半月板扭伤,编码为 844.8,E818.1,主要编码为 844.8,查《医院疾病分类类目表》,分类号为(156)。

2)有双重分类的疾病分类时以剑号编码为准:在星剑号双重分类中,剑号表示病因,为主要编码,是分类的依据。如某人患真菌性脑膜炎,编码为 117.9†,321.0*,根据 117.9 查分类类目表,分类号为 (3)。

3)肿瘤分类,以肿瘤的部位编码为依据:在肿瘤的编码中,形态学编码,可以确定其动态,根据动态编码,在肿瘤表中确定其部位编码,部位编码为主要编码。如某人患食管癌,编码为 M8010/3,150.9。以部位编码 150.9 查分类类目表,分类号为(39)。

4)可疑情况,视已确诊,予以编码、分类,如某人患胃癌但尚未确诊,诊断为"胃癌?",仍可以按胃癌编码,分类。胃癌部位编码 151.9,分类号(40)。

6.2 分类注意事项

1)医院疾病分类类目表中有些项目的名称与所包括的范围并非一致,分类时应以 ICD-9 编码范围为准,不以类目名称分类。例如,分类号(7),分类名称为痢疾,并不是所有的痢疾都分类于此,其类目范围为 004,即仅编码为 004 的细菌性痢疾分类在(7),其他如阿米巴痢疾(006),原虫性痢疾(007),病毒性痢疾(008),沙门氏菌痢疾(003)等均不在此分类之中。又如,分类号(9),类目名称为肺结核,类目范围 011,不能包括粟粒性肺结核(018)。再如,分类号(103),类目名称肺炎,类目范围 480~486,不能包括变态反应性或嗜酸细胞性肺炎(518.3),未特指的吸入性肺炎(507.0),新生儿吸入性肺炎(770.1),固体和液体吸入性肺炎(507),先天性肺炎(770.0),类脂质肺炎(507.1),被动性肺炎(514),手术后肺炎(997.3),风湿性肺炎(390),流感伴肺炎(487.0),放射性肺炎(508.0),坠积性肺炎(514),烟雾和蒸汽引起的肺炎(506.0),以及传染病引起的肺炎等。

2)动态未定和性质未特指的肿瘤,分类于(59),是根据其形态学编码中的动态编码确定的,如恶性葡萄胎(M9100/1),松果体瘤(M9360/1),腹腔肿物(M8000/1)等,均分类于此。

3)分类类目表中的层次分为总计、小计、计、其中、内等几个栏目,分类时应从最下层开始,以免漏掉应分类的分类号。如肺结核,编码 011,应分类在(9),但能包括 011 的分类有:总计(1)类目范围 001~999;传染病和寄生虫病小计(2)类目范围 001~139;传染病计(3)类目范围 008~083;其中结核病(8)类目范围 010~018。

参考文献

[1] 世界卫生组织编. 北京首都医院世界卫生组织疾病分类合作中心译. 国际疾病分类(第一卷). 北京:人民卫生出版社,1984.
[2] 世界卫生组织编. 北京首都医院世界卫生组织疾病分类合作中心译. 国际疾病分类(第二卷). 北京:人民卫生出版社,1987.
[3] 徐天和编著. 临床统计学. 济南:山东科学技术出版社,1988.

(苏顺龄)

疾病和有关健康问题的国际统计分类

《疾病和有关健康问题的国际统计分类》是国际疾病分类的第 10 次修订版,它是以 ICD-9 的基本内容为基础做了较大修改、变动,经国际疾病分类第 10 次国际修订会议批准,第 43 届世界卫生大会通过,定于 1993 年 1 月 1 日起生效的国际疾病分类,为保持其连续性,简称仍使用"国际疾病分类(ICD)",即 ICD-10。

国际疾病分类的第 10 次修订工作自 1983 年开始,历时 10 年,其间世界卫生组织曾广泛征求各成员国和地区办事处的意见和建议,并多次召开疾病分类合作中心主任和专家委员会的定期会议,商讨和制订的 ICD-10,于 1989 年 9 月 26 日至 10 月 2 日,由世界卫生组织主持,在日内瓦的世界卫生组织总部召开的国际疾病分类第 10 次国际修订会议上,获得到会的 43 个会员国代表批准,1992~1994 年先后完成了 ICD-10 的三卷版的出版工作。当前,世界各国已开始使用 ICD-10,1996~1998 年,ICD-10 三卷的中文译本已陆续出版,为推广、使用 ICD-10 创造了必要的条件。

我国卫生部提出:为保持与国际疾病分类标准化进程同步,有利我国疾病、死因统计数据与其他国家之间的对比与交流,决定我国自 2001 年开始使用 ICD-10。

1 ICD-10 的主要内容和结构

ICD-10 共分 21 章,共计 6.3 万个条目。此外,还包括有肿瘤的形态学编码,特殊类目表,以及已被世界卫生大会通过的定义,命名条例等。

ICD-10 的 21 章疾病中,每一条目均设三、四位数编码,其中第一位为英文字母,每个字母都与特定的一章有关,只有字母 D 和 H 除外。U 未编,备用。

各章内容及编码范围见表 1。

表 1 ICD-10 各章内容与编码范围

内　　　容	编　　码
第一章　某些传染病和寄生虫病	A00～B99
第二章　肿瘤	C00～D48
第三章　血液及造血器官疾病和某些涉及免疫机制的疾患	D50～D89
第四章　内分泌、营养和代谢疾病	E00～E90
第五章　精神和行为障碍	F00～F99
第六章　神经系统疾病	G00～G99
第七章　眼和附器疾病	H00～H59
第八章　耳和乳突疾病	H60～H95
第九章　循环系统疾病	I00～I99
第十章　呼吸系统疾病	J00～J99
第十一章　消化系统疾病	K00～K93
第十二章　皮肤和皮下组织疾病	L00～L99
第十三章　肌肉骨骼系统和结缔组织疾病	M00～M99
第十四章　泌尿生殖系统疾病	N00～N99
第十五章　妊娠、分娩和产褥期	O00～O99
第十六章　起源于围生期的某些情况	P00～P96
第十七章　先天畸形、变形和染色体异常	Q00～Q99
第十八章　症状、体征和临床与实验室异常所见,不可归类在他处者	R00～R99
第十九章　损伤、中毒和外因的某些其他后果	S00～T98
第二十章　疾病和死亡的外因	V01～Y98
第二十一章　影响健康状态和与保健机构接触的因素	Z00～Z99

ICD-10 结构分三卷,第一卷为类目表,第二卷为指导手册,第三卷为字母顺序索引。

第一卷类目表,共包括 21 章,每章标题后列有该章编码范围,章内设节,编有各节标题与节内编码范围,节内为三位数类目内容及编码,类目内设有四位数亚目内容及编码,少数亚目内设有 5 位数细分类的内容与编码。在每章、节后面,部分三位数类目后面,少数四位数亚目后面列有该分类的注释,其形式为包括,不包括和注,用以说明该部分的内涵。在不包括的疾病之后,括号内为该疾病的正确编码。

第二卷为指导手册,详细地介绍了应用 ICD 中的有关问题,概括介绍分类的历史背景。所提供的对 ICD 基本描述,对疾病和死因编码的指导以及对数据报告的分析、解释,可成为阅读和使用 ICD-10 的指南。

第三卷是汉语拼音字母顺序的编码索引,是第一卷类目表不可缺少的辅助部分。本卷共收入疾病(包括症状、体征和不明确情况),损伤(包括损伤的临床表现及其外部原因),以及药物和化学物质中毒的有关术语和编码约 7 万条,其中有相当一部分是第一卷没有出现的术语。

索引共包括 3 个部分。第一部分是疾病、综合征、病理情况,损伤、体征、症状、问题及与保健机构接触的其他理由,即医师要记录的信息类型。它包括所有可分类到 A00～T98 和 Z00～Z99 的术语,但不包括药物和其他化学物质引起的中毒或其他有害效应。第一部分中还列有肿瘤表(第三卷第 1054～1089 页),按首字汉语拼音顺序排列,其后编有肿瘤解剖部位编码,每一肿瘤列出 5 个编码,分别表示原发(恶性)、继发(恶性)、原位、良性、动态未定或未知,供选用。第二部分是损伤外部原因的索引。这里的术语不是医学诊断,而是对暴力发生情况的描述(例如火、爆炸、跌落、加害、碰撞、沉没等)。它包括所有可分类到 V01～Y98 的术语。第三部分是引起中毒或其他有害效应的药物和其他化学物质的索引。表中的每种物质都列有 4～5 个编码,供选用。

1)第十九章中毒本身的编码(T36～T65)。

2)第二十章意外中毒和暴露于有害物质的编码(X40～X49)。

3)故意自害的编码(X60～X69)。

4)意图不确定的中毒的编码(Y10～Y19)。

5)对药物、药剂和生物制品,在治疗中使用这些物质引起的有害效应的编码(Y40～Y59)。

为了检索的方便,在 3 个部分中,均设有 2 个索引表,即主导词首字汉语拼音音节索引表,主导词首字笔画检字表,可供由 2 个途径检索内容。

2 ICD-10 的主要特点与变化

ICD-10 除沿袭了 ICD-9 的重要特点外,又有一些新的变化特点:

2.1 分类的名称由"国际疾病分类"改为"疾病和有关健康问题的国际统计分类",主要是为了强调 ICD 的统计目的,扩大 ICD 的应用范围,有利于 ICD 在国际卫生统计信息的比较和交流中发挥更大的作用。

2.2 全书由两卷增至三卷。

2.3 ICD 的主要内容由原来的 17 章增至 21 章。

①ICD-9 中的 2 个补充分类:损伤和中毒外部原因的补充分类及影响健康状态和与保健机构接触的因素的补充分类,均作为核心内容的一部分,设在 ICD-10 第二十章、第二十一章。

②免疫系统的疾患由 ICD-9 包括在内分泌、营养和代谢疾病改编在血液和造血器官疾病章内。主要是考虑有效地使用空间。

③ICD-9 中的神经系统和感觉器官疾病,由于容量问题,分列为 3 章,即神经系统疾病、眼和附器疾病、耳和乳突疾病,分别编在第六、七、八章,使用字母 G 和 H。

④将泌尿生殖系统疾病,妊娠、分娩和产褥期,起源于围生期的某些情况,先天畸形、变形和染色体异常四章连在一起,分别编入第十四、十五、十六、十七章之内。

2.4 编码由"数字编码"改为"字母数字编码",将原编码的首位数字改为英文字母。这样,在不增加编码位数的前提下扩大了容量,为今后更加合理的分配有关内容,为增加、改变内容留下一定空间,为进一步修订准备了条件。

2.5 ICD-10 更加明确了以 ICD 为核心分类,以其他有关分类,补充分类,国际疾病命名法为外围的疾病和有关健康问题分类家族的观念,并不断加强和完善这一分类家族。

自 ICD-9 修订本的准备过程中就已认识到,单纯的 ICD 不能包括所有需要的信息,只有拥有一个疾病和有关健康的分类"家族"才能满足公共卫生的不同需要。曾设想以 ICD 为核心分类,与一系列具有层次关系或补充性质的模块组成一个家族。ICD-10 更加明确了这一家族的概念,即以 ICD 为核心分类,以其他有关分类、补充分类和国际疾病命名法为外围,逐渐加强和完善这一分类家族。

家族的核心为 ICD-10 的 3 位数编码。为了保持 ICD 本身和这一家族概念的完整性,为了信息间的国际可比性,世界卫生组织要求,不得对 ICD-10 中的三位数类目和四位数亚目的内容做任何改动。家族包括与诊断有关的分类和非诊断性分类两组主要分类类型,也包括为初级卫生保健信息收集和使用的初级卫生保健的信息支持和国际疾病命名法。家族还包括定义、标准和方法的概念性框架。

分类家族中各成员内容和相互关系,如图1。

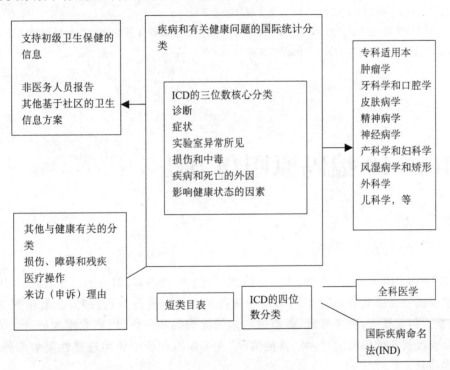

图 1　疾病和有关健康分类家族

2.6　ICD-10 基本保持了 ICD-9 的结构,编码和分类原则。也对一些疾病的分类轴心,星剑号编码,分类规则等做了适当的调整。例如:

艾滋病的编码,在 ICD-9 分在第三章,属免疫缺陷病,只有一个四位数编码 279.1,而在 ICD-10,则分类在第一章,专设一个小节,编码在 B20～B24,属病毒病。前者以临床表现"免疫缺陷"为轴心,后者以"病毒"病因为轴心。

病毒性肝炎的编码,在 ICD-9,使用星剑号,编码 070†,573.1*,在病因编码中,用 4 位数亚目来反映病毒性肝炎的类型和并发症,有无肝昏迷。在 ICD-10 病毒性肝炎扩展到一个小节,编码为 B15~B19,不使用星剑号。

相反,在 ICD-9 中不使用星剑号的结节性甲状腺肿大(编码为 017.5),而在 ICD-10 又使用了星剑号编码,A18.8†,E35.0*。

对于心肌梗塞,冠状动脉栓塞,冠状动脉血栓形成等各类型缺血性心脏病,在 ICD-9,急性期限定在 8 周以内,而 ICD-10,发病时间超过 4 周(28 天)即认为是慢性。

可见,ICD-10 比 ICD-9,疾病名称更加规范,编码更加细致,各级标题更加完整,结构更加合理,分类更加准确,由于容量的增加,内容更加丰富。

参考文献

[1] 北京协和医院世界卫生组织疾病分类合作中心编译. 疾病和有关健康问题的国际统计分类(第十次修订本). 第1卷. 北京:人民卫生出版社,1996.

[2] 北京协和医院世界卫生组织疾病分类合作中心编译. 疾病和有关健康问题的国际统计分类(第十次修订本). 第2卷. 北京:人民卫生出版社,1997.

[3] 北京协和医院世界卫生组织疾病分类合作中心编译. 疾病和有关健康问题的国际统计分类(第十次修订本). 第3卷. 北京:人民卫生出版社,1998.

(苏顺龄)

ICD-10 编码原则与方法

ICD-10 的编码原则、步骤、方法都沿用了 ICD-9 的内容,但更加具体、细致。ICD-10 修定会议进一步明确在医疗保健事件中选择单一情况进行分析,即对主要情况进行编码、分析。但又认为,只要可行,就应进行多情况编码和分析,以补充常规统计。为此在对主要情况优选编码的同时,对"其他情况"在多原因分析中使用选择性附加编码,以提供更多信息。

ICD-10 编码的查找,一般经过三个步骤:1. 确定主导词。2. 根据主导词以及诊断术语中其他修饰词在第三卷索引中寻找适当编码。3. 在第一卷类目表中检查,核对,补充,以最后确定诊断术语的正确编码。

由于字母顺序索引包括了三个各不相同的部分,因此在使用前需先识别即将编码的诊断术语的陈述类型,以便确定查阅索引的适当部分和相应的主导词。如果陈述的诊断术语是一种可分类在第一至第十九章和第二十一章的疾病,损伤、综合征、病理情况、症状、体征、问题及与保健机构接触的其他理由等,则查找索引的第一部分;如果陈述的诊断术语是一种可分类于第二十章的损伤,医疗并发症或其他事件的外部原因,则需查阅索引的第二部分;如果陈述的诊断术语是一种毒性物质引起的中毒或其他有害效应,则应在索引的第三部分查找。

由于肿瘤,损伤,有二个编码,因此,需根据诊断中二个方面的描述,经过二次操作步骤,以确定二个不同的编码。中毒也有二个编码,但它的编码操作方法不同,可同时在索引的第三部分中找到。

1　确定主导词

主导词是指每个诊断术语中在第三卷索引中首先出现的那个词,索引中为突出主导词,以黑体字列出。只有找到正确的主导词才能在此基础上找到附加各种修饰词的疾病或情况的诊断术语,找到编码。如:急性淋巴细胞性白血病,在第三卷中首先出现的词是白血病,因此,主导词即为白血病,在第三卷中找到白血病之后,再找到淋巴细胞性,急性二个附加修饰词,最后找到急性淋巴细胞性白血病,找到编码 C91.0 M9821/3。

每个诊断术语均有一个主导词,但有些诊断术语可有二个或二个以上的主导词,如结核性脑膜炎,有二个主导词,在索引中找到结核,或找到脑膜炎均可以找到结核性脑膜炎的编码(A17.8† G05.0*)。

在确定主导词时,常受到二个方面的影响,有时较为困难:

1.1　译文的影响　有的英文单词,同时具有几个中文含义,可按照词的含义,分别确定主导词;有时几个英文单词具有同一的中文含义,此时主导词相同,却分别在不同的地方。

如:①英文相同,译文不同

angina　　绞痛(心)　　　　I20.9

　　　　　咽峡炎(樊尚)　　　A69.1

②英文不同,译文相同

accretio cordis　　心包粘连(粘连性)I31.0

concretio cordis　　心包粘连(缩窄性)I31.1

译文不同,它们的排列位置则不同,如果按某一主导词查不到时,应考虑其他可能的译法。如:

鼻赘,查不到,查鼻息肉　J33.0

垂体卒中,查不到,查垂体出血　E23.6

1.2　诊断术语的影响:由于疾病命名的混乱,常有一病多名,如果在某一诊断术语之下找不到该疾病名,可考虑其他的诊断名。如:

猝发疹

　　猝倒(猝发性——为发作性睡眠和猝倒)　G47.4

　　幼儿急疹　B08.2

　　第六病【猝发疹】　B08.2

　　急性髓样白血病　C92.0 M9861/3

在第三卷中经常使用的主导词有:疾病的临床表现,如骨折,畸形,结石,贫血等;疾病的病因,如风湿性,结核性等;人名地名,如帕金森,克山等;病,肿瘤,综合征,妊娠,分娩,产褥期,损伤及损伤的类型,损伤的外部原因,药物,药剂,生物制品的化学名称等。但是,形容词和解剖部位一般不作主导词。

2　根据主导词在第三卷中寻找编码

2.1　找到主导词首字:在第三卷中根据主导词首字,确定主导词页数,方法有三:

① 首字笔画查找法:在每一个索引部分开始都有一个"主导词首字笔画检字表",根据主导词首字笔画,在主导词首字笔画检字表中找到主导词首字,其后为主导词首字页数,即可找到主导词。此法适合于汉语拼音不太熟练者使用。

② 首字拼音查找法:在第三卷索引中的每个部分都有一个"主导词首字汉语拼音音节索引表",第一部分(第9页)"疾病和损伤性质的字母顺序索引",第二部分(第1125页)"损伤的外部原因索引",第三部分(第1213页)"药物和化学制剂表索引"。根据主导词首字的汉语拼音,找到主导词首字,其后为主导词首字页数。

③ 书眉拼音查找法:在索引的每页上端都有一条长线,线上标明第几索引部分,第几页,本页出现的主导词首字汉语拼音。对汉语拼音熟练者,根据其法,很容易找到主导词首字。

2.2　找到主导词:主导词首字页数确定之后,翻至该页,可看到增粗黑字所列出的各主导词,其排列是以主导词后第二字的汉语拼音顺序排列的,第二字相同时,则以第三字汉语拼音顺序排列,以下类推,可迅速找到所需要的主导词。在某些类目,特别是那些受注释支配而与其他类目有关联的类目,需要相当复杂的检索排列,为避免重复,采用了交叉索引。交叉索引有四种类型:

① 见:见后之词一般为主导词

　　　　　如:胎儿心动过缓

　　　　　　　　查心动过缓,胎儿,见窘迫,胎儿

这里胎儿心动过缓与胎儿窘迫编码是相同的。

② 见情况:当见到"见情况"一词时,提示主导词有误,应另找

　　　　　如膀胱息肉

　　　　　　　　查膀胱,见情况

索引中通常不用解剖部位和普通的形容词作主导词,改查息肉,膀胱,可查到编码。

③ 另见:"另见"是指导编码人员,如果被编码的陈述句中包括其他信息,而这些信息在该条目下的内容中找不到时,可查阅索引指导的"另见"地方。有二种情况:

(a)另见后面的词即主导词

　　　　　如:梅毒性震颤麻痹

　　　　　　查麻痹,震颤,另见帕金森综合征

　　　　　　查帕金森综合征,可以查到各原因引起的帕金森综合征的编码

(b)另见肿瘤:在肿瘤的编码中,首先根据肿瘤的组织学类型,查找到形态学编码,其后为另见肿瘤,即指导找出肿瘤的部位编码。如:

卵巢乳头状浆液性囊腺瘤

查囊腺瘤,乳头状,浆液性 M8460/3 见肿瘤,恶性

再查肿瘤,卵巢,恶性 C56

④ 另见情况:主导词下通常都有修饰词,在确定所有的修饰词都不适用的情况下,表明主导词选择不合适,应另选。如:

急性腹膜炎

查膜 另见情况

改查腹膜炎,急性 K65.0

2.3　找出主导词以外诊断术语的其他修饰词:为了避免不必要的重复,索引中的主导词以粗黑体字从最左侧开始排列后,其下有缩排进不同水平的其他修饰词或限定词。因此,一个完整的诊断术语可以由几行构成,而且它们之间有时会相隔很远。

在主导词之后排列在各主导词的修饰词之前,设有横道,其中修饰词前只有一条横道的,横道代表主导词,横道后面的修饰词的排列,也是以汉语拼音顺序排列;有二条横道的,其一代表主导词,另一代表前面最近的一条横道的内容,其后的内容也是以汉语拼音顺序排列。余类推。例:

A 族志贺氏菌细菌性痢疾

痢疾　　　　　　　　　　　　(主导词)

-细菌性　　　　　　　　　　(-代表主导词,痢疾)

- -志贺氏菌　　　　　　　　(- -代表痢疾,细菌性)

- - - A 族 A03.0　　　　(- - -代表痢疾,细菌性,志贺氏菌)

本例 A 族志贺氏菌细菌性痢疾的编码 A03.0。

又例:由于前置胎盘分娩并发出血

出血

- 并发

- -分娩

- - -由于

- - - -前置胎盘 O44.1

2.4　找到编码:索引中每条术语后面都设有编码,即该术语的编码。但是,只有找齐诊断术语中全部修饰部分后的编码才是该诊断的编码。如:

病

-肝 K76.9

- -中毒性 K71.9

- - -伴有

- - - -胆汁淤积　　　K71.0

- - - -肝坏死　　　　K71.1

- - - -肝静脉闭塞　　K71.8

此例中,各病的编码为:肝病 K76.9,中毒性肝病 K71.9,中毒性肝病伴有胆汁淤积 K71.0,中毒性肝病伴有肝坏死 K71.1------,可根据临床诊断选择适当的编码。

3 检查、核对、补充

在第三卷中找到诊断术语的编码之后,要查阅第一卷类目表以证实所选编码的正确性。主要是根据第一卷中各条目的注释,包括和不包括术语的范围来确定编码是否在该类目范围之内。若所得编码的第四位数以短横表示,则要在第一卷中补充适宜的第四位数亚目。

(1)核对编码是否与第一卷中有关章、节、类目、亚目下的包括和不包括等说明相一致。如:

沙门氏菌食物中毒

中毒

-食物中毒

- -由于

- - -沙门氏菌 A02.9

在第一卷中查 A02 为其他沙门氏菌感染,包括沙门氏菌引起的中毒,应分类在 A02.9 之中。

(2)补充第四位数亚目:索引中给出的编码,第四位数亚目空缺,应在第一卷中补充。如:

手、腕、臂二度烧伤

烧伤

-腕(与手)

- -臂 T29.-

查第一卷 T29 为身体多个部位的烧伤和腐蚀伤,二度为 .2,故本例编码应为 T29.2。

参考文献

(同条目"疾病和有关健康问题的国际统计分类")

(苏顺龄)

ICD-10 编码技巧

所谓编码技巧,无非是根据 ICD-10 编码分类规则,结合医学理论与诊断技术,为解释患者来诊的目的、要求和希望解决的主要问题而提供的编码方法,对病案中突出反映的疾病的病因、病理、发病部位和临床表现,确定一个正确、恰当、特异的临床主要诊断和特异的 ICD-10 编码,以明确所患疾病的归类。为此,应从以下几个方面考虑。

1　已知病因者，分类于病因

ICD-10 的分类特点是以病因分类为主，对于病因明确的疾病，优先考虑按病因归类。

如胸膜炎，临床医生常将患有胸腔积液的患者，首先考虑诊断为胸膜炎而入院，此时编码为 R09.1，编码到"累及循环和呼吸系统的症状和体征"，编码不特异。入院后医生通过各种检查以确定胸腔积液的性质和病因。若确定为结核性，则编码为 A16.5，分类于"传染病"章；若确定为化脓性，编码为 J86.9，J90，分类于"呼吸系统疾病"章；若确定为胸膜肿瘤（如转移癌，间皮瘤等），编码为 C38.4，属"肿瘤"章；若确定为创伤性，编码为 S27.6，分类于"损伤与中毒"章。无论最后确定是什么性质的胸膜炎，但，这些编码均与入院时的编码不在同一章之中，按 ICD-10 规定，应属于出入院诊断不符合。因此，临床医生应注意，入院时初诊，就应明确病因，属于哪一个系统的疾病，要做出初步判断，即增加诊断的特异性，否则，增加了诊断的不符合率。

又如：中毒性休克　临床上，很多疾病可以造成休克，应确定引起休克的原因。在 ICD-10，休克只是一个对周围循环障碍的表述，认为是"一般症状和体征"，编码为 R57，不特异。

休克的常见病因：

①心源性休克（R57.0）。如急性心肌梗死（I21.3），心力衰竭（I50.9），重症心肌炎（I51.4），急性肺动脉栓塞（I26.9）等，均分类于"循环系统疾病"章。

②感染中毒性休克（A48.3），如肺炎（J18.9），流脑（A39.0†），菌痢（A03.9），流行性出血热（A98.5†），脓毒血症（A41.9），败血症（A41.9）等，多属于"传染病"章的疾病。

③低血容量性休克（R57.1），如上消化道出血（K22.8），肝脾破裂（S37.1，S36.0，D73.5），腹泻（K52.9），宫外孕（O00.9），大面积烧伤（T31.9）等，分类于"消化系统疾病"、"妊娠、分娩和产褥期"、"损伤与中毒"章。

④过敏性休克（T78.2），如药物过敏（如青霉素过敏 Y40.0，普鲁卡因过敏 Y48.3），血清过敏（T80.5），抗毒素过敏（如破伤风抗毒素过敏 T80.5）等，分类于"损伤与中毒"章中的"外因的效应"。

⑤创伤性休克（T79.4），如前所述的创伤大出血，感染中毒性，心源性休克等。

⑥与妊娠、分娩有关的休克，如流产后的休克（O08.3），分娩后的休克（O 75.1），异位妊娠、葡萄胎的休克（O08.3），操作后的休克（O08.3）等，分类于第 15 章。

⑦其他，如神经反射性、精神性（F43.0）、手术后（T81.1）、药物性（T88.2）等。

临床上诊断的"中毒性休克"一般为感染性中毒性休克，如中毒性菌痢引起，常见为革兰氏阴性杆菌感染产生内毒素所致，梭状芽孢杆菌产生的外毒素也可引起，故编码应为 A48.3，此与内毒素性休克（R57.8）不同。临床上诊断中毒性休克，应具体到是什么原因引起的，以便能有一个特异的编码。

如侏儒症（E34.3），临床上将因身体生长发育障碍、身高比同民族、同性别、同年龄者矮 30% 以上或成人身高在 120cm 以下者称为侏儒，是内分泌与代谢障碍的症状之一。其病因有：

（1）家族性侏儒 E20.8。

（2）青春期迟延（体质性体型矮小）E20.8。

（3）内分泌性侏儒，如垂体性侏儒 E23.0,甲状腺机能减退性呆小症 E20.9,肾性侏儒 N25.0。

（4）营养性侏儒 E45。

（5）骨病性侏儒，如软骨发育不全 Q77.4。

（6）其他，如早老症 E34.8,鲁塞尔－西尔弗综合症 Q87.1,短肢身材伴免疫缺陷 D82.2。

临床上诊断侏儒症时，应根据病因诊断。若诊断中没有，要查阅病历，以便分类。

2　解剖部位为分类轴心,部位应具体、确切

在 ICD-10 中,除了大多数疾病以病因为轴心归类之外,还有不少疾病是以解剖部位为分类轴心的,应用解剖部位分类,要注意部位的准确性和特异性。

如先天性上肢畸形,这一诊断没有指明畸形的性质,发生的器官、系统,只指明了解剖部位在上肢,应按部位编码。在第三卷中找到畸形:

畸形

-前臂

--上肢 Q68.8

查第一卷,Q68 为肌肉、骨骼的其他先天性变形,因此 Q68.8 可以认为是上肢骨骼的先天畸形,也可以是上肢肌肉的先天畸形,但诊断中并未提及肌肉、骨骼,故编码不妥。若编码改为 Q74.0 上肢的其他先天性畸形,更为接近。

如鼻息肉,该诊断指明了息肉的发生部位,应以部位归类,查第三卷:

息肉

- 鼻 J33.9

-- 腔 J33.0

按索引归类,鼻息肉应编码为 J33.9,但根据临床实践情况,一般鼻息肉即为鼻腔息肉,故可归类于 J33.0。

又如:鼻腔恶性肿瘤,肿瘤分类以部位编码为主要编码,查第三卷鼻腔:

肿瘤	鼻软骨恶性肿瘤 C30.0
-鼻　　C76.0	鼻甲恶性肿瘤 C30.0
--腔　　C30.0	鼻粘膜恶性肿瘤 C30.0

与第一卷核对,C30.0 为鼻腔恶性肿瘤,包括鼻软骨、鼻甲、内鼻、鼻中隔、鼻前庭。若编码在 C76.0,应视为头、面、颈不明确部位的恶性肿瘤,虽也能包括鼻腔,但部位不特异。

3　对疾病的认识和病案内容的了解,是编码准确与否的关键

每一疾病,均有一个发病的原因（病因）,典型的临床表现,有其发生发展的基本规律,认识疾病的发病机理和临床特点,为编码提供可靠的依据。但各种疾病,千变万化,不可能都认识的那么深入、具体。因此,常需要临床医师的帮助、配合。很多疾病出现的症状与体征,并不像书本中描述的那么一致、规范,但万变不离其宗,所以,深入了解病案,在临床医师的帮助下,均能对疾病有一个正确的理解,为准确编码提供可靠条件。

如食物中毒,定义为"经口摄入正常数量、可食状态的食物,引起健康人的急性中毒或感染"。定义包括了四个方面:①经口摄入,②正常数量,③可食状态,④健康人发病,缺一不可。根据这一定义,可将食物中毒分类为:

(1)细菌性食物中毒 A05.9

(2)有毒动、植物中毒 T61～T62

(3)化学污染物中毒 见药物和化学制剂表

(4)真菌毒素和霉变食物中毒 T64

ICD-9 将食物中毒编码混为细菌性食物中毒,均为 005,其他食物中毒定为食物的毒性效应,编码为 988,显然有误。而 ICD-10 做了调整:食物中毒 T62.9,细菌性食物中毒 A05.9,有毒食物中毒 T61～T62,霉菌性食物的毒性效应 T64。但是,在第三卷 1093 页中的食物中毒编码仍为 A05.9,显然改正不够彻底。

又如特发性血小板增多症,查第三卷

血小板增多,特发性 D75.2

-出血性 M9962/1 D47.3

查内科学,特发性血小板增多,又称原发性血小板增多,出血性血小板增多。临床上以血小板显著增多伴出血、血栓形成、脾大为主要特征,属血液系统疾病。该病与慢性粒细胞性白血病(M9860/3,C92.1),真性红细胞增多症(M9950/1,D45),骨髓纤维化(M9961/1,D47.1)关系密切,合称骨髓增殖综合症(M9960/1,D47.1)。可见该病又与肿瘤有一定关系。根据第三卷,诊断为特发性血小板增多症,编码为 D75.2;诊断为特发性出血性血小板增多症,编码为 D47.3。其区别仅在"出血",而前者临床特点亦有出血,在《协和手册》中,也未突出"出血"。因此,具体患者所患疾病应选择哪个编码,还应以临床医生的准确诊断为准。

又如心力衰竭,心力衰竭是指心脏或心外疾病所致心脏负荷过量,心肌收缩无力,心排出血量减少,导致血液或体液在体内淤积的一种临床表现,编码为 I50.9。循环衰竭指周围循环衰竭,是微循环障碍所致的一个临床表现,编码为 R57.9,二者是有区别的,不可混淆。

又如:先天性疾病,编码为 Q,先天性疾病指出生后即表现出来的疾病,大多数先天性疾病属遗传性疾病,因为遗传性疾病出生时可见到症状,但也有一些先天性疾病是在子宫内或生产过程中产生的。因此,这些先天性疾病不属于遗传性疾病,如梅毒、风疹所致的先天性心脏病,先天性斜颈等。所谓遗传性疾病是指生殖细胞或受精卵的遗传物质发生变化引起的疾病。因此,遗传性疾病只包括基因病和染色体病二大类,不能混淆。家族性疾病不一定是遗传病,只是在家族中聚集而得名,如麻风等,即在一个家庭中不只一人患病,反之,无家族史的疾病也可能是遗传病,即隐性遗传病。先天畸形属于先天性疾病,因为其主要表现为形态、结构的先天异常。如马蹄肾(Q63.1),马蹄内翻足(Q66.0)等。可见诊断中是否冠以"先天性"并不重要,但在编码中以 Q 为首者一定是先天性疾病。当前,基因、染色体检查技术逐步推广、普及,故已确定为"遗传性疾病"者,应

将"先天性"以"遗传性"代之为好。上述几种情况在 ICD-10 中均有反映,如:

遗传性淋巴水肿　Q82.0

遗传性掌跖角化病　Q82.8

多囊肾　Q61.3

多指　Q69.9

先天性甲状腺机能减退　E00.9

先天性梅毒　A50.9

先天性溶血性贫血　D58.0

家族性天疱疮　Q82.8

家族性红细胞增多症　D75.0

家族性高胆固醇血症　E78.0

但是,有些遗传性疾病出生时并未表现出来,而几岁、十几岁、几十岁时才表现出来;更有些隐性遗传病终身并无明显表现,因此,有些遗传病并未分类到先天性疾病章中,如:

遗传性肾病　N07.9

遗传性运动和感觉神经病　G60.0

遗传性溶血性贫血　D58.9

又如妊娠伴有子宫颈幼稚

子宫颈发育不良临床上称为"幼稚",若主导词为"幼稚",则查不到,应以妊娠为主导词。

妊娠

-并发

- -宫颈机能不全　O34.3

机能不全不等于发育不良,因此编码 O34.3 有误。"幼稚型"常可称为"婴儿型",若变换主导词为婴儿型,则:

婴儿型

-生殖器

- -在妊娠或分娩中　O34.8

后面跟一个 NEC(他处无分类者),可见宫颈发育不良还有特指的情况,可以细分,应根据病案的详细内容描述,再做特异分类。如:

妊娠

-并发

- -异常的

- - -宫颈　O34.4

妊娠

-并发

- -异常的

- - -子宫(先天性)　O34.4

查第一卷 O34,为已知或可疑盆腔器官异常给予的孕产妇医疗,若病案中无特殊描述,最后的编码可以认为 O34.8 符合该病案的诊断。

又如子宫内避孕失败

以"失败"为主导词,查不到该诊断的编码,以"子宫内避孕装置"为主导词,可以查到 Z30.1(放置),Z30.5(检查,取出),均不符合诊断要求。仍以"妊娠"为主导词,则:

妊娠
-影响处理
--胎儿
---损害
----子宫内避孕装置　O35.7

查第一卷 O35.7 为"由于子宫内避孕装置对胎儿的(可疑)损害给予的孕产妇医疗",编码是可以接受的。

再查:

妊娠
-并发
--遗留的
---子宫内避孕装置　O26.3

或

子宫内避孕装置
-妊娠时具有　O26.3

查第一卷 O26.3,为"具有子宫内避孕装置的妊娠",也符合诊断的要求。哪一个编码更合适,应根据病案具体内容而定,若为了终止妊娠来诊,则以 O35.7 为宜,若子宫内避孕装置放入后,自觉可能受孕,来院检查、确诊,则 O26.3 更好。

以上各诊断的编码的确定,有的是对疾病认识不同而发生的编码意见分歧,有的是病案内容,描述的重点不同而出现的编码各异,可见,特异的编码必须以特异的诊断,病史的特殊描述为基础,这是任何编码手册所无法提供的。因此,正确的编码来自高素质的编码人员的认真操作,而不是其他。

4　分类,应以疾病为主

疾病的诊断与分类应以疾病为主,症状、体征等临床表现为辅,只有不能明确疾病诊断时,才以症状、体征诊断,归类。

如低比重尿　R82.9。尿比重指尿内溶质的浓度,正常值在 1.010~1.025 之间。尿比重增高,若无糖和蛋白,表示肾功能仍健全,病理性的高比重尿见于急性肾小球肾炎,糖尿病,心功能不全,高热脱水,周围循环衰竭等。低比重尿见于大量饮水,慢性肾小球肾炎,肾功能不全,尿崩症等。可见,单纯以"低比重尿"作为诊断时,不一定是肾脏的疾病,因此,编码到 N28.8(肾和输尿管的其他特指疾病),是不够确切的。因此,以"低比重尿"作为主要诊断时,尚应查阅病历,寻找出现尿比重降低的病因,以明确疾病诊断,再赋予相应的编码。

又如便血　R19.5(其他大便异常)。便血是胃肠道疾病的常见症状之一,非疾病名称,常见便血的疾病有:胃肠道出血 K92.2,直肠、肛门出血 K62.5,内痔出血 I84.1,外痔出血 I84.4。若为上消化道出血 K92.2,应有黑便 K92.1(注:K22.8 为食道出血,K92.2 为胃肠道出血)。

因此,应明确便血病人出血原因,确诊相应疾病,不应只以"便血"为最后诊断,更不能以便血即确认一定是"胃肠道出血",编码在 K92.2。

5 主要诊断应是本次来诊主要解决的问题

有些慢性疾病患者,或是出现了急性情况,或是又发生了其他疾病而来诊,应将本次主要解决的问题,即已治疾病为主要诊断。既往存在的慢性疾病,虽然发病时间较长,花费医疗精力较多,只要不是本次来诊主要解决的问题,均不应放在主要诊断中。

如患者以鼻出血急诊。入院后发现有高血压、动脉硬化、肝硬化。虽然鼻出血可能与高血压、动脉硬化、肝硬化有关,但不一定就是本次疾病的直接病因,虽然高血压、动脉硬化、肝硬化在既往的治疗中花费医疗精力较多,治疗时间较长,但本次来诊主要为了解决鼻出血,止血后经进一步检查,确定出血原因为鼻血管瘤破裂,又针对血管瘤进行治疗,治愈出院,最后编码为鼻血管瘤 D18.0,M9120/0。

又如因慢性肝炎后肝硬化,食道静脉曲张出血来诊,入院时未能确定为食道静脉曲张出血,常按一般诊断"上消化道出血"编码为 K92.2,不特异。若已能确定为食道出血,编码为 K22.8,若能诊断为食道静脉曲张破裂出血,编码为 I85.0,若能确诊为肝硬化伴食道静脉曲张破裂出血,则编码为 K74.6† I98.2*。此诊断中病因、部位、临床表现均能包括。若本次来诊主要为了解决出血,止血后即出院,主要诊断仍可为食道静脉曲张破裂出血,编码 I85.0。

主要诊断为本次来诊主要解决的问题,这一规则在肿瘤分类中表现更为明确。在肿瘤诊断中:

(1)首次来诊,主要诊断为原发部位的肿瘤。

(2)以复发肿瘤或转移部位的肿瘤再次入院,则主要诊断可为复发肿瘤或继发部位的肿瘤。

(3)肿瘤化疗、放疗,主要诊断即为化疗、放疗,分类于第 21 章"影响健康状况和与保健机构接触的某些因素"章。

(4)经治疗死亡,主要诊断仍为原发部位的肿瘤。

在第 15 章"妊娠,分娩和产褥期"章中,胎儿的情况,若主要为了解决母亲的问题,则分类于"O 胎儿异常给予的孕产妇医疗";若主要为了解决胎儿的问题,则分类于"P"。也是应用了"主要诊断即本次来诊主要解决的问题"这一规则。

6 诊断与编码的特异性

ICD 要求特异诊断与分类,特异分类病案的利用价值高,只有诊断特异,才能做到编码和分类的特异。特异诊断与编码可从三个方面考虑:

6.1 部位的特异性:即诊断中解剖部位具体、确切

如先天性上肢畸形 Q74.0

　　　先天性上肢骨骼、肌肉畸形 Q68.8

　　　先天性桡骨小头半脱位 Q68.8

　　又如急性心肌梗塞 I21.9

　　　　前壁急性透壁性心肌梗塞 I21.0

　6.2　性质的特异性：诊断中对疾病的性质描述具体、确切

　　如剖宫产术后伤口破裂出血

　　　剖宫产术后伤口破裂 O90.1

　　　剖宫产术后伤口血肿 O90.2

　　　剖宫产术后伤口感染 O86.0

　　　剖宫产术后伤口出血 O90.8

　本例剖宫产术后伤口破裂，若不一定出血，故不是 O90.1，也不是血肿，故不是
O90.2，未提及伤口是否感染，也不是 O86.0。伤口出血为 O90.8，故伤口破裂出血，也分
类于 O90.8（其他特指）。

　　又如先天性梅毒 A50.9

　　　　晚期先天性梅毒 A50.7

　　　　晚期先天性心血管梅毒 A50.5† I98.0*

　　　　晚期先天性梅毒性脑病 A50.4† G05.0*

　　又如腹膜炎 K65.9

　　　急性腹膜炎 K65.0

　　　急性出血性腹膜炎 K65.8

　6.3　病因的特异性：发病原因具体、明确

　　如痢疾 A09

　　　细菌性痢疾 A03.9

　　　志贺菌痢疾 A03.8

　　　弗氏志贺菌痢疾 A03.1

　　又如食物中毒 T62.9

　　　　细菌性食物中毒 A05.9

　　　　沙门氏菌食物中毒 A02.9

　　　　副伤寒沙门氏菌食物中毒 A01.4

　6.4　综合性因素的特异性：即病因、疾病性质、发病部位、临床表现等均要求特异性诊断

　　如冠心病（冠状动脉硬化性心脏病），诊断为：

　　　心脏病 I51.9

　　　动脉硬化性心脏病 I25.9

　　　冠状动脉硬化性心脏病 I25.1

　　　急性冠状动脉硬化性心脏病 I24.8

　　　急性心肌梗塞 I21.9

　　　急性透壁性心肌梗塞 I21.3

　　　前壁急性透壁性心肌梗塞 I21.0

前壁急性透壁性心肌梗塞伴心包积血 I23.0

7 假定分类

假定分类是指疾病的病因、性质、发生部位等未特别指明时,假定分类于好发的情况。

7.1 病因的假定

如肠胃炎(腹泻),一般分类为:

感染性	A09
非感染性	K52.9
新生儿	P78.3
心因性	F45.3

有些国家把未特指明病因的腹泻均分类于非感染性腹泻之中,但也有一些国家则确定分类到感染性腹泻之中。我国规定,凡分类到 A09 的腹泻,均改分到 K52.9,即无论是否已诊断为"感染性",均按非感染性分类,即将任何腹泻均假定分类于非感染性腹泻之中。

这一假定使常见的传染性疾病明显减少,使我国的疾病谱从发展中国家向发达国家的疾病谱靠近,在发达国家中常见的三大老年病发病率相对增加,但我们绝不能被这一假象所迷惑,认为我们国家的疾病谱与发达国家相似,我国疾病谱已发生明显变化,从而对传染病防治的投入有所减少。

又如心脏瓣膜病,若未提及病因是否为风湿性瓣膜病,ICD-10 有假定分类方法。

假定分类于风湿性		假定分类于非风湿性	
二尖瓣狭窄	I05.5	二尖瓣闭锁不全	I34.0
三尖瓣狭窄	I07.0	主动脉瓣闭锁不全	I35.1
三尖瓣闭锁不全	I07.1	主动脉瓣狭窄	I35.0
多瓣膜狭窄	I08.9	肺动脉瓣狭窄	I37.0
		肺动脉瓣闭锁不全	I37.1

如	主动脉瓣狭窄闭锁不全	I35.2
	三尖瓣狭窄闭锁不全	I07.2
	非风湿性二尖瓣狭窄伴闭锁不全	I34.8

7.2 疾病性质的假定

对疾病性质的假定情况在第三卷中常放在括号内。ICD-10 放在括号内的内容不影响编码、分类,在诊断中有无括号内的内容,编码是一样的。在第一卷中,假定的情况,常在"包括"述语中列出。

如化脓性蝶窦炎

查第三卷 鼻窦炎(副)(慢性)(增生性)(非化脓性)(化脓性) J32.9

-急性 J01.9

- -蝶窦 J01.3

-蝶窦 J32.3

- -急性　J01.3

在第一卷中核对,J01,J32下面的包括术语中均列有"化脓性"。

编码说明:鼻窦炎,副鼻窦炎,增生性鼻窦炎,非化脓性鼻窦炎,化脓性鼻窦炎,编码均为J32.9。

若为急性化脓性蝶窦炎,编码J01.3,慢性蝶窦炎J32.3。

本例中"化脓性蝶窦炎",按假定分类规则,可确定为"慢性化脓性蝶窦炎",故编码为J32.3

又如支气管炎

查第三卷 支气管炎(弥漫性)(纤维性)(坠积性)(感染性)(炎性)(膜性)(伴有气管炎)(15岁以上)　J40

-15岁以下,另见支气管炎,急性或亚急性

- -慢性,见支气管炎,慢性

-急性或亚急性　J20.9

-亚急性,见支气管炎,急性或亚急性

-慢性　J42

未特指明的支气管炎,编码J40;15岁以上,未指明急、慢性的支气管炎,编码J40;15岁以下,未指明急、慢性的支气管炎,编码在急性J20.9。在第一卷,J20,J42,均有这样的注。

7.3　发病部位的假定

某些疾病常有其好发部位,若诊断中未特指明发生部位,则可假定发生于好发部位。如绒毛膜上皮癌,在第三卷查到后有编码M9100/3,C58,查第一卷,C58为胎盘恶性肿瘤,即绒毛膜上皮癌好发部位为女性胎盘,故诊断中未特指部位时,即可诊断在其好发部位。若另有特指部位,则仍按特指部位编码分类。

绒毛膜上皮癌——见绒毛膜癌

绒毛膜癌(女性)(M9100/3 C58)

　-男性　C62.9

　-特指部位——见肿瘤,恶性

又如恶性葡萄胎

查第三卷 葡萄胎(良性)(并发于妊娠)(娩出)(未娩出)　O01.9

　-恶性　M9100/1 D39.2

好发部位在胎盘;动态未定,故编码为D39.2。

8　编码中残余类目的确定

在编码时,当疾病诊断中的修饰部分与所分类目所列亚目内容一致,应编码到该类目的相应亚目;若诊断中修饰部分的内容与该类目中亚目的轴心一致,但亚目中无此修饰内容,则应分类到该类目中的.8亚目;若诊断中的修饰部分内容与该类目中的亚目轴心不一致,则编码到该类目的.9亚目。有时,类目所包含的内容较多,索引不能一一列出,此时,可根据上述原则调整至适当的.8、.9之中。

如急性扁桃体炎　　　　　　　　　　　J03

　　链球菌性扁桃体炎　　　　　　　　　J03.0

　　其他特指病原体引起的急性扁桃体炎　J03.8

　　急性扁桃体炎,未特指。　　　　　　J03.9

若诊断为链球菌性扁桃体炎,则编码到 J03.0

若诊断为葡萄球菌性扁桃体炎,则编码到 J03.8

若诊断为滤泡性扁桃体炎,则编码到 J03.9

又如闭塞性视网膜动脉炎

该诊断中的视网膜动脉闭塞为动脉内膜炎与动脉阻塞所致,但以动脉炎为主导词,则查不到,应以闭塞为主导词。

闭塞

-动脉

--视网膜 H34.2

---短暂性 H34.0

-特指的 H34.2

--中心性的 H34.1

核对卷一:　　　视网膜血管闭塞　　　　　H34

　　　　　　短暂性视网膜动脉闭塞　　H34.0

　　　　　　中心性视网膜动脉闭塞　　H34.1

　　　　　　其他视网膜动脉闭塞　　　H34.2

　　　　　　其他视网膜血管闭塞　　　H34.8

　　　　　　视网膜血管闭塞,未特指　　H34.9

该类目中的亚目为视网膜闭塞的血管及类型。若诊断为中心性视网膜动脉闭塞,则编码 H34.1。若诊断为中心性视网膜静脉闭塞,则编码为 H34.8。本例,虽已指出为动脉闭塞,但未指明类型,故应调整到 H34.9。若仅根据"动脉闭塞"即编码到 H34.1,显然是不可取的,因为,动脉闭塞尚可分:

短暂性视网膜动脉闭塞　　H34.0

中心性视网膜动脉闭塞　　H34.1

视网膜动脉粥肿栓塞　　　H34.2

视网膜动脉分支闭塞　　　H34.2

视网膜动脉部分性闭塞　　H34.2

视网膜动脉微栓塞　　　　H34.2

又如大泡性角膜结膜炎,主导词为角膜结膜炎

角(膜)结膜炎

-泡性　H16.2

-疱疹性　B00.5† H19.1*

若以角膜炎为主导词,则

角膜炎

-大疱性　H16.8

大泡性不同于疱疹性,故编码 B00.5[†] H19.1[*] 不妥。核对卷一,H16.2 为小泡性角膜结膜炎,也不妥。H16.8 为其他角膜炎,无结膜,但通过索引可知:

角膜结膜炎	H16.2
泡性角膜结膜炎	H16.2
大疱性角膜炎	H16.8
小疱性角膜炎	H16.8

可见 H16 类目的角膜炎应包括结膜炎。该类目中的轴心应为角膜结膜炎的类型,而大泡性角膜结膜炎,属于该亚目轴心未列出,故应调整为 H16.8。

又如二尖瓣裂,根据 ICD-9 编码,该疾病为先天性疾病,但在 ICD-10,直接查不到,若将主导词变通为"畸形"则:

畸形

-二尖瓣　Q23.9

与第一卷核对,

查　主动脉瓣和二尖瓣先天畸形	Q23
先天性主动脉瓣狭窄	Q23.0
先天性主动脉瓣闭锁不全	Q23.1
先天性二尖瓣狭窄	Q23.2
先天性二尖瓣闭锁不全	Q23.3
左心发育不全综合征	Q23.4
主动脉瓣和二尖瓣其他先天畸形	Q23.8
主动脉瓣和二尖瓣先天畸形,未特指	Q23.9

诊断中特指二尖瓣畸形为"裂",故应调整至 Q23.8。

若以"破裂"为主导词,则

破裂

-二尖瓣　I34.8

查第一卷 I34.8 为其他非风湿性二尖瓣疾患,编码也合适,可根据病案内容,先确定"先天性"、"后天性",再确定编码。

9　认真阅读病历是编码准确、特异的关键

由于人们所患疾病的病种、类型的多样性,由于疾病命名的不规范、不统一,由于 ICD-10 编码要求比 ICD-9 更加精细,仅靠简单、笼统的疾病名,而为疾病编码、分类,有时会发现不够准确,不够特异,甚者,发生明显的错编、错分。全国统一标准的《国际疾病分类 ICD-10 应用指导手册》,简称《指导手册》,也不可能将所有疾病以及疾病的各类型一一收入其中,更何况《指导手册》中的疾病名称很多也并非是特异的诊断术语。因此,学习疾病编码、分类方法和技巧,根据病案的具体、详细内容,为其寻找特异编码,是每位病案管理和医院统计工作者都应掌握的基本功。这里重点提出,认真阅读病历在编码中的重要作用。

9.1　在临床上见有疾病名称相同,但是它们并不是同一种疾病,即"同名异病",它们应有各自的编码和分类,应根据病案来确定。

如特发性出血性血小板增多症

①属血液系统疾病,编码为 D75.2

②属于肿瘤,编码为 D47.3 M9962/1

又如尿崩症

①垂体受损,属内分泌疾病,编码为 E23.2

②肾性,属泌尿系统疾病,编码为 N25.1

9.2　疾病名称相同,病因不同,编码各异。

如食物中毒

①细菌性食物中毒　A05.9　属传染病章

②蘑菇类食物中毒　T62.0　属损伤、中毒章

又如胸膜炎

①结核性胸膜炎　A16.5　属传染病章

②化脓性胸膜炎　J86.9　属呼吸系统疾病章

9.3　同一疾病,相同病因,临床表现不同,编码不同。

如维生素 B_{12} 缺乏

①维生素 B_{12} 缺乏性贫血　　　　　　D51.0

②维生素 B_{12} 缺乏性脊髓后索硬化　D51.9†　G32.0*

以上二种疾病,均属于营养性贫血类疾病,属血液系统疾病。

③维生素 B_{12} 缺乏性周围神经病　　E53.8†　G63.4*

④维生素 B_{12} 缺乏性痴呆　　　　　E53.8†　F02.8*

以上二种疾病,属营养缺乏病,包括在内分泌、营养、代谢章。

9.4　同一疾病,相同病因,相同临床表现,疾病发生部位不同,编码不同。

如肉芽肿

①鼻窦肉芽肿　　　　J32.9 属呼吸系统疾病章

②肠肉芽肿　　　　　K63.8 属消化系统疾病章

③大脑肉芽肿　　　　G06.0 属神经系统疾病章

④面部肉芽肿　　　　M31.2 属肌肉、骨骼、结缔组织疾病章

⑤耳肉芽肿　　　　　H60.4 属耳与乳突疾病章

⑥皮肤化脓性肉芽肿　L98.0 属皮肤皮下组织疾病章

这些疾病的区别,仅在于病变发生在不同器官、组织。

又如疖病

①鼻疖　　　　J34.0 属呼吸系统疾病章

②外耳道疖　　H60.0 属耳与乳突疾病章

③外阴疖　　　N76.4 属泌尿生殖系统疾病章

这些疾病的区别,仅在于病变发生在不同系统的皮肤上。

又如慢性肝炎后肝硬化,食道静脉曲张出血

①上消化道出血　　K92.2　　不特异

②食道出血　　　　K22.8　　稍特异

③食道静脉出血　　I85.0　　特异

④肝硬化食道静脉曲张破裂出血 K74.6† I98.2*。

以上编码的区别,仅在于对病变发生部位的特异性诊断。

9.5　同一疾病,相同病因,病变发生部位相同,疾病的性质不同,编码不同。

如:腰椎穿刺后并发症

①腰椎穿刺后并发脑脊液漏出　　G97.0　　属神经系统疾病

②腰椎穿刺后并发感染　　T85.7　　属外因后果

9.6　同一疾病,病变部位相同,疾病性质相同,诱因不同,编码不同。

如弱视

①废用性弱视　　H53.0

②癔病性弱视　　F44.6

③中毒性弱视　　H53.8

④维生素 A 缺乏性弱视　　E50.5† H58.1*

又如鼓膜穿孔

①创伤性鼓膜穿孔　　S09.2

②炎症后鼓膜穿孔　　H72.9

又如视网膜破裂

①先天性视网膜破裂　　Q14.1

②视网膜裂孔　　H33.3

③创伤性视网膜撕裂　　S05.3

9.7　同一疾病,病因相同,发病部位相同,疾病性质相同,疾病临床表现相同,疾病的发展阶段不同,编码不同。

如宫颈发育不良

①宫颈上皮内肿瘤,Ⅰ级　　N87.0

②宫颈上皮内肿瘤,Ⅱ级　　N87.1

③宫颈上皮内肿瘤,Ⅲ级　　D06._(宫颈内膜原位癌)

又如阴道发育不良

①阴道上皮内肿瘤,Ⅰ级　　N89.0

②阴道上皮内肿瘤,Ⅱ级　　N89.1

③阴道上皮内肿瘤,Ⅲ级　　D07.2　　(阴道原位癌)

再如外阴发育不良

①外阴上皮内肿瘤,Ⅰ级　　N90.0

②外阴上皮内肿瘤,Ⅱ级　　N90.1

③外阴上皮内肿瘤,Ⅲ级　　D07.1　　(外阴原位癌)

9.8　同一疾病,病因相同,发病部位相同,临床表现相同,疾病性质相同,病人所处时期不同,编码不同。

如吸入性肺炎

①新生儿吸入性肺炎　P24.9

②麻醉后吸入性肺炎　J95.4

③妊娠期吸入性肺炎　O29.0

④分娩期吸入性肺炎　O74.0

⑤产褥期吸入性肺炎　O89.0

又如维生素 D 缺乏症

①婴儿期维生素 D 缺乏,佝偻病　E55.0

②成人期维生素 D 缺乏,骨软化症　M83.8

再如呼吸窘迫

①新生儿呼吸窘迫　P22.0

②成人呼吸窘迫　　J80

9.9　同一疾病,病因相同,医疗目的不同,编码不同。

如胎儿生长迟缓

①为母亲医疗　O36.5

②为胎儿处理　P05.9

又如胎儿宫内窘迫

①为母亲医疗　O36.8

②为胎儿处理　P20.9

9.10　同一疾病,先天,现患,陈旧性,编码不同。

如脊柱后凸

①先天性脊柱后凸　　　　　Q76.4

②脊柱后凸(后天性)　　　　M40.0

③脊柱后凸的后遗症(结核性)　B90.2

又如佝偻病鸡胸

①先天性鸡胸　　Q67.7

②婴儿鸡胸　　　E55.0

③佝偻病后遗症鸡胸　E64.3

再如二尖瓣裂

①先天性二尖瓣裂　Q23.8

②后天性二尖瓣裂　I34.8

9.11　临床诊断不特异,虽然也能找到编码,但编码不特异,病案应用价值低,应仔细阅读病历,寻找特异性编码。

如寄生虫性眼内炎　　H44.1

　囊虫病性眼内炎　　B69.1$^+$ H45.1*

　盘丝虫病性眼内炎　B73$^+$ H45.1*

　弓蛔虫病性眼内炎　B83.0$^+$ H45.1*

又如动静脉瘘

先天性动静脉瘘　Q27.3

后天性动静脉瘘　I77.0

创伤性动静脉瘘　T14.5

参考文献

（同条目"疾病和有关健康问题的国际统计分类"）

（苏颀龄）

肿瘤的编码与分类

1　本部分主要内容

本部分主要内容为：各器官、系统的原发部位肿瘤（C00～C75）；不明确的，继发的和未特指部为的恶性肿瘤（C76～C80）；淋巴、造血和有关组织的原发恶性肿瘤（C81～C96）；独立多个部位原发的恶性肿瘤（C97）；原位肿瘤（D00～D09）；良性肿瘤（D10～D36）；动态未定或未知的肿瘤（D37～D48）。

2　肿瘤的命名和分类

根据肿瘤对机体的危害区分为良性肿瘤和恶性肿瘤，介于二者之间的称为交界性肿瘤。

肿瘤的命名

良性肿瘤（-oma）

恶性肿瘤（癌 cancer M8000/3）

上皮组织的癌（carcinoma M8010/3）

肉瘤（sarcoma M8800/3）

癌肉瘤（carcinosarcoma M8980/3）

少数特殊命名的恶性肿瘤

母细胞瘤，如神经母细胞瘤，肌母细胞瘤；

恶性——瘤，如恶性畸胎瘤，恶性脑膜瘤；

——病，如白血病；

以人名命名，如何杰金病，尤文癌；

三个胚层肿瘤，如畸胎瘤

3　肿瘤的组织学类型和分类

共分五大类

3.1　上皮组织,分四类

(1)鳞状上皮 M805~M808,如乳头状瘤(M8050/0),鳞状细胞癌(M8070/3)。

(2)基底细胞 M809~M811,如基底细胞瘤(M8090/0),基底细胞癌(M8090/3)。

(3)腺上皮 M814~M838,M844~M849,如腺瘤(M8140/0),腺癌(M8140/3)。

(4)移行上皮 M812~M813,如移行细胞乳头状瘤(M8120/0),移行细胞乳头状癌(M8120/3)

3.2　间叶组织,分十类

(1)纤维组织 M881~M883,如纤维瘤(M8810/0),纤维肉瘤(M8810/3)。

(2)脂肪组织 M885~M888,如脂肪瘤(M8850/0),脂肪肉瘤(M8850/3)。

(3)平滑肌组织 M889,如平滑肌瘤(M8890/0),平滑肌肉瘤(M8890/3)。

(4)横纹肌组织 M890~M892,横纹肌瘤(8900/0),横纹肌肉瘤(8900/3)。

(5)血管和淋巴管 M912~M917,如血管瘤(M9120/0),淋巴管肉瘤(M9170/3)。

(6)骨组织 M918~M920,巨细胞 M925,如骨瘤(M9180/0),骨肉瘤(9180/3),巨细胞瘤(M9250/0),恶性巨细胞瘤(M9250/3)。

(7)软骨组织 M921~M924,如软骨瘤(M9210/1),软骨肉瘤(M9210/3)。

(8)滑膜组织 M904,如滑膜瘤(M9040/0),滑膜肉瘤(M9040/3)。

(9)间皮 M905,如间皮瘤(M9050/0),恶性间皮瘤(M9050/3)。

(10)脑膜 M953,如脑膜瘤(M9530/0),恶性脑膜瘤(M9530/3)。

3.3　淋巴造血组织,分二类

(1)淋巴组织 M959~M963,如恶性淋巴瘤(M9590/3)。

(2)造血组织 M980~M994,如白血病(M9800/3)。

3.4　神经组织,分六类

(1)神经衣组织 M954~M955,如神经纤维瘤(M9540/0),恶性神经纤维瘤(M9540/3)。

(2)神经鞘细胞 M956~M957,如神经鞘瘤(M9560/0),恶性神经鞘瘤(M9560/3)。

(3)胶质细胞 M938~M948,如星形细胞瘤(Ⅰ级)(M9400/0),星形细胞瘤(Ⅲ、Ⅳ级)(M9400/3)。

(4)室管膜细胞 M9391~M9394,如室管膜细胞瘤(M9391/0),室管膜母细胞瘤(M9391/3)。

(5)视网膜细胞 M9510~M9512,如视网膜母细胞瘤(M9510/3)。

(6)交感神经节 M949~M952,如节细胞神经瘤(M9490/0),神经母细胞瘤(M9500/3)。

3.5　其他,共七类

(1)黑色素细胞 M872~M879,如黑痣(M8720/0),恶性黑色素痣(M8720/3)。

(2)胎盘滋养层 M910,如水泡状胎块(M9100/0),绒毛膜癌(M9100/3)。

(3)性索 M859~M867,如支持细胞瘤(M8650/0),颗粒细胞瘤(M8620/3)。

(4)生殖细胞 M906~M909,如精原细胞瘤(M9062/3),无性细胞瘤(M9060/3)。

(5)三个胚层组织 M906～M909,如畸胎瘤(M9080/0),恶性畸胎瘤(M9080/3)。

(6)肾母细胞 M8312,如肾母细胞瘤(M8312/3)。

(7)肝母细胞 M8170,如肝母细胞瘤(M8170/3)。

4　肿瘤及其编码分类特点

4.1　每一肿瘤,无论发生在任何部位,都有其组织形态学特征,因此,为其编码分类时,每一肿瘤除应有发生的部位编码外,还应有一个形态学的编码。没有形态学编码的"瘤"(肿物),不认为是肿瘤,不分类在肿瘤章,如前列腺纤维瘤(N40),骨(非骨化性)纤维瘤(M89.8),冯·雷克林豪森瘤(Q85.0),上肢指间神经瘤(G56.8)等均不分类在肿瘤章。

4.2　无论临床上是否已诊断为良、恶性肿瘤,只要引起扩散、转移,即为恶性。肿瘤扩散、转移时,形态学不变,故形态学编码也不变。

4.3　癌的广泛扩散、转移称癌病,应编码分类到更特异的部位,尽可能分类在原发部位。

4.4　恶性肿瘤细胞可以转移到身体的任何部位,但有些部位是更为常见,肿瘤的常见转移部位见表1

表 1　常见肿瘤转移部位

骨	脑	膈	心脏
肝	肺	淋巴结	不明确的部位(可分类于 C76 的部位)
纵膈	脑膜	腹膜	胸膜
腹膜后腔	脊髓		

5　肿瘤的诊断与编码原则

5.1　每个肿瘤都有二个编码,即解剖部位编码和组织形态学编码。解剖部位的编码为主要编码,是统计编码,分类统计和统计报表使用的编码。组织形态学编码不作统计报表使用,由于它能帮助判断肿瘤的性质,在临床研究肿瘤形态学时有重要意义。

5.2　每一肿瘤都有一个组织形态学的编码,没有形态学编码的瘤,即肿物,不认为是肿瘤,因此,临床对肿瘤的诊断,都应包含一个组织形态学类型的诊断,如腮腺腺样囊性癌,其中,腮腺为解剖部位,腺样囊性为形态学特征,编码为 M8200/3,又如上肢血管平滑肌瘤按形态学编码为 M8894/0。

5.3　肿瘤的良性与恶性,不依临床诊断名称而定,而依据其形态学编码的第 5 位数(动态)而确定。肿瘤的形态学编码的第 5 位数有特定的含义:/0 良性;/1 动态未定、未知;/2 原位;/3 恶性,原发;/6 继发。

如　恶性葡萄胎　　　　M9100/1,D39.2,动态未定

　　卵巢多房性囊肿　　M8000/1,D39.1,动态未定

　　卵巢皮样囊肿　　　M9084/0,D27,良性

血管瘤　　　　　　　M9120/0,D18.0,良性
急性红细胞增多症　M9841/3,C94.0,恶性
白血病　　　　　　　M9800/3,C95.9,恶性
宫颈原位癌　　　　　M8010/2,D06.9,原位
阴道上皮内肿瘤(重度发育不良)　M8077/2,D07.2,原位

5.4　肿瘤的部位编码是指肿瘤的原发部位。独立多个部位的肿瘤,确定原发部位时,应注意:

① 除淋巴、造血和有关组织的恶性肿瘤(C81~C96)外,一个原发肿瘤不可能由另一个原发肿瘤所引起。

② 多个形态学相同的恶性肿瘤,只有一处是原发肿瘤。

③ 多个不同组织形态学类型的肿瘤,可以考虑是独立原发的多部位的恶性肿瘤。

5.5　原发肿瘤伴有转移,如系首次就医,且不是专门对继发肿瘤进行治疗,则原发部位的肿瘤为主要诊断,并编码。若非首次就医,应按治疗的情况选择主要情况、编码。如乳腺癌患者,经乳腺癌根治术后,肺转移,则肺转移癌为主要诊断,并编码。

5.6　未指明原发部位的继发肿瘤,选择继发肿瘤为主要诊断并编码。

5.7　恶性肿瘤采用化疗或放疗,若为首次就医,按上述原则,选择原发肿瘤或继发肿瘤为主要诊断并编码,若再次住院维持治疗时,则选择化疗或放疗的情况为主要诊断并编码。化疗或放疗病人,在治疗期间死亡,选择原肿瘤的诊断为主要诊断编码。

6　肿瘤的编码方法与步骤

肿瘤编码包括二个部分,即肿瘤的形态学编码和肿瘤的解剖部位编码,它们都是在ICD-10的第三卷,第一部分中查找。

6.1　肿瘤的形态学编码

肿瘤有许多组织学类型,如癌,肉瘤,其他软组织瘤,淋巴瘤,白血病,其他特指部位特异类型的肿瘤及未特指的癌瘤等。在临床诊断术语中对癌的诊断应有一个精确的术语。英语中的 cancer 是泛指恶性肿瘤(癌),可用于上面的任何一种,但很少用于淋巴、造血和有关组织的恶性肿瘤。cancer 的癌包括了上皮细胞癌 carcinoma 和肉瘤 sarcoma。

肿瘤的形态学编码,分三步进行:

6.1.1　确定主导词

肿瘤形态学编码常用的主导词有瘤,腺瘤,囊腺瘤,神经鞘瘤,神经节细胞瘤,肉瘤,癌,腺癌,囊腺癌,类癌等。有些界于肿瘤与非肿瘤之间的肿物,如囊肿,息肉,腺肿,肿块,包块等,很多都不是肿瘤,应根据发生部位归类于各系统之中,查找这些肿物的编码时,其主导词应是囊肿,息肉,腺肿等。

6.1.2　查找肿瘤的形态学编码

根据主导词在 ICD-10 第三卷第一部分中查找,肿瘤的形态学编码采用 M(morohology)编码,M 后有五位数,前四位数表明肿瘤的组织学类型,第五位数表明肿瘤的动态,动态有五种类型:/0 为良性,/1 为交界性,动态未定,性质未特指,/2 为原位癌,原发性,/3 为恶性,原发部位,/6 为恶性,继发部位。

例:(1)腮腺腺样囊性癌　　　　(2)胃乳头状腺癌
　　(部位)(形态)(性质)　　　　　(部位)(形态)(性质)
　　癌　　　　　　　　　　　　　　腺癌
　　-腺样　　　　　　　　　　　　-乳头状 M8260/3
　　--囊性 M8200/3
　　(3)腺泡细胞瘤　　　　　　　(4)成骨细胞肉瘤
　　(形态学)(性质)　　　　　　　(形态学)(性质)
　　瘤　　　　　　　　　　　　　　肉瘤
　　-腺泡细胞 M8550/1　　　　　-成骨细胞 M9180/3

6.1.3　检查核对

在 ICD-10 的第一卷中找到编码,(P931-P951),核对。

6.1.4　肿瘤形态学编码的注意事项

1)肿瘤形态学编码中已经包括了动态编码,如果病案中肿瘤的动态改变,可直接改变其动态编码。如脊索瘤若已知为恶性,则编码为 M9370/3,若为良性脊索瘤,编码应为 M9370/0。又如表面扩散性腺癌编码为 M8143/3,当被描述为非侵袭性时,编码则为 M8143/2。再如黑色素瘤编码为 M8720/3,若为恶性则编码为 M8720/6。

2)如果在肿瘤形态学诊断中包含着两个以上的定性形容词,且具有不同的编码时,应采用较大数字编码为肿瘤的编码,因为,通常是较大数字编码其表明的诊断更特异。如,移行细胞表皮样癌,其中,移行细胞癌编码为 M8120/3,表皮样癌编码为 M8070/3,两者取其大,则移行细胞表皮样癌编码为 M8120/3。但索引中有联合编码时,则采用联合编码。

3)关于肿瘤的恶变:恶变可分为良性肿瘤恶变和非肿瘤恶变两种,编码各不相同。

①良性肿瘤恶变,采用原良性肿瘤的形态学编码,动态改为 3。如子宫平滑肌瘤编码为 M8890/0,恶变后为子宫平滑肌肉瘤,编码为 M8890/3。卵巢布伦纳瘤为 D27,M9000/0,恶变后 C56 M9000/3。

②非肿瘤恶变的形态学编码,可直接采用 M8000/3,如胃溃疡为 K52.9,恶变后为 C16.9 M8000/3。若已明确为上皮细胞癌,则编码为 M8010/3,若已明确为鳞状上皮细胞癌,编码为 M8070/3。

4)动态编码与 ICD-10 第二章中的部位编码之间的关系如下:

形态编码与部位编码之间的关系

动态编码	部位编码
/0 良性肿瘤	D10-D16
/1 动态未定或未知的肿瘤	D37-D48
/2 原位肿瘤	D00-D09
/3 恶性肿瘤,原发性	C00-C76,C80-C97
/6 恶性肿瘤,继发性	C77-C79

6.2　肿瘤的部位编码

在 ICD-10 的第三卷第一部分中列有肿瘤表(P1054),内有各肿瘤的部位编码,其主

导词为肿瘤,表中所列每个部位的肿瘤均个设有 5 个编码,分别表示原发恶性,原位,良性,动态未定或未指的肿瘤。如结肠肿瘤

肿瘤

- 肠

-- 大

--- 结肠 C18.9　C78.5　D01.1　D12.6　D37.4
　　　　(原发)　(继发)　(原位)　(良性)　(未定)

根据肿瘤的部位和形态学编码的第 5 位数所确定的肿瘤的性质,从表中选定肿瘤的部位编码。如上例,若为结肠的恶性肿瘤,其原发部位编码为 C18.9,若为良性肿瘤,编码为 D12.6,其他依此类推。

部位编码选定以后,在 ICD-10 第一卷中找到编码,进行核对。

确定肿瘤部位编码时,应注意如下问题:

1)肿瘤的功能活性:所有的肿瘤无论有无功能活性,均可在肿瘤表中找到部位编码,如需要描述肿瘤的功能活性,可伴以第四章的附加编码。例如,产生儿茶酚胺的肾上腺恶性嗜铬细胞瘤,应编码于 C74,伴有附加编码 E27.5。垂体嗜碱性腺瘤伴有库欣综合征应编码 D35.2,伴有附加编码 E24.0。

2)有些肿瘤的部位编码不需要到肿瘤表中去查找,在寻找形态学编码时,其后列有部位编码,有如下五种情况:

①肿瘤不分部位,如:

血管瘤　　M9120/0 . D18.0

淋巴管瘤　M9170/0 D18.1

脂肪瘤　　M8850/0 D17.9

在 ICD-9 中脂肪瘤不分部位,而 ICD-10 中亚目表明部位。

②肿瘤部位不明确,无法区分,如淋巴、造血组织:

白血病　　M9800/3 C95.9

何杰金病　M9650/3 C81.9

淋巴瘤　　M9590/3 C85.9

③特指部位的肿瘤,如:

肝细胞肝癌　M8170/3 C22.0

肝细胞腺瘤　M8170/0 D13.4

肝母细胞瘤　M8970/3 C22.0

卵泡细胞癌　M8620/3 C56

卵泡细胞癌　M8620/1 D39.1

④肿瘤好发于某部,如:

布伦纳瘤(卵巢)　M9000/0 D27

　　　　　　　　M9000/1 D39.1

　　　　　　　　M9000/3 C56

佩吉特病(乳房)M8540/3 C50.0(乳头和乳晕)

⑤肿瘤非特指部位,被假定分类于好发部位,如:

浸润性小叶性癌　　 M8520/3 C50.9(乳房)

绒毛膜上皮癌　　　 M9100/3 C58(胎盘)

嫌色细胞癌　　　　 M8270/3 C75.1(垂体)

3)肿瘤部位编码中的特殊符号:

①当肿瘤部位标有"♯"时,如果肿瘤的类型是一种鳞状细胞癌或一种上皮细胞癌,则应分类于这些部位的皮肤恶性肿瘤,但如果肿瘤的类型是一种任何类型的乳头状瘤,则应分类于这些部位的皮肤良性肿瘤。如,面 NEC♯,编码为 C76.0。

②除了骨内性和牙源性以外,部位标有"◇"符号的任何类型癌均应认为是从一个未特指的原发部位转移而来,并编码于 C79.5。

7　肿瘤编码分类中几个具体问题的确定

7.1　肿瘤原发部位的确定

1)确定肿瘤原发部位的一般规律:

①已知原发部位的肿瘤,编码在原发部位。

②肿瘤的原发部位未知,可根据肿瘤所在部位,按系统或按部位扩大。如消化系统内的几个肿瘤,原发部位未知,可编码在消化系统恶性肿瘤,上肢的几个肿瘤,原发部位未知,可编码在上肢恶性肿瘤。

③无法按上述方法确定编码的肿瘤,可编码在 C80(未特指部位的恶性肿瘤)或 C97(独立的多个部位的原发性恶性肿瘤)。

④肿瘤伴有其他情况,如梗阻、出血等,对这些情况不予理睬。

2)确定肿瘤原发部位的方法:

①常见肿瘤转移部位表(以下简称转移表)中的部位单独出现在肿瘤的诊断中,且未被限定为转移肿瘤,应考虑为原发肿瘤。

②多个形态学相同的肿瘤,有的部位在转移表内,有的部位在转移表外,则肿瘤的原发部位在转移表外的部位。

③肺部既可以是原发肿瘤部位,又可以是继发肿瘤部位,肺与转移表内的部位同时出现在肿瘤的诊断中,则考虑肺为原发肿瘤部位。

④肺与转移表外的部位同时出现在肿瘤的诊断中,则考虑肺为继发肿瘤部位。

⑤肺与支气管或支气管源性的癌、瘤同时出现在肿瘤的诊断中时,肺的肿瘤考虑为原发肿瘤。

⑥未特指为原发的淋巴结恶性肿瘤,应视为继发肿瘤。

⑦多个形态学相同的肿瘤,均不在转移表内,只有其中之一为原发肿瘤,多个原发肿瘤是不可能的,若不能确定原发部位,则编码到 C80(未特指部位的恶性肿瘤)。

⑧多个形态学不同的肿瘤,不可能是相互转移的,若不能确定原发部位,则编码到 C97(独立,多发,原发性恶性肿)。

7.2　肿瘤部位交搭跨越的恶性肿瘤,部位编码的确定:

1)当一个肿瘤在一个三位数类目内交搭跨越二个或更多部位,且起源不能确定时:

①索引中有明确归类的联合编码,则使用联合类目。如食管和胃的癌,索引中明确分类于 C16.0(食管—贲门—胃)。

②同一器官,多个部位彼此相邻,类目相同,亚目相邻近,起源不能明确,编码到该类目的 .8 亚目之中。如舌尖肿瘤(C02.1),舌腹面肿瘤(C02.2)交搭跨越二个部位,则编码到 C02.8)。又如降结肠肿瘤(C18.6),乙状结肠肿瘤(C18.7)交搭跨越,编码到 C18.8。胃小弯肿瘤(C16.5),胃大弯肿瘤(C16.6),交搭跨越,编码到 C16.8。

③同一器官多个部位,类目相同,亚目不相邻,则编码到该三位数类目中的 .9 亚目之中。如胰头癌(C25.0),胰尾癌(C25.2)则编码到 C25.9(胰恶性肿瘤,未特指部位)。

2)如果在同一个系统中提及二个或多个肿瘤,肿瘤的形态学相同,分类到不同的三位数类目,且起源不能确定时:

①在同一个系统中的邻近部位有形态学相同的多个肿瘤,三位数类目不同,则编码到该系统编码的 .8 亚目之中。ICD-10 第一卷 147 页有这样的编码:

C02.8 舌交搭跨越的损害

C08.8 大涎液腺交搭跨越的损害

C14.8 唇、口腔和咽交搭跨越的损害

C21.8 直肠、肛门和肛管交搭跨越的损害

C24.8 胆道交搭跨越的损害

C26.8 消化系统交搭跨越的损害

C39.8 呼吸和胸腔内器官交搭跨越的损害

C41.8 骨和关节软骨交搭跨越的损害

C57.8 女性生殖器官交搭跨越的损害

C63.8 男性生殖器官交搭跨越的损害

C68.8 泌尿器官交搭跨越的损害

C72.8 中枢神经系统交搭跨越的损害

如胃癌(C16.9)和小肠癌(C17.9),编码到 C26.9(消化系统交搭跨越的肿瘤)。又如,阴道癌(C52)和宫颈癌(C53.9),编码到 C57.8(女性生殖器官交搭跨越的肿瘤)。

②同一器官系统,不同的三位数类目,部位不相邻近,有相同的形态学编码,则编码到该器官系统编码的 .9 亚目之中。主要的编码有:

C26.9 消化系统,部位不明确

C39.9 呼吸系统,部位不明确

C41.9 骨和关节软骨,未特指

C44.9 皮肤恶性肿瘤,未特指

C49.9 结缔组织和软组织,未特指

C50.9 乳房,未特指

C57.9 女性生殖器官,未特指

C63.9 男性生殖器官,未特指

C68.9 泌尿器官,未特指

C72.9 中枢神经系统,未特指

C75.9 内分泌腺,未特指

C96.9 淋巴、造血和有关组织的恶性肿瘤,未特指

如胃癌编码 C16.9,胆囊癌编码 C23,若胃癌和胆囊癌,则编码到 C26.9(消化系统,部位不明确的肿瘤)。

3)如果诊断的多部位肿瘤,没有合适的.8,.9 亚目,则编码到 C97(独立的多个部位的,原发性恶性肿瘤)之中。如诊断了前列腺癌(C61)和膀胱癌(C67.9),因为没有适当的.8,.9 亚目,编码到 C97。

7.3　结缔组织的肿瘤编码的确定:结缔组织(connective tissue)是由细胞和大量细胞间质构成,具有连接、支持、营养、保护等多种功能的组织。结缔组织包括血管、滑囊、筋膜、韧带、肌肉、周围神经、交感神经、副交感神经、神经节、滑膜、肌腱、腱鞘、脂肪、骨、软骨等。

注明为结缔组织的肿瘤,在查找部位编码时,应找:肿瘤,- 结缔组织,- -部位。若部位不在此处,则编于该部位的肿瘤。如:

面部脂肪瘤　　　脂肪瘤 M8850/0

肿瘤

- 结缔组织

- - 面　D21.0

又如上肢血管平滑肌瘤　　　血管平滑肌瘤 M8894/0

　肿瘤

　- 结缔组织

　- - 肢

　- - - 上 D21.1

8　肿瘤诊断、编码中应注意的问题

1)C97 独立的多个部位的(原发性)恶性肿瘤,即复合癌,在 ICD-9 中没有专门的编码,医师首先诊断的肿瘤即为主要编码,其他肿瘤诊断则为附加编码。而在 ICD-10 则综合编码在 C97,其他部位的编码均为附加编码。如,多发性骨髓瘤和前列腺癌,主要编码为 C97,附加编码为 C90.0(多发性骨髓瘤),C61(前列腺癌)。

2)原位癌:局限于起源的表浅部位,肿瘤细胞没有向基底膜浸润,但有恶性变。这一诊断必须有病理报告证实,否则不能诊断。

3)脂肪瘤:ICD-9 编码在 214,不分部位。而 ICD-10 编码在 D17,部位用 4 位数区分:.0 头、面、颈部皮肤,皮下组织;.1 躯干皮肤,皮下组织;.2 四肢皮肤,皮下组织;.3 ……。因此,诊断脂肪瘤时注意部位的诊断。

4)囊肿,一般不属于肿瘤,而是一种囊样病变,应按其所在解剖部位归类,如卵巢囊肿 N83.2,归类在生殖系统疾病之中。但具有肿瘤性质的囊肿,如皮样囊肿 M9080/0,仍按肿瘤分类,又如,鳃裂囊肿 Q18.0,则归类在先天性疾病之中。

5)息肉,一般不属于肿瘤,属于瘤样病变,在 ICD 中将膀胱、胃、结肠部位的息肉归类于肿瘤,但澳大利亚有学者提出结肠息肉(K63.5),胃息肉(K31.7)不是肿瘤,应归类于消化系统疾病,WHO 已同意修改。常见的肿瘤性息肉有腺瘤样息肉(M821010),结肠腺

瘤样息肉(M822010 D12.6)。

9 肿瘤的分类与报表

肿瘤的编码确定以后,根据卫生部卫办发〔2001〕198号文中的疾病分类类目表对肿瘤进行分类。该类目表将疾病分为20类(即20个小计),173个分类序号,每类疾病列有:报表序号,类目名称,ICD-10编码范围,作为ICD-10疾病分类报表的依据。类目表中将肿瘤归为第二类,分类序号022~050,共29类。

ICD-10疾病分类类目表(节略部分)

报表序号	类目名称	ICD-10编码范围
022	2. 肿瘤小计(2)	C00~D48
023	恶性肿瘤计	C00~C97
024	其中:鼻咽恶性肿瘤	C11
025	食管恶性肿瘤	C15
026	胃恶性肿瘤	C16
027	小肠恶性肿瘤	C17
028	结肠恶性肿瘤	C18
029	直肠乙状结肠连接处、直肠、肛门和肛管恶性肿瘤	C19~C21
030	肝和肝内胆管恶性肿瘤	C22
031	喉恶性肿瘤	C32
032	气管、支气管、肺恶性肿瘤	C33~C34
033	骨、关节软骨恶性肿瘤	C40~C41
034	乳房恶性肿瘤	C50
035	女性生殖器官恶性肿瘤	C51~C58
036	男性生殖器官恶性肿瘤	C60~C63
037	泌尿道恶性肿瘤	C64~C68
038	脑恶性肿瘤	C71
039	白血病	C91~C95
040	原位癌计	D00~D09
041	其中:子宫颈原位癌	D06
042	良性肿瘤计	D10~D36
043	其中:皮肤良性肿瘤	D22~D23
044	乳房良性肿瘤	D24
045	子宫平滑肌瘤	D25
046	卵巢良性肿瘤	D27
047	前列腺良性肿瘤	D29.1
048	甲状腺良性肿瘤	D34
049	交界性肿瘤计	D37~D48且不是M8000/1
050	动态未知的肿瘤计	D37~D48且是M8000/1

例：

肿瘤	M 编码	解剖部位编码	疾病分类号	报表分类号
食管腺鳞癌	M8560/3	C15.9	025	025 023 022 001
十二指肠平滑肌肉瘤	M8890/3	C17.0	027	027 023 022 001
肝细胞肝癌	M8170/3	C22.0	030	030 023 022 001
急性淋巴细胞性白血病	M9821/3	C91.0	039	039 023 022 001
子宫颈原位癌	M8010/2	D06.9	041	041 040 022 001
小肠血管肌瘤	M8894/0	D13.3	042	042 022 001
耳廓色素痣	M8720/0	D22.2	043	043 042 022 001
恶性葡萄胎	M9100/1	D39.2	049	049 022 001
睾丸多房性囊肿	M8000/1	D40.1	050	050 022 001

注意事项：

(1)不以肿瘤的名称分类：肿瘤的分类是以其解剖部位编码为基础。每一肿瘤的解剖部位编码均可在 ICD-10 疾病分类类目表中找到分类序号,得以归类,切不可仅根据肿瘤的诊断名称即查找分类序号。

如：食管癌　　　M8010/3　C15.9　025

颞叶胶质瘤　M9380/3　C71.2　038

又如：食道原位癌　M8010/2　D00.1 不分类在 025(食管恶性肿瘤),而分类在 040(原位癌计)。卵泡细胞瘤(卵巢) M8620/1 D39.1 不分类在 035(恶性),046(良性),而分类在 049(动态未定)

(2)根据分类表的层次,选择报表序号：

分类表的层次有：总计

　　　　小计

　　　　　计

　　　　　　其中

　　　　　　　内

每一肿瘤的解剖部位编码均可被分类表的相应层编码范围所包括,填写统计报表时,应从下至上,即从具体到一般,顺序寻找,以防漏掉。如：

鼻咽癌　C11,能包括它的分类表的各层编码范围有：

001 总计 A00～T98,Z00～Z99

022 肿瘤小计 C00～D48

023 恶性肿瘤计 C00～C97

024 鼻咽癌 C11

能包括鼻咽癌的报表序号有 4 个(001,022,023,024),报表时,均应填写,切不可漏掉。又如：

子宫平滑肌瘤 D25

在分类表中找到 D25,其中子宫平滑肌瘤 报表序号 045

D10~D36 良性肿瘤计 报表序号 042

C00~D48 肿瘤小计 报表序号 022

A00~T98,Z00~Z99 报表序号 001

子宫平滑肌瘤应填报表序号 4 个,即 001,022,042,045。

参考文献

(同条目"疾病和有关健康问题的国际统计分类")

(苏顺龄)

妊娠分娩和产褥期的编码

1 主要内容

(1)以流产为结局的妊娠 O00~O08

(2)妊娠有关的并发症 O10~O29

(3)与胎儿、羊膜腔、分娩有关的孕产妇医疗 O30~O48

(4)产程,分娩的并发症 O60~O75

(5)分娩 O80~O84

(6)产褥期并发症 O85~O92

(7)其他产科情况 O95~O99

但是,不包括:

(1)孕产妇的损伤,中毒和外因的其他后果(分类于第 19 章 S00~S98)

(2)产褥期的精神和行为障碍(编码在第 5 章,F53-)

(3)产科破伤风(A34),产后垂体坏死(E23.0),产褥期骨软化(M83.0)

(4)高危妊娠监护(Z35.-),正常妊娠监护(Z34.-)

(5)妊娠、分娩、产褥期并发人类免疫缺陷病毒(HIV)感染(分类于 B20~B24),无症状性人类免疫缺陷病毒(HIV)感染状态(分类于 Z21),人类免疫缺陷病毒(HIV)的实验室证据(R75)

2 编码原则

2.1 妊娠、分娩和产褥期合并并发症

(1)如果在同一次医疗事件中进行处理,称即时并发症,并向妇产科求医,按照特殊

组合章优先分类的原则,主要诊断应为妊娠,分娩和产褥期的情况。为了指出并发症,根据并发症作多数编码的原则,可采用多数编码,使用 O08,为附加编码,用以指出何种并发症,如:

输卵管妊娠破裂伴有大出血,休克

　　主要诊断:输卵管妊娠破裂 O00.1

　　附加编码:异位妊娠后过度出血 O08.1　异位妊娠后休克 O08.3

不完全流产伴有子宫穿孔

　　主要诊断:不完全流产 O06.3

　　附加编码:流产后子宫穿孔 O08.6

(2)如果不在一次医疗事件中进行处理,称过时并发症,本次就诊只是为了治疗并发症,则可以采用 O08 类目编码为主要编码,如:

自然流产后并发迟延出血再次入院

　　主要诊断:流产后迟延出血 O08.1

流产后弥漫性血管内凝血再次入院

　　主要诊断:流产后的血管内凝血 O08.1

2.2　诊断记录了分娩或分娩方式 O80~O84

(1)如果同时指出伴有可分类于第十五章的其他情况,则主要诊断为第十五章的情况,分娩方式为附加编码,用以指明分娩方式或类型,如:

双胎妊娠分娩　顺产　自然分娩

　　主要诊断:双胎妊娠 O30.0

　　附加编码:多胎分娩,均为顺产 O84.0

足月妊娠分娩　左枕前位　胎盘早产剥离　低位产钳

　　主要诊断:胎盘早期剥离 O45.9

　　附加编码:低位产钳 O81.0

(2)如果没有指出可归类于第十五章的其他情况,分娩方式(O80~O84)可作为主要诊断,如:

足月妊娠　臀位分娩　死产男婴　臀位取胎术

　　主要诊断:臀位取胎术 O83.0

　　附加编码:臀位分娩 O80.1 死产男婴 Z37.1

足月妊娠　低位产钳分娩

主要诊断:低位产钳分娩 O81.0(没有提供其他信息,故可为主要编码)

c)足月妊娠 自然分娩 活产女婴

主要编码:自然分娩 O80.0

附加编码:活产女婴 Z37.0

2.3　妊娠、分娩、产褥期伴可归类在他处的孕产妇疾病

(1)O98~O99 为妊娠、分娩、产褥期与其他疾病的联合编码。疾病可因妊娠而加重,或可成为产科医疗的理由,此时联合编码 O98~O99 类目,可作为主要编码,其他章的疾病为附加编码。

如妊娠伴有弓形体病,来高危产前门诊检查

主要编码:O98.6(原生动物疾病并发于妊娠)

附加编码:B58.9(弓形体病)

妊娠伴有动脉硬化性心脏病

主要编码:O99.4(循环系统疾病并发于妊娠)

附加编码:I25.1(动脉硬化性心脏病)

妊娠合并肺结核

主要编码:O98.0(结核病并发于妊娠)

附加编码:A16.9(肺结核)

(2)若妊娠、分娩、产褥期伴发的其他疾病已影响或怀疑影响到胎儿时,对母亲的医疗,应分类到O35的适当亚目。

如妊娠并发弓形体病,可疑影响胎儿

主要编码:O35.8(弓形体病可疑影响胎儿)

附加编码:B58.9(弓形体病)

妊娠并发风疹感染,可疑影响胎儿

主要编码:O35.3(风疹可疑影响胎儿)

附加编码:B06.9(风疹)

2.4 产科病人进行某种操作

(1)若已知操作的原因或疾病,则以疾病原因为主要诊断编码,操作则按手术分类进行。操作的疾病编码为附加编码。

如足月妊娠 均小骨盆引起梗阻性分娩

主要编码:由于均小骨盆引起的梗阻性分娩 O65.1

附加编码:剖宫产 O82.9

(2)若未提及操作的疾病原因,操作可以作为主要编码。

如足月妊娠 左枕前位 低位产钳

主要编码:低位产钳 O81.0

足月妊娠 剖宫产

主要编码:剖宫产 O82.9

2.5 人工流产或自然流产伴有绝育,选择人工流产或自然流产为主要诊断,分娩伴有绝育,选择分娩的并发症为主要诊断,如:

试产失败 剖宫产 结扎双侧输卵管

主要诊断:试产失败 O66.4

附加编码:剖宫产术分娩 O82.9 结扎输卵管绝育 Z30.2

2.6 产科疾病的诊断,其主要诊断的选择,应突出统计报表序号的疾病,报表序号有:

136 小计 O00～O99

137 其中,异位妊娠 O00

138 医疗性流产 O04

139 妊娠,分娩和产褥期水肿,蛋白尿,高血压 O10～O16

140　　　前置胎盘,胎盘早剥,产前出血 O44～O46

141　　　梗阻性分娩 O64～O66

142　　　分娩时会阴裂伤 O70.-,阴道裂伤 O71.4

143　　　产后出血 O72

144　　　顺产 O80　O84.0

如足月妊娠分娩　自然分娩　脐带绕颈　产后出血

　　主要诊断:产后出血 O72.1(报表序号 143)

　　附加编码:脐带绕颈 O69.1 自然分娩 O80.0

　　妊娠 35 周自然早产分娩　臀先露　活产男婴　阴道Ⅰ度裂伤　产后乳房脓肿

　　主要诊断:阴道Ⅰ度裂伤 O70.0(报表序号 142)

　　附加编码:早产 O60 活产 Z37.0 臀先露 O32.1 产后乳房脓肿 O91.1

　　子宫内妊娠 39 周分娩　活产女婴　左枕前位　胎膜早破　原发子宫乏力

　　主要诊断:自然分娩 O80.0(报表序号 144)

　　附加编码:活产 Z37.0 胎膜早破 O42.9 原发子宫乏力 O62.0

注:① 临床诊断顺序:妊娠情况,分娩方式,胎位,分娩结局,并发症。

　　② 早产:孕 37 周前生产。足月妊娠:37～42 周。过期妊娠:42 周以后出生。

3　编码步骤

在第三卷第一部分查找,有四种类型。

3.1　妊娠,分娩,产褥期合并第十五章疾病,其主导词仍为"妊娠","分娩"。如:

先兆流产(主导词为妊娠)

妊娠

- 并发

- - 出血

- - - 先兆流产 O20.0

脐带绕颈(主导词为分娩)

分娩

- 并发

- - 脐带

- - - 绕颈 O69.1

3.2　因为胎儿异常或可疑异常,影响到母亲处理时,可查"妊娠-影响处理,由于",如胎儿心律失常

妊娠

- 影响处理,由于

- - 胎儿

- - - 异常或损伤

- - - - 心律或节律 O36.8

3.3　妊娠伴有第十五章以外的其他疾病时,查"妊娠,-并发,- -在下列类目的情况",

如：

妊娠并发二尖瓣闭锁不全　　　　　（二尖瓣闭锁不全 I34.0）

妊娠

- 并发

- - 在下列类目中的情况

- - - I20～I99　O99.4

妊娠合并脾机能亢进　　　　　（脾机能亢进 D73.1）

妊娠

- 并发

- - 在下列类目中的情况

- - - D65～D89 O99.1

3.4　当妊娠合并不能分类于他处的并发症时，可查"妊娠,-合并症 NEC O26.9（与妊娠有关的情况，未特指）"，如果并发症是特指某种疾病，可分类到 O26.8（其他特指与妊娠有关的情况），如：

妊娠并发全身衰竭　　　　　（全身衰竭 R53）

妊娠

-并发症 NEC O26.8

4　注意事项

4.1　第十五章妊娠、分娩和产褥期是对母亲的分类，不论是孕产妇的情况影响处理，还是可疑胎儿的问题影响孕产妇医疗，如果针对母亲的分类，应编码到 O，如果针对胎儿的分类（如胎儿宫内窒息），编码到 P（围生期），如：

胎儿宫内窒息

胎儿窒息影响母亲处理 O36.8

胎儿窘迫 P20.-

4.2　完全正常情况下的分娩 O80

O80～O84，只有在无其他第十五章编码时，才可为主要编码，否则只是附加编码正常分娩可以包括二个方面：

（1）分娩过程中 1. 无异常，2. 无并发症，3. 自然头位分娩，4. 未提及手法，5. 未提及器械助产，6. 有或没有会阴侧切，编码为 O80.0。

（2）虽有妊娠并发症，如妊娠呕吐，妊娠早期出血等情况，只要不发生在（或存在于）本次住院分娩过程中，即可认为是正常分娩。注：美国定义为正常自然分娩，顶先露，活产，足月妊娠，分娩可伴有会阴侧切，但不包括任何使用产钳或其他操作助产，不包括死胎或多胎。我国卫生部意见为可以伴有会阴侧切 O80.0 但不包括会阴切开术后由于撕裂而延伸。

4.3　会阴裂伤：包括会阴切开术后由于撕裂而延伸，但不包括产科高位阴道裂伤（O71.4）

Ⅰ度：会阴裂伤，破裂，撕裂伤累及阴唇系带阴唇，皮肤，轻度，阴道，外阴 O70.0

Ⅱ度：除上述外，累及盆底，会阴肌肉，阴道肌肉 O70.1

Ⅲ度:除上述外,累及肛门扩约肌,阴道直肠膈,括约肌 NOS,O70.2

Ⅳ度:除上述外,累及肛门黏膜,直肠黏膜 O70.3

4.4　胎位异常 O32,胎盆不称 O33 O34 与梗阻性分娩 O64,O65,O66 的区别:前者发生在生产过程之前,后者发生于生产过程之中,采用手术分娩或其他方式助产,不一定是梗阻性分娩。如:

胎儿横位 O32.2

胎儿横位伴有梗阻性分娩 O64.0

均小骨盆 O33.1

均小骨盆伴有梗阻性分娩 O65.1

4.5　引起产后胎盘滞留因素:胎盆残留;胎盘嵌顿;胎盘粘连;胎盘植入和胎盘剥离时出血活跃。产后 2 小时内出血 400ml,或 24 小时内出血 500ml 为胎盘滞留伴出血。

4.6　活产:活产是指不论妊娠期长短而自母体完全排出或取出的受孕产物,他与母体分开后,不论脐带是否切断或胎盘是否附着,只要能够呼吸或显示其他生命证据,如心脏跳动,脐带搏动或随意肌的明显运动,这样出生的每一产物均被视为活产。

我国卫生部规定只以呼吸有无来确定。

4.7　孕产妇死亡:孕产妇死亡是指处在妊娠期或妊娠终止后 42 天之内的妇女,不论妊娠期长短和受孕部位,由于任何与妊娠或妊娠处理有关的或由此而加重的原因导致的死亡,但不包括由于意外或偶然原因导致的死亡。

晚期孕产妇死亡:晚期孕产妇死亡是指处在妊娠终止后 42 天以后,但未满一年的妇女,由于直接或间接产科原因导致的死亡 O96

直接产科死亡:直接产科死亡是指由于妊娠状态(妊娠,分娩,产褥期)下的产科并发症,由于医疗的操作干预,疏忽遗漏,处理不当或由于上述情况的任何一种而引起的一系列事件导致的死亡。

间接产科死亡:间接产科死亡是指由于以前存在的疾病或妊娠期新发生的疾病,这些疾病虽非直接产科原因所引起,却因妊娠的生理影响而加重,从而导致死亡。

未特指原因的产科死亡:死于妊娠,产程,分娩或产褥期,唯一提供的信息是"孕产妇","产科"死亡 O95。如果特指了死亡的产科原因,则编码到适当类目。

直接产科原因后遗症死亡:用于妊娠终止 1 年以上,任何直接产科原因的死亡 O97。

4.8　O10~O16 为妊娠,分娩和产褥期水肿,蛋白尿,高血压,临床常诊断为"妊娠高血压综合症",而诊断中缺少进一步的描述。ICD-10 将其分为轻、中、重度,可分为二类:一是原有高血压伴妊娠;二是妊娠引起的高血压,二者不同,应注意:

(1)原有高血压并发妊娠 O10.0

(2)妊娠诱发的高血压 O13

(3)妊娠并发高血压,水肿,轻度 O13,中度 O14.0,重度 O14.1

(4)妊娠并发高血压,水肿,蛋白尿 O14.0,重度 O14.1

(5)妊娠并发短暂性高血压,即妊娠前血压正常,妊娠中直至分娩后 24 小时内发生的高血压,但分娩后 10 天又恢复正常 O16

(6)妊娠并发未特指的高血压 O16

4.9 流产 O03～O06,其四位数亚目见卷一第 579 页,主要表示:完全性,不完全性,并发出血,栓塞,感染等,根据流产目的分为:a)自然流产(完全性,不完全性,难免流产) O03;b)医疗性流产,计划生育流产 O04;c)宗教性流产,自己不要流产,其他特指原因流产 O05;d)未特指原因的流产 O06,(医院中不用此编码)。

参考文献

(同条目"疾病和有关健康问题的国际统计分类")

(苏颀龄)

先天性畸形,变形和染色体异常(Q00～Q99)

1 先天性疾病的概念

先天性疾病(congenital disease)是指婴儿一出生就具有的疾病。如白化病(E70.3)、先天愚型(Q90.9)、马蹄内翻足(Q66.0)、唇裂(Q36.9)等。

1.1 先天畸形

出生的新生儿表现为形态结构异常,称为先天畸形(congenital malformation)或出生缺陷(birth defect),如马蹄内翻足(Q66.0),唇裂(Q36.9)等。

我国出生缺陷总发生率为 13.07‰,其中以聋哑、痴呆最多,多与遗传有关。据广东省调查新生儿出生缺陷率逐年上升,1996 年为 0.96%,1998 年为 1.005%,2004 年则为 2.12%。2000 年广西省住院分娩出生缺陷率为 17.46‰,2004 年上升到 21.57‰。福建省 2004 年全省出生缺陷率为 11.02‰。我国常规监测的先天畸形共计 19 种。

表 1 我国常规监测的先天畸形

先天畸形	ICD-10 编码	先天畸形	ICD-10 编码
无脑儿	Q00.0	短肢(上、下肢)畸形	Q71.-　Q72.-
脊柱裂	Q05.-	先天性髋关节脱位	Q65.0～Q65.5
脑积水	Q03.-	畸形足	Q66.-
腭裂	Q35.-	多指(趾)与并指(趾)	Q69.-　Q70.-
完全性唇裂	Q36.-	血管瘤病	Q82.8
先天性心血管病	Q20.-～Q28.-	胎痣	Q82.5
食管闭锁及狭窄	Q39.0.～Q39.3	唐氏综合征	Q90.-
直肠及肛门闭锁	Q42.0～Q42.3	幽门肥大	Q40.0
内脏反位	Q89.3	膈疝	Q79.0
尿道上、下裂	Q64.0　Q54.-		

1.2　遗传病

当一种畸形或疾病是由于出生前由遗传物质染色体畸变或基因突变并已表达而形成,这种先天性疾病称为遗传病(hereditay disease),如白化病(E70.3),先天愚型(Q90.9),先天性聋哑(H91.3)等。

染色体负载着遗传信息,其化学组成主要是脱氧核糖核酸(DNA)和蛋白质。DNA分子是由许多脱氧核糖核酸相互连接而成的长链,每个脱氧核糖核酸含有脱氧核糖、磷酸和碱基。碱基有四种,即腺嘌呤、鸟嘌呤、胞嘧啶和胸腺嘧啶,这四种碱基在DNA长链上的排列顺序蕴育着遗传信息,排列顺序的不同决定了基因的特异性。据调查,目前已发现人类遗传性疾病6000多种,我国有2200万各种遗传病患者,在整个人群中发病率为2%～3%。约10%的孕妇流产是由于染色体异常引起,3%的儿童智力低下,其中3/4是遗传病引起。

遗传病有两大类:

1.2.1　染色体病(chromosomal disease)

染色体病是染色体数目和结构异常所致的疾病。由于每条染色体中有多数基因,所以染色体病常表现为综合征。目前已发现染色体综合征400余种,发生率高达1/1000,低的不到1/100000。一般人有46条(23对)染色体,其中44条(22对)为常染色体,其余2条(1对)为性染色体,女性为XX,男性为XY。普通人群染色体变异的发生率5‰左右,新生儿高达8‰。

染色体病举例:

(1) 常染色体病

先天愚型(Q90.9)于1866年由英国医生Down首先描述,又称Down综合征。1959年Lejeune首先报导,第21号染色体多了一条,又称21三体综合征。我国每年约有2.6万个唐氏儿出生,20%是由年龄大于35岁的妇女所生,其发生率随孕妇的年龄递增而升高。患儿有严重的智力障碍,身体发育迟缓,鼻根低平,眼距宽,眼裂小,外眼角上斜,内眦赘肉,腭弓高尖,第三囟门,舌大外伸,流涎,又称伸舌样痴呆。约40%伴有先天性心脏病(房室间隔缺损),肌张力低,关节可过度屈曲,又称软白痴,IgE降低,易患肺炎等呼吸道感染,生活不能自理。孕15～20周,检查母血AFP、HCG浓度可计算怀唐氏儿的风险系数,有助诊断。

Edward(爱德华兹)(Q91.3)综合征,于1960年由Edward和Patau首先报导,1964年Yunis证实为第18号染色体多了一条,又称18三体综合征。患者生长发育障碍,肌张力亢进,眼裂狭小,内眦赘皮,眼睑下垂,后枕骨突出,耳低位,耳廓畸形,小口,手呈特殊握掌势(第3、4指屈曲,第2、5指压在其上),摇椅形足底,踝部向外突出,90%患者有先天性心脏病,以室间隔缺损和动脉导管未闭最为常见。

猫叫综合征(Q93.4),于1963年由Lejeune首次报导,为第5号染色体短臂部分缺失,由患儿哭声如猫叫而得名,随年龄增长而趋于正常,女性多于男性,脸形从圆形变成倒三角形脸,一般智力发育差,多有语言障碍。

(2) 性染色体病

先天性睾丸发育不全[Klinefelterke(克兰费尔特)综合征 Q98.0],1942年由

Klinefelterke 首先报道,1959 年 Jacobs 确定为 47,XXY,以后又发现有 48,XXXY,我国郑立新的科室曾分别检查出 3、4、5 条 X 染色体的患者。患者男性,儿童期无任何症状,青春期开始症状逐渐明显,身高 175cm 以上,男性外生殖器呈去势体征,阴茎明显短小,小睾丸,睾丸组织切片示曲细精管玻璃样变,不能生育,体毛稀少,无须,无喉结,男性乳房发育。

先天性性腺发育不全[Turner(特纳)综合征,Q96.9],1938 年 Turner 首先报导。1959 年 Ford 证实为 45,XO。患儿女性,体矮(120~140cm),后发际低,50%有蹼颈,肘外翻,乳间距宽,青春期乳腺仍不发育,乳头发育不良,性腺发育不全,有卵巢基质无卵泡,原发闭经,外生殖器幼稚,并发肾畸形,色素斑,指(趾)甲发育不良,智力正常,少数智力低下。

同源染色体易位携带者和复杂性染色体易位患者,其所生后代肯定为染色体异常儿,故婚后禁止生育。

1.2.2　基因病(genic disease)

由于细胞核内的染色体上的基因发生突变所致的疾病即基因病。基因病分单基因病和多基因病两类。基因是遗传的一个基本单位,是具有表达和产生基因产物功能的一段 DNA 序列。

（1）单基因病

是单个基因发生突变所致的疾病。突变基因可以发生在常染色体上或性染色体上,可以呈显性或隐性,分 5 个类型:

① 常染色体显性遗传病:致病基因位于第 1~22 号染色体上,呈显性。目前已发现常染色体显性遗传病 4458 种。如软骨发育不全,家族性多发性肠息肉症等。这类疾病是代代相传的,发病与性别无关,男女患病机会均等,若病人与正常人结婚,所生子女有 1/2 可能患病,故婚后禁止生育。常见常染色体显性遗传病如下表:

表 2　常见常染色体显性遗传病

家族性高胆固醇血症　E78.0	血色素沉着症　E83.0
遗传性出血性毛细血管扩张症　I78.0	遗传性巨血小板病,兼发肾炎和耳聋　Q24.4
遗传性球形红细胞症　D58.0	特发性肥大性主动脉瓣狭窄　Q24.4
急性间歇性卟啉症　E82.2	神经纤维瘤　Q85.0
迟发性成骨不全症　Q78.0	结节性脑硬化　Q85.1
成年多囊肾病　Q61.2	多发性家族性结肠息肉症(肠息肉Ⅰ型)　D12.6 M8221/0
Marfan(马凡)综合症　Q87.4	Peutz-Jeghers(珀茨－耶格尔斯)综合症(肠息肉Ⅱ型)　Q85.8
Huntington(亨廷)舞蹈病　G10	
肌强直性营养不良　G71.1	家族性痛风　M10.0

② 常染色体隐性遗传病:致病基因位于第 1~22 号常染色体上,基因为隐性。现已发现常染色体隐性遗传病 1730 种,如苯丙酮尿症、白化症、β 地中海贫血、镰形红细胞贫血等。

表3　常见常染色体隐性遗传病

镰形红细胞贫血　D57.1	婴儿黑蒙性痴呆(Tay-Sachs病)　E75.0
β地中海贫血　D56.	同型半胱胺酸尿症　E72.0
尿黑酸尿症　E70.2	Friedreich(弗里德赖希)家族性共济失调　G11.1
白化症　E70.3	Gaucher(戈谢)病　E75.2
半乳糖血症　E74.2	家族性非溶血性黄疸(Gilbert病)　E80.4
肝豆状核变性(Wilson病)　E83.0	粘多糖累积症Ⅰ型(Hurler综合症)　E76.0
遗传性肺气肿　P25.0	垂体性侏儒症　E23.0
先天性肾上腺皮质增生　E25.0	枫糖尿病　E14　　苯丙酮尿症　E70.0
Barder-Biedl综合症　Q87.8	丙酮酸激酶缺乏症　D55.2

③ X连锁隐性遗传病:致病基因位于X染色体上,基因为隐性。如红绿色盲,肌营养不良,鱼鳞癣等。所谓X连锁隐性遗传病是指X染色体上的基因突变的遗传病,基因为隐性。男性只有一条X染色体,故疾病只传给女儿,不传给儿子。而女子有二条X染色体,故疾病可以传给女儿,也可以传给儿子。

表4　常见X连锁隐性遗传病

红绿色盲　H53.5	睾丸女性化　E34.5
鱼鳞癣　Q80.9	先天性高尿酸血症　E79.1
眼白化病　E70.3	粘多糖累积症Ⅱ型　E76.1
无丙种球蛋白血症　D80.0	糖鞘脂累积症　E75.2
Wiskott-Aldrich(维斯科特－奥尔德里奇)综合征　D82.0	肌营养不良症　G91.0
G-6-FD缺乏症　D55.0	肾性尿毒症　N25.1
血友病A　D66	无汗性外胚层发育不良　Q82.4
血友病B　D67	慢性肉芽肿病　L92.9

④X连锁显性遗传病:致病基因位于X染色体上,基因为显性。如抗维生素D佝偻病(E83.3† M90.8*),遗传性肾炎(Q87.8),口面指综合症(Q87.0),局部皮肤发育不全症(Q82.8),色素失禁症(Q82.3)等。患该病的女性将有1/2的机会把致病基因传给子女,无论生男还是生女,均有1/2发病,故婚后禁止生育。

⑤Y连锁遗传病:Y连锁遗传病是指决定某些性状的基因位于Y染色体上,因为只有男性才Y染色体,所以发病只有男性,基因只传给儿子,不传给女儿。Y连锁基因较少,迄今只发现19种,多与睾丸形成和性别分化有关,如无睾症(Q55.0)等。

(2)多基因病

多基因病是由二对以上基因和环境因素共同作用所致的疾病,种类近100种,发病率高于1/1000。常见多基因病如高血压(I10)、冠心病(I25.1)、唇裂(Q36.9)、腭裂(Q35.9)、先天性髋关节脱位(Q65.2)、先天性心脏病(Q24.9)、先天性畸形足(Q66.8)、哮喘(J45.9)、精神分裂症(F20.9)、糖尿病(E14.9)、无脑儿(Q00.0)、脊柱裂(Q05.9)、消化性溃疡(K27.9)等。有严重危害且遗传度较高的病种如精神分裂症、躁狂抑郁性精神病、重症先天性心脏病、多基因遗传型原发性癫痫等婚后禁止生育。

注意：

（1）先天畸形大多数与遗传有关。如 4/5 儿童智力低下是由遗传引起的,如先天愚型(Q90.9),猫叫综合征(Q93.4)都是染色体变异所致。

（2）先天畸形并不都是遗传病。在胎儿发育过程中,或在胎儿生产过程中,由于环境因素的影响,如接触同位素、射线等,所引起胎儿形态或机能的改变,从而导致的先天性畸形或出生缺陷不是遗传物质造成的,虽然属于先天性疾病,但不是遗传病。如母亲妊娠的前三个月感染风疹病毒,可致胎儿患先天性心脏病（Q24.9）或先天性白内障（Q12.0）,胎儿生产过程中的外伤可致先天性斜颈(Q68.0)。可见,先天性疾病不一定都是遗传病。

（3）遗传病大都是先天性疾病。遗传因素在人类疾病发生发展中起重要作用。许多疾病的发生与遗传有关。完全由遗传因素决定发病,只要有特定的遗传型(基因)即患病,不需要环境因素作用,如成骨不全(Q78.0)、白化病(E70.3)、血友病(D66)等。

基本上由遗传因素决定,环境因素存在一定诱因发病,如苯丙酮尿症(E70.1)、蚕豆病(D55.0)等。遗传因素与环境因素都有作用,但不同疾病二因素比例大小不同,如唇裂(Q35.9)、脊柱裂(Q05.9)等。完全由环境因素决定,遗传因素不起作用疾病,如急性传染病、坏血病(E54)等。

（4）遗传病不一定都是先天性疾病。有些遗传病在胎儿出生时并不表现出形态结构的异常或具有临床症状,不可能分类到先天性疾病之中,但由于遗传物质的存在,出生后的生命过程中逐渐形成遗传信息的性状或临床表现,称后天性疾病(acquired disease)。如迪谢纳(Duchenne)型肌营养不良(G71.0),要到儿童期才发病,脊髓小脑性共济失调症(G11.2)到 35～40 岁才发病,亨廷顿(Huntington)舞蹈病(G10)要到几十岁才发病。还有些隐性遗传病患者,终生不发病。

1.3　家族性疾病

家族性疾病(familial disease)是指在一个家庭中不止一个成员罹患,表现出某种疾病在某一个家族内明显高于人群中的一般发病率的疾病。这是由于从共同的祖辈继承了同一致病基因所致。

（1）遗传病,特别是显性遗传病常见家族聚集现象,如：腓骨肌萎缩症,又称 Charcot-MarieTooth(沙尔科-玛丽-图恩病,(G60.0),Huntington(亨廷顿) 舞蹈病(G10),家族性多发性结肠息肉症(D12.6 M8221/0)等常染色体显性遗传病。可见,家族性疾病可以是遗传病。

（2）家族性疾病不一定都是遗传病。同一家族不同成员的生活条件基本相同,某些环境因素所致的疾病也可表现出发病的家族性,如麻风(A30.9),病毒性肝炎(B15～B39),梅毒(B50～B53)等不是遗传病。

（3）遗传病也有散发的。

① 遗传病散发见于一些常染色体隐性遗传,由于致病基因频率很低,而且只有在致病基因纯合时才发病,所以常常散发。

② 夫妻表型正常,但都是某致病基因的杂合子(携带者),出生的患儿往往是散发的,都是典型的遗传病。

③ 有些常染色体显性或 X 连锁隐性遗传的疾病,由于患者首次基因突变产生,疾病可以是散发的。

④ 有些遗传病,特别是染色体异常的患者由于活不到生育年龄或不育以致观察不到垂直传递而呈散发。因此,不能认为散发的疾病就不是遗传病。可见,遗传病也不一定都有家族性。

2　先天性疾病的编码

1　先天畸形,先天变形和染色体异常:

先天畸形,先天变形和染色体异常三部分的编码列于 ICD-10 第十七章。

(1) Q00～Q07 神经系统先天畸形

(2) Q10～Q18 眼耳面颈部先天畸形

(3) Q20～Q28 循环系统先天畸形

(4) Q30～Q34 呼吸系统先天畸形

(5) Q35～Q37 唇裂及腭裂

(6) Q38～Q45 消化系统先天畸形

(7) Q50～Q56 生殖器官先天畸形

(8) Q60～Q64 泌尿系统先天畸形

(9) Q65～Q79 肌肉骨骼系统先天畸形变形

(10) Q80～Q89 其他先天畸形

(11) Q90～Q99 染色体异常

胎儿出生时无形态结构异常之先天性疾病,根据病因或临床表现归在各器官、系统的疾病中。如,以神经系统病变为主的遗传性疾病分类在神经系统章,如遗传性共济失调(G11),家族性运动神经元病(G12.2)等;

以代谢障碍为主的遗传性疾病分类在营养代谢疾病章,如苯丙酸尿症(E70.0),肝豆状核变性(E83.0)等;

以眼病为主的先天性疾病分类到眼和附器疾病章,如先天性眼球震颤(H55),先天性梅毒性眼病(A50.0† H58.8*)等;

以耳病变为主的先天性疾病,如先天性耳聋(H90.5)分类在耳和乳突疾病章;

以病原体为病因的先天性疾病,如先天性梅毒(A50)分类在传染病章;

围生期的先天性疾病则分类在围生期疾病章,如先天性肺硬变(P78.8),先天性结核病(P37.0),先天性肺纤维化(P27.8),先天性风疹(P35.0),先天性巨细胞病毒感染(P35.1),先天性肺炎(P23.0)等。

3　先天性疾病的编码方法步骤

先天性疾病编码仍遵循基本编码方法,分三步进行。

(1)确定主导词,

(2)在第三卷第一部分中寻找编码,

(3)在第一卷中检查、核对、补充。

3.1 先天畸形、变形

先天畸形、变形的编码以病变的性质为主导词。常用的主导词有畸形，变形，缺如，缺失，缺损，缺乏，错位，异常等。

如：先天性颅骨畸形伴脑积水

畸形

- 颅

-- 先天性

--- 伴有

---- 脑积水（Q03.9）

异常（先天性）

- 骨

-- 颅

--- 伴有

---- 恼积水（Q03.9）

变形

- 颅（骨）

-- 伴有

--- 脑积水　（Q03.9）

缺如

- 颅（骨）

-- 伴有

--- 脑积水　（Q03.9）

缺失

- 颅骨

-- 伴有

--- 脑积水　（Q03.9）

又如先天性梅毒性马鞍鼻

畸形

- 鞍状

-- 鼻

--- 梅毒性（A50.5）

畸形

- 鼻

-- 梅毒性

--- 先天性（A50.5）

又如右位心

错位（先天性）

- 心脏

-- 右位心（Q24.0）

又如先天性短肢畸形

异常（先天性）

- 短缺（肢）

-- 上肢（Q71.8）

又如先天性室间隔缺损

缺损

- 心室间隔（Q21.0）

缺如

- 间隔

-- 心室（Q20.4）

缺失

- 间隔

-- 心室（先天性）（Q20.4）

异常（先天性）

- 心脏

-- 间隔

--- 心室（Q21.4）

查第一卷 P645，Q20.4 为两房一室三腔心，心室双入口，单心室，即无心室间隔。Q21.0 为室间隔缺损。最后确定正确编码为 Q21.0。

3.2 染色体异常

染色体异常的编码，主导词可为综合征，染色体，异常，易位，平衡等。

如先天愚型(21 三体综合征)　　　　　　又如先天性睾丸发育不全(XXY 染色体)
　　综合征　　　　　　　　　　　　　　　综合征
　　- 三体性　　　　　　　　　　　　　　- XXY 染色体（Q98.0）
　　-- 21（Q90.9）
又如猫叫综合征(染色体 5 短臂缺失)
　　综合征　　　　　　　　　　　　　　　缺失
　　- 染色体　　　　　　　　　　　　　　- 染色体
　　-- 5 短臂缺失（Q93.4）　　　　　　　-- 短臂
　　　　　　　　　　　　　　　　　　　　--- 5（Q93.4）

又如唐氏综合征(21 三体综合征)
　　易位　　　　　　　　　　　　　　　　易位
　　- 三体性　　　　　　　　　　　　　　- 唐氏综合征（Q90.2）
　　-- 21（Q90.2）

3.3　已明确病因或临床表现的先天性疾病
可根据病因或疾病的临床表现等,在医学术语中确定主导词。
如先天性角化病　　　　　　　　　　　　又如家族性天疱疮
　　角化病　　　　　　　　　　　　　　　天疱疮
　　- 毛囊　　　　　　　　　　　　　　　- 家族性（Q82.8）
　　-- 先天性（Q82.8）
又如遗传性淋巴水肿　　　　　　　　　　又如着色性干皮病
　　淋巴水肿　　　　　　　　　　　　　　干皮病
　　- 遗传性（Q82.0）　　　　　　　　　- 着色性（Q82.1）
又如先天性寻常性鱼鳞病
　　鱼鳞病(先天性)
　　- 寻常性（Q80.0）

3.4　分类在第十七章以外的先天性疾病
可根据病因或疾病的临床表现等,在医学术语中确定主导词。
如先天性梅毒性马鞍鼻　　　　　　　　又如先天性耳聋
　　梅毒　　　　　　　　　　　　　　　聋
　　- 鼻　　　　　　　　　　　　　　　- 先天性（H90.5）
　　-- 鞍背状畸形（A50.5）
又如遗传性出血性毛细血管扩张症
　　毛细血管扩张症
　　- 出血性,遗传性(先天性)(I78.0)
又如遗传性球形红细胞增多症
　　球形红细胞增多症(先天性)(家族性)(遗传性)(D58.0)
又如家族性高胆固醇血症
　　高胆固醇血症(家族性)(遗传性)(E78.0)

3.5 以外国人名为疾病名称的先天性疾病的编码

3.5.1 以英语的汉字译音为主导词查找编码

如 Marfan(马凡)综合征

　　　查 马凡综合征（Q87.4）

又如 Peutz-Jeghrs(波伊茨-耶格)综合征

　　　查 波伊茨-耶格综合征（Q85.8）

又如 Wilson(威尔逊)病(肝豆状核变性)

　　　查 威尔逊

　　　　- 肝豆状核变性（E83.0）

又如 Gaucher(戈谢)病

　　　查 戈谢病（E75.2）

又如 Bardet-Biedl(巴尔代-比德)综合征

　　　查 比德-巴尔代综合征（Q87.8）

3.5.2 已知疾病为染色体病或为基因病

可以综合征,染色体为主导词查找。

如 Edward(爱德华兹)综合征,为18三体综合征

　　　查 综合征

　　　　- 三体性

　　　　- - 18(Q91.3)

又如 Down(唐氏)综合征,为21三体综合征

　　　查 综合征

　　　　-三体性

　　　　- - 21　(Q90.9)

3.5.3 已知疾病的病因或临床表现

要认真查阅病历,根据病因或疾病的主要临床表现等,在医学术语中确定主导词。

如如 Wilson(威尔逊)病,为肝豆状核变性

　　　查 肝豆状核变性（E83.0）

又如 Gilbert(吉尔伯特)病,为家族性非溶血性黄疸

　　　查 黄疸

　　　　- 家族性非溶血性（E80.4）

　　　　- - 先天性（E80.5）

又如 Hunter(胡勒)综合征,为粘多糖贮积病Ⅱ型

　　　查 粘多糖贮积病

　　　　- 型

　　　　- - Ⅱ（E76.1）

4 先天性疾病的分类

2002 年 1 月卫生部卫办发【2002】34 号文件颁发了 ICD-10 的疾病分类目录。其中,

对先天性疾病设置 7 个分类序号。随后又发布了"医院疾病分类(ICD-10)类目表",又增加了各分类中的包括、不包括的内容。

医院疾病名称目录

序号	疾病名称	ICD-10 编码范围
152	先天性畸形、变形和染色体异常小计	Q00～Q99
153	其中:脊柱裂	Q05
154	神经系统其他先天性畸形	Q00～Q04,Q06～Q07
155	循环系统先天性畸形	Q20～Q28
156	消化系统其他先天性畸形	Q38～Q40
157	泌尿系统其他先天性畸形	Q50～Q52,Q54～Q56
158	肌肉骨骼系统其他先天性畸形	Q67～Q79

医院疾病分类(ICD-10)类目表使用说明

报表序号	类目名称	ICD-10 编码范围	包　括	不包括
152		Q00～Q99		先天性代谢障碍 E70～E90
153		Q05	积水性脑脊膜膨出	
			脑脊膜膨出脊髓突出	
			脊髓脊膜膨出	隐性脊柱裂 Q76.0
154		Q00～Q04,Q06～Q07		
155				右位心伴有内脏反位 Q89.3
156				巨口 Q18.4,小口 Q18.5
157				睾丸女性化综合征 E34.5
				先天性睾丸鞘膜积液 P83.5
				尿道上裂 Q64.0
158				面部先天性畸形 Q18.-
				牙面异常 K07.-

例:

先天性心脏病	编码 Q24.9	分类号 155 152
先天性斜颈	Q68.0	158 152
先天性脑积水	Q03.9	154 152
并指	Q70.9	158 152
脊柱裂	Q05.9	153 152
先天愚型	Q90.9	152
唇裂	Q36.9	152

注意事项:

①医院的疾病分类报表所汇总的统计信息,只有在统一分类,规范化内函的前提下,才有可比性,才有实际意义。因此,只根据疾病名称归类,由于疾病名称内函的不确定

性,编码人员的水平,对疾病的认识和理解的差异,有时会提供错误的信息。

如神经系统其他先天性畸形,分类号154,可以理解为除脊柱裂以外的神经系统其他先天性畸形,也可以理解为 ICD-10 第一卷第十七章中编码为 Q07 的神经系统其他先天性畸形。若为后者,只编码为 Q07 者,分类在 154,若理解为前者,则除 Q05 外的神经系统其他先天性畸形,均应分类在 154。根据编码范围的指定,编码在 Q00~Q04,Q06~Q07 的疾病才能分类在 154。可见,必须以分类号中的编码范围为准,才能达到统一分类的目的。

又如,分类号 158 为肌肉骨骼系统其他先天性畸形,若为 ICD-10 卷一中编码 Q79.8(肌肉骨骼系统其他先天性畸形),众所周知,ICD 分类的一个重要特点,即将常见,多发,重要的疾病设有详细的分类,对于不常见或不太重要的疾病归在'其他疾病'类目中,照这样理解,卫生部绝不可能在先天性疾病章中只对"其他"疾病有更多的关注。因此,158 分类号绝不仅只编码 Q79.8 一个四位数亚目。编码范围规定该分类号包括 Q67~Q79 该范围包括了肌肉骨骼系统先天性畸形和变形小节中的各器官中的肌肉骨骼系统先天性畸形和变形。

②"医院疾病分类(ICD-10)类目表"中增加了"包括""不包括"栏目,是对"医院疾病名称目录"的补充,用以详细指明该内函范围,美中不足之处在于相互脱节。如,155,循环系统先天性畸形,已明确编码范围为 Q20~Q28,而在不包括栏目中又指出不包括右位心伴有内脏反位 Q89.3,乃画蛇添足。156 消化系统其他先天性畸形,编码范围 Q38~Q40,Q42~Q45,自然不能包括巨口 Q18.4,小口 Q18.5。

③152 分类"先天性畸形、变形和染色体异常小计"只能包括第十七章疾病"先天性畸形、变形和染色体异常",编码 Q00~Q99,不能包括全部先天性疾病,不仅 152 中所列的"不包括先天性代谢障碍 E70~E90",同时也不能包括其他系统的先天性疾病,如,先天性梅毒性眼病 A50.0†H58.8*,先天性耳聋 H90.5,先天性梅毒 A50,先天性肺硬变 P78.8,家族性运动神经元病 G12.2 等。不包括中未列出的其他系统的先天性疾病则在其他相应的系统疾病中统计、分析。

④ ICD-10 的疾病分类报表没有将国家常规监测的先天性疾病突出出来。既然国家已经规定了这些疾病需要监测,而统计报表中又未列出,则为常规监测造成了很多困难。通过统计调查,可以了解其发病规律,但由于这些疾病具有个人隐私性质,给调查带来诸多困难,数据的准确性较差。通过对隐私问题的特殊调查方法——敏感问题的随机应答技术(RRT 技术)也能了解其规律性,但需要专业人员才能进行,大量调查有一定困难。同时对 19 种疾病进行敏感问题调查的方法,目前尚未发现。然而,通过出生登记,统计报表,监测极易实现。

参考文献
(同条目"病病和有关健康问题的国际统计分类")

(苏颀龄)

损伤与中毒的编码与分类

1　主要内容

损伤、中毒和外部原因的某些其他后果设在 ICD-10 第十九章,使用字母 S,T。S 用于与身体单一部位有关的不同类型的损伤,T 用于身体多部位或未特指部位的损伤,以及中毒和外因的某些其他后果。包括以下六个方面的内容。

1)器官、系统的损伤、烧伤、冻伤。(S00～S99,T00～T35)

2)药物、药剂和生物制品的中毒。(T36～T50)

3)非药用物质的毒性反应、效应。(T51～T65)

4)外因的其他和未特指的效应。(T66～T78)

5)创伤的某些早期并发症。(T79)

6)医疗(操作)的并发症。(T80～T88)

7)各种损伤、烧伤、中毒和外因其他后果的后遗症。(T90～T98)

2　主要特点

损伤部分结构与 ICD-9 不同。ICD-9 中损伤按类型(临床表现)分类,如血管损伤(900～904),表浅损伤(910～919),挫伤(920～924)等。ICD-10 损伤按部位分类构成节,如头部损伤(S00～S09),颈部损伤(S10～S19),胸部损伤(S20～S29)等各节。在各节中,以三位数类目表示损伤的类型,共 11 个类型,如浅表损伤,开放性伤口,骨折,脱位、扭伤和劳损,神经和脊髓损伤,血管损伤,肌肉和肌腱损伤,挤压伤,创伤性切断,内部器官损伤,其他和未特指的损伤等。四位数亚目表明该类型损伤的具体部位。

损伤类型的具体内容包括:

1)浅表损伤,包括擦伤,水泡,挫伤,青肿,血肿,浅表异物,昆虫咬伤(无毒)。

2)开放性伤口,包括动物咬伤,切割伤,撕裂伤,未特指的穿刺伤,伴有穿透性异物的穿刺伤。

3)骨折,包括开放性的,闭合性的,脱位性的,移位性的各种骨折。骨折类型包括粉碎型,压缩型,掀起型,裂缝型,青枝型,嵌入型,线型,行军型,单纯型,骨骺滑脱型,螺旋型,哆开型,感染型,枪弹型,穿刺型,或伴有异物等。不包括病理性骨折(M84.1),骨质疏松骨折(M80.-),骨折连接不正(M84.0),假关节(M84.1)。

4)脱位、扭伤和劳损,包括关节囊、韧带的撕脱,撕裂,扭伤,劳损,创伤性的关节积血,破裂,不全脱位和撕裂等。

5) 神经和脊髓损伤,包括脊髓的完全性或不完全性损伤,神经和脊髓连续(接)性损伤,创伤性神经切断,脊髓出血,短暂性麻痹,截瘫,四肢瘫。

6) 血管损伤,包括血管的撕脱,切割伤,撕裂伤,创伤性动脉瘤或动静脉瘘,动脉血肿,动脉破裂。

7) 肌肉和肌腱的损伤,包括肌肉和肌腱的撕脱,切割伤,撕裂伤,创伤性破裂等。

8) 内部器官损伤,包括内部器官的冲击伤,青肿,震荡损伤,挤压,撕裂伤,创伤性血肿、穿刺、破裂、撕裂等。

3 编码原则

3.1 损伤、中毒均有二个编码,其一为损伤、中毒本身性质的编码,在 ICD-10 第十九章编码范围 S00～T98,另一为疾病或死亡外部原因的编码,在 ICD-10 第二十章编码首位使用字母 V,W,X,Y,四个,编码范围 V01～Y89,二个编码的关系是:

(1) 疾病分类:ICD-10 第十九章,本身性质的编码是主要编码。

(2) 死亡原因分类:ICD-10 第二十章,外因编码是主要编码。

3.2 对多处损伤的编码:如果临床诊断的损伤超过身体的一个区域(即一节),不管是身体不同区域的同一类型损伤,还是不同区域不同类型的损伤,均应编码到涉及多个身体区域之损伤的相应类目。其原则是:

(1) 多处(或多类型)损伤应尽可能采用多数编码,在多数编码中只有一个是主要编码,其他都是附加编码。

(2) 主要编码即主要情况的编码,应首先考虑损伤的严重程度,其严重程度的排序有如下规律:

①颅内出血 ②颅内损伤 ③颅骨骨折 ④开放性和(或)浅表性伤口

①内部损伤 ②骨折 ③开放性和(或)浅表性伤口

①动脉损伤 ②神经损伤 ③肌腱损伤

(3) 多处(或多类型)损伤没有一处被列为主要情况,或每处损伤的具体情况不清,或不能区分损伤的严重程度,使用联合编码。

多处损伤的编码方法:

(1) 对多处损伤,索引中提供了合并类目的单一编码,使用方便,此时,逐个损伤的编码为附加编码。

如腹内与盆腔器官多处损伤

主要编码:腹内器官损伤伴有盆腔器官的损伤 S39.6

附加编码:腹内器官损伤 S36.7

盆腔器官损伤 S37.7

(2) 多处损伤采用多数编码,被确定为'主要情况'的编码为主要编码,其余编码为附加编码。多个编码中只有一个是主要的。ICD-10 的第二卷中提出了四项应特别注意的关系:

① 内部损伤仅伴有浅表性损伤和(或)开放性伤口者,把内部损伤作为'主要情况'编码。

如胸部穿刺伤伴血气胸

主要编码:创伤性血气胸 S27.2

附加编码:胸部开放性伤口　　S21.9

② 颅骨和面骨骨折伴有相关的颅内损伤,把颅内损伤作为'主要情况'编码。

如颅底骨折伴大脑挫裂伤

　　主要编码:大脑挫裂伤　　S06.3

　　附加编码:颅底骨折　　　S02.1

③ 颅内出血仅伴有头部其他损伤者,把颅内出血作为'主要情况'编码。

如头部挤压伤伴有硬脑膜下出血

　　主要编码:创伤性硬脑膜下出血　　S06.5

　　附加编码:头部挤压伤　　　　　　S07.9

④ 骨折并仅伴有同一部位的开放性伤口者,把骨折作为'主要情况'编码。

如尺骨干骨折伴有开放性伤口

　　主要编码:尺骨干骨折　　　　　S52.2

　　　　　　或尺骨干开放性骨折　　S52.21

　　附加编码:前臂开放性伤口　　　S51.9

(3)当多处损伤没有一处被确定为'主要情况'时,下列类目可用于多处损伤的编码。

① 同一身体区域的同种类型的损伤,通常可编码到 S00~S99,相应类目的 .7 亚目之中。

如前胸壁浅表损伤伴有乳房挫伤

　　主要编码:胸部多处浅表损伤　S20.7

　　附加编码:胸前壁浅表损伤　　S20.3

　　　　　　乳房挫伤　　　　　　S20.0

又如创伤性肝脾破裂

　　主要编码:多个腹腔内器官损伤　S36.7

　　附加编码:创伤性肝破裂　　　　S36.1

　　　　　　创伤性脾破裂　　　　S36.0

② 同一身体区域的不同类型的损伤,通常可编码到每一小节最后类目的 .7 亚目之中,即 S09.7,S19.7,S29.7 等。

如头部挤压伤伴眼眶组织挫伤(创伤性前房出血),该编码范围在头部损伤 S00~S09 之中。

　　主要编码:头部多发性损伤　S09.7

　　附加编码:头部挤压伤　　　S07.9

　　　　　　眼眶组织挫伤　　S05.1

　　　　　　创伤性前房出血　S05.1

③ 不同身体区域的损伤,编码范围 T00~T07。其中累及不同身体区域的同类型损伤,编码范围 T00~T05。

如累及躯干和四肢的多发性骨折

　　主要编码:躯干和四肢多发性骨折　T02.7

　　附加编码:躯干骨折　　　　　　　T02.1

四肢骨折(多发性) T02.6

上肢骨折 T10 下肢骨折 T12

累及身体多个部位的其他损伤,T06 适用于身体不同区域的同类型损伤,也适用于身体不同区域的不同类型的损伤。

如脑和颈部脊髓损伤

主要编码:脑和脊髓损伤 T06.0

附加编码:脑损伤 S06.9

颈部脊髓损伤 S14.1

未特指的多处损伤 T07

④ 躯干、四肢或身体未特指部位(水平)的损伤,编码在 T08～T14。

3.3 损伤后遗症的编码:损伤的后遗症包括特指为后遗症或晚期效应者,即急性损伤后一年或更长时间仍然存在的那些情况。编码范围 T90～T98。同时,也包括由于手术和医疗(操作)并发症,即编码在 T80～T88 中情况出现的后遗症,编码为 T98.3。此时,后遗症本身性质的编码为主要情况的优选编码,而后遗症编码为选择性附加编码。

如颅内损伤后引起的病灶性脑挫伤

主要编码:病灶性脑挫伤 S06.3

附加编码:颅内损伤后遗症 T90.5

4 疾病和死亡的外因

损伤和中毒的外部原因,即 ICD-9 的 E 编码,在 ICD-10 则分类在第二十章,使用编码 V01～Y98,用于对第十九章损伤与中毒 S00～T98 编码的补充,为附加编码,用以指明损伤与中毒的外部原因,也可以用于第十九章以外各章的外因情况,作为附加编码。

4.1 第二十章的主要内容

(1)意外事故 V01～X59

其中:运输事故 V01～V99

意外损伤的其他外因 W00～X59

(2)故意自害 X60～X84

(3)加害 X85～Y09

(4)意图不确定的事件 Y10～Y34

(5)依法处置和作战行动 Y35～Y36

(6)医疗和手术并发症 Y40～Y84

(7)外因的后遗症导致的疾病和死亡 Y85～Y89

(8)分类于他处的疾病和死亡原因的有关补充因素 Y90～Y98

4.2 编码原则

(1)运输事故:

①如果未特指明是否是交通事故

事件可分类于 V10～V82,V87 时,假定为交通事故。

事件可分类于 V83～V86,假定为非交通事故,受害者可能是行人或越野车辆的乘员。

②当事故涉及一种以上的运输方式时,优先顺序为:

飞行器和宇宙飞船 V95～V97

船舶 V90～V94

其他运输方式 V01～V89,V98～V99。

③事故中受害者未被特指为车辆乘员,且描述为'被……',如被碰撞,被拖拽,被击中,被损伤,被杀死,被撞倒,被压过等,受害者假定为行人 V01～V09。

④在事故,碰撞,坠毁,失事等运输事故中,未指出受害者角色,则假定为运载工具的人员或乘员,若为不同类型的多种运载工具,其优先顺序为 V87. _,V88,V90. _,V94,V95. _,V97。

⑤由于车辆转弯失败,或由于轮胎爆破,漏气,司机瞌睡,大意,超速,机械部件失灵等原因造成的运输事故,若为碰撞事故,则按碰撞事故分类,若非碰撞事故,则按车辆类型分类。

⑥在行驶的车辆中,若出现:排出废气意外中毒,破损,爆炸,跌落,意外推下,着火,被掷入物击中,车内物体损伤,落入的物体损伤等造成的碰撞,按碰撞事故分类。非碰撞事故,按车辆类型分类。

⑦陆地运输事故中:

车辆与……碰撞,分类于 V17. _,V27. _,V37. _,V47. _,V57. _,V67. __,V77._。

翻车,分类于 V18. _,V28. _,V38. _,V48. _,V58. _,V68. _,V78. _。

与牲畜碰撞,分类于 V10. _,V20. _,V30. _,V40. _,V50. _,V60. _,V70. _。

与畜挽车或被驱赶的牲畜碰撞,分类于 V16. _,V26. _,V36. _,V46. _,V56. _,V66. _,V76. _.

(2)中毒与毒性效应的外因

接触有毒动物或植物中毒 X20～X29

意外中毒 X40～X49

故意自害、自杀 X60～X69

加害 X85～X87

意图不确定 Y10～Y19

在治疗中引起的有害效应 Y40～Y59

自害、加害、意图不确定事件的后遗症 Y87

在治疗中引起有害效应的后遗症 Y88.0

其他 Y90～Y91

若未具体指明中毒原因时,假定分类于意外中毒。

4.3 疾病和死亡的外部原因编码中的第四位数

除 Y06. _和 Y07. _外,下列第四位数亚目可用于 W00～Y34 类目,以标明外因所发生的场所:

.0 家(公寓,寄宿处,带篷车,拖车的停车场,农宅,家庭宅院,房屋,家庭花圆、庭院等）。

.1 居住的公共设施（儿童之家,宿舍,病人之家,招待所,军队营房,疗养所,养老院,孤儿院,监狱,教养院）。

.2 学校,其他机构和公共管理区域（电影院,俱乐部,舞厅,音乐厅,歌剧院,戏院,公共娱乐场所,会议厅,校园,教堂,学院,法院,日托所,美术馆,医院,幼儿园,图书馆,博物馆,大学,青年中心）。

.3 体育和运动区域（各种体育馆、场）。

.4 街道和公路。

.5 贸易和服务区域（饭馆,店铺,商店,超市,飞机场,加油站,电站,电视台,车站,银行,赌场等）。

.6 工业和建筑区域（船坞,船舶修造所,工厂的建筑物,厂地,煤坑,沙砾,建筑中的隧道等）。

.7 农场（农场的建筑物,耕地）。

.8 其他特指的场地（江,河,湖,海,沼泽,湿地,草原,丘陵,沙漠,森林,山,动物园,公园,军事训练场,露营地,铁路,水库,运河,废弃房屋等）。

.9 未特指场所。

4.4 活动编码

在事件发生当时受伤者的活动,可用第五位数细目表示。下列第五位数可选择性地用于 V01～Y34。

0 参加体育活动时（打高尔夫球,慢步,骑马,滑雪,游泳,旅行,学校田径运动等）。

1 参加消遣活动时（业余爱好活动,娱乐活动,聚会）。

2 为收入而工作时（有偿工作的往返时间）。

3 参加其他类型的工作时（打扫卫生,做饭,园艺等）。

4 休息,睡眠,吃东西或参加其他维持生命所必需的活动时。

5 参加其他特指的活动时。

6 在未特指的活动期间。

5 损伤的编码

每一损伤都有二个编码,一为损伤本身性质的编码,在 ICD-10 第十九章,另一个为损伤外部原因的编码,在第二十章。

5.1 损伤性质的编码在 ICD-10 第三卷第一部分查找。

5.1.1 主导词可为'损伤',如眼损伤。如果指明了损伤的类型,如脱位,撕裂,伤口等,可用损伤的类型为主导词。如果损伤具有开放性,如砍伤,穿刺伤等,可用'伤口'为主导词。如头部枪伤,查主导词伤口,再查头部。

5.1.2 在 ICD-10 第三卷第一部分查找编码。

如:肝破裂

　　主导词:破裂

　　　-肝　S36.1

又:膝半月板扭伤

　　主导词:扭伤

　　　　-半月板

　　　　--膝　S83.6

　　例:股骨髁上端骨折

　　　主导词:骨折

　　　　　-股骨

　　　　　--骨髁

　　　　　---上 S72.0

又:小腿肌肉损伤

　　主导词:损伤

　　　　-肌(腱)

　　　　--后肌(群)

　　　　---小腿 S86.1

　　5.2　损伤外部原因的编码,在 ICD-10 第三卷第二部分查找。临床医师对损伤外部原因的诊断,应加以充分、具体的描述,以便准确编码。

　　　如:由于在不平的人行道上绊倒而引起股骨颈骨折

　　　　　冷天在自家花园内跌倒造成严重低体温

　　　　　在运动场上长时间剧烈运动引起血红蛋白尿

　　　　　按处方服用抗组织胺药物,变应性反应,引起复视

　　　　　驾驶汽车失控撞到树上引起脑挫伤

　　(1)主导词:损伤的外部原因的主导词不是医学术语,而是对暴力发生情况的描述,如:火,爆炸,跌倒,加害,碰撞,沉没等。它包括了除药物和化学制剂以外的可分类到 V01~Y98 的术语。如:道路交通事故,以意外事故为主导词。

　　(2)在 ICD-10 第三卷第二部分查找编码。

　　　如:踢足球时被球击伤

　　主导词:踢

　　　　　-体育设施

　　　　　--运动场 W21.3

　　又:老人在家中意外跌倒

　　　主导词:跌落(倒)

　　　　　-意外

　　　　　--家中 W19.0

　　5.3　损伤伴有开放性伤口:在第十九章,有关损伤,如骨折,内部损伤等,常可伴有开放性伤口,为了表明具有开放性伤口的损伤,可以:

　　(1)通过一个选择性附加编码,表明损伤的开放性。

　　　如:开放性颅内损伤伴有小脑出血

　　　　主要编码:创伤性小脑出血 S06.8

附加编码:头部开放性伤口(部位未特指) S01.9

又:顶骨骨折伴有开放性伤口,颅内损伤

主要编码:颅内损伤 S06.9

附加编码:顶骨骨折 S02.0

头部开放性伤口(部位未特指) S01.9

(2)当不可能或不想使用多编码时,可用第五位数细目补充说明损伤的性质。

其中:0 不伴有进入体腔的开放性伤口

1 伴有进入体腔的开放性伤口

若未指明闭合性或开放性时应归类为闭合性,即未用第五位数或第五位数为 0,均表示损伤为闭合性,第五位数为 1,表示损伤为开放性。在第一卷第十九章中,类目下有注明者均可用第五位数,包括类目有:S02(颅骨和面骨骨折),S06(颅内损伤),S12(颈骨骨折),S22(肋骨、胸骨和胸部脊柱骨折),S26(心脏损伤),S27(其他和未特指的胸内器官损伤),S32(腰部脊柱和骨盆骨折),S36(腹内器官损伤),S37(盆腔器官损伤),S42(肩和上臂骨折),S52(前臂骨折),S62(腕和手水平的骨折),S72(股骨骨折),S82(小腿骨折,包括踝),S92(足骨折,除外踝),T02(累及身体多个部位的骨折),T08(脊柱骨折,水平未特指),T12(下肢骨折,水平未特指)。

如:开放性颅内伤口伴有小脑出血

编码:S06.81

5.4 操作后情况和并发症的编码:医疗和操作并发症,情况较为复杂,有些可以是特定操作或技术的后果,如辐射后甲状腺功能减退,也有些可以是器官取除的后果,如乳房切除后的淋巴水肿综合征,这些情况多数在身体系统中也可发生,但是有些发生于操作后的情况,并非为其特有,如肺炎,肺栓塞等。为此,ICD-10 在第 19 章中专设了手术和医疗并发症的编码,T80-T88,如手术后伤口感染,植入装置的机械性并发症、休克等,它们除按一般的规则诊断和编码之外,还应为其增加一个附加编码,Y83-Y84,标明与操作有关。

医疗并发症的编码、分类,可归纳为如下三种情况:

(1)一些医疗并发症并非操作所特有,这些并发症通常是迟发性并发症,有明确的临床表现,可归入某一疾病的编码,此时,应按临床表现归类于身体系统章中的某一疾病,为表示与医疗操作有关,可用 Y83~Y84 作为附加编码。

如:手术后食管炎

主要编码:食管炎 K20

附加编码:外科操作后异常反应 Y83.3

又:整形手术后的术后精神病

主要编码:精神病 F09

附加编码:外科操作后异常反应 Y83.3

(2)某些医疗并发症,并非迟发性并发症,一般不能归入某一疾病的编码,ICD-10 在各系统章中专设了手术操作后的类目。主要有:

E89 操作后内分泌和代谢紊乱,不可归类在他处者

G97 神经系统的操作后疾患,不可归类在他处者

H59 眼和附器的操作后疾患,不可归类在他处者

H95 耳和乳突的操作后疾患,不可归类在他处者

I97 循环系统的操作后疾患,不可归类在他处者

J95 操作后的呼吸性疾患,不可归类在他处者

K91 消化系统的操作后疾患,不可归类在他处者

M96 操作后肌肉骨骼疾患,不可归类在他处者

N99 泌尿生殖系统的操作后疾患,不可归类在他处者

如:一年前甲状腺切除术后甲状腺机能减退

　　主要编码:手术后甲状腺机能减退 E89.0

(3)某些医疗并发症,主要是一些早期的医疗并发症,它们不能归入到身体的系统章,其中多属医疗差错、事故,ICD-10 设有专门的归类类目,T80～T88(手术和医疗并发症,不可归类在他处者)。

如:拔牙后过度出血

　　主要编码:操作所致的出血 T81.0

需要时,可用附加编码,标明所涉及的装置和情况的细节,编码为第二十章的外因编码,也可以使用 B95～B97 标明传染性病原体。

5.5　损伤和中毒的后遗症的编码:ICD-10 对损伤、中毒的后遗症专设了类目,T90～T98,主要用于 S00～S99,T00～T88 中情况的后遗症。

当医疗事件是对一种已不复存在的疾病的残余情况(后遗症)进行治疗或调查时,应充分描述该后遗症,陈述它的起因,因为这次不复存在的情况正是当前治疗或调查情况的原因。但应清楚地表明原疾病已不复存在。

如:鼻中隔弯曲——童年时鼻骨折

　　跟腱挛缩——肌腱损伤的晚期效应

后遗症的编码应注意,主要情况优选正在治疗的疾病,T90～T98,——的后遗症为附加编码。

如:十年前机动车交通事故致陈旧性髋关节骨折引起的髋关节骨关节炎

　　主要编码:创伤性髋关节骨关节炎　M16.5

　　附加编码:股骨骨折后遗症　　　　T93.1

　　　　　　机动车交通事故后遗症　Y85.0

6　烧伤和腐蚀伤的编码

烧伤和腐蚀伤编码在损伤与中毒章(第十九章)中占据一个小节(T20～T32)。烧伤特指由于电热器,电流,火焰,摩擦,热空气和热气,热物体,闪电,辐射所致的损伤,以及化学物质内部或外部的烧伤(腐蚀伤),烫伤。不包括:火激红斑(皮炎)(L59.0),皮肤和皮下组织与辐射有关疾患(L55～L59),晒伤(L55._)。

本小节内容包括以下几个部分:

1)身体外表面烧伤和腐蚀伤(T20～T25)。该部分根据烧伤或腐蚀伤的解剖部位区

分各类目,如头颈部烧伤和腐蚀伤(T20),躯干烧伤和腐蚀伤(T21)等,再以烧伤和腐蚀伤的严重程度分别设亚目,如头颈部一度烧伤(T20.1),二度烧伤(T20.2),三度烧伤(T20.3)。

2)限于眼和内部器官的烧伤和腐蚀伤(T26~T28)。

3)身体多个部位(T29)和未特指部位(T30)的烧伤和腐蚀伤(T29~T32)。其中,根据体表累及范围分类的烧伤(T31)腐蚀伤(T32),均按损伤面积设亚目,如累及体表少于10%的烧伤(T31.0)腐蚀伤(T31.0)等。此类目只有部位未特指时才作为主要编码,但是,通常烧伤和腐蚀伤部位都是知道的,故很少用作主要编码。当部位已特指时,该类目可作为T20~T29的附加编码,用以补充说明损伤面积的多少。烧伤和腐蚀伤的主要编码选择,以严重程度为主,相同严重程度,以损伤面积大小决定主要编码。一般不使用合并编码(T29._)。烧伤和腐蚀伤的严重程度排序为:

① 三度[下部组织深度坏死][全层皮肤损失]

② 二度[水泡][表皮损失]

③ 一度[红斑]

如:下肢二度烫伤,烫伤面积小于10%

主导词:烫伤,见烧伤

烧伤

-肢

-- 下 T24._   二度 .2

主要编码:T24.2

附加编码:T31.0(烫伤面积小于10%)

7 冻伤的编码

冻伤的编码在损伤与中毒(第十九章)中单列一个小节,包括3个类目(T33~T35),不包括低体温和降温的其他效应(T68~T69)。3个类目分别表示浅表冻伤(T33),伴有组织坏死的冻伤(T34)和累及身体多个部位和未特指部位的冻伤(T35)。四位数亚目区分冻伤的解剖部位。

如:手冻伤伴有组指坏死

冻伤

- 手

- - 伴有组指坏死 T34.5

注意:冻疮,属于降温效应,编码为T69.1,冷损伤综合征,属新生儿低体温,编码为P80.0

8 中毒的编码

中毒的编码分为两个部分,中毒本身性质的编码和外部原因的编码,中毒本身的编码在第十九章中占用两小节,外部原因的编码在第二十章。

8.1 中毒与有害效应本身性质的编码:

8.1.1 以中毒的物质区分,可分为二大类:

①　药物、药剂和生物制品中毒 T36～T50。包括药物的不合理使用,不恰当使用,错误服用,过量服用引起机体中毒,自杀、他杀中毒,医生的处方药与自服药联合使用产生的毒副作用等。不包括非依赖物质的滥用(F55),合理使用正确物质的有害效应(过敏,反应等),这种情况应按有害效应的性质分类如阿司匹林胃炎(K29),血液疾患(D50～D57)等。

②　非药用物质中毒(毒性反应)T51～T65

8.1.2　以诊断的类型或临床表现区分,也可分为二类:

①　中毒 T36～T65

②　中毒的有害效应:

(a)未特指临床表现的有害效应,编码为 T88.7

(b)不明原因的有害效应,编码为:T78._

8.1.3　中毒与有害效应的后遗症的编码:中毒与有害效应的后遗症采用了二个类目编码:

①　药物、药剂和生物制品中毒的后遗症 T96

②　非药用物质中毒(毒性效应)的后遗症 T97

8.2　中毒与有害效应的外部原因编码:中毒与毒性效应的外部原因的编码在第20章,主要有:

①　接触有毒的动物或植物 X20～X29

②　意外中毒 X40～X49

③　故意自害、自杀 X60～X69

④　加害 X85～X87

⑤　意图不确定 Y10～Y19

⑥　在治疗中使用药物、药剂和生物制品引起的有害效应 Y40～Y59

⑦　故意自害、加害和意图不确定事件的后遗症 Y87

⑧　在治疗中使用药物、药剂和生物制品引起有害效应的后遗症 Y88.0

⑨　与分类于他处的疾病和死亡有关的补充信息 Y90～Y91

8.3　编码要求:

8.3.1　中毒的编码:中毒有二个编码,中毒本身性质的编码为主要编码,中毒外部原因的编码为附加编码。

如:敌敌畏中毒　自杀(在家中)

　　主要编码:敌敌畏中毒 T60.0

　　附加编码:自杀(在家中) X68.0

8.3.2　中毒的有害效应的编码:中毒的有害效应以有害效应的临床表现或疾病编码(A00-R99)为主要编码,第20章的编码,可以提供引起有害效应的物质,为附加编码。

如:按医嘱使用青霉素引起变应性荨麻疹

　　主要编码:变应性荨麻疹 L50.0

　　附加编码:青霉素引起的有害效应 Y40.0

又:注射链霉素致神经性耳聋

　　　　主要编码:神经性耳聋 H90.5

　　　　附加编码:链霉素引起的有害效应 Y40.5

　　未特指有害效应的临床表现,可编码于 T88.7

　　如:青霉素过敏

　　　　主要编码:过敏 T88.7

　　　　附加编码:青霉素引起的有害效应 Y40.0

　　8.4　编码方法:在 ICD-10 第三卷第三部分(1213 页)中,列有药物、药剂和化学物质索引,其中列有药物、化学制剂、生物制品等化学物质中毒、毒性反应的编码,找到所需毒物的名称,其后均列有 5 个编码,包括中毒本身性质的编码和中毒外部原因的编码,可根据临床诊断选定。

　　如:阿洛西林中毒

品名	中　　　毒				在治疗中使用的有害效应
	第十九章	意外	自害	不确定	
阿洛西林	T36.0	X44._	X64._	Y14._	Y40.0

　　表中每个中毒均有 5 个编码,第 1 个是中毒本身性质的编码,其余 4 个是中毒外部原因的编码,有:意外事故,故意自害,自害或被害意图不明确,在治疗中正确使用出现的有害效应。第四位数为中毒场所,见 ICD-10 第一卷第 802 页。若对受害者指明事件发生时的活动,可用第五位数表示,见 ICD-10 第一卷第 806 页。

　　8.5　注意:若诊断中毒的化学物质为分类不同的医疗药品的联合物时,其编码应注意以下几点:

　　(1)如果联合物中有一种成分被特指为死亡原因,则编码到该成分。

　　(2)如果联合物中没有成分被特指为死亡原因,则编码到为联合物提供的类目。如:混合性抗癫痫剂中毒,编码为 T42.5(混合性镇癫痫药,不可归类在他处者)。

　　(3)如果联合物中的各种成分可分类到同一个三位数类目,则编码到该类目的 .8 亚目。

　　(4)如果联合物中的个种成分不可分类于同一个三位数类目,则编码到 T50.9(其他和未特指的药物、药剂和生物制品中毒)。

　　(5)酒精与医疗药物的联合物中毒,主要编码为医疗药品中毒,酒精的毒性效应为附加编码(T51.0),外因 X45(暴露于酒精)。

9　损伤与中毒的分类

　　2002 年 1 月卫生部卫办发【2002】34 号文件颁发了 ICD-10 的疾病分类目录。其中,对损伤与中毒设置 12 个分类序号和 18 项损伤中毒外部原因的分类,见下表:

ICD-10 疾病分类类目表

报表序号	类目名称	ICD-10 编码范围
160	19. 损伤、中毒和外因的某些其他后果小计(19)	S00～T98
161	其中:骨折	S02，S12，S22，S32，S42，S52，S62，S72，S82，S92，T02，T08，T10，T12
162	内:颅骨和面骨骨折	S02
163	股骨骨折	S72
164	多部位骨折	T02
165	颅内损伤	S06
166	烧伤和腐蚀伤	T20～T32
167	药物、药剂和生物制品中毒	T36～T50
168	非药用物质的毒性效应	T51～T65
169	手术和医疗的并发症,不可归类在它处者	T80～T88
170	内:操作并发症,不可归类在它处者	T81
171	假体装置,植入物和移植物的并发症	T82～T85

损伤中毒外部原因表

报表序号	类目名称	ICD-10 编码范围
1	总计	V01～V99，W00～W99，X00～X84，X85～X99，Y00～Y98
2	运输事故	V01～V99
3	其中:行人在运输事故中的损伤	V01～V09
4	骑自行车人员在运输事故中的损伤	V10～V19
5	骑摩托车人员在运输事故中的损伤	V20～V29
6	机动车辆乘员在运输事故中的损伤	V30～V79
7	水上运输事故	V90～V94
8	意外跌伤	W00～W19
9	意外淹溺	W65～W74
10	火灾	X00～X09
11	自然力量的意外事故	X30～X39
12	故意自杀与自伤	X60～X84
13	加害	X85～Y09
14	医疗和手术并发症	Y40～Y84
15	其中:在治疗中使用药物、药剂和生物制品引起的有害效应	Y40～Y59
16	在手术和治疗中对病人的意外事故	Y60～Y69
17	在诊断和治疗中使用与有害事件有关的医疗装置	Y70～Y82
18	手术和其他医疗操作作为病人异常反应或以后并发症的原因,而在操作当时并未提及意外事故	Y83～Y84

例：股骨髂上端骨折　　　　　编码 S72.0　　　分类报表序号 163，161，160，001

　　　老人在家中意外跌倒　　　　　W19.0　　　　　　　　8，1

又：敌敌畏中毒　　　　　　　　　T60.0　　　　　　　　168，160，001

　　　自杀（在家中）　　　　　　　X68.0　　　　　　　　12，1

参考文献

（同条目"疾病和有关健康问题的国际统计分类"）

（苏顺龄）

临床诊断与编码

　　ICD 要求对病案采用单一情况分析，要求对每一病案选择主要情况进行临床诊断和编码、分类。为了充分利用信息，也要采用多情况的诊断与编码。因此，对病案诊断中主要情况的选择、编码、分类，是十分重要的。ICD 具有较强的专业性和技术性，其编码又是复杂而细致的工作，不仅需要掌握 ICD 的基本理论和编码技巧，需要充分的医学知识，更应有一个按照 ICD 要求规范化的疾病名称，较为详细的疾病诊断，才能寻找到更加可靠，更加特异的编码。为此，深入学习 ICD 知识，具有较好的医学理论基础，丰富的临床经验，充分了解病案信息的各科临床医师参与 ICD 工作，提供准确、可靠的医疗信息，是做好疾病分类，医院统计工作的可靠保障和最有力的支持。临床医师的重要责任在于对每次医疗事件选择记录的主要情况和其他情况都应采用标准记录方法。正确、完整的记录是良好的病案管理的基础，也是获得有价值的统计信息的关键。为此，提出对临床医师的要求如下：

1　规范疾病名称

　　规范的疾病名称是做好疾病分类的基础。疾病名称不规范给疾病分类工作造成诸多困难。一些基层医院的临床医师常自行为疾病命名，或随意简化疾病名称，这些诊断的疾病名，常与国际医学科学组织理事会（CIMS）组织编写的国际命名法（IND）中提供的疾病名称相距甚远，致使在索引中找不到该疾病名，或是找到的疾病与编码，并非所要诊断的疾病，这不能不给这些基层医院的 ICD 编码、分类工作带来较大影响。

　　IND 主要是对每一疾病条目提供一个单一的建议名称，考虑到特异命名标准，主要是以病因命名。选择名称的主要标准是特异，明确，尽可能自我描述，简单。每一被建议的疾病或综合征的名称都给予尽可能明确而简短的定义，每一定义要附加同义词。无论有多少同病异名者,均可在此条目中找到。

2 特异诊断

为了将病案情况分类到最具有特异性的 ICD 类目中,每个诊断的陈述都应确切,具体,详细,应尽可能地富有信息。每位临床医师都应明确,诊断不完整,不具体,编码的特异性差,病案的可利用价值低。

传统的疾病诊断,常是:① 病因诊断,② 病理诊断,③ 患病部位诊断,④ 临床表现诊断。此与分类要求强调病因为主是一致的。对于非由于病因诊断而住院的病人,应按主要诊断选择原则,确定主要诊断和其他诊断。

一个完整的疾病诊断应包括以下四个部分:病因(如结核病),病理(如胶质细胞瘤),解剖部位(如脑膜炎),临床表现(如低烧)。但是,并不是每一个疾病诊断都明显的包括以上四个部分。对于病因不清的疾病,如恶性肿瘤,则无法作出病因的诊断;病理诊断只是对肿瘤的形态学和肾病综合征的分类有影响,因此一般疾病的诊断也可以不包括病理诊断。对于部位不确定的疾病或全身表现的疾病,如贫血,则只有单一的临床表现作为疾病的诊断,如低烧,腹痛等。但是,一般的疾病诊断都应包括部位和临床表现,这两个成分称之为核心成分。例如:

(1)临床表现诊断:头痛,低烧等。

(2)部位和临床表现诊断:脊柱后凸,腹部包块等。

(3)病因、部位和临床表现诊断:结核性胸膜炎,肠病毒性脑脊髓膜炎等。

(4)病理、部位和临床表现诊断:食管下部鳞状细胞癌,膀胱三角区移行细胞癌等。

只有临床表现的诊断,除突出症状,体征之外,还应包括疾病的情况,性质,并发症等。如疾病的急性、慢性、复发性、局限性、弥漫性等;早、中、晚期等。如:急性葡萄球菌性心包炎,前壁急性透壁性心肌梗死并发心包积血等。

临床诊断的描述越清楚,编码越特异。在无法确诊的清况下,粗糙的诊断也可以编码,如只诊断"心肌梗死",只是编码的特异性差,从而影响到资料的利用价值,如病因研究,医疗付款的针对性,大病统筹的控制与分析等。

3 主要诊断的选择

在病案首页的栏目中,有关诊断的栏目,包括主要诊断和其他诊断。正确选择主要诊断关系到其后的主要编码和附加编码的填写,从而影响到统计报表的准确性。主要诊断的选择方法,详见 ICD-9 条目中主要编码的选择方法。主要编码即每个病例中的主要疾病或主要情况的编码。

在临床医师进行疾病诊断时,由于受到临床要求或习惯的影响,放在前面的疾病诊断,有时并不是主要诊断。用于编码、分类、报表的主要诊断,要求特异,能提供更多的信息,因此,在填写病案首页时,应进行调正。如:

① 先天性心脏病,室间隔缺损 主要诊断选室间隔缺损

② 风湿性心脏病,二尖瓣狭窄 二者可合并做主要诊断

③ 足月妊娠分娩,左枕前位,胎盘早期剥离,低位产钳,主要情况为胎盘早期剥离

临床医师在对病案的主要诊断作出选择时,应具体分析,下面的几种情况选择,供参考:

3.1 未肯定诊断:如果在一次医疗事件结束时还没有建立确定的疾病诊断,应按陈述的症状、异常所见或问题去诊断,而不是诊断为"可能""可疑""?",以最大程度获得具有特异性信息,因为,症状、体征、异常所见、问题,均可作为主要诊断而编码。对可疑情况的诊断,有三种处理方法:

① 以症状、体征、异常发现、存在问题为主要诊断:如厌食,可疑肝炎。厌食为主要诊断,编码 R63.0。

② 以可疑的疾病做主要诊断:可疑只是表示确定诊断的"把握程度",并非"否定"。如可疑急性胆囊炎,主要诊断为急性胆囊炎,编码 K81.0。

③ 可疑诊断被排除,可编码到"医疗观察与评价"类目,编码 Z03._。如,可疑宫颈恶性肿瘤,已排除。主要诊断为可疑恶性肿瘤的观察,编码 Z03.1。又如,可疑心肌梗死,已排除,主要诊断为可疑心肌梗死的观察,编码为 Z03.4。

3.2 急性和慢性情况的诊断:慢性疾病的急性发作,急性加重或复发。处理方法有二:

① 如果有合并编码,则选择合并编码的诊断为主要诊断。如,慢性梗阻性支气管炎急性加重,主要诊断为慢性梗阻性肺病伴急性加重,编码 J44.1。

② 如果没有合并编码,而索引中对急性、慢性情况是分别编码的,则选择急性编码为主要诊断的编码。如慢性胆囊炎急性发作,主要诊断为急性胆囊炎,编码 K81.0,附加编码为慢性胆囊炎,编码 K81.1。

3.3 多种情况的诊断:当一次医疗事件涉及到若干种有关情况时,如多处损伤,多发…,以前疾病、损伤引起的多种后遗症,人类免疫缺陷病毒(HIV)病中的多种情况等,主要情况选择:

① 如果多种情况中有一种比其他情况更为严重,需要的医疗资源更多,就把这种情况选择为主要情况并诊断、编码,其他则记录到其他情况栏,为附加编码。如:

a)男,住内科,诊断:二尖瓣狭窄,慢性支气管炎,类风湿性关节炎

主要诊断:二尖瓣狭窄 I05.0(更严重疾病)

b)男,住泌尿科,诊断:血尿,下肢静脉曲张,膀胱后壁乳头状瘤

治疗:透热法切除乳头状瘤

主要诊断:膀胱后壁乳头状瘤 D41.4(已治疾病)

c)男,住外科,诊断:类风湿性关节炎,糖尿病,绞窄性股疝,全身动脉硬化

治疗:疝修复术

主要诊断:绞窄性股疝 K41.3(本科疾病)

② 如果有合并类目,则选择合并类目为主要情况:当两个疾病,或一个疾病伴有相关的并发症,或在一个诊断中包括二种或多种情况,它们之中之一被认为是另一种情况的修饰词,则可将它们联合起来。如:

a)诊断:肾衰竭,高血压性肾病

主要诊断:高血压性肾病伴肾衰竭 I12.0

b)诊断:慢性胆囊炎,胆总管结石

主要诊断:慢性胆囊炎伴有胆总管结石 K80.4

c)诊断:肠梗阻,左侧腹股沟疝

主要诊断:腹股沟疝伴有梗阻 K40.3

d)诊断:白内障,胰岛素依赖型糖尿病,高血压

主要诊断:胰岛素依赖型糖尿病伴有眼科并发症(E10.3†)和糖尿病性白内障(H28.0*)

③ 如果多个诊断无法区分哪一个更突出,更严重,而多个诊断又可分类到一个被称为"多种…""多发…""多处…"的类目时,如"多处损伤""多处骨折""人类免疫缺陷病毒(HIV)病导致的多发性感染"等,就可以把这些术语记录为主要诊断,其他所列的逐个情况,可为选择性附加编码。这样的情况主要用于与 HIV 病有关的情况,以及损伤的后遗症。如:

a)诊断:头、颈部挫伤

主要诊断:累及头和颈部的表浅损伤 T00.0

附加编码:头部表浅损伤 S00.9

颈部表浅损伤 S10.9

b)诊断:HIV 病毒引起的分枝杆菌感染,脑病,卡波西肉瘤

主要诊断:HIV 病造成的分类于他处的多发性疾病 B22.7

附加编码:HIV 病引起的分支杆菌感染 B20.0

HIV 病毒引起的脑病 B22.0

HIV 病引起的卡波西肉瘤 B21.0

3.4　后遗症的诊断:ICD-10 提供了许多后遗症的类目,主要有:B90-B94,E64._,E68,G09,I69._,O97,T90~T98,Y85~Y89,是用来指明目前已不复存在的情况是当前正在治疗疾病的原因。

当医疗事件是对一种已不复存在的疾病的残余情况(后遗症)进行治疗或调查时,除应充分描述该后遗症外,还应陈述它的起因,因为这些不复存在的情况是当前正在治疗或调查情况的原因。但应清楚地表明原疾病已不复存在。

后遗症的诊断与编码的几种情况:

① 主要诊断应优选当前正在治疗的疾病,对应的后遗症为附加情况并编码。如:

陈旧性脑梗塞所致的言语困难

主要诊断:言语困难 R47.0

附加编码:脑梗塞的后遗症 I69.3

十年前机动车交通事故致陈旧性髋关节骨折引起髋关节骨关节炎

主要诊断:创伤后髋关节骨关节炎 M16.5

附加编码:股骨骨折后遗症 T93.1

机动车交通事故后遗症 Y85.0

② 当存在多种后遗症,而治疗或调查并不是直接针对其中的那一种时,可直接诊断"多处…后遗症"为主要诊断。如"多处骨折的后遗症""脑血管意外的后遗症"等。如:

脑血管病后偏瘫引起褥疮和坠积性肺炎

主要诊断:脑血管病后遗症 I69.8

③ 当存在若干种不同的、非常特异的后遗症,而且它们的严重程度和治疗资源的使用上又没有一种更突出时,可以把"某种后遗症"的描述记录为主要诊断。时间上没有最

小的间隔时间。如：

脊髓灰质炎的晚期效应（无其他信息）

主要诊断：脊髓灰质炎的后遗症 B91

④ 中枢神经系统炎性疾病的后遗症（G09）：中枢神经系统炎性疾病，编码 G00～G09，单独设立一个小节，其中 G00～G08 为中枢神经系统炎性疾病本身性质的分类，而 G09 是其后遗症的类目。后遗症包括特指为后遗症或晚期效应者，以及在疾病发病后一年或更长时间仍然存在的那个情况。但是，只有 G00（细菌性脑膜炎，不可归类在他处者），G03（其他和未特指原因的脑膜炎），G04（脑炎，脊髓炎和脑脊髓炎），G06（颅内和脊柱内脓肿及肉芽肿），G08（颅内和脊柱内静脉炎和血栓静脉炎）等 5 个类目的后遗症编码到 G09。而其他如 G01（分类于他处的细菌性疾病引起的脑膜炎），G02（分类于他处的其他传染病和寄生虫病引起的脑膜炎），G05（分类于他处的疾病引起的脑炎，脊髓炎和脑脊髓炎），G07（分类于他处的疾病引起的颅内、脊柱内脓肿和肉芽肿）等 4 个类目的后遗症，分类于 B90～B94（传染病和寄生虫病的后遗症）。

可见，由于传染病和寄生虫病（编码 A00～B89）引起的中枢神经系统的炎性疾病，其后遗症仍归类于传染病和寄生虫病的后遗症类目之中。如：

（1）由于结核性脑膜炎引起的耳聋

主要诊断：听力丧失 H91.9

附加编码：由于结核性脑膜炎的编码为 A17.0† G01＊，故该疾病的附加编码为中枢神经系统结核病的后遗症 B90.0

（2）由于先天性梅毒性脑炎引起的言语障碍

主要诊断：言语障碍 R49.8

附加编码：由于先天性梅毒的脑炎编码 A50.4† G05.5＊，故该疾病的附加编码为其他特指的传染病和寄生虫病的后遗症 B94.8

（3）陈旧性脑脓肿引起的癫痫

主要诊断：癫痫 G40.9

附加编码：由于脑脓肿的编码 G06.0，故该疾病的附加编码为中枢神经系统炎性疾病的后遗症 G09。

（4）免疫接种后脑炎所致轻度精神发育迟滞

主要诊断：轻度精神发育迟滞 F70.9

附加编码：由于脑炎编码为 G04.8，故该疾病的附加编码为中枢神经系统炎性疾病的后遗症 G09

3.5 对双重分类疾病的诊断：ICD 为了满足不同方面的需要，设计了不少双重分类，以便从不同角度检索疾病。双重分类即使用二个编码来表示含有二种信息的诊断陈述，它既包含了疾病本身的性质、病因，又包括了在某一特定器官或部位的具体情况。但是，ICD 的原则，WHO 的要求，二个编码只有一个是主要的，为主编码，用于统计报表，另一个编码为附加编码。在 ICD-10 中使用双重编码的有：

（1）剑号和星号系统：ICD-10 中有剑号与星号系统共 83 处，"†"号为主要编码，反映疾病的性质，是用于统计报表的编码；"＊"号是附加编码用来表示疾病的部位或临床表现,不做统计报表用,两者均不单独使用。如:结核性脑膜炎,编码 A17.0† G01* ,病因为结核性,属传染病类,故编码为 A,临床表现为脑膜炎,属神经系统疾病,编码为 G。

(2)肿瘤的编码:对肿瘤的诊断,应突出三个方面:① 确定肿瘤的原发部位。② 突出病理改变,即组织形态学的描述。③ 确定动态,即良、恶性。如:食管鳞状细胞癌,腮腺腺样囊性瘤等。每一肿瘤均有二个编码;其一为解剖部位编码,即肿瘤的原发部位,另一为组织形态学编码,即病理解剖学镜下所见的组织形态学类型的编码。有些肿瘤,具有功能活性,如,垂体嗜碱性腺瘤伴库欣综合征,部位编码 D35.2,形态学编码 M8300/0,功能活性编码 E24.2,具有三个编码,其中部位编码是主要编码,统计报表用编码,其余都是附加编码。肿瘤的形态学编码的第五位数表示肿瘤的动态,/0 为良性,/1 为交界恶性,即动态未定或性质未特指,/2 为原位,即原发部位,/3 为恶性,原发部位,/6 为恶性,继发部位。性质未特指肿瘤,即未做病理检查而性质未肯定;动态未定,即交界恶性,即肿瘤界于良、恶之间。二者是有区别的,但形态学编码的第 5 位数却是相同的。因此,应力争做病理检查。原位癌,即肿瘤局限于起源的表浅部位,未向基底膜浸润,故诊断原位癌,应有病理学的支持,不可自行确定。肿瘤的主要诊断的选择要点:

① 主要诊断应选择原发部位的肿瘤。

② 原发肿瘤伴有转移,如系首次就医,且不是专门针对继发部位进行治疗,则选择原发肿瘤为主要诊断,非首次就医,可按治疗的情况选择主要诊断。

③ 未指明原发部位的继发肿瘤,选择继发肿瘤为主要诊断。

④ 恶性肿瘤采用化疗或放疗,若为首次就医,按上述原则选择主要诊断,若再次住院维持治疗时,选择化疗或放疗的情况为主要诊断。若化疗或放疗的病人在治疗期间死亡,选择原肿瘤为主要诊断。

肿瘤原发部位的确定详见肿瘤条目。

(3)损伤与中毒的诊断:损伤与中毒均有二个编码,即损伤与中毒本身性质的编码,在第十九章,编码 S00～T98,是主要编码,统计报表用编码;另一为疾病或死亡外部原因的编码,在第二十章,编码 V01～Y98,属附加编码,是对第十九章损伤与中毒的外部原因的附加、补充分类,也可用于第十九章以外的各章疾病的外部原因,做附加、补充分类。对损伤与中毒患者的诊断,应包括二个方面的描述,一为对损伤或中毒本身性质的描述,包括部位,类型,并发症,后遗症的描述;另一为对外部原因的充分、具体的描述,重点是对"意图"的描述,包括:

意外事故 V01～X59,

故意自伤或自杀 X60～X84,

加害 X85～Y09,

依法处置和作战行动 Y35～Y36,

医疗并发症 Y40～Y84,

意图不确定 Y10～Y34,

① 意图不确定,只用于损伤,当信息不足,无法区分是意外,自害,加害时使用。在中毒时,若未指明具体的原因,被假定分类于意外中毒。

② 意外事故(V01～X59)中,事故的定义是准确分类的基础,在第一卷 807 页,有许

多事故的定义,如:"运输事故是指涉及一个主要设计用于或正在用于将人或物从一处运往另一处的装置发生的任何事故"。

③ 运输事故(V01～V99)的分类和编码规定,列于第一卷811页,是对交通运输中事故分类的标准,需要时可查阅。

3.6 对于可分类于"身体系统"各章的局部感染的诊断:身体的局部感染可为主要编码,为了说明感染的病原体,可以对病原体给予一个附加编码,编码B95～B97。为此,临床诊断中应提供感染的病原。除非有些疾病的诊断中已包含了病原体:

(1)分类在第一章中的多数感染,如肠道传染病A00～A09,性传播模式的感染A50～A64等。

(2)传染病病原携带者或可疑携带者Z22._。

(3)并发于妊娠、分娩和产褥期的传染病和寄生虫病,编码O98._,(产科破伤风A34,HIV感染B20._除外)。

(4)围生期的传染病和寄生虫病,编码P34～P39。

(5)流感和其他急性呼吸道感染,编码J00～J22。

分类于各章中的非传染病因的局部感染,也无需病原的附加编码,如前列腺的感染,编码N42.8。

3.7 分类于第五章中的F00～F09的器质性(包括症状性)精神障碍的诊断:分类于F00(阿尔茨海默病性痴呆),F01(血管性痴呆),F02(分类于他处的疾病引起的痴呆),F03(未特指的痴呆),F04(非由酒精和其他精神活性物质所致的器质性遗忘综合征),F05(非由酒精和其他活性物质所致的谵妄),F06(由于脑损害和机能障碍及躯体疾病引起的其他精神障碍),F07(由于脑部疾病、损害和功能障碍引起的人格和行为障碍),F09(未特指的器质性或症状性精神障碍),是具有明确病因的一组疾病,病因包括大脑疾病,脑损伤,导致大脑功能紊乱的其他创伤。功能性紊乱可以是原发的,也可以是继发的。该组疾病的诊断,如能明确病因,分类时,为了标明其根本的疾病,可使用附加编码。

如,动脉硬化性痴呆。

主要诊断:血管性痴呆F01.9

附加编码:大脑动脉粥样硬化症I67.2

但是,在设有星剑号的类目中已标明了病因,则无需再设附加编码。如,皮克病性痴呆,编码G31.0† F02.0*,病因为局限性脑萎缩。

参考文献
(同条目"疾病和有关健康问题的国际统计分类")

(苏顺龄)

医院疾病分类统计与报表

1 ICD-10 疾病分类

根据卫生部卫办发〔2001〕198 号文件,将疾病分类为 20 类(20 个小计),173 个分类序号,损伤和中毒的外部原因又设有 18 个分类序号。此外,还有 30 种疾病住院费用统计和 50 种疾病的医院医疗工作统计。

1)ICD-10 疾病分类序号和编码范围:见疾病分类类目表,用于卫统 32 表-1 疾病转归情况表,卫统 32 表-2(一)疾病分年龄组情况表。

ICD-10 疾病分类类目表

报表序号	类目名称	ICD-10 编码范围
001	总计	A00~T98,Z00~Z99
002	1. 某些传染病和寄生虫病小计(1)	A00~99
003	其中:肠道传染病	A00~A09
004	内:霍乱	A00
005	伤寒和副伤寒	A01
006	志贺菌病	A03
007	结核病	A15~A19
008	内:肺结核	A15.0~A15.3,A16.0~A16.2
009	白喉	A36
010	百日咳	A37
011	猩红热	A38
012	性传播摸式的疾病	A50~A64
013	内:梅毒	A50~A53
014	淋球菌感染	A54
015	乙型脑炎	A83.0
016	斑疹伤寒	A75
017	病毒性肝炎	B15~B19
018	人类免疫缺陷病毒病(HIV)	B20~B24
019	血吸虫病	B65
020	丝虫病	B74
021	钩虫病	B76

续表

报表序号	类目名称	ICD-10 编码范围
022	2. 肿瘤小计(2)	C00~D48
023	恶性肿瘤计	C00~C97
024	其中:咽恶性肿瘤	C11
025	食道恶性肿瘤	C15
026	胃恶性肿瘤	C16
027	小肠恶性肿瘤	C17
028	结肠恶性肿瘤	C18
029	直肠乙状结肠连接处、直肠、肛门和肛管恶性肿瘤	C19~C21
030	肝和肝内胆管恶性肿瘤	C22
031	喉恶性肿瘤	C32
032	气管、支气管、肺恶性肿瘤	C33~C34
033	骨、关节软骨恶性肿瘤	C40~C41
034	乳房恶性肿瘤	C50
035	女性生殖器官恶性肿瘤	C51~C58
036	男性生殖器官恶性肿瘤	C60~C63
037	泌尿道恶性肿瘤	C64~C68
038	脑恶性肿瘤	C71
039	白血病	C91~C95
040	原位癌计	D00~D09
041	其中:子宫颈原位癌	D06
042	良性肿瘤计	D10~D36
043	其中:皮肤良性肿瘤	D22~D23
044	乳房良性肿瘤	D24
045	子宫平滑肌瘤	D25
046	卵巢良性肿瘤	D27
047	前列腺良性肿瘤	D29.1
048	甲状腺良性肿瘤	D34
049	交界恶性肿瘤计	D37~D48 且不是 M8000/1
050	动态未知的肿瘤计	D37~D48 且是 M8000/1
051	3. 血液及造血器官疾病和某些涉及免疫机制的疾患小计(3)	D50~D89
052	其中:贫血	D50~D64
053	4. 内分泌,营养和代谢疾病小计(4)	E00~E90
054	其中:甲状腺机能亢进	E05
055	糖尿病	E10~E14
056	5. 精神和行为障碍小计(5)	F00~F99
057	其中:精神活性物质的精神和行为障碍计	F11~F19
058	精神分裂症、分裂型障碍和妄想性障碍	F20~F29
059	心境(情感)障碍	F30~F39
060	6. 神经系统疾病小计(6)	G00~G99
061	其中:中枢神经系统炎性疾病	G00~G09

续表

报表序号	类目名称	ICD-10 编码范围
062	帕金森病	G20
063	癫痫	G40~G41
064	7. 眼和附器疾病小计(7)	H00~H59
065	其中:白内障和晶状体的其他疾患	H25~H28
066	内:老年性白内障	H25
067	视网膜脱离和断裂	H33
068	青光眼	H40~H42
069	8. 耳和乳突疾病小计(8)	H60~H95
070	其中:中耳和乳突疾病	H65~H75
071	9. 循环系统疾病小计(9)	I00~I99
072	其中:急性风湿热	I00~I02
073	内:急性风湿性关节炎	I00
074	慢性风湿性心脏病	I05~I09
075	高血压	I10~I15
076	内:高血压性心脏病、肾脏病	I11~I13
077	缺血性心脏病	I20~I25
078	内:心绞痛	I20
079	急性心肌梗死	I21~I22
080	其他缺血性心脏病	I23~I25
081	肺栓塞	I26
082	心脏传导疾患和心律失常	I47~I49
083	心力衰竭	I50
084	脑血管病	I60~I69
085	内:颅内出血	I60~I62
086	脑梗死	I63
087	大脑动脉闭塞和狭窄	I66
088	静脉炎和血栓性静脉炎、静脉栓塞和血栓形成	I80~I82
089	下肢静脉曲张	I83
090	10. 呼吸系统疾病小计(10)	J00~J99
091	其中:急性上呼吸道感染	J00~J06
092	流行性感冒	J10~J11
093	肺炎	J12~J18
094	慢性扁桃体和腺样体疾病	J35
095	支气管炎、肺气肿和其他慢性阻塞性肺病	J40~J44
096	哮喘	J45~J46
097	外部物质引起的肺病	J60~J70
098	11. 消化系统疾病小计(11)	K00~K93
099	其中:口腔,涎腺和颌疾病	K00~K14
100	内:牙齿和牙周病	K00~K08
101	胃及十二指肠溃疡	K25~K27

续表

报表序号	类目名称	ICD-10 编码范围
102	阑尾疾病	K35~K38
103	疝计	K40~K46
104	内:腹股沟疝	K40
105	肠梗阻	K56
106	肝疾病	K70~K77
107	胆石病和胆囊炎	K80~K81
108	急性胰腺炎	K85
109	12. 皮肤和皮下组织疾病小计(12)	L00~L99
110	其中:皮炎及湿疹	L20~L30
111	牛皮癣	L40
112	荨麻疹	L50
113	13. 肌肉骨骼系统和结缔组织疾病小计(13)	M00~M99
114	其中:类风湿性关节炎和其他炎性多关节病	M05~M14
115	关节病	M15~M19
116	系统性结缔组织病	M30~M36
117	内:系统性红斑狼疮	M32
118	脊椎关节强硬	M47
119	椎间盘疾患	M50~M51
120	骨病和软骨病	M80~M94
121	内:骨密度和结构的疾患	M80~M85
122	骨髓炎	M86
123	14. 泌尿生殖系统疾病小计(14)	N00~N99
124	其中:肾小球疾病	N00~N08
125	肾小管—间质疾病	N10~N16
126	肾衰竭	N17~N19
127	尿石病	N20~N23
128	膀胱炎	N30
129	尿道狭窄	N35
130	男性生殖器官疾病	N40~N51
131	内:前列腺增生	N40
132	乳房疾患	N60~N64
133	女性盆腔器官炎性疾病	N70~N77
134	子宫内膜异位	N80
135	女性生殖器脱垂	N81
136	15. 妊娠、分娩和产褥期小计(15)	O00~O99
137	其中:异位妊娠	O00
138	医疗性流产	O04
139	妊娠、分娩和产褥期的水肿、蛋白尿和高血压疾患	O10~O16
140	前置胎盘、胎盘早剥和产前出血	O44~O46
141	梗阻性分娩	O64~O66

续表

报表序号	类目名称	ICD-10 编码范围
142	分娩时会阴、阴道裂伤	O70,O71.4
143	产后出血	O72
144	顺产	O80,O84.0
145	16. 起源于围生期的某些情况小计(16)	P00～P96
146	其中:产伤	P10～P15
147	出生窒息	P21
148	新生儿吸入综合征	P24
149	特发于围生期的感染	P35～P39
150	胎儿和新生儿的溶血性疾病	P55
151	新生儿硬化病	P83.0
152	17. 先天性畸形,变形和染色体异常小计(17)	Q00～Q99
153	其中:脊椎裂	Q05
154	神经系统其他先天性畸形	Q00～Q04,Q06～Q07
155	循环系统先天性畸形	Q20～Q28
156	消化系统其他先天性畸形	Q38～Q40,Q42～Q45
157	泌尿系统其他先天性畸形	Q50～Q52,Q54～Q56
158	肌肉骨骼系统其他先天性畸形	Q67～Q79
159	18. 症状、体征和临床与实验室异常所见,不可分类于它处者小计(18)	R00～R99
160	19. 损伤、中毒和外因的某些其他后果小计(19)	S00～T98
161	其中:骨折	S02,S12,S22,S32,S42,S52,S62,S72,S82,S92,T02,T08,T10,T12
162	内:颅骨和面骨骨折	S02
163	股骨骨折	S72
164	多部位骨折	T02
165	颅内损伤	S06
166	烧伤和腐蚀伤	T20～T32
167	药物、药剂和生物制品中毒	T36～T50
168	非药用物质的毒性效应	T51～T65
169	手术和医疗的并发症,不可归类在它处者计	T80～T88
170	内:操作并发症,不可归类在它处者	T81
171	假体装置,植入物和移植物的并发症	T82～T85
172	20. 影响健康状态和与保健机构接触的因素小计(20)	Z00～Z99
173	其中:无症状的人类免疫缺陷病毒感染状态	Z21

2)损伤和中毒外部原因分类序号和编码范围:用于卫统 32 表-2(二)

损伤中毒外部原因表

报表序号	类目名称	ICD-10 编码范围
1	总计	V01～V99,W00～W99, X00～X84,X85～X99, Y00～Y98
2	运输事故	V01～V99
3	其中:行人在运输事故中的损伤	V01～V09
4	骑自行车人员在运输事故中的损伤	V10～V19
5	骑摩托车人员在运输事故中的损伤	V20～V29
6	机动车辆乘员在运输事故中的损伤	V30～V79
7	水上运输事故	V90～V94
8	意外跌伤	W00～W19
9	意外淹溺	W65～W74
10	火灾	X00～X09
11	自然力量的意外事故	X30～X39
12	故意自杀与自伤	X60-~X84
13	加害	X85～Y09
14	医疗和手术并发症	Y40～Y84
15	其中:在治疗中使用药物、药剂和生物制品引起的有害效应	Y40～Y59
16	在手术和治疗中对病人的意外事故	Y60～Y69
17	在诊断和治疗中使用与有害事件有关的医疗装置	Y70～Y82
18	手术和其他医疗操作作为病人异常反应或以后 并发症的原因,而在操作当时并未提及意外事故	Y83～Y84

3)住院医疗费用统计的 30 种疾病及 ICD-10 编码范围:用于卫统 33 表。

住院医疗费用统计的疾病及编码

报表序号	疾病名称	ICD-10 编码范围
1	病毒性肝炎	B15～B19
2	浸润性肺结核	A15.0～A15.2,A16.0～A16.2
3	急性心肌梗塞	I21
4	充血性心力衰竭	I50
5	细菌性肺炎	J13～J15(包括肺炎链球菌,流感嗜血杆菌等)
6	慢性肺原性心脏病	I27.9
7	急性上消化道出血	K92.208(亚目题为胃肠道出血)
8	原发性肾病综合征	N04
9	甲状腺机能亢进	E05
10	脑出血	I61(不包括 I60 蛛网膜下出血,I62 非创伤性出血)
11	脑梗塞	I63
12	再生障碍性贫血	D60～D61
13	急性白血病	C91.0,C92.0,C93.0,C94.0,C95.0
14	结节性甲状腺肿	E04

续表

报表序号	疾病名称	ICD-10 编码范围
15	急性阑尾炎	K35
16	急性胆囊炎	K81.0
17	腹股沟疝	K40
18	胃恶性肿瘤	C16
19	肺恶性肿瘤	C34.1～C34.8,C34.901(亚目包括支气管和肺)
20	食道贲门恶性肿瘤	C15
21	心肌梗塞冠状动脉搭桥	36.1(ICD-9-CM-3)
22	膀胱恶性肿瘤	C67
23	前列腺增生	N40
24	颅内损伤	S06
25	腰椎间盘突出症	M51.202
26	支气管肺炎	J18.0
27	感染性腹泻	A04.903
28	子宫平滑肌瘤	D25
29	剖宫产	74(ICD-9-CM-3)
30	老年性白内障	H25

4)医院医疗工作统计的 50 种疾病及 ICD-10 编码范围

医院医疗工作统计 50 种疾病

序号	疾病名称	ICD-10 编码范围
	内科	
1	急性心肌梗塞	I21
2	充血性心力衰竭	I50.0
3	细菌性肺炎	J13～J15(包括肺炎链球菌,流感嗜血杆菌)
4	慢性肺原性心脏病	I27.9
5	急性上消化道出血	K92.208(亚目标题为胃肠道)
6	原发性肾病综合征	N04
7	甲状腺机能亢进	E05
8	脑出血	I61(不包括 K60,K62)
9	脑梗塞	I63
10	再生障碍性贫血	D60～D61
11	急性白血病	C91.0,C92.0,C93.0,C94.0,C95.0
12	糖尿病	E10～E14
13	胃十二指肠溃疡病	K25～K27
14	急性胰腺炎	K85
	外科	
15	急性阑尾炎	K35
16	急性胆囊炎	K81.0
17	结节性甲状腺肿	E04

续表

序号	疾病名称	ICD-10 编码范围
18	腹股沟疝	K40
19	前列腺增生	N40
20	颅内损伤	S06
21	腰椎间盘突出	M51.202
22	胃十二指肠溃疡病	K25~K27
23	肾、输尿管结石	N20
24	胃恶性肿瘤	C16
25	肺恶性肿瘤	C34.1~C34.8,C34.901(亚目为支气管和肺)
26	食道恶性肿瘤	C15
27	乳腺恶性肿瘤	C50
28	膀胱恶性肿瘤	C67
29	结肠恶性肿瘤	C18
30	直肠及肛门恶性肿瘤	C19~C21
31	股骨骨折	S72
32	心肌梗塞冠状动脉搭桥	36.1(ICD-9-CM-3)
	妇产科	
33	子宫平滑肌瘤	D25
34	异位妊娠	O00
35	卵巢良性肿瘤	D27
36	先兆子痫、子痫	O10~O16
37	产后出血	O72
38	剖宫产	74(ICD-9-CM-3)
39	顺产	O80,O84.0
	儿科	
40	支气管肺炎	J18
41	感染性腹泻	A04.903
	眼科	
42	青光眼	H40~H42
43	老年性白内障	H25
44	视网膜脱离和断裂	H33
	耳鼻喉科	
45	鼻咽恶性肿瘤	C11
46	慢性扁桃体炎	J35
	传染科	
47	病毒性肝炎	B15~B19
48	浸润性肺结核	A15.0~A15.2,A16.0~A16.2
	精神科	
49	精神分裂症	F20
50	心境(情感)障碍	F30~F39

2 卫生部颁医院统计报表

根据卫生部卫办发【2001】198号文精神,医院疾病统计报表有:

1)卫统32表-1,疾病转归情况表

疾病转归情况　　卫统32表-1

疾病名称	出院病人数(人)					出院病人占用
(ICD-10)	总计	治愈	好转	未愈	死亡	总床日数
(甲)	(1)	(2)	(3)	(4)	(5)	(6)
总计(1)						
(2)						
⋮						
(173)						

实际报出日期	单位负责人(签名)	填表人(签名)

2)卫统32表-2,疾病分年龄组情况表

(一)疾病分年龄组情况　　卫统32表-2

疾病名称	出院病人数(人)						出院病人占用
(ICD-10)	总计	5岁以下	5～14岁	15～44岁	45～59岁	60岁及以上	总床日数
(甲)	(1)	(2)	(3)	(4)	(5)	(6)	(7)
总计(1)							
(2)							
⋮							
(173)							

(二)损伤和中毒外部原因　　卫统32表-2

疾病名称	出院病人数(人)						出院病人占用
(ICD-10)	总计	5岁以下	5～14岁	15～44岁	45～59岁	60岁及以上	总床日数
(甲)	(1)	(2)	(3)	(4)	(5)	(6)	(7)
总计(1)							
(2)							
⋮							
(18)							

3)卫统32表-3 医院部分病种住院费用年报表

医院部分病种住院费用表　　卫统 32 表-3

疾病名称 (ICD-10)	出院病人数	出院病人占用总床日数	出院病人平均住院日	平均每一病人医疗费(元)				
				计	其中			
					床位费	药费	手术费	检查治疗费
(甲)	(1)	(2)	(3)	(4)	(5)	(6)	(7)	(8)
(1)								
(2)								
⋮								
(30)								

注:外科、妇科、眼科均统计手术病人

3　填表注意

(1)卫统 32 表-1,卫统 32 表-2,均分男、女、合计三张表。

(2)卫统 32 表-1 中出院病人总数包括非病人和未治出院的病人数,即疗效为"其他"的出院人数。出院病人占用总床日数也包括疗效为"其他"的出院人数所占床日数。

(3)各表中"疾病名称"不是以医生诊断的疾病名来分类,应以 ICD-10 编码分类。首先根据诊断的疾病名寻找其 ICD-10 编码,以其编码在分类类目表中找到分类号,再根据分类号归到适当类之中。如:肺结核,编码 A15.0,在分类表中找到 007　结核病　编码范围 A15～A19,则肺结核应分类到 007 类中。先天性结核病编码 P37.0,矽肺结核编码 J65,结核后遗症编码 B90,都不能分类到 007 类之中。可见,不是看到"结核病"分类到 007,而是 A15～A19 才分类到 007。

(4)注意分类表和统计报表的层次关系。表中各层包括:总计,小计,计,其中,内。选择分类号时,从内→其中→计→小计→总计,逐一查找,以防漏掉。如:肺结核,编码 A15.0,应包括的分类号有:

008　肺结核　表中层次:内　编码范围 A15.0～A15.3,A16.0～A16.2

007　结核病　　　　　其中　　　　A15～A19

002　传染病小计　　　小计　　　　A00～B99

001　总计　　　　　　总计　　　　A00～T98,Z00～Z99

又如:子宫平滑肌瘤　编码 D25 应包括的分类号有:

045　子宫平滑肌瘤　　D25

042　良性肿瘤计　　　D10～D36

022　肿瘤小计　　　　C00～D48

001　总计　　　　　　A00～T98,Z00～Z99

参考文献

(同条目"疾病和有关健康问题的国际统计分类")

（苏颀龄）

生存率

1　概述

1.1　生存率的概念

对于急性病的疗效考核,一般可以用治愈率,病死率等,但对于肿瘤,结核及其他慢性疾病,其预后不是短期内所能明确判断的,因此上述指标不大适用。这时可以对病人进行一段时间的随访获得生存资料,通过计算其不同时间的生存率(survival rate)来描述和解释研究对象的生存和死亡规律,以及随访的全过程,这种研究分析方法称为生存率分析法(survival rate analysis)。其中用到的主要指标就是生存率,某时刻的生存率是指一批随访对象中,生存期大于等于该时间的研究对象的比例,亦即研究个体的生存期大于等于某时间的概率。

1.2　生存率分析法的发展

生存率分析起源于 19 世纪对寿命表的分析。到 20 世纪二三十年代,随着现代统计理论、方法的不断完善和计算机技术的迅速发展,以及第二次世界大战期间对武器可靠性分析的要求,使这一分析方法得到很大发展,并不断扩展到其他领域。近 30 年来,在医学随访研究中也引进了生存率分析方法。由于医学研究的复杂性,反过来又进一步推动了生存率分析技术的发展,到目前为止,生存率分析已形成了一套完整的体系,包括计算生存率和进行组间比较的各种方法。

1.3　几个术语及基本概念

1.3.1　生存时间

随访研究对象以某一起点事件(如病人确诊或治疗开始等)进入观察随访到规定的结局(如死亡或复发等)出现,期间经历的这段时间称为生存时间(survival time),又称为等待时间(waiting time)和失效时间(failure time)。常用符号 t 表示。生存时间资料是计算生存率的重要依据。生存时间单位可用天、月、年等,一般情况下,时间单位越细,准确性越好,但有时难以搜集准确的生存时间,这时可用月或年为单位。

生存时间是由随访观察的起点事件和终点事件决定的。

1.3.2　起点事件

随访研究中,无论是同时进入观察还是陆续进入观察,对所有对象都要规定某一事件作为开始随访观察的起点,称为起点事件(begin event)。如病人确诊,某种特效疗法如手术治疗或中草药治疗开始,或术后存活出院开始等,作为起点的事件要有明确的时间界限。选取不同的起点事件算出的生存率意义不同,在报告生存率时应加以说明。

1.3.3 终点事件

随访研究者规定的作为观察结局的事件称为终点事件(last event)。如死亡、复发、发病或毒性反应的出现等,作为终点事件同样要有明确的时间界限。

1.3.4 失访、截尾数据

在随访研究中,如果随访对象能观察到规定的结局(终点事件),这时就可获得随访对象的确切生存时间,这类数据称为完全数据,用 t 表示。

如果在随访过程中,随访对象因迁移,中断治疗或其他原因死亡而使观察中止,或在截止总结时仍未观察到规定的结局,这种观察对象统称为失访。

对于失访病例,由于没有观察到终点事件因而不能获得确切的生存时间,只能获得进入观察至失访时这段时间,这类数据称为截尾数据(censord data),用 t^+ 表示。

在计算生存率时,不同的方法对失访病例的处理不同,直接法是把失访者存活的概率当做与未失访者相同,因而在计算失访后某年(月)的生存率时可不列入计算。而在寿命表法计算生存率时,则把失访者当做观察半个区间计算,从而得到校正观察人数。

2 生存率的计算

生存率的计算有许多方法,常用的有直接法、小样本资料的乘积限估计法和大样本分组资料的寿命表法。

2.1 直接法

2.1.1 直接法的计算

直接法用下列公式进行计算

$$_nP_0 = \frac{\text{活过 } n \text{ 年的人数}}{\text{观察满 } n \text{ 年的人数}}$$

式中 P 代表生存率,后一下标表示刚满时间,0 即开始观察的时点,前一下标 n 代表观察经过的年数。$_nP_0$ 即表示随访开始经过 n 年之生存率。

例如术后已满 3 年(包括 3 年内已死亡者)者 30 例,其中 6 例活满 3 年,则 $3P_0$(3 年生存率)=(6/30)×100%=20%。

例 1 下表为某肿瘤医院在 1992 年末总结的 1982—1991 年 10 年来 54 例 Ⅱ,Ⅲ 期妊娠哺乳期乳癌术后经过。试用直接法计算各年生存率。在用直接法计算时可以先将资料列成表 1 形式。

表 1 54 例 Ⅱ,Ⅲ 期妊娠哺乳期乳腺癌术后经过

手术年份	病例数	术后活满 n 年例数									
		1	2	3	4	5	6	7	8	9	10
1982	6	5	4	0	0	0	0	0	0	0	0
1983	5	2	1	1	1	1	1	1	1	1	1

续表

手术年份	病例数	术后活满 n 年例数									
		1	2	3	4	5	6	7	8	9	10
1984	11	0	0	0	0	0	0	0	0		
1985	4	3	2	0	0	0	0	0			
1986	1	0	0	0	0	0	0				
1987	5	3	3	3	3	3					
1988	3	2	1	1	1						
1989	6	4	4	3							
1990	2	2	2								
1991	11	7									
合计	54	28	17	8	5	4	1	1	1	1	0

表 1 如 1982 年治疗 6 例,术后第一年内死亡 1 例,因而第一年末还有 5 例,第二年内又死亡 1 例,留存 4 例,第三年内 4 例皆死亡。再如 1983 年治疗 5 例,术后 1 年内死亡 3 例,第二年内又死亡 1 例,余下 1 例在总结资料时(1992 年末即第十年)尚生存,以下依次类推。

最后一行合计表示 10 年来总共治疗 54 例,其中术后生存满一年者 28 例,满 2 年者 17 例等。

在总结时,此 54 例皆已观察满一年,故观察满一年者为 54 例,1991 年手术的 11 例观察已满一年但未满 2 年,故观察满 2 年者为 54−11=43 例,观察满 3 年者为 54−11−2=41 例,其他依次类推,因此:

1 年生存率: ${}_1P_0=28/54=51.8\%$

2 年生存率: ${}_2P_0=17/43=39.5\%$

3 年生存率: ${}_3P_0=8/41=19.5\%$

4 年生存率: ${}_4P_0=5/35=14.3\%$

5 年生存率: ${}_5P_0=4/32=12.5\%$

6 年生存率: ${}_6P_0=1/27=3.7\%$

7 年生存率: ${}_7P_0=1/26=3.8\%$

8 年生存率: ${}_8P_0=1/22=4.5\%$

9 年生存率: ${}_9P_0=1/11=9.1\%$

10 年生存率: ${}_{10}P_0=0/6=0\%$

2.1.2　标准误,可信区间

直接法的标准误计算公式为:

$$S_{nP_0}=\sqrt{\frac{{}_nP_0\times{}_nq_0}{{}_nN_0}}$$

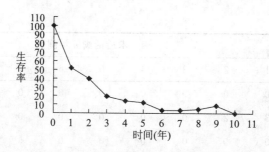

图 1   54 例 Ⅱ Ⅲ 期妊娠，哺乳期乳腺癌术后生存率曲线

式中 $_nP_0$ 为第 n 年生存率，$_nq_0 = 1 - _nP_0$，为第 n 年死亡概率，$_nN_0$ 为现观察满 n 年的病例数。上述 5 年生存率的标准误：

$$S_{5P_0} = \sqrt{\frac{0.125 \times 0.875}{32}} = 0.058 = 5.8\%$$

95% 的可信区间 $_nP_0 \pm 1.96 \times S_{nP_0}$，即 $_nP_0 - 1.96 \times S_{nP_0} \rightarrow _nP_0 + 1.96 \times S_{nP_0}$。

本例 $12.5\% \pm 1.96 \times 5.8\%$，即 $1.1\% \sim 23.8\%$。这里必须说明，在以上 p 值与 50% 相差较远且样本含量 (N) 不太大的情况下用以上的方法推算可信区间有一定的缺点。

2.1.3   直接法的优缺点

用直接法计算生存率方法简便，在病例数较多时误差不大，但例数少时会出现后一年比前一年生存率高的不合理现象；另一方面，n 年生存率仅以 n 年前资料进行统计，只能说明 n 年前的医疗水平；同时，直接法不能应用观察年限不到的资料，如 5 年生存率不能应用术后未满 5 年者的资料，这样就浪费了资料，而且年限越长则例数越少；当截尾数据较多时，直接法计算生存率误差较大。

2.2   小样本资料生存率的乘积限估计法

对于长期随访的病人资料，如果病例不太多，而且可以推算出每例实际观察的确切存活时间，这时可用小样本资料生存率的乘积限估计法 (product-limit estimater)，该法是 Kaplan-Meier 在 1958 年提出的，又称 Kaplan-Meier 法。

2.2.1   乘积限估计法的基本原理

将生存时间（包括截尾时间）逐个由小到大依次排列，先求出活过每一个死亡点的概率，即生存概率，然后根据概率乘法原理，将 t 时刻前的各个死亡点对应的生存概率连乘，即得从开始活到 t 时刻的概率，即生存率。

2.2.2   乘积限估计法的计算步骤

下面结合实例介绍乘积限估计法计算生存率的步骤：

例 2   某中医研究院用猪苓提取物治疗急性白血病患者 20 例，其生存时间如下：2，4，3，2^+，6，6^+，6^+，5，10，12^+，26，10，31，43^+，19，18，13，8.5，7.5^+，24，计算其不同时间的生存率。计算步骤如下：

1) 对生存时间进行编号和排序。将生存时间（包括截尾时间）从小到大排序，并逐个编号。遇有相同生存时间只排一个；但有相同截尾时间应分别列出；当生存时间和截尾时间相同时，则分别列出并将生存时间排在截尾时间前。本例 20 个数据有一对相同生存时间 10,只列一个,一对相同截尾时间 6^+,分别列出,故有 19 个死亡和截尾点。见表 2 中第 1、2 栏。

2)计算观察人数 n_i、死亡人数 d_i 和失访人数 w_i。先分别列出一组生存数据中各个死亡点上的死亡人数 d_i,本例 13 个死亡点上,除 t_{11} 点为 2 外其余均为 1(表 2 中第 4 栏)截尾点上均为 0。再列出每个截尾点上的失访人数 w_i,均为 1,然后计算每一个死亡点或截尾点上的观察人数 n_i,其计算公式为

$$n_{i+1} = n_i - d_i(w_i)$$

本例 $n_1 = 20$,$n_2 = n_1 - d_1 = 20 - 1 = 19$,$n_3 = n_2 - w_2 = 19 - 1 = 18$,余类推。

3)计算死亡概率 q_i 和生存概率 p_i。分别对各个死亡点的死亡概率 q_i 进行计算,公式为:

$$q_i = d_i / n_i$$

如第"5"个点 $q_5 = d_5 / n_5 = 1/16 = 0.0625$,生存概率 p_i 的算式为 $p_i = 1 - q_i$,如 $p_5 = 1 - q_5 = 1 - 0.0625 = 0.9375$。所有截尾点死亡概率 q_i 为 0,生存概率为 1。(见表 2)

表 2 20 例急性白血病患者生存数据的乘积限估计

顺号 i (1)	生存时间 t_i (2)	观察人数 n_i (3)	死亡人数 d_i (4)	失访人数 w_i (5)	死亡概率 q_i (6)	生存概率 p_i (7)	生存率 $t_i P_0$ (8)
1	2	20	1	0	0.0500	0.9500	0.9500
2	2^+	19	0	1	0.0000	1.0000	0.9500
3	3	18	1	0	0.0556	0.9444	0.8972
4	4	17	1	0	0.0588	0.9412	0.8444
5	5	16	1	0	0.0625	0.9375	0.7917
6	6	15	1	0	0.0667	0.9333	0.7389
7	6^+	14	0	1	0.0000	1.0000	0.7389
8	6^+	13	0	1	0.0000	1.0000	0.7389
9	7.5^+	12	0	1	0.0000	1.0000	0.7389
10	8.5	11	1	0	0.0909	0.9091	0.6717
11	10	10	2	0	0.2000	0.8000	0.5374
12	12^+	8	0	1	0.0000	1.0000	0.5374
13	13	7	1	0	0.1429	0.8571	0.4606
14	18	6	1	0	0.1667	0.8333	0.3838
15	19	5	1	0	0.2000	0.8000	0.3071
16	24	4	1	0	0.2500	0.7500	0.2303
17	26	3	1	0	0.3333	0.6667	0.1535
18	31	2	1	0	0.5000	0.5000	0.0768
19	43^+	1	0	1	0.0000	1.0000	0.0768

4)计算生存率 $_{t_i}P_0$ 。根据概率乘法法则,生存率 $_{t_i}P_0$ 计算公式为

$$_{t_i}P_0 = p_1 \times p_2 \times \cdots \times p_i$$

如 $$_{t_6}P_0 = {_6}p_0 = p_1 \times p_1 \times p_3 \times p_4 \times p_5 \times p_6$$
$$= 0.95 \times 1 \times 0.9444 \times 0.9412 \times 0.9375 \times 0.9333$$
$$= 0.7389$$

余类推。

2.2.3 生存率图示

以生存时间为横坐标,生存率为纵坐标作图,该图称为 Kaplan-Meier 图,是阶梯形的折线。

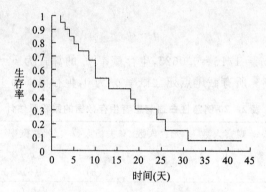

图 2 20 例急性白血病患者生存率图示

2.2.4 标准误

t_i 年(月)生存率的标准误可用以下公式计算

$$S_{t_iP_0} = {_{t_i}}P_0 \times \sqrt{\frac{q_1}{n_1 - d_1} + \frac{q_2}{n_2 - d_2} + \cdots + \frac{q_i}{n_i - d_i}}$$

根式里面只需对死亡点求和即可。

如例 2 中第 6 个数据的生存率 0.7689 的标准误为:

$$S_{t_6P_0} = 0.7389 \times \sqrt{\frac{0.05}{20-1} + \frac{0}{19-0} + \cdots + \frac{0.0667}{15-1}} = 0.1005$$

2.2.5 平均生存时间

平均生存时间的计算公式为:

$$\mu = \sum {_{t_i}}P_0(t_{i+1} - t_i)$$

式中 t_iP_0 为各期的生存率, t_i 为该期的生存时间, t_{i+1} 为后一大于此期的生存时间,这里要注意的是截尾时间不包括在内(如表 2 中的 t_2、t_7、t_8、t_9、t_{12}),但当最大的一个生存时间为截尾时间时,则包括在计算之中(如本例中 $t_{19}=43^+$)。

例 2 资料的平均生存时间为

$$\mu = 1\times(2-1)+0.95\times(3-2)+\cdots+0.0768\times(43-31)=16.3223(月)$$

2.3 大样本分组资料的生存率估计法（寿命表法）

当随访时间较长，病例的数量较多时，可将原始资料分组后进行分析。

2.3.1 寿命表法的基本原理

寿命表法计算生存率是应用定群寿命表的基本原理完成的，其时间分组可根据随访时间划分成若干个时间区间，分别计算出各个时间区间的生存概率。随访开始至 t 时刻尚生存也就相当于随访对象在 t 时刻前各个时间区间均生存，那么根据概率的乘法原理，t 时刻的生存率为 t 时刻前各时间区间生存概率的乘积。

2.3.2 分组资料生存率的计算步骤

例3 某医院随访观察 306 例晚期肝癌患者确诊后的生存情况，得表 3，计算其确诊后逐月的生存率。

表3　306 例晚期肝癌患者生存率计算（时间单位：月）随访月数

随访月数 $t_i(1)$	期初观察人数 $n_i(2)$	期内死亡人数 $d_i(3)$	期内失访人数 $w_i(4)$	校正人数 $n_i'(5)$	死亡概率 $q_i(6)$	生存概率 $p_i(7)$	$i+1$ 月生存率 $nP_0(8)$	生存率的标准误 $S_{nP_0}(9)$
0～	306	96	10	301	0.3189	0.6811	0.6811	0.0269
1～	200	75	15	192.5	0.3896	0.6104	0.4157	0.0290
2～	110	25	10	105	0.2381	0.7619	0.3168	0.0281
3～	75	24	6	72	0.3333	0.6667	0.2112	0.0257
4～	45	5	6	42	0.1190	0.8810	0.1861	0.0243
5～	34	6	6	31	0.1935	0.8065	0.1500	0.0241
6～	22	4	2	21	0.1905	0.8095	0.1215	0.0234
7～	16	2	1	15.5	0.1290	0.8710	0.1058	0.0228
8～	13	3	2	12	0.2500	0.7500	0.0793	0.0216
9～	8	2	2	8	0.2500	0.7500	0.0595	0.0203
10～	6	2	2	5	0.4000	0.6000	0.0357	0.0178
11～	2	2	0	2	1.0000	0.0000	—	—

1）确定分组区间 t_i～根据随访时间和病例生存时间的长短以及随访病例的多少确定分组区间的多少和每个时间区间的宽度，最后一个区间的终点是在无穷大处，故没有确定的宽度。本例随访时间和生存时间较短且病例数较多，故以月为区间宽度分成 12 个时间区间。

2）计算期初观察人数 n_i、期内死亡人数 d_i 和失访人数 w_i 将所有随访对象进入观察的时间向左平移到同一起点，然后计算第一个时间区间 t_0～的期初观察人数 n_0，期内死

亡人数 d_0 和失访人数 w_0。本例 $n_0=306$，$d_0=96$，$w_0=10$。下一个区间的 $n_1=n_0-d_0-w_0$，本例 $n_1=306-96-10=200$，相邻各区间之间的 n_i 与 n_{i+1} 的关系为

$$n_{i+1}=n_i-d_i-w_i$$

仿此，按实际资料求得各区间的 d_i 和 w_i 将原始随访资料整理为表 3 中（1）—（4）栏。

3）校正观察人数 n_i' 的计算 由于 $t_i\sim$ 区间内的 w_i 个随访对象在该区间内并未观察至区间终点，因而该区间内有效观察人数并非为 n_i，设 w_i 个失访个体在该区间内为均匀分布，即假设 w_i 个体平均观察半个区间，那么校正人数（有效观察人数）为

$$n_i'=n_i-w_i/2$$

故 n_i' 有实际观察人年（月）数的意思。本例"1～"月组 $n_1'=n_1-w_1/2=200-15/2=192.5$，余类推。

4）死亡概率 q_i 和生存概率 p_i 的计算 死亡概率是指在 $t_i\sim$ 区间始端仍活着的病人在该区间内死亡的可能性，其计算公式为

$$q_i=d_i/n_i'$$

因此，表 3 中第（6）栏应为第（3）栏与第（5）栏的比值。如"1～"组的死亡概率

$$q_1=d_1/n_1'=75/192.5=0.3896$$

生存概率 p_i 是指 $t_i\sim$ 区间始端仍活着的病人在该区间内生存的概率，其计算公式为 $p_i=1-q_i$ 如"1～"组的 $P_1=1-q_1=1-0.3896=0.6104$。

5）生存率 $_nP_0$ 的计算 $_nP_0$ 是表示随访个体从进入观察至 n 年（月）生存的概率。根据概率的乘法法则 $_nP_0$ 的计算公式为

$$_nP_0=p_0\times p_1\times p_2\times\cdots\times p_{n-1}$$

其中 $_0P_0=1.0$

本例：1 月生存率 $_1P_0=p_0=0.6811$

2 月生存率 $_2P_0=p_0\times p_1=0.6811\times0.6104=0.4157$

……

10 月生存率 $_{10}P_0=_9P_0\times p_9=0.0793\times0.7500=0.0595$

11 月生存率 $_{11}P_0=_{10}P_0\times p_{10}=0.0595\times0.6000=0.0357$

这里要注意第 8 列的一月生存率虽列在 0～月一行内，但并非 0 月生存率而是 1 月生存率，因为它表示活满一月的机会。1～月组的生存率为 2 月生存率，即为活满 2 月的概率，所以第（8）列写为 $(i+1)$ 月生存率。

2.3.3 生存率曲线的绘制

以时间为横轴，不同时间的生存率为纵轴作图。将各年（月）生存率按观察年（月）数点入图中，并用折线连接各点即得生存率曲线（图 3）。

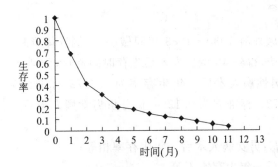

图 3   306 例晚期肝癌患者的生存率曲线

2.3.4   标准误

根据方差传播公式，n 年（月）生存率的标准误可用下式计算

$$S_{nP_0} = {}_np_0 \times \sqrt{\frac{q_0}{p_0 \times n_0'} + \frac{q_1}{p_1 \times n_1'} + \cdots + \frac{q_{n-1}}{p_{n-1} \times n_{n-1}'}}$$

95% 的可信区间为 ${}_np_0 - 1.96S_{np_0} \sim {}_np_0 + 1.96S_{np_0}$

如"3～"组的生存率 ${}_4p_0$ 的标准误

$$S_{{}_4P_0} = {}_4p_0 \times \sqrt{\frac{q_0}{p_0 n_0'} + \frac{q_1}{p_1 n_1'} + \frac{q_2}{p_2 n_2'} + \frac{q_3}{p_3 n_3'}}$$

$$= 0.2112 \times \sqrt{\frac{0.3189}{0.6811 \times 301} + \frac{0.3896}{0.6104 \times 192.5} + \frac{0.2381}{0.7619 \times 105} + \frac{0.3333}{0.6667 \times 72}}$$

$$= 0.0257$$

3   两样本生存率的比较

在医学随访研究中，通常将病人按随机化方法分配到两种或多种治疗组中去，然后随访观察和比较其生存时间的长短和生存率的大小，以此来考察各种治疗方案的优劣；或需分析和比较在同一治疗方案下具有不同特征的病人（如不同性别，不同年龄或疾病的不同型等）生存率的大小，以此来探讨影响这种疗法的因素；或需比较暴露或接触不同毒物或致癌物的随访对象的某病发生率（广义的生存率）等，下面介绍不同治疗组或具有不同特征的病人组或不同暴露组的生存率比较方法。

3.1   两样本某时点生存率的比较

当需比较两样本某时点的生存率时，可用 u 检验。方法是在两样本某时点生存率相同的检验假设 H_0 下，对两样本该时点的生存率进行比较做显著性检验。

根据正态近似原理，采用 u 统计量

$$U = \frac{p_1 - p_2}{\sqrt{S_{P_1}^2 + S_{P_2}^2}}$$

式中 p_1 与 p_2 分别为两样本的某时点生存率，即前面的 ${}_nP_0$；S_{P_1} 与 S_{P_2} 分别为两样本相应某时点生存率的标准误。算得 u 值后，取显著性水平 α，查正态分布表（附表 1），做出推断结论。

例 4 某医院泌尿外科 1980－1983 年间做了 40 例异体肾移植术,其中男 23 例,女 17 例,经过 3 年的随访,得到 40 例病人术后生存时间资料,分别计算男,女病人术后一年生存率及标准误,得男性病人术后一年生存率为 0.3972,标准误为 0.1073,女性病人术后一年生存率为 0.4731,标准误为 0.1264,试分析男女病人术后一年生存率差别有无统计意义。

建立检验假设 H_0:男女病人术后一年生存率相等;

H_1:男女病人术后一年生存率不等。

$$\alpha = 0.05$$

$$u = \frac{0.3972 - 0.4731}{\sqrt{0.1073^2 + 0.1264^2}} = 0.45$$

u 值服从标准正态分布,查正态分布表(附表 1)得 $P > 0.05$,故可认为男女病人术后一年生存率差别无统计学意义。

使用上述方法,当样本生存率很小(如小于 0.01)或很大(如大于 0.99)时,或各组死亡人数少于 5 时,结果误差较大。另外由于此法只检验某时点生存率的差别,下结论时只能针对比较的时点,不能对生存曲线做出结论。如果要对生存曲线做出结论,可用后面介绍的方法。

3.2 Log-rank 检验(对数秩检验,又称时序检验)

Log-rank 检验是 Mantel 等人在 1966 年提出的,这种方法是以生存函数的对数为理论基础推导出来的,其检验方法是在组间生存率相同的检验假设(H_0)下,对每组生存数据依据在各个时刻尚存活的患者数(观察人数)计算理论死亡数,然后将理论死亡数与实际死亡数进行比较,作显著性检验。

其统计量为

$$\chi^2 = \sum \frac{(D-T)^2}{T}, \upsilon = 组数 - 1$$

式中 D 为实际死亡数,T 为理论死亡数。当有 $T < 5$ 时,可用如下校正 χ^2 公式:

$$\chi^2 = \sum \frac{[(D-T) - 0.5]^2}{T}$$

算得 χ^2 值后,查 χ^2 分布界值表(附表 2),得 P 值,按所取检验水平作出推断结论。下面结合实例介绍对数秩检验方法,重点是理论死亡数 T 的计算。

例 5 25 例某种癌症病人随机分配到 A、B 两治疗组,随访得两组生存日数如下:

A 组:9,852$^+$,52,220,63,9,1976$^+$,1296$^+$,1460$^+$,63,1328$^+$,364$^+$

B 组:170,632,2240,195,76,70,13,1990$^+$,18,700,210,1296,25

试比较两种疗法的优劣。

表 4　对数秩检验表

组别 (1)	生存时间 （日）t_i(2)	死亡数 d(3)	期初观察人数			理论死亡数	
			合计 n(4)	A 组 n_A(5)	B 组 n_B(6)	A 组 T_A(7)	B 组 T_B(8)
A	9						
A	9	2	25	12	13	0.9600	1.0400
B	13	1	23	10	13	0.4348	0.5652
B	18	1	22	10	12	0.4545	0.5455
B	25	1	21	10	11	0.4762	0.5238
A	52	1	20	10	10	0.5000	0.5000
A	63						
A	63	2	19	9	10	0.9474	1.0526
B	70	1	17	7	10	0.4118	0.5882
B	76	1	16	7	9	0.4375	0.5625
B	170	1	15	7	8	0.4667	0.5333
B	195	1	14	7	7	0.5000	0.5000
B	210	1	13	7	6	0.5385	0.4615
A	220	1	12	7	5	0.5833	0.4167
A	364^+	0	11	6	5	—	—
B	632	1	10	5	5	0.5000	0.5000
B	700	1	9	5	4	0.5556	0.4444
A	852^+	0	8	5	3	—	—
B	1296	1	7	4	3	0.5714	0.4286
A	1296^+	0	6	4	2	—	—
A	1328^+	0	5	3	2	—	—
A	1460^+	0	4	2	2	—	—
A	1976^+	0	3	1	2	—	—
B	1990^+	0	2	0	2	—	—
B	2240^+	0	1	0	1	—	—
合计		17				8.3377	8.6623

(1)建立检验假设。

H_0:两总体生存期相同

H_1:两总体生存期不等

(2)将两组资料混合后从小到大统一排序,如表 4 第(2)栏,并分别标明组别如表中第(1)栏。

(3)计算各组在时间 t_i 的观察人数,以及两组合计的观察人数和死亡数。用 n_A,n_B 分别表示 A,B 两组观察人数,$n = n_A + n_B$ 为两组合计的观察人数,d 为两组合计的死亡数。如表 4 中的第(3)、(4)、(5)、(6)栏。

(4)在 H_0 假设下,计算各组在时间 t_i 上的理论死亡数 T_A,T_B,按以下公式计算

$$T_A = \frac{d}{n} n_A, \quad T_B = \frac{d}{n} n_B$$

这里 $T_A + T_B = d$。计算结果见表 4 中(7)(8)栏。

若比较组为 A、B、C 三组,则相应的理论死亡数的计算公式为

$$T_A = (d/n) \times n_A, \quad T_B = (d/n) \times n_B, \quad T_C = (d/n) \times n_C, \quad T_A + T_B + T_C = d$$

如是大样本分组资料,计算公式完全相同,只是式中的 d, n, n_A, n_B 分别表示对应于各观察时间区间的比较组的合计死亡人数,合计校正人数,A 组和 B 组的校正人数。

(5)求得 A,B 两组的合计理论死亡数 T_A, T_B,计算 χ^2 统计量

$$\chi^2 = \sum \frac{(D-T)^2}{T} = \frac{(6-8.3377)^2}{8.3377} + \frac{(11-8.6623)^2}{8.6623} = 1.2863$$

$$\nu = 2 - 1 = 1$$

查 χ^2 界值表(附表 2),得 $P > 0.25$,认为两法的生存期差别无统计意义,或者两治疗方案疗效相同。

3.3 分层对数秩检验

如果在相互比较的两组中除所比较的因素(设为甲因素)外,还有某些对结果影响较大的因素(设为乙因素)可能干扰对甲因素的作用的研究,则应消除乙因素的影响后进行两组比较。

在上例中,如果病人肾功能的正常与否会影响到病人的预后,则应当消除肾功能的影响后进行比较。如此可将病人分成有、无肾功能损害两层,分别计算各层内的理论死亡数,作对数秩检验。分层对数秩检验是克服混杂因素影响的一种方法。

例 6 上例中 25 个病人,分组后检查其肾功能,正常者记为 N,不正常者记为 I,治疗后的生存时间(天)如下:

A 组		B 组	
生存时间	肾功能	生存时间	肾功能
9	I	170	N
852+	N	632	N
52	I	2240+	N
220	N	195	N
63	I	76	N
9	N	13	I
1976+	N	25	I
1296+	N	1296	N
1460+	N	210	N
63	I	700	N
1328+	N	18	I
364+	N	1990+	N

分析两组死亡病人的肾功能情况发现，A 组 6 个死亡者中有 4 人肾功能不正常，占 66.7%，B 组 11 个死亡者中有 3 人肾功能不正常，占 27.3%。这时两者的生存率无差别可能因为此因素不均衡造成的。因此将病人按肾功能好坏分层，得到下表。

肾功能正常者（层次 N）

A组生存时间	B组生存时间
852+	170
220	632
9	2240+
1976+	195
1296+	76
1460+	70
1328+	1990+
364+	700
210	
1296	

肾功能不正常者（层次 I）

A组生存时间	B组生存时间
9	13
52	18
63	25
63	

于是在层次 N 和层次 I 下计算 A，B 两组的理论死亡数，结果如表 5、表 6。将各层次合计的理论死亡数总结如表 7。

进行 χ^2 检验

$$\chi^2 = \frac{(6-10.4306)^2}{10.4306} + \frac{(11-6.5694)^2}{6.5694} = 4.870 \quad \upsilon = 1$$

查 χ^2 界值表（附表2），得 $0.01 < P < 0.05$，认为 A，B 两疗法病人的生存率差别有统计学意义，A 组死亡比小于 B 组，A 疗法的病人生存期较长，A 疗法优于 B 疗法，可见分层后消除了肾功能不正常对治疗方案的混杂影响，突出了两治疗方案的差别。

表5　肾功能正常者两治疗方案对数秩检验理论死亡数的计算

组别 (1)	生存时间 t (2)	死亡数 d (3)	期初观察人数			理论死亡数	
			合计 n (4)	A组 n_A (5)	B组 n_B (6)	A组 T_A (7)	B组 T_B (8)
A	9	1	18	8	10	0.4444	0.5556
B	70	1	17	7	10	0.4118	0.5882
B	76	1	16	7		90.4375	0.5625
B	170	1	15	7		80.4667	0.5333
B	195	1	14	7		70.5000	0.5000
B	210	1	13	7		60.5385	0.4615
A	220	1	12	7		50.5833	0.4167

续表

组别	生存时间 t	死亡数 d	期初观察人数			理论死亡数	
			合计 n	A组 n_A	B组 n_B	A组 T_A	B组 T_B
(1)	(2)	(3)	(4)	(5)	(6)	(7)	(8)
A	364+	0	11	6	5	—	—
B	632	1	10	5	5	0.5000	0.5000
B	700	1	9	5	4	0.5556	0.4444
A	852+	0	8	5	3	—	—
B	1296	1	7	4	3	0.5714	0.4286
A	1296+	0	6	4	2	—	—
A	1328+	0	5	3	2	—	—
A	1460+	0	4	2	2	—	—
A	1976+	0	3	1	2	—	—
B	1990+	0	2	0	2	—	—
B	2240+	0	1	0	1	—	—
合计		10				5.0092	4.9908

表6 肾功能不正常者两治疗方案对数秩检验理论死亡数的计算

组别	生存时间 t	死亡数 d	期初观察人数			理论死亡数	
			n	n_A	n_B	A组	B组
A	9	1	7	4	3	0.5714	0.4286
B	13	1	6	3	3	0.5000	0.5000
B	18	1	5	3	2	0.6000	0.4000
B	25	1	4	3	1	0.7500	0.2500
A	52	1	3	3	0	1.0000	0.0000
A	63	2	2	2	0	2.0000	0.0000
合计		7				5.4214	1.5786

表7 分层对数秩检验总结表

层次	A组			B组		
	D	T	D/T	D	T	D/T
N	2	5.0092	0.40	8	4.9908	1.60
I	4	5.4214	0.74	3	1.5786	1.90
合计	6	10.4306	0.58	11	6.5694	1.67

上述分层比较的方法同样适用于分组资料。

3.4　趋势检验

当所比较的因素各水平为有序分类资料时,如病期可列成Ⅰ、Ⅱ、Ⅲ期,年龄可列成 20~、40~、60~等组,这时可以检验是否有年龄越小(或越大)预后越差,或病期越晚预后越差的情况,这就是趋势检验。

例 7　三个年龄组脑血栓患者出院后的生存月数 t_i,校正观察人数 n_i,及死亡人数 d_i,资料如表8,试分析病人生存期与他们的年龄有无关系。

表 8　脑血栓患者理论死亡人数计算表

出院后月数 t_i	40~		60~		70~		合计		理论死亡数 40~	60~	70~
	n_i	d_i	n_i	d_i	n_i	d_i	n_i	d_i			
(1)	(2)	(3)	(4)	(5)	(6)	(7)	(8)	(9)	(10)	(11)	(12)
0~	86	3	72	2	44	5	202	10	4.2574	3.5644	2.1782
6~	80	0	65	5	37	5	182	10	4.3956	3.5714	2.0330
12~	65	1	51	6	26	3	142	10	4.5775	3.5915	1.8310
18~	45	2	31	1	15	4	91	7	3.4615	2.3846	1.1539
24~	29	1	21	2	8.5	0	58.5	3	1.4872	1.0769	0.4359
30~	18.5	0	12	1	5	0	35.5	1	0.5211	0.3380	0.1409
36~	10	0	6	0	3	0	19	0	0	0	0
42~48	3.5	0	1	0	0.5	0	5	0	0	0	0
合计		7 (D)		17 (D)		17 (D)			18.7003 (T)	14.5268 (T)	7.7729 (T)

注:(10)=(9)/(8)×(2),(11)=(9)/(8)×(4),(12)=(9)/(8)×(6)

分析步骤:

(1)作对数秩检验比较三组生存期有无差别。同 χ^2 检验一样,假定在某时间区间内,三组的死亡率相等。分别计算各组各区间的理论死亡数

$$T_i = \frac{\sum d_i}{\sum n_i} n_i$$

式中 $\dfrac{\sum d_i}{\sum n_i}$ 为三组合计死亡率,n_i 为各组 i 区间的校正人数,T_i 为相应的理论死亡数,同一 i 下,三组 T_i 的合计应等于 $\sum d_i$。

H_0:三个年龄组脑血栓患者的生存期相等

H_1:三个年龄组脑血栓患者的生存期不等或不全相等

$\alpha = 0.05$

$$\chi^2 = \frac{(7-18.7003)^2}{18.7003} + \frac{(17-14.5268)^2}{14.5268} + \frac{(17-7.7729)^2}{7.7729} = 18.6950$$

表 9　三组脑血栓患者生存期对数秩检验总结表

组别 （岁）	观察死亡数 D	理论死亡数 T	死亡比 D/T	秩次 i
40～59	7	18.7003	0.3743	1
60～69	17	14.5268	1.1703	2
70 及以上	17	7.7729	2.1871	3

　　查 χ^2 界值表（附表 2）得 $P<0.05$，可以认为三个年龄组的生存期有差别。

　　(2)由三组死亡比可见，年龄与生存期似有负相关关系。用 χ^2 检验，统计量 χ^2 值的计算公式为

$$\chi^2 = \frac{\left[\sum i(D-T)\right]^2}{\sum i^2 T - \left(\sum iT\right)^2 / \sum T} \qquad \upsilon=\text{组数}-1$$

或校正公式

$$\chi^2 = \frac{\left[\sum i(D-T) - 0.5\right]^2}{\sum i^2 T - \left(\sum iT\right)^2 / \sum T}$$

　　式中 i 为秩次，根据死亡比的大小顺序赋值，如表 9 最后一栏。i 值可从小到大，也可从大到小，不影响最后的 χ^2 值。

　　本例

　　H_0：脑血栓患者的生存期长短与年龄无关

　　H_1：脑血栓患者的生存期长短与年龄有关

$$\alpha=0.05$$

　　可算得：

$$\sum i(D-T) = 20.9274$$

$$\sum i^2 T = 146.7636$$

$$\sum iT = 71.0726$$

$$\sum T = 41$$

　　代入公式得

$$\chi^2 = \frac{(20.9274)^2}{146.7636 - (71.0726)^2/41} = 18.5883 \qquad \upsilon=3-1=2$$

　　查 χ^2 界值表（附表 2）得 $P<0.05$，拒绝 H_0，可认为脑血栓患者年龄越大，生存期越短。如果将秩次 i 反向排列，即第一组 $i=3$，第二组 $i=2$，第三组 $i=1$，所求 χ^2 值完全一样。

3.5　Gehan 比分检验

Gehan 比分检验又称比分法，是 1965 年由 Gehan 提出的，该法特别适用于小样本资

料的生存率比较。这种方法的基本思想是基于对两组观察数据的一对一的全面比较。若记第一组的生存数据为 $t_{11},t_{12},\cdots,t_{1n_1}$,其中包含 D_1 个死亡数据,第二组的生存数据为 $t_{21},t_{22},\cdots,t_{2n_2}$,其中包含 D_2 个死亡数据。将每个 t_{1i} 与每个 t_{2j} 进行大小的比较,比较结果按以下规则确定其比分。

(1)当 t_{1i} 为死亡数据或截尾数据,t_{2j} 为死亡数据,且 $t_{1i}\geqslant t_{2j}$ 时,可以确定相对应于 t_{1i} 的患者实际生存时间比相应于 t_{2j} 的患者的实际生存时间长,则定义比分 $W_{ij}=1$。

(2)当 t_{1i} 为死亡数据,t_{2j} 为截尾数据或死亡数据,且 $t_{1i}\leqslant t_{2j}$ 时,可以确定 t_{1i} 个体的生存期短于 t_{2j} 个体的实际生存期,则定义比分 $W_{ij}=-1$。

(3)若可以肯定两者生存时间相等,即 t_{1i} 和 t_{2j} 均为死亡数据,且 $t_{1i}=t_{2j}$;或不能确定两者的实际生存期谁长谁短时,则定义比分 $W_{ij}=0$。

定义 $W=\sum_{i=1}^{n_1}\sum_{j=1}^{n_2}W_{ij}$ 为总比分,在两样本生存率相等的条件下,W 渐近服从以 0 为均值的正态分布,定义 W 的方差为 $\mathrm{Var}(W)$,因而可用 U 检验来确定两组生存率的差异是否有显著性。

在两组样本(n_1,n_2)稍大时依据上述的思想直接进行检验是很费时的,据此导出了下述等价可操作的检验方法。下面结合实例介绍计算步骤。

例 8　仍用例 5 的资料。

(1)将两组生存数据混合从小到大排序,全部数据逐个列出,并标明数据所在的组别,表 10,记 A 疗法为第Ⅰ组,B 疗法为第Ⅱ组。

(2)对每个数 $t_k(k=1,2,\cdots,n_1+n_2)$(不论是死亡数据还是截尾数据),计算全部数据中肯定比它小的个数(记为 R_{1k})和肯定比它大的个数(记为 R_{2k})。

(3)求总比分 W 和 $\mathrm{Var}(W)$。先计算 R_{1k} 与 R_{2k} 的差值,令 $U_k=R_{1k}-R_{2k}$,然后分别对第Ⅰ组和第Ⅱ组的 U_k 求和,可以证明,W 为第Ⅰ组 U_k 的和或第Ⅱ组 U_k 的和的相反数,本例 $W=18$,W 的方差可由下列公式算得

$$\mathrm{Var}(W)=\frac{n_1\times n_2}{(n_1+n_2)(n_1+n_2-1)}\times\sum_k U_k^2$$

表 10　Gehan 比分法 W 统计量计算

t_k	组别	R_{1k}	R_{2k}	$U_k=R_{1k}-R_{2k}$	U_k^2
9	Ⅰ	0	23	−23	529
9	Ⅰ	0	23	−23	529
13	Ⅱ	2	22	−20	400
18	Ⅱ	3	21	−18	324
25	Ⅱ	4	20	−16	256
52	Ⅰ	5	19	−14	196
63	Ⅰ	6	17	−11	121
63	Ⅰ	6	17	−11	121
70	Ⅱ	8	16	−8	64

续表

t_k	组别	R_{1k}	R_{2k}	$U_k = R_{1k} - R_{2k}$	U_k^2
76	II	9	15	−6	36
170	II	10	14	−4	16
195	II	11	13	−2	4
210	II	12	12	0	0
220	I	13	11	2	4
364$^+$	I	14	0	14	196
632$^+$	II	14	9	5	25
700	II	15	8	7	49
852$^+$	I	16	0	16	256
1296	II	16	6	10	100
1296$^+$	I	17	0	17	289
1328$^+$	I	17	0	17	289
1460$^+$	I	17	0	17	289
1976$^+$	I	17	0	17	289
1990$^+$	II	17	0	17	289
2240$^+$	II	17	0	17	289
				$W = 18$	$U_k^2 = 4960$

本例

$$\mathrm{Var}(W) = \frac{12 \times 13}{(12+13)(12+13-1)} \times 4960 = 1289.6$$

(4)计算 U 值。

$$U = \frac{W}{\sqrt{\mathrm{Var}(W)}}$$

本例　$u = \dfrac{18}{\sqrt{1289.6}} = 0.5012$

u 值服从标准正态分布,本例 $u < 1.96$,$p > 0.05$,说明差别无统计意义。

参考文献

[1] 陈启光,沈其君. 医学统计学. 南京:江苏科学技术出版社,1995.

[2] 倪宗瓒. 医学统计学. 北京:人民卫生出版社,1990.

[3] 金丕焕. 医用统计方法. 上海:上海医科大学出版社,1993.

[4] SAS Lnstitute Inc. SAS/STATE 'User's Guide. Version 6. Volume2. Forth Edition. 1994:536−538.

(李珍萍)

死亡统计

死亡统计(mortality statistics)是研究一个国家或地区人群健康水平的重要方法。由于死亡界限清楚,资料搜集确切,它比疾病统计具有更明确、更直接的含义,故可用其死亡率,死亡原因,平均期望寿命等指标,统计、比较、研究,以反映人民的健康状况,探索社会、经济、文化、卫生服务以及生物物理等因素对居民健康状况的影响。

死亡统计中的死因分析,研究死因构成(proportion dying of specific cause)和顺位,有助于了解健康中的主要问题,以确定卫生工作的重点。解放初期,我国死因构成中传染病在死亡中占很大比重,全国卫生工作的重点在于防治和消灭危害人群生命与健康的重要传染病。当前我国三大老年病死亡比重较大,因此,卫生工作的重点将有所改变。可见,死因统计是制定卫生工作计划的基础,评价卫生服务质量的依据,确定卫生工作方针、政策的前提。

死因分析的基础是死因分类(classification of death causes)。自 1692 年约翰·格隆特(John Graunt)研究伦敦死亡证明书,探索对死亡原因分类,开创了死因分类的先例。在随后的年代中,由于研究的目的不同,产生了不同的分类方法,直到 19 世纪日内瓦的医学统计学家威廉·法尔(William Fars,1807～1883)在《总注册师年度报告》中极力主张采用国际间统一的分类方法。1853 年在布鲁塞尔召开的第一次国际统计学大会中深刻地认识到统一的死亡原因分类的实用价值,大会要求威廉·法尔和马克·德斯潘(Marc d' Espine)起草《国际适用的、统一的死亡原因分类》。这个分类方法和分类原则成为编制国际死亡原因分类的基础。国际统计学会雅克·贝蒂荣(Jacques' Bertillon,1851～1922)1893 年提出并在以后的年代多次修订的《贝蒂荣死因分类法》获得了普遍的赞许,并成为当今 WHO 推广使用的国际疾病分类(ICD)的最初蓝本。我国是世界上最早进行死亡统计的国家之一。新中国建国以来,我国已在几十个城市和乡村地区中开展了死因统计工作,取得了许多宝贵的资料。但是,由于我国采用的分类技术和方法与国际间不一致,影响了与世界各国之间资料的交流与比较。

ICD 在世界推广应用已有百年的历史,世界卫生组织成员国大都采用了 ICD 死因分类。要使我国的资料与国际交流,只有采用 ICD 的原则。从 1987 年起,卫生部明确要求在我国采用国际疾病分类方法进行死因统计工作,以使我国死因统计基本达到国际标准的要求。

参考文献

[1]　北京世界卫生组织疾病分类合作中心编译. 国际疾病分类. 第 1 卷. 北京:人民卫生出版社,1984.

(苏颀龄)

ICD 死亡原因分类

1　死亡原因的定义

世界卫生组织召开的第 20 次世界卫生大会提出了根本死亡原因的概念。在进行死亡统计时,如果死亡只涉及一个原因,则死亡原因分析,死因分类,就比较简单,但是,在许多情况下,死亡常由两个或更多的疾病条件促成,因此,生命统计的传统办法是选择其中之一进行制表,故对死因的描述可以是"死亡原因","原始死亡原因","主要死亡原因""基本死亡原因"等,为了使死亡原因的描述达到国际间一致,在 1948 年国际疾病分类第 6 次修定会议决定使用"根本死亡原因"的表述。

根本死亡原因(underlying death cause)的定义包括二个部分:

①直接导致死亡的一系列病态事件中最早的那个疾病或损伤;

②造成致命损伤的事故或暴力情况。

这个定义主要是从防止死亡的角度来考虑死因,目的在于终断疾病的中间环节,有效地阻止死亡的发生。根本死亡原因是带有根本性的,引起一系列疾病,最终导致死亡的那个原因,不管那个原因发生在死前多长时间都应予以考虑。

根本死亡原因可以是一个明确的疾病诊断,可以是一个无明确诊断的医学情况,如症状,体征,临床表现等,也可以是一个意外的损伤或中毒的外因。例如:患者男性,65 岁,患慢性十二指肠溃疡 6 年,半月前慢性十二指肠溃疡穿孔、手术,5 天前发生腹膜炎,死亡。该患者死前形成的一系列疾病是:慢性十二指肠溃疡→慢性十二指肠溃疡穿孔→手术→腹膜炎→死亡,其根本死亡原因应为慢性十二指肠溃疡。

总之,根本死亡原因包括了任何促成死亡的先行条件,而绝不是指临死前的症状或情况,如心力衰竭,呼吸衰竭,全身衰竭等。

2　国际死亡医学证明书

世界卫生组织根据根本死亡原因的定义和确定根本死亡原因的需要,制定了国际死亡医学证明书的统一格式,并要求各国按照统一的格式填写,以达到国际统计的标准化,见表 1。

表1　国际死亡医学证明书的基本格式

死亡原因		发病至死亡之间大概的时间间隔
I 直接导致死亡的疾病或情况 ※	(a)	
前　因 任何引起上述原因的疾病情况。	由于(或因为)	
	(b)	
如有,则按顺序记录至最早的 疾病或情况	由于(或因为)	
	(c)	
II 促进死亡,但与导致死亡的疾 病或情况无关的其他重要情况		

注:※此处不指临死前情况,如心力衰竭,全身衰竭等,它指造成死亡的那个疾病,损伤或并发症

基本格式包括三个部分:

(1)第一部分,以 I 表示,是基本格式中的主要内容,填写导致死亡的疾病或情况,主要是指造成死亡的疾病,损伤或并发症,其中(a)为直接原因,(b)、(c)为中介前因,(d)为根本前因。所填导致死亡的疾病以及更早的原因,不仅包括病因学或病理学方面的前后关系,也应包括存在的一种先行情况造成的组织损坏,功能障碍,它们为直接死亡原因准备了条件,虽已事隔很久,也应填写。然而,根本死亡原因绝不是指临死前的情况,如心力衰竭,呼吸衰竭,全身衰竭等死前症状或体征。

如果列入(a)行的直接导致死亡的疾病或情况,足以说明死亡的前因后果,则(b),(c),(d)可以不填。

(2)第二部分,以 II 表示,是对第一部分内容的补充,可填写与死亡无直接关系的其他疾病或情况,如果没有则可不填。

(3)第三部分,证明书的右半部分,填写每个疾病从发病到死亡之间的时间间隔,用以判断各疾病之间的关系,若填写有困难,可以不填。

如上例,患慢性十二指肠溃疡 6 年,溃疡穿孔,手术半月,腹膜炎 5 天,死亡,填写证明书应为:

I　(a)腹膜炎　5 天

　　(b)慢性十二指肠溃疡穿孔,手术　15 天

　　(c)慢性十二指肠溃疡　6 年

腹膜炎为直接导致死亡的疾病,而腹膜炎是由于更早发生的慢性十二指肠溃疡穿孔、手术所引起,慢性十二指肠溃疡穿孔、手术又是由最早发生的慢性十二指肠溃疡所引起,故根本死亡原因为慢性十二指肠馈疡。

3　起始原因

死亡医学证明书第 I 部分最下面记录的情况(d),通常是列表的根本原因,为了与经

过选择规则确定的根本死亡原因相区别,此处可称为"起始前因"与"起始原因"。

证明书的第Ⅰ部分,是选择根本死亡原因的主要部分。其诊断中的多种情况排列应该有一个先后顺序。排列原则是:每一行所记之情况都应是记在它上面一行情况的可接受的原因,即有一个因果顺序。这个顺序可以是一个,也可以是多个。

如:Ⅰ　(a)食管静脉曲张出血

　　　(b)门静脉高压

　　　(c)肝硬化

　　　(d)乙型肝炎

上例有一个因果顺序,乙型肝炎引起肝硬化,肝硬化引起了门静脉高压,门静脉高压引起了食管静脉曲张,破裂并出血。

最下面所列疾病即为起始原因。

4　中介原因的假设

在医学证明书中记录的情况,并不都是另一情况的直接后果,如呕血可能是由于肝硬变所引起,但其间有中介原因,即肝硬化→门静脉高压→食管静脉曲张,破裂→呕血。为了接受所报告的顺序,允许在第Ⅰ部分中假定存在中介原因,但它不能用于修饰编码。

如:Ⅰ　(a)脑出血

　　　(b)慢性肾炎

在脑出血与慢性肾炎之间假设有一个中价原因,即高血压

如:Ⅰ　(a)精神发育迟滞

　　　(b)胎盘早期剥离

在精神发育迟滞与胎盘早期剥离之间假设的中介原因是:产伤、缺氧或低氧症。

5　根本死亡原因的选择

在使用 ICD 死因分类时,为使所确定的根本死亡原因能在国际间比较和交流,世界卫生组织提出了确定根本死亡原因的规则,规则分为二个部分,即选择规则和修饰规则。

5.1　根本死亡原因的选择规则

当死因报告中只有一个疾病时,这个疾病即是根本死亡原因。如果死因报告中列有一系列疾病或情况,这时就需要遵循一些规则去确定哪个疾病是根本死亡原因。这些帮助确定根本死亡原因的规则就是选择规则,共 4 条。

5.1.1　总规则

当第Ⅰ部分内最低一行所列为单一疾病或情况,并确实能引起记在它上面的全部疾病时,则选择记在第Ⅰ部分最低一行所列疾病或情况为根本死亡原因。

如:Ⅰ　(a)肺源性心脏病

　　　(b)肺气肿

　　　(c)慢性支气管炎

　　Ⅱ　风湿性关节炎

根据总规则选慢性支气管炎为根本死亡原因,因为(c)行只有一个疾病,且能引起

(a),(b)行的全部疾病。

存在下面二种情况之一时,总规则应放弃

①最低一行记入了多种疾病或情况。

②最低一行记入的情况不能引起上面的全部疾病。

5.1.2　规则一

在第Ⅰ部分所记疾病中,如果有一个以(a)为终结的因果顺序,就选择这个顺序的起始原因为根本死亡原因。如果有两个以上这样的因果顺序,则应在第一个顺序中选择根本死亡原因。如:

Ⅰ　(a)自发性气胸

　　(b)肺结核

　　(c)流行性感冒

根据规则一选择肺结核为根本死亡原因。因为流行性感冒既不能引起肺结核,也不能引起自发性气胸,故放弃总规则。肺结核可以引起自发性气胸,选肺结核为根本死亡原因。

如:Ⅰ　(a)肺源性心脏病,冠状动脉硬化性心脏病

　　(b)肺气肿,动脉硬化

　　(c)慢性支气管炎

这里有二个因果顺序,一个是由于慢性支气管炎引起肺气肿,发展为肺源性心脏病,另一个是动脉硬化所致冠状动脉硬化性心脏病。根据规则一,从首先提到的因果关系中选择根本死亡原因。本例根本死亡原因为慢性支气管炎。

5.1.3　规则二

在第Ⅰ部分所记疾病中,如果没有一个以(a)为终结的因果顺序,则把(a)行首先提到的疾病做为根本死亡原因。如:

Ⅰ　(a)风湿性心脏病

　　(b)动脉硬化性心脏病

这里没有因果顺序,根据规则二,选择风湿性心脏病为根本死亡原因。

5.1.4　规则三

按照以上规则选择根本死亡原因之后,如果死因报告中还有一种疾病,是那个死因的更早的原因,则应把这个更早的原因作为根本死亡原因。这个原因可以是记在第Ⅰ部分的疾病,也可以是记在第Ⅱ部分的疾病。如:

Ⅰ　(a)脑出血

　　(b)高血压

　　(c)慢性肾盂肾炎,前列腺增生

由于慢性肾盂肾炎可以引起高血压,进而造成脑出血,根据规则一,选慢性肾盂肾炎为根本死亡原因。但慢性肾盂肾炎是前列腺增生的直接后果,根据规则三,可以选择前列腺增生为根本死亡原因。

前面介绍的选择规则是确定根本死亡原因时首先使用的规则,在一般情况下,医生能够根据疾病发生的顺序关系正确填写死亡证明书,则能够根据选择规则确定根本死亡原因。在选择规则中首先考虑使用总规则,当总规则不适用时才考虑使用后面的几条规

则。规则三需要丰富的医学知识,在实际应用中很难达到统一,故常放弃。

5.2 根本死亡原因的修饰规则

根据上述选择规则确定的根本死亡原因,有时不够具体、确切,有时并不能提供评价人群健康水平的更有实际价值的信息,为了突出那些对预防疾病更有实际意义的疾病和死亡原因,世界卫生组织制定了修饰用的规则,供各国使用。

(苏颀龄)

死亡原因分类统计

1 病伤死亡原因类目表

《病伤死亡原因类目表》是卫生部组织有关专家和做实际工作的同志对 1973 年卫生部拟定的《居民病伤死亡原因分类》,参照国际疾病分类的基本原则进行修定的。

目前使用的 ICD-10 病伤死亡原因类目表,内容如下:

病伤死亡原因类目

序号	疾病名称	ICD-10 编码范围	包括	不包括
1	总计	A00～Y99	17 小计的和	损伤中毒临床表现(S00～T98)
2	传染病和寄生虫病小计	A00～B99	(3)(19)之和	B95～B97 不作根本死因
3	其中:传染病计		A00～B99 中的传染病	
4	内:伤寒和副伤寒	A01		
5	痢疾	A03	细菌性痢疾〔志贺菌病〕	阿米巴痢疾
6	肠道其他细菌性传染病	A00～A09		
7	呼吸道结核	A15～A16	肺结核	先天性结核
8	其他结核	A17～A19		
9	钩端螺旋体病	A27		
10	破伤风	A33～A35	新生儿,产科破伤风	
11	百日咳	A37		

续表

序号	疾病名称	ICD-10 编码范围	包括	不包括
12	脑膜炎球菌感染	A39		
13	败血症	A40～A41		
14	流行性乙型脑炎	A93.0		
15	流行性出血热	A98.5		
16	麻疹	B05		
17	病毒性肝炎	B15～B19		
18	艾滋病	B20～B24		
19	寄生虫病计	A00～B99 中的寄生虫病		
20	内:疟疾	B50～B54		先天性疟疾
21	血吸虫病	B65		
22	肿瘤小计	C00～D48	(23)(34)(35)之和	
23	其中:恶性肿瘤计	C00～C97	原位癌	继发性恶性肿瘤
24	内:鼻咽癌	C11		
25	食管癌	C15		
26	胃癌	C18～C21		
27	结肠,直肠和肛门癌	C18～C21		
28	肝癌	C22		
29	肺癌	C33～C34		
30	乳腺癌	C50		
31	宫颈癌	C53		
32	膀胱癌	C67		
33	白血病	C91～C95		
34	良性肿瘤计	D10～D36		
35	其他肿瘤计	D00～D09,D37～D48		
36	血液,造血器官及免疫疾病小计	D50～D89		
37	其中:贫血	D50～D64		
38	血液,造血器官及免疫的其他疾病	D65～D89		

续表

序号	疾病名称	ICD-10 编码范围	包括	不包括
39	内分泌,营养和代谢疾病小计	E00~E88		E89 不作根本死因
40	其中:糖尿病	E10~E14		
41	内分泌,营养和代谢的其他疾病	E00~E07,E15~E88		
42	精神障碍小计	F01~F99		F01~09,70~79
43	神经系统疾病小计	G00~G98		G97 不作根本死因
44	其中:脑膜炎	G00~G03		
45	神经系统的其他疾病	G00~G98 中的剩余部分		G81~G83
46	循环系统疾病小计	I00~I99		I15,I23,I24.0I65,I66,I67 不作根本死因
47	其中:急性风湿热	I00~I02		
48	心脏病计	I05~I09,I11,I20~I25,		I23,I24.0,I26~I27,I30~I52
49	内:慢性风湿性心脏病	I05~I09		
50	高血压性心脏病	I11		
51	急性心肌梗死	I21		
52	其他冠心病	I20,I22~I25		I23,I24.0
53	肺原性心脏病	I26~I27		I27.9
54	其他心脏病	I30~I52	克山病	
55	其他高血压病	I10,I12~I13		I15
56	脑血管病	I60~I69	脑血管病后遗症 I65,I66	
57	循环系统的其他疾病	I00~I99 中剩余部分		
58	呼吸系统疾病小计	J00~J98		J95 不作根本死因
59	其中:肺炎	J12~J18		

续表

序号	疾病名称	ICD-10 编码范围	包括	不包括
60	慢性下呼吸道疾病	J40～J47		
61	尘肺	J60～J65		
62	呼吸系统其他疾病	J00～J99 中剩余部分		
63	消化系统疾病小计	K00～K92		K91 不作根本死因
64	其中:胃和十二指肠溃疡	K25～K27		
65	阑尾炎	K35～K37		
66	肠梗阻	K56		
67	肝疾病	K70～K75		
68	消化系统其他疾病	K00～K92 中剩余部分		
69	肌肉骨骼结缔组织疾病小计	M00～M99		M96 不作根本死因
70	泌尿生殖系统疾病小计	N00～N98		N99 不作根本死因
71	其中:肾小球和肾小管间质疾病	N00～N15		
72	前列腺增生	N40		
73	泌尿生殖系统其他疾病	N00～N98 中剩余部分		N46,N97
74	妊娠、分娩、产褥期并发症小计	O00～O99 (75)(82)(83)之和		O08,O80～O84 不作根本死因
75	其中:直接产科原因计	O00～O92		O08, O30, O80～O84
76	内:流产	O00～O07		
77	妊娠高血压综合征	O10～O16		
78	梗阻性分娩	O64～O66		
79	产后出血	O72		
80	母体产伤	O70～O71		
81	产褥期感染	O85～O92		
82	间接产科原因计	O98～O99		
83	妊娠、分娩、产褥期的其他情况	O95～O97		
84	起源围生期的某些情况小计	O00～P96		P07～P08

续表

序号	疾病名称	ICD-10 编码范围	包括	不包括
85	其中:早产儿和未成熟儿	P05～P08		P07～P08
86	新生儿产伤和窒息	P10～P15,P21		
87	新生儿溶血性疾病	P55～P57		
88	新生儿硬化病	P83.0		
89	起源围生期其他情况	P00～P96 中剩余部分		
90	先天畸形,变形和染色体异常小计	Q00～Q99		
91	其中:先天性心脏病	Q20～Q24		
92	其他先天畸形,变形和染色体异常	Q00～Q18,Q25～Q99		
93	诊断不明小计	R95～R99		
94	其他疾病小计	A00～R94 中剩余部分		H59,H95,R69 不作根本死因
95	损伤和中毒外部原因小计	V01～Y98		Y90～Y98 不作根本死因
96	其中:机动车辆交通事故	见注解		
97	机动车以外运输事故	V01～V99 中除机动车辆交通事故码外的其他编码		
98	意外中毒	X40～X49		
99	意外跌落	W00～W19		
100	火灾	X00～X09		
101	由自然环境因素所致的意外事故	X30～X39		
102	淹死	W65～W74		
103	意外的机械性窒息	W75～W77,W81～W84		
104	砸死	W20		
105	由机械切割和穿刺工具所致的意外事故	W25～W31		

续表

序号	疾病名称	ICD-10 编码范围	包括	不包括
106	触电	W85～W87		
107	其他意外事故和有害效应	V01～Y98 中剩余部分		
108	自杀	X60～X84		
109	被杀	X85～Y09		
110	人口数			

注：机动车辆交通事故编码范围包括：V02～V05 中的第四位为 .1 的事故；V09.2～V09.3；V12～V15 中的第四位为 .4,.5,.9 的事故；V19.4～V19.6，V19.9，V20～V28 中的第四位为 .4,.5,.9 的事故；V29.4～V29.9；V30～V38 中第四位为 .5,.6,.7,.9 的事故；V39.4～V39.9；V40～V48 中第四位为 .5,.6,.7,.9 的事故；V49.4～V49.9；V50～V58 中第四位为 .5,.6,.7,.9 的事故；V59.4～V59.9；V60～V68 中第四位为 .5,.6,.7,.9 的事故；V69.4～V69.9；V70～78 中第四位为 .5,.6,.7,.9 的事故；V79.4～V79.9；V82.1～V82.9；V83.0～V83.3；V84.0～V84.3；V85.0～V85.3；V86.0～V86.3；V87；V89.2。

2　死因分类

为了使我国的死亡原因统计工作逐步达到国际标准化，规范化的要求，制定了《病伤死亡原因类目表》。在死因分类统计时，对每一个死亡者，在正确填写国际死亡医学证明书的基础上，使用根本死亡原因的选择规则和修饰规则，参照死亡原因分类的有关注释，找出根本死亡原因，并为根本死亡原因寻找 ICD-10 编码。每一个根本死亡原因的编码均能在《病伤死亡原因类目表》中找到分类号，根据其分类号，对死因进行归类，统计，报表。

例　某男，患慢性十二指肠溃疡 4 年，1 周前因溃疡穿孔而手术，术后发生继发性腹膜炎，3 天后死亡。该患者还患有冠心病。

填写国际死亡医学证明书

Ⅰ　（a）继发性腹膜炎　　　　　　　　3 天
　　（b）十二指肠溃疡穿孔、手术　　　7 天
　　（c）慢性十二指肠溃疡　　　　　　4 年

Ⅱ　冠心病

本例根据总则，根本死亡原因为慢性十二指肠溃疡，编码为 K26.7，死亡原因分类号为（64）。

3　使用《病伤死亡原因类目表》注意事项

1）在《病伤死亡原因类目表》中，某些类目名称与类目范围并非完全一致，分类应以类目范围为准，即根据死因编码确定分类号。详见疾病分类。

2）对死因分类的建议，供死因统计工作参考。

①对婴儿死于放弃喂养的建议：如果婴儿死亡之前确实存在有较严重的影响生命的

病理原因,如较长时间的窒息,较严重的畸形,早产,低出生体重等,则应按相应的疾病编码,分类,否则按意外死亡处理。

②对新生儿死亡的建议:疾病发生于新生儿时期,即使死于婴儿时期,也分类在新生儿疾病中。在死亡原因分类时,若早产或一般疾病伴窒息,按窒息编码,分类;一般畸形,如腭裂,唇裂,足内翻,四肢畸形等,伴窒息,按窒息分类;早产伴一般畸形,按早产处理;早产伴新生儿硬肿症,按新生儿硬肿症处理。

③对65岁以上老人跌倒或长期卧床后死亡的建议:如果没有明确导致跌倒的疾病或病史,则按意外跌倒编码,分类;如果有明确导致跌倒的疾病或病史,如脑血管病,偏瘫,高血压等,应按相应疾病或疾病的晚期效应分类;如果卧床时间在半年以上,其间发生了与卧床无关的其他严重疾病,如恶性肿瘤,循环或呼吸系统疾病等,应按其后发生的疾病编码,分类。

④对自杀死亡的建议:若系明确的社主因素造成的自杀,按自杀编码,分类;因精神病造成的自杀,按精神病分类;因其他疾病造成的自杀,仍按自杀处理。

3)死因统计报表中"诊断不明小计"(分类号93),"其他疾病小计"(分类号94),所占比例不应太高。在有条件的地区和单位,从提高原始报表质量入手,控制或降低二者的发生率,提高其工作质量。

参考文献

[1] 北京首都医院世界卫生组织疾病分类合作中心编译. 国际疾病分类(第一卷). 北京:卫生出版社,1984.
[2] 张青林,苏顺龄,徐天和主编. 卫生事业管理统计学. 海口:南海出版公司,1991.

(苏顺龄)

居民病伤死亡原因报表

居民病伤死亡原因报表是搜集死因统计资料的重要方法,死亡统计工作的基础。在开展死因统计工作的城市或农村,在市(区)、县疾病预防控制中心(以下简称疾控中心)设有专职死因统计人员,汇同各基层卫生单位的专、兼职死因统计人员,组建死因登记报告网,按照卫生部和公安部制定的统一报表,逐项登记、审核、汇总成"居民病伤死亡原因月报表",每月定期逐级上报。在有条件的市、县疾控中心设立"疑难死因会诊小组",定期集体讨论确定死亡原因,以确保死因报告的质量。

死亡登记是死因报告的基础,为确保死因报表质量,应使用统一制定的死亡医学证明书。根据我国死亡登记报告制度,各级医疗卫生部门应对医学过程中发生的死亡,填写全国统一制定的死亡医学证明书。该证明书具有法律效力,可作为死因统计的原始凭据,应认真、仔细填报。居民病伤死亡原因报表是由卫生部和公安部联合制定,国家统计局批准的法定统计报表,该报表设有三个表格,(一)总表,是根据国际疾病分类的死因分类顺序排列的按年龄分组的死亡人数汇总表;(二)婴儿死亡按日(月)龄分组表,是总表中婴儿死亡人数按日(月)龄再分组的列表;(三)意外死亡原因分类表,是总表中第95分类死因,损伤和中毒死亡人数按损伤和中毒外部原因补充分类编码,按年龄分组的死亡人数列表。

为了提高死因统计工作质量,向有关部门提供准确、可靠的死因统计资料,死因统计工作应经常或定期进行质量考核。考核可分两种,对现有死因资料的考核与现场抽样考核。考核内容包括完整性、准确性、及时性指标。

1)完整性:死因统计资料的完整性包括登记的死亡人数完整,死亡登记、报表项目的完整二方面。考核的项目有总死亡漏报数,婴儿死亡漏报数,死亡漏报率,死亡医学证明书填报完整率,报表完整率等指标。

统计死亡人数时,不计死产数。凡出生有生命现象的活产婴儿,不论其生存时间长短,死后均应记录出生和死亡。WHO对活产的规定是:不论妊娠时期长短,胎儿从母体完全娩出以后,只要显示有呼吸、心跳、脐动脉搏动、随意肌的明确运动等生命现象之一者,不论脐带是否切断或胎盘是否附着,均为活产。这一活产的定义是非常严格的,应根据医务人员的确认而登记。我国户籍部门的登记,对新生儿死亡多不登记出生,也不登记死亡,故新生儿死亡漏报较多。贵州省铜仁各死因点三年查漏发现:出生漏报12%～14%,死亡漏报9%～13%,其中婴儿死亡漏报达21.3%～32.5%,占死亡漏报的46.2%～52.4%。武汉市乔口区统计也证实了死亡漏报严重存在于婴儿死亡,且日(月)龄越小者,漏报尤甚。因此,死因点上的死因报表数字应多于户籍部门登记的死亡人数。

2)准确性:死因统计资料准确可靠反映诊断水平,ICD编码分类水平和统计水平。主要指标有:死因诊断符合率,诊断不明(93)与其他疾病小计(94)所占百分比,主要项目缺错率,统计数据正确率。死亡医学证明书与年报表统计数据吻合率等。

3)及时性:主要是指是否按上级主管部门要求及时报送死因证明书与报表,可统计报告及时率。

参考文献

[1] 田凤调,陈育德主编. 实用卫生统计学. 北京:人民卫生出版社,1994.
[2] 饶克勤,董景五等. 国际疾病分类(ICD)在我国的应用专题笔谈. 中国卫生统计,1989;6(2).
[3] 北京协和医院世界卫生组织疾病分类合作中心编译. 疾病和有关健康问题的国际统计分类(第十次修订本). 第1卷. 北京:人民卫生出版社,1996.
[4] 北京协和医院世界卫生组织疾病分类合作中心编译. 疾病和有关健康问题的国际统计分类(第十次修订本). 第2卷. 北京:人民卫生出版社,1997.
[5] 北京协和医院世界卫生组织疾病分类合作中心编译. 疾病和有关健康问题的国际统计分类(第十次修订本). 第3卷. 北京:人民卫生出版社,1998.

(苏颀龄)

疾病谱与死亡谱的 RSR 分析

例 1 我国部分城市前 10 位主要疾病死亡率及死因构成的分析如表 1 所示。

表 1 我国部分城市前 10 位主要疾病死亡率(1/10 万)及死因构成(%)

主要疾病	1957 年 死亡率	1957 年 死因构成	1963 年 死亡率	1963 年 死因构成	1975 年 死亡率	1975 年 死因构成	1990 年 死亡率	1990 年 死因构成	$RSR=\dfrac{\sum R}{9\times 4}$
呼吸系病	120.3(1)	16.86(1)	64.57(1)	12.03(1)	63.64(4)	10.75(4)	92.53(3)	15.81(3)	0.25
急性传染病	56.6(2)	7.93(2)	21.24(7)	3.96(7)	13.17(9)	2.23(9)	4.14(9)	0.48(9)	0.75
肺结核	54.6(3)	7.51(3)	36.32(4)	6.77(4)	21.25(7)	3.57(7)	7.03(8)	1.20(8)	0.6111
消化系病	52.1(4)	7.31(4)	31.35(6)	5.84(6)	28.78(5)	4.86(5)	23.53(6)	4.02(6)	0.5833
心脏病	47.2(5)	6.61(5)	36.05(5)	6.72(5)	115.34(2)	19.49(2)	92.18(4)	15.76(4)	0.4444
脑血管病	39.0(6)	5.46(6)	36.87(3)	6.87(3)	129.91(1)	21.61(1)	21.84(2)	20.83(2)	0.3333
恶性肿瘤	36.9(7)	5.17(7)	46.12(2)	8.59(2)	111.49(3)	18.84(3)	128.03(1)	21.83(1)	0.3611
神经系病	29.1(8)	4.08(8)	13.76(9)	2.56(9)	13.76(8)	2.56(8)	7.34(7)	1.34(7)	0.8889
外伤及中毒	19.0(9)	2.66(9)	16.19(8)	3.02(8)	23.11(6)	3.91(6)	4.43(5)	6.91(5)	0.7778

注:各指标均系低优,括号内为在该列中位次。

本例 $K=9$,$\sum (RSR)=5$,$\sum (RSR)^2=3.172772$,$W_R=0.5332$,$\chi^2=17.064$,$\upsilon=8$,$\chi^2_{0.05(8)}=15.51$,$P<0.05$。

分析表明:33 年来我国城市主要死因的构成是不同的(具有显著性)。例如急性传染病,1957 年为第二位,1990 年则降为第九位;恶性肿瘤 1957 年为第七位,1990 年则升为第一位。危害最严重的疾病或称主要死亡原因,1957 年是呼吸系病、急性传染病和肺结核;1990 则是恶性肿瘤、脑血管病和呼吸系病。

在进行和谐分析时,用率和构成比是一样的,纠正了多年来人们对构成比的偏见。

例 2 山东梁山县人民医院住院病人前 13 种疾病构成的秩次如表 2 所示。

表 2　山东梁山县人民医院住院疾病构成（以 R 和 RSR 表达）

住院疾病	R_{1988}	R_{1992}	RSR
肺炎↓	1	4	0.1923
心脏病	2	1	0.1154
脑血管病	3	2	0.1923
阑尾炎	4	6	0.3846
骨折	5	3	0.3077
流行性出血热↓	6	9	0.5769
腹腔疝	7	5	0.4615
中毒	8	8	0.6154
肾炎和肾变病↓	9	12	0.8077
恶性肿瘤↑	10	7	0.6538
肠梗阻	11	11	0.8462
子宫肌瘤	12	10	0.8462
妊娠高血压综合征	13	13	1.0000

本例 $K=13$，$\sum(RSR)=7$，$\sum(RSR)^2=4.766328$，$W_R=0.9259$，$\chi^2=22.219$，$\chi^2_{0.05(12)}=21.03$，$P<0.05$。分析表明：该院 5 年来收治的主要病种发生了明显的变化。

（田凤调）

综合评价

综合评价（synthetical evaluation）是指针对诸多评价对象的多指标信息，应用相应的数学原理与统计方法，对数据进行适当的加工和提炼，以求得评价对象优劣等级或顺序的过程。其基本思想是将多个指标转化为一个能够反映综合情况的指标来进行评价。如在医疗卫生实际工作中，对于复杂的状况，因同时受到多种因素的影响，必须综合考虑多个有关的因素，依据各个有关指标对待评价对象进行评价，并排出优劣顺序，评价结果可为决策部门制定相应的措施提供理论依据。

1 综合评价的特点

1）评价过程不是逐个指标顺次完成的，而是通过一些特殊方法将多个指标的评价同时完成的。

2）综合评价的方法学基础是数学，包括数理统计、概率论、运筹学、模糊数学等数学学科，它是医学统计学的拓展。

3）在综合评价过程中，一般要根据指标的重要性进行加权处理。

4）综合评价过程的实质是将多维数据，通过一定的数学方法，转换为一维数据的过程。降维的思想始终贯穿其中。

5）评价结果不再是具有具体含义的统计指标，而是以指数或分值表示参评单位"综合状况"的排序综合评价的结果是使每一个评价对象获得一优劣等级或指数值，以确定其相应得顺位。

2 综合评价的分类

1）根据评价手段，综合评价可分为定量评价与定性评价。定量评价较为客观、全面，易为人们接受。

2）根据评价的领域，综合评价可分为临床评价、卫生评价、管理评价和医疗技术的评估等。

①临床评价：包括诊断性试验评价、治疗方法或药物评价、病人的愈后评价等。例如，为评估某诊断方法的应用价值，通常需要考察其灵敏度、特异度、准确性等指标，并再进行综合评价。

②卫生评价：包括环境评价、生产或生活卫生状况优劣的评估、营养学评价、各类污染程度的评价等。例如：对不同国家或不同地区儿童的营养状况的评价。

③卫生管理学评价：主要包括卫生政策评价、卫生经济评价和综合效益评价。在应用中三者往往结合在一起，对医疗卫生政策、措施、医疗单位的管理水平、科研成果等的优劣予以评价，以决定取舍。

④医疗技术的评估：医疗技术的发展具有两重性，它一方面增强了人们防治疾病的能力，提高了人类的健康水平，给社会带来效益；另一方面也会带来一些消极影响和引起不良后果，如生命安全和健康受到威胁、环境污染、医疗费用过快地上涨等。因此，这种评价往往贯穿于从技术发展到商品化的各个阶段。

3）按照评价方式，综合评价可分为预评价、中期评价和终结评价。

①预评价，是在制定某项医疗措施计划时进行评价，这时还未开展大量的试验研究工作，还缺乏来源于实践的数据，主要是参考有关资料，汇集各方面意见，通盘考虑方案中的各种问题，制定切实可行的方案，这种评价具有预测性质，属探索性评价。

②中期评价，是在进行大量试验研究工作之后进行的，着重验证设计或方案的正确性与可及性，研究暴露出来的问题，并采取必要的措施或对策，以决定在原计划或原方案中应保留的部分、应改进的部分及应摒弃的部分。

③终结评价，是在试验研究工作全部完成以后进行的，属于推广应用前的评价，着重

全面审查研究成果,并在科学性、先进性、实用性、经济性等各方面与同类成果或技术进行综合比较,以决定优劣取舍。

3　进行综合评价的基本条件

1)要有一个高质量的内容丰富的信息源

①信息的收集　有的信息来源于第一手材料,有的信息来源于第二手材料。第一手材料,包括以各种形式直接收集到的数据,主要来源于三个方面:各种统计报表、各种医疗卫生工作记录和报告卡,以及专题调查或实验(包括各种形式的抽样调查、普查和典型调查)。获取第一手资料往往需时较长,费用较高,但较为可靠。第二手材料,多为已经公布或发表的有关资料,易于获取,代价较低,同时数据精度也易于保证。其缺点是可能不易于直接应用,因而有些作者主张在应用这些数据时,可进行恰当的修正或处理。

②信息的处理　是指用各种技术手段对原始资料进行审核、汇总和存储,使之条理化、系统化的过程。包括清除那些不合理的可疑值、缺失数据,定性资料、等级资料与定量资料间的相互转换,由已知信息来推算有关的未知信息等。

2)要提倡现成历史资料的综合利用

长期以来,不少医疗卫生单位在利用各种现成的历史资料方面存在着调查研究多而资料分析少、登记材料与表格多而科学结论少、单指标分析多而多指标综合评价少等现象,这使得现有的信息得不到充分利用,因此,提倡对现有历史资料的综合利用,甚至着手实现信息的区域性合作和国际合作,充分利用现有的计算机软件,提倡专业工作者与卫生统计工作者进行广泛深入的协作,将使得通过各种途径而获取的各种信息发挥最大的作用,也将使得各种形式的综合评价模型更加稳定可靠。

4　综合评价的基本步骤

对某事件进行多因素综合评价的过程,实质上就是一个科学研究与决策的过程,原则上应当包括设计、收集资料、整理资料和分析资料等几个基本阶段,在实施中应着重注意以下几个基本环节。

1)资料的搜集。这是综合评价过程的最基本、最重要的一步。根据评价目的选择恰当的评价指标,考察各指标间的内在联系,选择那些主要的、能反映事物本质的评价指标,在资料搜集过程中要注意到资料的完整、准确、及时和适用。

2)资料的预处理。为了适应分析模型的需要,确保获得科学、实用的分析结果,应对数据进行预处理,如数据的信度和效度分析、可疑值的确认、数据的正态化、指标的无量纲化等。根据评价目的确定各评价指标在对某事物评价中的相对重要性。评价指标的重要性多以计算权重系数来表示,后者多由主观权重系数与客观权重系数整合而来。

3)合理确定各单个指标的评价等级及其界限。

4)根据评价目的、数据特征,选择适当的综合评价方法,并根据已掌握的历史资源,建立起综合评价模型。

5)确定综合指标的等级数量界限,在对同类事物综合评价的应用实践中,对选用的评价模型进行考察,并不断修改补充,使之具有一定的科学性、实用性与先进性,然后推广应用。

6）评价的实施与评价模型准确性的验证。在综合评价实施的同时,应通过专家询问法、综合评价值预测法等对评价模型的合理性进行考察,作出评判。

5 常用客观筛选指标方法

1）逐个指标进行假设检验的方法:是在掌握有关历史资料基础上,依照可能的评价结果将评价对象分组,并对各指标进行假设检验,挑选有统计意义的指标作为评价指标。

2）多元回归与逐步回归法:多元回归分析挑选标准化偏回归系数绝对值较大或偏回归系数假设检验有显著性的指标作为评价指标;逐步回归有自动挑选主要影响指标的功能,是目前最常用的指标挑选方法。

3）指标聚类法:在存在众多指标的情况下,可将相似指标聚成类,再从每类中找一个典型指标作为代表,从而用少量几个典型指标作为评价指标来代表原来众多的指标建立评价模型。

6 综合评价的常用方法

综合评价的常用方法可分为三类:

1）综合指数模型:该方法是将各评价指标及其相应的权重系数以一定的函数形式进行合成,以计算综合评价指数。具体方法有:加权线性和法、乘法合成与代换法等。

2）多元分析模型:一是模糊综合评价法,所谓模糊,是指某种概念外延的不确定性。模糊数学用于综合评价是由我国学者汪培庄提出,他应用模糊变换原理和最大隶属度原则,考虑与被评价对象相关的各个因素,对其作综合评价。二是灰色综合评价法,灰色系统理论是由我国学者邓聚龙先生于 1982 年创立的,这一理论已引起国内外很多学者专家的重视,并已应用于许多领域。目前将灰色理论用于综合评价者渐渐增多,有人将灰关联分析、灰色聚类和灰色统计用于综合效益评价,而以后者最为多见。所谓灰色统计,是指以灰数的白化权函数生成为基础,将一些具体数据,按某种灰数所描述的类别进行归纳整理。三是多元统计方法,即应用数理统计中等多元分析方法,对综合评价指数进行计算的一类方法,这类方法主要有主成份分析、因子分析、聚类分析、判别分析等,并具有如下特点:可通过计算,减低或消除指标间的相关影响,从而对各指标作全面筛选;在计算过程中,信息量权数也伴随生成,最适合于评价指标间相关程度较高且被评价对象个数较多的数据。但这类方法也存在不足之处,例如对数据的分布有特定的要求,评价时并未考虑各指标间的相对重要性等。

3）层次分析法(analytic hierarchy process,简称 AHP):由美国科学家 T. L. Saaty 于20 世纪 70 年代提出,是用系统分析的方法,对评价对象依评价目的所确定的总评价目标进行连续性分解,得到各级(各层)评价目标,并以最下层指标作为衡量目标达到程度的评价指标。然后依据这些指标计算出一综合评分指数对评价对象的总评价目标进行评价,依其大小来确定评价对象的优劣等级。

4）其他方法:还有一些在方法上较简单的综合评价法,包括理想点法、密切值法、Topsis 法、RSR 法等,这些方法多是以某一"标准"为基点,将各评价对象的评价值与其比较,以确定卫生服务综合效益的优劣。这类方法简单直观,适用于多种无量纲化方法,并且可使用多种合成方法。但这类方法具有未考虑指标间和其他有关信息的重复、主观地选择"标准"等问题。

(李向云)

评分法

　　评分法是以评价者的主观判断为基础,以"分数"为衡量评价尺度的一种评价方法,可分为专家评分法和综合评分法两种。评分法是一种较为简便而可靠的综合评价方法,目前广泛用于医疗卫生科学的各个领域,以儿童少年卫生领域,围产医学领域及卫生事业管理科学领域应用尤多。

1　专家评分法

　　这是一种依靠有关专家,凭借他们在某一学科领域内丰富的理论知识和实践经验,以打分的形式,对各评价因子的相对重要性进行评估的方法。

1.1　专家的选择

　　所谓专家,应当是在自己所擅长的研究领域内很少犯错误的专门人才。而评估专家不仅需要在擅长的领域内具备丰富的知识和经验,同时,还要求其在相关的边缘学科领域信息储备充足。

　　1)擅长系数:某一专家"很少犯错误"的程度,可通过对擅长领域中所提问题作出错误应答的概率计算而来

$$q = 1 - 2p$$

　　式中,q 为擅长系数,p 为答错的概率。

　　当 $p = 0$ 时,$q = 1$,是理想的"绝对正确"的评估专家;而当应答对的与应答错的概率相等($p = 0.50$)时,$q = 0$。通常在选择评估专家时,要求其擅长系数 q 不得低于 0.80。

　　2)在选择专家过程中,需要充分考虑具体课题的目的与任务,宜从本部门内外,甚至从国内外同时挑选;不仅要注意选择有一定名望的本学科专家,还需要选择有关边缘学科及社会学与经济学的专家;同时,还应注意他们是否有足够的时间填写调查表。经验表明,一个身居要职的专家匆忙填写的调查表,其参考价值不如一个一般专家认真填写的调查表。因此,如果专家来源困难时,可挑选在该领域内从事10年以上技术工作的专业干部作为评估专家。此外,对专家的要求应是公正、懂业务、会评判。

3）专家组的人数：至于专家组的人数，取决于评估的规模。研究发现，对预测而言，预测精度与参加人数呈一定的函数关系，即随参加人数的增加预测精度提高，但当人数接近15人时，继续增加专家人数对预测精度影响不大。经大量分析研究认为，专家人数以10～50人为宜。

1.2 专家评分方式

专家评分可分别采用专家个人判断、专家会议及"头脑风暴"三种方式。个人判断，即分别征求专家个人意见，在专家各自单独给评价因子的相对重要性打分的基础上，进行统计处理，最后确定各因子的权重。该法的主要优点是专家打分时不受外界影响，没有心理压力，可以最大限度的发挥个人创造能力，主要缺点在于仅凭个人判断，易受专家知识深度与广度的影响，难免带有片面性。专家会议，即召集所有被选专家开会，以集中讨论的方式进行评分，然后再以统计手段确定各因子的权重。该法目前较为常用，其主要优点是可以交换意见，相互启发，弥补个人之不足，然而专家会议也有明显的缺点，主要表现在易受心理因素的影响，如屈从于权威和大多数人的意见，受劝说性意见的影响，不愿公开修正已发表的意见等等；所谓"头脑风暴"，即通过专家间的相互交流，在头脑中进行智力碰撞，产生新的智力火花，使专家的意见不断集中和精化。该方法作为一个创造性思维方法已在预测与评价中得到广泛应用。这种方法对参与会议的专家及专家发表意见的方式都有一些相应的规定。例如，当参加会议的专家相互认识时，要从同一职位人员中选取，领导人员不应参加，否则对下属人员将产生心理压力；当参加者互不认识时，可在不同职位的人员中选取，这时不论成员的职务与职称等级，都给以同等对待，而且提倡会议的参加者即兴发言，不对别人的意见提出质疑和批评等。这样将有助于克服一般专家会议的短处，而发扬其长处。

1.3 评估方法

1）权数的确定：参加评估的专家根据各评价因子的相对重要性给出评价分数（通常用100分或10分制评分法）；也可根据需要采用等差或等比评分法，最后通过计算每一评价因子的平均分数来确定各因子的权数。每一个评价因子的平均分数可以用来确定各因子的相对重要性。

例1 专家评分法在妇产科教学质量评价中的应用，结果见表1：

表1　10个专家对4个一级指标的评价结果

评价因子	专家										平均分
	1	2	3	4	5	6	7	8	9	10	
指标1	7	7	7	5	7	7	7	5	5	5	6.2
指标2	7	5	7	5	7	7	5	3	7	5	5.8
指标3	7	5	3	3	3	3	3	1	3	3	3.4
指标4	5	5	7	5	3	5	5	3	3	7	4.8

各评价因子平均分数的计算，$M_j = \frac{1}{m_j} \sum C_{ij}$，其中，$M_j$ 为评价 j 评价因子的算术平

均值;m_j 为参加 j 方案评价的专家总人数;C_{ij} 为 i 专家对 j 评价因子的打分值。

M_j 越高,表明 j 评价因子算术平均值越高,亦即专家对 j 评价因子意见的集中程度越高。据此可以看出,10 位专家对指标 1 的意见集中性最高。

2)专家权威程度系数:在评价过程中若考虑专家的权威程度,则应计算各专家权威程度系数,用 C_a 表示。专家的权威程度一般有两个因素决定,一个是专家水平及其打分的判断依据,用 C_i 表示;一个是专家对问题的熟悉程度,用 C_s 表示。根据各专家填写的判断依据及影响程度表和对问题的熟悉程度表,可求出 C_i 和 C_s 两指标,则某专家权威程度系数 $C_a=(C_i+C_s)/2$。C_a 求出后,把它作为权数对各评价因子的评分值进行加权平均,用求得的加权平均分来评价各因子。

3)专家意见协调程度:协调系数是反映 m 位专家对全部 n 个因子评估的协调程度(或一致程度)的指标,用 ω 表示。将专家对各个因子的评分分别排秩,遇相等评分时取平均秩,然后分别计算各因子秩和 T_j,并计算出各因子的平均秩和 T。下面用表 1 数据进一步计算协调系数:

表 2　协调系数的计算

评价对象	专家										秩和
	1	2	3	4	5	6	7	8	9	10	
指标 1	7	7	7	5	7	7	7	5	5	5	16.5
秩次	2	1	2	2.5	1	1.5	1	2	2	2.5	
指标 2	7	5	7	7	5	7	5	3	7	5	20
秩次	2	3	2	1	2	1.5	2.5	2.5	1	2.5	
指标 3	7	3	3	3	3	3	3	1	3	3	36
秩次	2	3	4	4	3.5	4	4	4	3.5	4	
指标 4	5	5	7	5	3	5	5	3	3	7	27.5
秩次	4	3	2	2.5	3.5	4	2.5	2.5	3.5	1	

$$\omega=\frac{\sum_{j=1}^{n}d_j^2}{\left(\sum_{j=1}^{n}d_j^2\right)_{\max}}=\frac{\sum_{j=1}^{n}(T_j-T)^2}{\frac{1}{12}m^2(n^3-n)}$$

$$T_j=\sum_{i=1}^{m}R_{ij}$$

$$T=\frac{\sum_{i=1}^{n}T_j}{n}$$

式中,T_j 为 j 评价因子之秩和,R_{ij} 为第 i 位专家对第 j 因子评分的秩,T 为各因子平均秩和。

上述对妇产科教学质量的评价中,

$$T = \frac{\sum_{i=1}^{n} T_j}{n} = \frac{16.5 + 20 + 36 + 27.5}{4} = 25$$

$$\omega = \frac{\sum_{j=1}^{n} d_j^2}{\left(\sum_{j=1}^{n} d_j^2\right)_{max}} = \frac{\sum_{j=1}^{n} (T_j - T)^2}{\frac{1}{12} m^2 (n^3 - n)}$$

$$= \frac{(16.5 - 25)^2 + (20 - 25)^2 + (36 - 25)^2 + (27.5 - 25)^2}{\frac{1}{12} \times 10^3 \times (4^3 - 4)}$$

$$= 0.0485$$

协调系数取值在 0～1 之间,越接近于 1,表示所有专家对全部因子评分的协调程度越高;反之,则意味着专家们协调程度较差。协调系数越大越好,这说明专家之间对各评价因子相对重要性的认识存在较高的一致性,对各评价因子估计较为稳定可靠。

2　综合评分法

综合评分法是建立在专家评分法基础上的一种综合评价的方法,主要用于评价指标无法用统一的量纲进行定量分析的场合,是通过无量纲的分数进行评价的一种方法。目前,该方法越来越多的被应用于医学和经济学的评价和决策领域。

2.1　综合评分法的具体步骤

1)确定评价指标。即根据评价目的及评价对象的特征确定需要进行评价的指标。

2)制定出评价等级和标准。先分析各指标制定出各项评价指标统一的评价等级或分值范围,然后制定出每项评价指标每个等级的标准,以便打分时掌握。这项标准,一般是定性与定量相结合,也可能是定量为主,也可以是定性为主,根据具体情况而定。

评价指标等级分值的确定方法:

①专家评分法:由专家或专家组根据有关专业的理论与实践经验,确定各等级的分值。一般以评价等级的优劣顺序采取从高分到低分的取值原则,高分为优,低分为劣。多用于定性或半定量资料的评分。

②离差法:在计算某指标的均数与标准差的基础上,采用均数±标准差的方式划分评价等级并分别赋以分值。例如分别以均数加减不同倍数的标准差列出评价等级,按其优劣分别赋以高低不等的分值。多用于正态分布的数值变量资料的评分。

③百分位数法:在计算某指标各个不同的百分位数的基础上,用某些特定的百分位数值来划分评价等级并分别赋以适当的分值。例如,若某指标以取大值为优、取小值为劣,则可分别以 97% 分位数(位点值),84% 分位数,50% 分位数,16% 分位数,3% 分位数等划分评价等级,并分别赋以高低不等的分值。多用于不明分布或偏态分布的分类变量资料的评分。

3)制定评分表。内容包括所有的评价指标及其等级区分和打分,格式如下表所示:

表 3　评分表的一般格式

评价因子	优	良	中	差	劣
	81～100 分	61～80 分	41～60 分	21～40 分	1～20 分
****					
****					
****					
……					
****					

4）根据指标和等级评出分数值。评价者收集和指标相关的资料,给评价对象打分,填入表格。打分的方法,一般是先对某项指标达到的成绩做出等级判断,然后进一步细化,在这个等级的分数范围内打上一个具体分。这时往往要对不同的评价对象进行横向比较。

5）数据处理和评价。确定各评价指标的权重,并选定累积总分的方案以及综合评价等级的总分值范围,以此为标准,对评价对象进行分析和比较,以评价优劣。

综合评价总分计算方法:

①累加法:将各评价指标所得分值相加,以其和为总分,然后按总分高低确定各评价对象的优劣顺序。此法简单易行,但有时不够灵敏。计算公式为:

$s = \sum_{i=1}^{n} s_i$ 式中,S_i 为第 i 项评价指标得分值,n 为指标项数,S 为评价对象总分值。

例 2　Apgar 氏在 1952 年设计的一种估计新生儿情况的评分法,评分标准见表 4:

表 4　新生儿情况评分标准

项目	评分		
	0	1	2
心率	无	<100 次	>100 次
呼吸	无	低声哭,通气微弱	哭声好
肌张力	松弛	四肢稍屈	四肢屈曲良好
反射	无	皱眉	啼哭
皮肤颜色	青紫苍白	躯干粉红肢端紫	全身红润

以累加累计总分:10 分为正常,7～9 分为轻度缺氧,5～7 分为中度缺氧,3～4 分为缺氧严重,需要紧急抢救,2 分以下预后差。

②连乘法:将各评价指标的评分值相乘,以其连乘积为总分,然后按总分高低确定评价对象的优劣顺序。此法使各对象评分值的差距加大,更加一目了然,其计算公式为:

$$S = \prod_{i=1}^{n} S_i$$

式中,S_i 为第 i 项评价指标得分值,n 为指标项数,S 为评价对象总分值。

例 3 某医院医疗改革的 4 种可行性方案Ⅰ、Ⅱ、Ⅲ、Ⅳ的综合评价,评分标准及结果见表 5:

表 5 某医院医疗改革方案的综合评价

评价项目	评价等级	标准分数	可行性方案得分			
			Ⅰ	Ⅱ	Ⅲ	Ⅳ
	1 级	3				
A	2 级	2	3	2	3	3
	3 级	1				
	1 级	3				
B	2 级	2	2	3	2	3
	3 级	1				
	1 级	3				
C	2 级	2	3	3	1	2
	3 级	1				
	1 级	3				
D	2 级	2	1	2	1	3
	3 级	1				

通过上表可以看出,各方案的得分范围在 1～81 之间,具体得分为:

方案Ⅰ   3×2×3×1=18

方案Ⅱ   2×3×3×2=36

方案Ⅲ   3×2×1×1=6

方案Ⅳ   3×3×2×3=54

通过对 A、B、C 和 D 四个指标的评价发现,方案 Ⅳ 为最佳方案,方案 Ⅲ 为最差方案。

(3)加乘法:将评价指标按其内在的联系分为若干小组,首先计算各小组评分值之和,再将各小组评分值连乘,以其连乘积作为总分,据此确定评价对象的优劣顺序。此法为以上两法的综合,其计算公式为:

$$S = \prod_{i=1}^{m} \sum_{j=1}^{n_i} S_{ij}$$ 式中,S_{ij} 为评价对象中第 i 组第 j 个评价指标得分值,m 为评价对象的组数,n 为 i 组中含有的指标项数,S 为评价对象总分值。

(4)加权法:对各评价指标,按其相对重要程度分配权数,然后以前面提到的累加法、连乘法或加乘法累计总分,据总分高低排出优劣顺序。该法使评价重点突出,虽计算繁琐,但结果较为可靠,其计算公式为:

$$S = \prod_{i=1}^{m} \sum_{j=1}^{n} S_{ij} \omega_{ij}$$

式中,ω_{ij} 为评价对象中第 i 组第 j 个评价指标的组合权重。

参考文献

[1] 孙振球,田凤调. 医用综合评价方法. 北京:中国科学技术出版社,1994.

[2] 张青林,苏颀龄,徐天和. 卫生事业管理统计学. 海口:南海出版公司,1991.

[3] Okamoto-R. Development of a scale for quality of care management process—A Delphi survey and study on reliability and validity. Nippon-Koshu-Eisei-Zasshi,1999,46(6):435-446.

[4] Des-Marchais-JE. A Delphi technique to identify and evaluate criteria for construction of PBL problems. Med-Educ, 1999,33(7):504-508.

（李向云）

综合指数法

将多个不同性质,不同类别,不同水平,不同计量单位的指标综合成一个无计量单位,反映事物相对水平的综合指标,称为综合指数。以综合指数全面反映性质不同、单位各异的事物的综合水平,将不同侧面的质量问题进行综合分析、比较的一种质量评价方法称为综合指数法。综合指数法方便、直观,综合效果好,常用于评价医院的工作性质、管理质量,用于医院之间、院内科室之间水平、效益的综合比较。

1　综合指数法的基本思想

医院或卫生事业单位是一个多层次、多功能的复杂系统,反映其质量的指标性质不同,计量单位不同。为此,将各指标参考标准值计算成相对水平的指标,经过指数化的指标,同类相乘,异类相加,获得综合指数,作为事物间相互比较的基础。

2　综合指数法的基本步骤

2.1　指标指数化

指标指数化就是将各原始指标参考标准值计算成相对水平的指标。标准值可选用目标值、计划值、平均值等。

原始指标指数化时首先要判别原指标是高优指标还是低优指标。高优指标是指该指标值越大评价越好的指标,如治愈率、诊断符合率等;低优指标则是越小越好的指标,如病死率等。

指标指数化的方法有两类。一类为比值法,即将原来指标值与标准值相除,得指数化指标。另一类是标准化值法,若原始指标呈正态分布,则用概率单位法;若原始指标呈偏态分布,则用线性插值法。有关方法的计算公式见表1。

表1 指标指数化的计算公式

方法	高优指标	低优指标
比值法	$y_i = \dfrac{x_i}{M_i}$	$y_i = \dfrac{M_i}{x_i}$
线性插值法	$y_i = \dfrac{x_i - \min x_i}{\max x_i - \min x_i} \times 10$	$y_i = \dfrac{\max x_i - x_i}{\max x_i - \min x_i} \times 10$
概率单位法	$y_i = \dfrac{x_i - \overline{x}}{s_i} + 5$	$y_i = \dfrac{\overline{x} - x_i}{s_i} + 5$

在上表中,(1)x_i 和 M_i 分别表示第 i 个指标的原始值和标准值。(2)$\overline{x}$ 为第 i 个指标原始值平均值。(3)s_i 为第 i 个指标原始值标准误。(4)y_i 为第 i 个指标的指数值。

例1 用某院 2003～2007 年 10 项反映医疗工作效率和质量的统计指标,应用综合指数法对该院医疗质量进行综合评价,为医院管理者提供科学的统计分析。

表2 某医院 2003～2007 年的 10 项医疗效率和质量指标值

年份	门诊次数	出院人数	手术人数	病床使用率(%)	病床周转次数	平均住院日(d)	平均开放床位数	治愈率(%)	好转率(%)	病死率(%)
2003	104401	11075	3519	72.1	23.1	11.2	480.3	40.8	46.4	1.4
2004	82983	12169	3992	76.8	25.8	10.2	468.8	38.2	47.9	1.2
2005	104077	11715	4285	70.0	20.3	10.3	625.0	42.2	51.8	1.5
2006	198744	17383	5989	74.8	25.7	10.1	676.2	36.4	50.8	1.0
2007	237035	20203	7044	107.0	33.7	11.2	600.1	39.4	47.0	0.7
平均值	145448	14509	4965.8	80.1	25.7	10.7	582.2	39.4	48.8	1.2

10 项指标的指标性质、计量单位和类别均不同,所以必须经过指数化处理(即同度量处理)才能进行综合。10 项指标中除去出院病人平均住院日、病死率是逆向指标低优指标外,其余均为正向指标。评价的目的是考核 2003～2007 年 5 年来该院医疗质量的优劣情况,所以标准值选择 5 年的平均水平。

表3 指数化处理后的指标值

年份	工作强度			工作效率				治疗质量		
	(1)	(2)	(3)	(4)	(5)	(6)	(7)	(8)	(9)	(10)
2003	0.72	0.76	0.71	0.90	0.90	0.96	0.82	1.04	0.95	0.86
2004	0.57	0.84	0.80	0.96	1.00	0.98	0.81	0.97	0.98	1.00

续表

年份	工作强度			工作效率				治疗质量		
	(1)	(2)	(3)	(4)	(5)	(6)	(7)	(8)	(9)	(10)
2005	0.72	0.81	0.86	0.87	0.79	1.04	1.07	1.07	1.06	0.80
2006	1.37	1.20	1.21	0.93	1.00	1.06	1.06	0.92	1.04	1.20
2007	1.63	1.40	1.42	1.34	1.31	0.96	1.03	1.00	0.96	1.71

2.2 求综合指数

先将各指标按功能分类,把功能相同的指标归为一类。分别为:门诊人次(1)、出院人次(2)、住院手术人次(3)表示工作强度;病床使用率(4)、病床周转次数(5)、出院者平均住院日(6)、平均开放床位数(7)表示工作效率;治愈率(8)、好转率(9)、病死率(10)表示治疗质量。故 10 项指标分为 3 类。

分类后按同类指标相乘,异类指标相加的方法进行综合,计算公式为:

$$I = \sum_{i=1}^{m} \prod_{j=1}^{n} y_{ij}$$

式中,I 为综合指数;y_{ij} 为第 i 类中第 j 个指数。

表 4 指标的综合指数和排序

年份	工作强度	工作效率	治疗质量	综合指数	排序
2003	0.39	0.64	0.85	1.88	5
2004	0.38	0.76	0.95	2.10	4
2005	0.50	0.76	0.91	2.17	3
2006	1.99	1.04	1.14	4.18	2
2007	3.24	1.74	1.64	6.62	1
净增	2.85	1.10	0.79	4.74	—

表 4 结果显示,该院从 2003 年到 2007 年 5 年之中,医疗质量综合指数逐年递增,医疗质量最优的是 2007 年,最劣的是 2003 年。

(刘洪庆)

秩和比法

秩和比法(rank－sum ratio,简称 RSR 法),是我国著名卫生统计学家田凤调先生于 1988 年提出的一种综合评价方法,是一组全新的统计信息分析方法,是数量方法中一种广谱的方法,针对性强,操作简便,使用效果明显,非常适合医学背景的广大用户。它融古典参数估计与近代非参数统计优点于一体的统计分析方法,它适用于四格表资料、行×列表资料的综合评价。其中,秩和比(RSR)指的是表中行(或列)秩次的平均值,是一个非参数统计量,其值在 0~1 区间波动。它的基本思想是:在一个决策矩阵中,通过秩转换,获得无量纲统计量,在此基础上,运用参数统计分析的概念和方法,研究它的分布,以秩和比值对评价对象的优劣进行直接排序或分档排序。

秩和比值是复合信息的载体,容量大,可塑性强,它有着强大的统计信息功能,针对性强。该法是数量方法的创新,在量化研究中占有重要位置,有着极为宽广的发展前景。

该法经过二十多年的发展,已日渐完善,已广泛地应用于医疗卫生领域的多指标综合评价、统计预测预报、统计质量控制等方面。

1 秩和比法的基本步骤

秩和比法是指利用 RSR 进行统计分析的一组方法,实践表明,该法是一种涵义自明、容易推广的有效统计分析方法。秩和比法的一般步骤是:

1)评价指标的选择,对于任何的综合评价方法来说,评价指标的选择都是至关重要的。一般选择代表性强的、能全面反映整体的指标,有区分,相关性不强的指标。

2)编秩,先对评价指标进行区分,通常情况下分为高优、偏高优、稍高优和低优指标,然后按各评价指标对被评价单位进行编秩,高优指标取值越大越好,低优指标相反,取值越小越好。一般编秩的方法为:高优指标,最大的指标值编以最高的秩次 N(被评价单位数),次大的编以 $N-1$,余类推;低优指标,正好相反;偏高优指标,先按高优指标编好秩次,然后其秩次加上秩次的中位数,再除以 2,其公式为 $\frac{(R+R_m)}{2}$;稍高优指标,先按偏高优指标编好秩次,然后其秩次加上秩次的中位数,再除以 2,其公式为 $\frac{(R+3R_m)}{4}$。

3)计算出 RSR 值,计算公式:

$$RSR_j = \frac{\sum_{i=1}^{m} R_i}{n \times m} \qquad j = 1,2,\cdots,n \qquad (1)$$

其中,n 是被评价单位数,m 为指标数。公式(1)是经典的 RSR 计算公式。

4)确定 RSR 值的分布,由于秩和比法的非参数性,计算出的 RSR 值并非正态分布,是通过把 RSR 值的累积频率和概率单位进行对应,使得 RSR 值的分布转化为正态分布。然后计算回归方程。

5)按合理分档和最佳分档原则进行分档,并进行一致性检验。

2 实例

某医院 2004~2009 年六年内各临床科室主要医疗质量指标数据如表 1 所示,请根据此 7 项指标对该医院六年内主要医疗质量进行综合性评价。

表 1　2004～2009 年各临床科室医疗质量指标计算表

年度	治愈率（%）	抢救成功率（%）	平均住院日（天）	入院到确诊平均天数（%）	病死率（%）	院内感染率（%）	出入院诊断符合率（%）	RSR 值
2004	93.3(1)	90.3(3)	11.5(5)	1.45(4.5)	0.93(6)	1.73(5)	98.7(6)	0.7262
2005	93.6(2)	88.9(1)	12.0(2)	1.49(2)	1.07(1)	2.08(4)	98.1(3)	0.3571
2006	94.2(3)	89.9(2)	12.2(1)	1.64(1)	1.02(2)	2.76(3)	96.6(1)	0.3095
2007	95.0(4)	92.5(6)	11.9(3)	1.46(3)	0.94(5)	2.85(1)	97.6(2)	0.5476
2008	95.4(5)	91.2(4)	11.3(6)	1.44(6)	0.95(4)	1.60(6)	98.5(5)	0.8571
2009	95.7(6)	91.8(5)	11.7(4)	1.45(4.5)	0.96(3)	2.79(2)	98.3(4)	0.6786

解：本例中的数据都是同度量的。七个评价指标根据实际要求分为高优指标和低优指标两类：“治愈率”、“抢救成功率”和“出入院诊断符合率”认定为高优指标，其余的四个指标认定为低优指标。对各个指标进行编秩，如指标“治愈率”，这个指标为高优指标，指标值最大的是 95.7，编以最高的秩次 6；指标值次大的是 95.4，秩次为 5，以此类推，其结果如表 1 所示。对低优指标“入院到确诊平均天数”进行编秩时，正好相反，指标值最小的是 1.44，编以最高的秩次 6，以此类推，其中两个指标值是 1.45，编以平均秩次 4.5，结果见表 1。

依据 RSR 计算公式(1)，计算出 RSR 值，其中公式中 $n=6$，$m=7$

$$RSR_1 = \frac{\sum_{i=1}^{7} R_i}{6 \times 7} = \frac{1+3+5+4.5+6+5+6}{42} = 0.7262$$

同理分别计算出 $RSR_2 = 0.3571$，$RSR_3 = 0.3095$，$RSR_4 = 0.5476$，$RSR_5 = 0.8571$，$RSR_6 = 0.6786$，结果见表 1。

按 RSR 值由小到大进行排序，计算向下累积频率，并查表得到其值对应的概率单位，结果如表 2 所示。

表 2　RSR 值的分布

年度	RSR 值	累积频数	累积频率	概率单位 Y
2006	0.3095	1	16.7	4.03
2005	0.3571	2	33.3	4.57
2007	0.5476	3	50.0	5.00
2009	0.6786	4	66.7	5.43
2004	0.7262	5	83.3	5.97
2008	0.8571	6	95.8 *	6.73

注：表中的 * 处用公式 $\left(1-\frac{1}{4n}\right) \times 100$ 来估算。

以 RSR 为因变量，概率单位 Y 为自变量进行线性回归，算得线性回归方程为：

$$RSR = -0.5605 + 0.2156x$$

$P < 0.001$，$R^2 = 0.951$。认为因变量与自变量存在线性关系。

根据 RSR 值,按照最佳分档原则分为 3 档,见表 3:

表 3　RSR 值的排序与分档情况

分档	差	中	好
Y	5 以下	5～	6.5～
RSR	0.5173 以下	0.5173～	0.8406～
排序与分档	2005 2006	2004 2007 2009	2008

分析表 3,得到结论:医疗质量好的是 2008 年,差的是 2005 年、2006 年。下面对 3 档 RSR 值进行单因素方差分析,计算结果见下表 4

表 4　单因素方差分析表(结果)

变异来源	离差平方和 SS	自由度	均方 MS	F 值
组间	0.2135	2	0.1068	17.5599
组内	0.0182	3	0.0061	
总和	0.2317	5		$F_{0.05}(2,3)=9.55$, $F_{0.025}(2,3)=16.04$

分析表 4 中的统计结果,发现所算的 F 值为 17.5599,大于 0.025 显著水平下的临界值 16.04(F 分布界值表参见附表 3),所以 3 档 RSR 值有显著性差异。

秩和比法在应用中,要求评价指标相关性尽可能不强,若选择的指标具有较强的相关性,而实际又不能摒弃时,就应该对指标进行加权,因此秩和比法经过发展和需要产生了加权秩和比法,权系数的确定方法很多,可根据实际工作酌情选择。加权秩和比的 RSR 值的计算公式为

$$RSR_j = \frac{\sum_{i=1}^{m} w_i R_i}{n} \qquad j=1,2,\cdots,n \tag{2}$$

其中,n 是被评价单位数,m 为指标数,w_i 为第 i 个指标的权系数。方法同 RSR 法。

(曹海霞　吕军城)

TOPSIS 法

TOPSIS 法(technique for order preference by similarity to ideal solution)是 Hwang 和 Yoon 于 1981 年提出的一种适用于根据多项指标、对多个方案进行比较选择的分析方

法,是系统工程中有限方案多目标决策分析常用的一种决策方法。它是借助多目标决策问题的"理想解"和"负理想解"去排序,也称逼近理想解排序法。该法对样本量纲无任何特别要求,它的概念简单,计算简便,应用较为灵活方便,近几年来已广泛应用于医学领域中效益评价、卫生决策以及工作质量综合评价。

1　基本概念与基本原理

1.1　理想解、负理想解

所谓理想解是设想中的最好方案,它的各个目标属性值是全部候选方案中相应目标值的最优者;负理想解是设想中的最坏方案,它的目标属性值是全部候选方案中相应目标值的最劣者。

1.2　基本原理

建立理想解和负理想解构成的目标空间,待评价方案可视为空间上的某一点,引入距离测度(欧几里德距离公式),计算每一个待评价方案到理想解和负理想解的距离,根据方案与理想解和负理想解的相对接近程度的值的大小,决定方案的优劣顺序,所以TOPSIS法又称为优劣解距离法。

2　具体步骤

2.1　建立原始数据矩阵

设有 n 个排序方案,m 个目标。即有 n 个评价对象,每一个评价对象有 m 个评价指标,将原始数据写成 $n \times m$ 矩阵

$$\begin{bmatrix} x_{11} & x_{12} & \cdots & x_{1m} \\ x_{21} & x_{22} & \cdots & x_{2m} \\ \vdots & \vdots & \vdots & \vdots \\ x_{n1} & x_{n2} & \cdots & x_{nm} \end{bmatrix}$$

2.2　指标进行趋势性变换

建立同正向矩阵:使用 TOPSIS 法时,要求各目标具有同趋势性,即同正向或同负向。正向目标是指目标值越大越好,如治愈率;负向目标是指目标值越小越好,如死亡率。一般来说,目标分3类:正向目标、负向目标和界点目标(目标越接近某一固定值 α_j 越好,或目标越远离某一固定值 β_j 越好)。研究中常用的是正向目标转化法,即把负向目标和界点目标变换为正向目标。

(1)负向目标变换为正向目标

当负向目标值为绝对数指标时,变换公式为:$y_{ij} = \dfrac{1}{x_{ij}}$

当负向目标值为相对数指标时,变换公式为:$y_{ij} = 1 - x_{ij}$

(2)界点目标变换为正向目标

当界点目标表示越接近某一固定值 α_j 越好时,变换公式为:$y_{ij} = \alpha_j - |x_{ij} - \alpha_j|$

当界点目标表示越远离某一固定值 β_j 越好时,变换公式为:$y_{ij} = \beta_j + |x_{ij} - \beta_j|$

经趋势性变换后，建立同正向矩阵

$$\begin{bmatrix} y_{11} & y_{12} & \cdots & y_{1m} \\ y_{21} & y_{22} & \cdots & y_{2m} \\ \vdots & \vdots & \vdots & \vdots \\ y_{n1} & y_{n2} & \cdots & y_{nm} \end{bmatrix}$$

2.3 建立规范化多目标决策矩阵

$$\begin{bmatrix} z_{11} & z_{12} & \cdots & z_{1m} \\ z_{21} & z_{22} & \cdots & z_{2m} \\ \vdots & \vdots & \vdots & \vdots \\ z_{n1} & z_{n2} & \cdots & z_{nm} \end{bmatrix}$$

其中，$z_{ij} = \dfrac{y_{ij}}{\sqrt{\sum\limits_{i=1}^{n} y_{ij}^2}}$ $i=1,2,\cdots,n; j=1,2,\cdots,m$

2.4 确定理想解和负理想解

理想解：$Z^+ = (z_1^+, z_2^+, \cdots, z_m^+)$ 负理想解：$Z^- = (z_1^-, z_2^-, \cdots, z_m^-)$

其中，$z_j^+ = \max\limits_{1 \leqslant i \leqslant n} \{z_{ij}\}$, $z_j^- = \min\limits_{1 \leqslant i \leqslant n} \{z_{ij}\}$ $j=1,2,\cdots,m$

2.5 计算各方案到理想解和负理想解的欧氏距离

$$d_i^+ = \sqrt{\sum_{j=1}^{m} (z_{ij} - z_j^+)^2}   i=1,2,\cdots,n$$

$$d_i^- = \sqrt{\sum_{j=1}^{m} (z_{ij} - z_j^-)^2}   i=1,2,\cdots,n$$

2.6 计算各方案与理想解和负理想解的相对接近度

$$C_i = \frac{d_i^-}{d_i^- + d_i^+}   i=1,2,\cdots,n$$

2.7 按 C_i 的大小顺序，作为方案的优劣顺序。C_i 值越大，方案越优

例1 某院 2004～2008 年医疗工作质量指标见表1，今用 TOPSIS 法对其进行综合评价排序。所用评价指标为：门诊人次数(x_1)，急诊人次数(x_2)，出院人次数(x_3)，出院者平均住院日(x_4)，病床周转次数(x_5)，病床使用率(x_6)，出入院诊断符合率(x_7)，病死率(x_8)，治疗有效率(x_9)，七日确诊率(x_{10})。

表1 某院 2004～2008 年医疗质量指标

年份	x_1	x_2	x_3	x_4	x_5	x_6	x_7	x_8	x_9	x_{10}
2004	808960	113651	22913	17.60	18.24	99.07	98.79	2.41	96.30	99.07
2005	998645	117304	26728	15.80	21.13	98.90	98.22	2.31	96.01	98.90
2006	1194700	134654	31782	13.50	24.41	99.26	98.82	1.94	95.80	99.26

续表

年份	x_1	x_2	x_3	x_4	x_5	x_6	x_7	x_8	x_9	x_{10}
2007	1382699	138195	34313	13.00	27.09	99.33	99.01	1.67	94.90	99.33
2008	1475581	150228	33900	12.80	26.95	94.04	98.94	1.70	94.83	99.40

经同向变换后得矩阵为

$$
\begin{bmatrix}
808960 & 113651 & 22913 & 0.06 & 18.24 & 99.07 & 98.79 & 0.98 & 96.30 & 99.07 \\
998645 & 117304 & 26728 & 0.06 & 21.13 & 98.90 & 98.22 & 0.98 & 96.01 & 98.90 \\
1194700 & 134654 & 31782 & 0.07 & 24.41 & 99.26 & 98.82 & 0.98 & 95.80 & 99.26 \\
1382699 & 138195 & 34313 & 0.08 & 27.09 & 99.33 & 99.01 & 0.98 & 94.90 & 99.33 \\
1475581 & 150228 & 33900 & 0.08 & 26.95 & 94.04 & 98.94 & 0.98 & 94.83 & 99.40
\end{bmatrix}
$$

经规范化后得矩阵

$$
\begin{bmatrix}
0.3021 & 0.3865 & 0.3387 & 0.3612 & 0.3426 & 0.4514 & 0.4474 & 0.4454 & 0.4506 & 0.4467 \\
0.3730 & 0.3989 & 0.3951 & 0.4024 & 0.3968 & 0.4507 & 0.4448 & 0.4458 & 0.4493 & 0.4459 \\
0.4462 & 0.4579 & 0.4698 & 0.4709 & 0.4584 & 0.4523 & 0.4475 & 0.4475 & 0.4483 & 0.4475 \\
0.5164 & 0.4699 & 0.5072 & 0.4890 & 0.5088 & 0.4526 & 0.4484 & 0.4487 & 0.4441 & 0.4478 \\
0.5511 & 0.5109 & 0.5011 & 0.4967 & 0.5061 & 0.4285 & 0.4480 & 0.4486 & 0.4438 & 0.4482
\end{bmatrix}
$$

确定理想解和负理想解

$Z^+=(0.5511,0.5109,0.5072,0.4967,0.5088,0.4526,0.4484,0.4487,0.4506,0.4482)$

$Z^-=(0.3021,0.3865,0.3387,0.3612,0.3426,0.4285,0.4448,0.4454,0.4438,0.4459)$

计算各年份到理想解和负理想解的欧氏距离,例如 2004 年:

$$d_1^+=\sqrt{(0.3021-0.5511)^2+(0.3865-0.5109)^2+\cdots+(0.4467-0.4482)^2}=0.390$$

$$d_1^-=\sqrt{(0.3021-0.3021)^2+(0.3865-0.3865)^2+\cdots+(0.4467-0.4459)^2}=0.024$$

其余 d_i^+、d_i^- 类似可得,结果见表 2。

计算各年份与理想解的相对接近度,例如 2004 年:

$$C_1=\frac{d_1^-}{d_1^-+d_1^+}=\frac{0.024}{0.024+0.390}=0.058$$

其余 C_i 类似可得,结果见表 2。

表 2 各年份与理想解的接近度及排序

年份	d_i^+	d_i^-	C_i	排序结果
2004	0.390	0.024	0.058	5
2005	0.280	0.116	0.294	4
2006	0.136	0.263	0.660	3

续表

年份	d_i^+	d_i^-	C_i	排序结果
2007	0.055	0.355	0.867	2
2008	0.026	0.386	0.937	1

从排序结果可见,连续五年本院工作质量,2008 年最好,2004 年最差。

参考文献

[1] 任延荣.卫生管理技术基础.北京:北京医科大学、中国协和医科大学联合出版社,1992.
[2] 王学知,芦小娟.应用 TOPSIS 法对医院医疗工作质量的综合评价.中国医院统计,2009,16(3):252－253.

(黎景雪)

加权 TOPSIS 评价法

TOPSIS 评价法是系统工程中有限方案多目标决策分析中常用的一种决策方法,也可以用于多个评价指标的多对象之间的综合评价。该法的优点是计算简单,且方法易于掌握,能消除不同量纲带来的影响,评价结果能比较准确地反映出各评价对象间的差距;最大的缺点是没有考虑到评价指标重要程度的不同。

加权 TOPSIS 法是对 TOPSIS 评价法的改进,克服 TOPSIS 的缺点,充分考虑到评价方案(或对象)之评价指标重要程度,引入评价指标的权重系数。其基本思路是:首先确定评价方案(或对象)的相应评价指标,明确各指标的权重系数;其次对原始数据同趋势化后进行归一化处理,并建立相应矩阵,从而找出正理想解和负理想解;计算各方案(或对象)到理想解之间的相对贴近度,以相对贴近度最大者(即最接近正理想解且最远离负理想解)的方案(或对象)为最优。

1 基本步骤

假设待评价的问题有 n 个方案(或对象),每个方案(或对象)都有 m 个评价指标。

1)建立数据矩阵 将原始数据指标进行趋势性变换,把反向指标转化成正向指标,得到 $n \times m$ 阶数据矩阵

$$X = (x_{ij})_{n \times m} \qquad (i = 1, 2, \cdots, n; j = 1, 2, \cdots, m)$$

2）建立规范化矩阵　利用 $z_{ij} = x_{ij} / \sqrt{\sum_{i=1}^{n} x_{ij}^2}$　$(i=1,2,\cdots,n;j=1,2,\cdots,m)$，将数据无量纲化处理，得规范化矩阵 $Z = (z_{ij})_{n\times m}$　$(i=1,2,\cdots,n;j=1,2,\cdots,m)$

3）确定正理想解与负理想解

$$Z^+ = (z_j^+)_{1\times m} = (\max_{1\leqslant i\leqslant n}\{z_{ij}\}), Z^- = (z_j^-)_{1\times m} = (\min_{1\leqslant i\leqslant n}\{z_{ij}\})\quad(j=1,2,\cdots,m)$$

4）确定评价指标的权重系数

$$W = (w_j)_{1\times m}\quad(j=1,2,\cdots,m)$$

评价指标的权重对评价对象的最后评价影响很大，所以应根据实际情况选择合适的方法进行确定，做到尽可能客观。确定指标权重常用两类方法，一是主观方法，如 Delph 法，层次分析法，经验判断法等；二是客观方法，如主成份分析法，熵权计算法等。

5）计算各方案（或对象）与正理想解及负理想解的加权欧氏距离

$$D_i^+ = \sqrt{\sum_{j=1}^{m} w_j (z_{ij} - z_j^+)^2},\quad D_i^- = \sqrt{\sum_{j=1}^{m} w_j (z_{ij} - z_j^-)^2}\quad(i=1,2,\cdots,n)$$

6）计算各方案（或对象）与理想解的相对贴近度

$$C_i = \frac{D_i^-}{D_i^+ + D_i^-}\quad(i=1,2,\cdots,n)$$

显然，$0 \leqslant C_i \leqslant 1$　$(i=1,2,\cdots,n)$。

需要说明一下，为了反映评价者对到正理想解及负理想解距离的偏好，这里也可以再确定一个距离偏好的权重系数，如设到负理想解距离的权重系数为 $\mu(0<\mu<1)$，则到正理想解距离的权重系数即为 $1-\mu$，此时上述相对贴近度变为 $C_i = \dfrac{\mu D_i^-}{(1-\mu)D_i^+ + \mu D_i^-}$　$(i=1,2,\cdots,n)$。

7）对各方案（或对象）依据 C_i 排序，C_i 越大，方案（或对象）综合评价越好。

例1　某防疫站对公共场所卫生监督工作质量评价的主要指标为：监督率（x_1）、体检率（x_2）及培训率（x_3），现有当地 2001～2005 年这些指标的数据矩阵如表所示：

表1　2001～2005 年公共场所卫生监督工作质量

年份	监督率 x_1（%）	体检率 x_2（%）	培训率 x_3（%）
2001	95.0	95.3	95.0
2002	100.0	90.0	90.2
2003	97.4	97.5	94.6
2004	98.4	98.2	90.3
2005	100.0	97.4	92.5

试对该防疫站五年的公共场所卫生监督工作质量进行综合评价比较。

解：（1）数据矩阵为

$$X = \begin{pmatrix} 95.0 & 95.3 & 95.0 \\ 100.0 & 90.0 & 90.2 \\ 97.4 & 97.5 & 94.6 \\ 98.4 & 98.2 & 90.3 \\ 100.0 & 97.4 & 92.5 \end{pmatrix}$$

（2）建立规范化矩阵

利用 $z_{ij} = x_{ij} / \sqrt{\sum_{i=1}^{n} x_{ij}^2}$ （$i=1,2,\cdots,n; j=1,2,\cdots,m$），则有

$$z_{11} = 95.0/\sqrt{95.0^2 + 100.0^2 + 97.4^2 + 98.4^2 + 100.0^2} \approx 0.4327$$
$$z_{21} = 100.0/\sqrt{95.0^2 + 100.0^2 + 97.4^2 + 98.4^2 + 100.0^2} \approx 0.4555$$

······

从而得到数据矩阵的规范化矩阵

$$Z = \begin{pmatrix} 0.4327 & 0.4452 & 0.4591 \\ 0.4555 & 0.4205 & 0.4359 \\ 0.4437 & 0.4555 & 0.4572 \\ 0.4482 & 0.4588 & 0.4364 \\ 0.4555 & 0.4550 & 0.4470 \end{pmatrix}$$

（3）确定正理想解与负理想解

$$Z^+ = (z_j^+)_{1 \times m} = (\max_{1 \leqslant i \leqslant n} \{z_{ij}\}) = (0.4555 \quad 0.4588 \quad 0.4591)$$
$$Z^- = (z_j^-)_{1 \times m} = (\min_{1 \leqslant i \leqslant n} \{z_{ij}\}) = (0.4327 \quad 0.4205 \quad 0.4359)$$

（4）确定评价指标的权重系数

利用层次分析法，得出三个评价指标的权重系数为

$$W = (0.36 \quad 0.30 \quad 0.34)$$

（5）计算加权欧氏距离

$$D_1^+ = \sqrt{\sum_{j=1}^{3} w_j (z_{1j} - z_j^+)^2}$$
$$= \sqrt{0.36 \times (0.4327 - 0.4555)^2 + 0.30 \times (0.4452 - 0.4588)^2 + 0.34 \times (0.4591 - 0.4591)^2}$$
$$\approx 0.0156$$

$$D_1^- = \sqrt{\sum_{j=1}^{3} w_j (z_{1j} - z_j^-)^2}$$
$$= \sqrt{0.36 \times (0.4327 - 0.4327)^2 + 0.30 \times (0.4452 - 0.4205)^2 + 0.34 \times (0.4591 - 0.4359)^2}$$
$$\approx 0.0191$$

类似地，可得

$$D_2^+ = \sqrt{\sum_{j=1}^{3} w_j (z_{2j} - z_j^+)^2} \approx 0.0250$$

$$D_2^- = \sqrt{\sum_{j=1}^{3} w_j (z_{2j} - z_j^-)^2} \approx 0.0137$$

$$D_3^+ = \sqrt{\sum_{j=1}^{3} w_j (z_{3j} - z_j^+)^2} \approx 0.0074$$

$$D_3^- = \sqrt{\sum_{j=1}^{3} w_j (z_{3j} - z_j^-)^2} \approx 0.0238$$

$$D_4^+ = \sqrt{\sum_{j=1}^{3} w_j (z_{4j} - z_j^+)^2} \approx 0.0139$$

$$D_4^- = \sqrt{\sum_{j=1}^{3} w_j (z_{4j} - z_j^-)^2} \approx 0.0229$$

$$D_5^+ = \sqrt{\sum_{j=1}^{3} w_j (z_{5j} - z_j^+)^2} \approx 0.0074$$

$$D_5^- = \sqrt{\sum_{j=1}^{3} w_j (z_{5j} - z_j^-)^2} \approx 0.0242$$

（6）计算各方案（或对象）与理想解的相对贴近度，并依其大小进行排序，作出综合评价。

$$C_1 = \frac{D_1^-}{D_1^+ + D_1^-} = \frac{0.0191}{0.0191 + 0.0156} \approx 0.5504$$

类似地，可得

$$C_2 = \frac{D_2^-}{D_2^+ + D_2^-} \approx 0.3540$$

$$C_3 = \frac{D_3^-}{D_3^+ + D_3^-} \approx 0.7628$$

$$C_4 = \frac{D_4^-}{D_4^+ + D_4^-} \approx 0.6223$$

$$C_5 = \frac{D_5^-}{D_5^+ + D_5^-} \approx 0.7658$$

显然，各评价对象的相对贴近度排序为 $C_5 - C_3 - C_4 - C_1 - C_2$，即 2005 年的公共场所卫生监督工作质量综合评价最优，其次为 2003 年，最差为 2002 年。

参考文献

[1] 余燕,梁樑. 多指标决策 TOPSIS 方法的进一步探讨. 系统工程,2003,21(2):98-101.

[2] 邱根胜,邹水木,刘日华. 多指标决策 Topsis 法的一种改进. 南昌航空工业学院学报:自然科学版,2005,19(3):1-3.

[3] 魏世孝,周献中. 多属性决策理论方法及其在 C3I 系统中的应用. 北京:国防工业出版社,1998.

[4] V. Chankong, Y. Y. Haimes. Multiobjective Decision Making: Theory and Methodology. North-

Holland：Elsevier Science Publishing Co. Inc.，1983.

（王在翔）

密切值法

密切值法是系统工程中多目标决策的一种优选方法。多目标决策由于考虑的目标多,标准多,有些目标之间还存在着矛盾,这就使多目标决策成为一个复杂而困难的问题,而密切值法是解决有限方案多目标决策的有效方法。密切值法采纳信息广泛,分析效能高,计算灵活简便,结果客观明了,且评价过程中不受评价因子数目的限制,近几年来已广泛应用于经济、社会、医学、环保等领域,是综合评价的一种行之有效的方法。

1 基本原理

对于同时存在正向指标(即数值越大越好,如治愈率)和负向指标(即数值越小越好,如死亡率)的决策评价系统,将其转化为同向指标(同正向或同负向)系统,然后找出各评价指标的"最优点"和"最劣点",计算各评价对象与"最优点"及"最劣点"的距离,以这些距离表征各评价对象优劣的综合指标——密切值,最后根据密切值排出各评价对象的优劣顺序。

2 基本步骤

2.1 原始数据同向化标准化

$$r_{ij} = \begin{cases} \dfrac{a_{ij}}{\sqrt{\sum\limits_{i=1}^{n} a_{ij}^{2}}} & \text{当 } a_{ij} \text{ 为正向指标时} \\[4mm] -\dfrac{a_{ij}}{\sqrt{\sum\limits_{i=1}^{n} a_{ij}^{2}}} & \text{当 } a_{ij} \text{ 为负向指标时} \end{cases} \tag{1}$$

式中,a_{ij} 为第 i 个评价对象第 j 个评价指标的原始数据,$i=1,2,3,\cdots,n$;$j=1,2,3,\cdots,m$;r_{ij} 为 a_{ij} 的同向化标准化值。

2.2 各评价指标的"最优点"集和"最劣点"集

最优点集 $B_j = \{B_1, B_2, B_3, \cdots, B_m\}$

最劣点集 $W_j = \{W_1, W_2, W_3, \cdots, W_m\}$

其中，$B_j = \max\limits_{1 \leqslant i \leqslant n} \{r_{ij}\}$，$W_j = \min\limits_{1 \leqslant i \leqslant n} \{r_{ij}\}$，$j = 1,2,3,\cdots,m$。

2.3　计算各评价对象与最优点和最劣点的密切程度

$$d_i = \sqrt{\sum_{j=1}^{m}(r_{ij} - B_j)^2} \tag{2}$$

$$l_i = \sqrt{\sum_{j=1}^{m}(r_{ij} - W_j)^2} \tag{3}$$

式中，d_i 为第 i 个评价对象与"最优点"的距离，l_i 为第 i 个评价对象与"最劣点"的距离，$i = 1,2,3,\cdots,n$。

2.4　计算密切值

按下式计算各评价对象的密切值，并按其数值大小排列出优劣顺序。

$$C_i = \frac{d_i}{d} - \frac{l_i}{l} \tag{4}$$

式中，$d = \min\limits_{1 \leqslant i \leqslant n} \{d_i\}$ 为各评价对象与"最优点"的最小距离，$l = \max\limits_{1 \leqslant i \leqslant n} \{l_i\}$ 为各评价对象与"最劣点"的最大距离，C_i 为各评价对象的密切值。

密切值是一个无量纲值，它是利用各评价对象到最优点的最小距离和到最劣点的最大距离作为参比，进行自身对照，综合评价其隶属于最优点和最劣点的亲疏程度。C 值越小，表示该评价对象与最优点越密切，与最劣点越疏远，表示该评价对象越优，当 C 值为 0 时，评价对象最优。

例1　某地 2003～2009 年计划生育各年度报表及考核资料，选取 X_1：计划生育率（%），X_2：女性初婚晚育率（%），X_3：综合节育率（%），X_4：统计误差率（%），X_5：社会抚养费征收兑现率（%），X_6：流动人口登记管理率（%），X_7：出生人口性别比（×100）等七项指标进行综合评价，其中 X_4、X_7 为负向指标（该地各年度出生人口性别比均超过正常值），其他指标为正向指标。原始数据见表1。

表1　某地 2003～2009 年计划生育工作情况

年份	X_1	X_2	X_3	X_4	X_5	X_6	X_7
2003	77.76	58.96	90.62	2.02	40.05	20.17	125.95
2004	79.44	51.95	90.51	2.00	46.65	21.35	129.34
2005	76.59	54.83	90.29	3.00	48.32	18.00	123.24
2006	74.34	59.39	89.94	2.80	50.40	17.74	131.21
2007	73.88	60.71	89.01	2.90	56.11	20.98	132.45
2008	76.83	64.54	88.72	2.50	55.75	19.55	136.10
2009	83.60	64.35	87.13	3.10	60.87	22.05	145.62

按公式（1）对评价指标的原始数据进行同向化标准化。

$$r_{11} = \frac{a_{11}}{\sqrt{\sum_{i=1}^{7} a_{i1}^2}} = \frac{77.76}{\sqrt{77.76^2 + 79.44^2 + \cdots + 83.60^2}} = 0.3790$$

同理,可计算出其他原始数据的同向化标准化值,见表2。

表2 某地 2003～2009 年计划生育工作情况同向化标准化值

年份	X_1	X_2	X_3	X_4	X_5	X_6	X_7
2003	0.3790	0.3751	0.3828	−0.2880	0.2935	0.3805	−0.3602
2004	0.3872	0.3305	0.3824	−0.2851	0.3419	0.4028	−0.3699
2005	0.3733	0.3489	0.3814	−0.4277	0.3541	0.3396	−0.3525
2006	0.3623	0.3779	0.3800	−0.3992	0.3694	0.3347	−0.3752
2007	0.3601	0.3863	0.3760	−0.4153	0.4112	0.3958	−0.3788
2008	0.3744	0.4107	0.3748	−0.3564	0.4086	0.3688	−0.3892
2009	0.4074	0.4094	0.3681	−0.4420	0.4461	0.4160	−0.4165

依据表 2 确定各年份计划生育工作质量指标的"最优点"和"最劣点"集。

最优点集:$B = \{0.4074 \ 0.4107 \ 0.3828 \ -0.2851 \ 0.4461 \ 0.4160 \ -0.3525\}$

最劣点集:$W = \{0.3601 \ 0.3305 \ 0.3681 \ -0.4420 \ 0.2935 \ 0.3347 \ -0.4165\}$

根据公式(2)、(3)计算各评价对象与最优点和最劣点的密切程度。

$$d_1 = \sqrt{\sum_{j=1}^{7} (r_{1j} - B_j)^2} = \sqrt{(0.3790 - 0.4074)^2 + \cdots + (-0.3602 + 0.3525)^2} = 0.1634$$

$$l_1^{\cdot} = \sqrt{\sum_{j=1}^{7} (r_{1j} - W_j)^2} = \sqrt{(0.3790 - 0.3601)^2 + \cdots + (-0.3602 + 0.4165)^2} = 0.1776$$

同理,可得各评价对象与最优点和最劣点的密切程度,结果见表 3 第 2、3 列。

根据公式(4)计算 2003－2009 年计划生育工作质量的密切值 C_i。

$$C_1 = \frac{d_1}{d} - \frac{l_1}{l} = \frac{0.1634}{0.1059} - \frac{0.1776}{0.1959} = 0.1634$$

同理,可计算出其余各年份密切值,结果见表 3 第 4 列,并排出名次见第 5 列。

表3 某地 2003～2009 年计划生育工作情况密切值及排名

年份	d_i	l_i	C_i	名次
2003	0.1634	0.1776	0.6364	5
2004	0.1348	0.1863	0.3219	2
2005	0.1991	0.0932	1.4043	7
2006	0.1707	0.1081	1.0601	6
2007	0.1488	0.1513	0.6328	4
2008	0.1059	0.1708	0.1281	1
2009	0.1701	0.1959	0.6062	3

　　可见,在 2003～2009 年的计划生育工作质量评价中,2008 年最好,其次为 2004 年、2009 年、2007 年、2003 年、2006 年,最差的年份是 2005 年。

参考文献

[1]　肖磊.关于某地近几年人口和计划生育工作质量实证分析.决策 & 信息,2010,(4):176.

[2]　陆菊春,韩国文.企业技术创新能力评价的密切值法模型.科研管理,2002,23(1):55.

(房　刚)

主成分分析法

　　主成分分析法(principal components analysis,PCA)亦称为主分量分析法、主成分回归分析法,是多元统计分析法中的一种常用方法,它是研究如何通过少数几个主分量(即原始变量的线性组合)来解释多变量的方差——协方差结构,它主要起着降维和简化数据结构的作用,是一种降维处理技术。它希望用较少的几个综合指标来代替原来较多的变量指标,而且使这些较少的综合指标既能尽量多地反映原来较多指标所反映的信息,同时它们之间又是彼此独立的。

1　主成分分析法的基本原理

　　主成分分析法的基本原理是利用降维的思想,把原有的多个指标转化成少数几个代表性较好的综合指标,这少数几个指标能够反映原来指标大部分的信息(80%以上),并且各个指标之间保持独立,避免出现重叠信息。形象地说,主成分分析法是通过对多变量平面数据表进行最佳综合简化,对高维变量空间进行降维处理,导出少数几个主分量,使它们在尽可能地保留原始变量信息的前提下能保持彼此间不相关。

　　一般地,对 n 个对象观测 p 个指标,可以得到 np 个数据,列表如下:

表 1　原始数据表

对象号	指标			
	x_1	x_2	$\cdots$	x_p
1	x_{11}	x_{12}	$\cdots$	x_{1p}
2	x_{21}	x_{22}	$\cdots$	x_{2p}
$\vdots$	$\vdots$	$\vdots$	$\vdots$	$\vdots$
n	x_{n1}	x_{n2}	$\cdots$	x_{np}

只要 p 个指标间存在相互关系,就可以通过一定的数学方法找到一组新指标 $z_1, z_2, \cdots, z_p$,它们满足:

1)各 z_i 是原指标的线性函数,且他们互相垂直;

2)各 z_i 互不相关;

3)这些 z_i 提供原指标所含的全部信息,且 z_1 提供的信息最多,z_2 次之,$\cdots\cdots$,z_p 最少。称 z_i 为原指标 $x_1, x_2, \cdots, x_p$ 的第 i 主成分($i=1,2,\cdots,p$)。

2 主成分分析法的应用

1)主成分分析能降低所研究的数据空间的维数。

即用研究 m 维的 Y 空间代替 p 维的 X 空间($m<p$),而低维的 Y 空间代替高维的 X 空间所损失的信息很少。即使只有一个主成分 Y_1(即 $m=1$)时,这个 Y_1 仍是使用 X 空间中的全部变量(p 个)得到的。例如要计算 Y_1 的均值也得使用全部 x 的均值。在所选的前 m 个主成分中,如果某个 X_i 的系数全部近似于零的话,就可以把这个 X_i 删除,这也是一种删除多余变量的方法。

2)有时可通过因子负荷 a_{ij} 的结构,弄清 X 空间各变量间的某些关系。

3)多维数据的一种图形表示方法。

我们知道当维数大于 3 时便不能画出几何图形,多元统计研究的问题大都多于 3 个变量。要把研究的问题用图形表示出来是不可能的。然而,经过主成分分析后,我们可以选取前两个主成分或其中某两个主成分,根据主成分的得分,画出 n 个样品在二维平面上的分布况,由图形可直观地看出各样品在主分量中的地位,进而还可以对样本进行分类处理,可以由图形发现远离大多数样本点的离群点。

4)由主成分分析法构造回归模型。即把各主成分作为新自变量代替原来自变量 x 做回归分析。

5)用主成分分析筛选回归变量。

回归变量的选择有着重的实际意义,为了使模型本身易于做结构分析、控制和预报,好从原始变量所构成的子集合中选择最佳变量,构成最佳变量集合。用主成分分析筛选变量,可以用较少的计算量来选择量,获得选择最佳变量子集合的效果。

3 主成分分析法的数学模型

设 k 个指标变量 $x_1, x_2, \cdots, x_k$,经过标准化后得到标准指标变量 $X_1, X_2, \cdots, X_k$,

$$X_i = \frac{x_i - \overline{x_i}}{s_i}, i=1,2,\cdots,k$$

其中,x_i 是第 i 个指标变量的均值,s_i 是第 i 个指标变量的标准差。

如果线性变换:

$$\begin{cases} z_1 = w_{11}X_1 + w_{12}X_2 + \cdots, + w_{1k}X_k \\ z_2 = w_{21}X_1 + w_{22}X_2 + \cdots, + w_{2k}X_k \\ \cdots\cdots \\ z_k = w_{k1}X_1 + w_{k2}X_2 + \cdots, + w_{kk}X_k \end{cases}$$

将 k 个标准指标变量 $X_1, X_2, \cdots, X_k$ 转换成 k 个新变量 $z_1, z_2, \cdots, z_k$，并且该线性变换满足以下三个条件：

(1) z_i 与 z_j 独立，$i \neq j, i, j = 1, 2, \cdots, k$；

(2) $\text{Var}(z_1) \geqslant \text{Var}(z_2) \geqslant \cdots \geqslant \text{Var}(z_k)$；

(3) $w_{i1}^2 + w_{i2}^2 + \cdots + w_{ik}^2 = 1, i = 1, 2, \cdots, k$。

那么称此式为标准指标变量 $X_1, X_2, \cdots, X_k$ 的主成分分析模型，并称由此式确定的 $z_1, z_2, \cdots, z_k$ 是 $X_1, X_2, \cdots, X_k$ 的 k 个主成分，并称 z_1 为第一主成分，z_2 为第二主成分，$\cdots$，z_k 为第 k 主成分。称 w_{ij} 为第 i 主成分在第 j 个标准指标变量 X_j 上的得分系数。将每一个样本的 k 个标准化观察值代入此式，计算得到每一个样本的 k 个主成分值，称这些值为主成分得分。

其中，z_1 在总方差中占的比例最大，$z_2, \cdots, z_k$ 的方差依次递减。在实际问题的分析中，常挑选前几个最大的主成分（一般使累积贡献率 $\geqslant 80\%$ 即可，即前 m 个主成分的方差和在全部方差中所占比重 $\geqslant 80\%$），这样既减少了变量的数目，又抓住了主要矛盾，简化了变量之间的关系。

从以上分析可以看出，找主成分就是确定原来变量 $x_i (i=1,2,\cdots,k)$ 在诸主成分 $z_i (i=1,2,\cdots,k)$ 上的载荷 $w_{ij} (i=1,2,\cdots,k; j=1,2,\cdots,k)$，从数学上容易知道，它们分别是 $x_1, x_2, \cdots, x_k$ 的相关矩阵的 k 个特征值所对应的特征向量。

主成分分析法的几何解释：k 个变量的线性组合从几何上看是把由 $x_1, x_2, \cdots, x_k$ 构成的坐标系经旋转产生的新坐标系，而新坐标轴的方向具有最大的方差。

4　主成分分析法的计算步骤

通过对主成分分析法基本原理和数学模型的介绍，主成分分析法一般步骤归纳如下：

1）收集数据并列出原始数据表，求各指标的均值 $\overline{x_i}$ 以及标准差 $S_{x_i} (i=1,\cdots,p)$。

2）标准化变换 $y_i = \dfrac{x_i - \overline{x_i}}{S_{x_i}}, i=1,2,\cdots,p$。

3）计算相关系数 r_{ij}，构成相似系数矩阵

$$R = \begin{bmatrix} r_{11} & r_{12} & \cdots & r_{1p} \\ r_{21} & r_{22} & \cdots & r_{2p} \\ \cdots & \cdots & \cdots & \cdots \\ r_{p1} & r_{p2} & \cdots & r_{pp} \end{bmatrix}$$

其中：$r_{ij} = \dfrac{\sum y_i y_j}{n-1}; i=1,\cdots,p; j=1,\cdots,p$。

因为 R 是实对称矩阵（即 $r_{ij} = r_{ji}$），所以只需写出其上三角元素或下三角元素即可。

4）求特征值　求解方程 $|R - \lambda E| = 0$ 的 p 个根，且将它们从大到小排列

$$\lambda_1 \geqslant \lambda_2 \geqslant \cdots \geqslant \lambda_p$$

5）求特征值 λ_i 对应的特征向量 w_i 及各主成分 z_i

解方程组 $\begin{cases} RW_i = \lambda_i W_i \\ \sum_{j=1}^{p} w_{ij}^2 = 1 \end{cases} (i=1,2,\cdots,p)$，其中 $W_i = \begin{pmatrix} w_{i1} \\ w_{i2} \\ \vdots \\ w_{ip} \end{pmatrix}$。

得 $w_{i1}, w_{i2}, \cdots w_{ip}$，则第 i 主成分 $z_i = r_{11}w_{11} + r_{12}w_{12} + \cdots + r_{1p}w_{1p}$，并且 $S_{z_i}^2 = \lambda_i$。

6)计算各主成分的贡献率 一般要求前 m 个主成分的累计贡献率 $\sum_{i=1}^{m} \dfrac{\lambda_i}{p} \geqslant 80\%$。

7)代入数据计算各主成分以及综合得分、排名。

8)分析各主成分。

5 主成分分析实例

例1 为综合分析影响医院管理者激励与约束作用的因素,收集了山东省 18 所二级医院相关方面 35 指标的数据,通过列表——对原始数据标准化——SPSS 软件进行主成分分析后,得到 8 个主成分如下:

表2 8 个主成分

主成分	特征根	贡献率(%)	累计贡献率(%)
1	7.5918	21.6909	21.6909
2	4.5952	13.1293	34.8202
3	4.0668	11.6193	46.4395
4	3.2813	9.3750	55.8145
5	2.6246	7.4987	63.3132
6	2.4677	7.0506	70.3638
7	2.1672	6.1919	76.5557
8	1.5608	4.4595	81.0153

8 个主成分的线性组含义如下:

$$z_1 = 0.3624X_1 - 0.2874X_2 + \cdots - 0.0442X_{35}$$
$$z_2 = -0.5000X_1 - 0.4542X_2 + \cdots - 0.4070X_{35}$$
$$z_3 = -0.1397X_1 - 0.2966X_2 + \cdots + 0.1177X_{35}$$
$$z_4 = 0.3749X_1 - 0.1253X_2 + \cdots - 0.4490X_{35}$$
$$z_5 = 0.3244X_1 0 - 0.3268X_2 + \cdots + 0.4269X_{35}$$
$$z_6 = 0.0706X_1 + 0.2598X_2 + \cdots - 0.3537X_{35}$$
$$z_7 = -0.4135X_1 + 0.1364X_2 + \cdots - 0.0126X_{35}$$
$$z_8 = -0.1071X_1 + 0.1356X_2 + \cdots - 0.3797X_{35}$$
$$z = 0.216909z_1 + 0.131293z_2 + 0.116193z_3 + 0.093750z_4$$
$$+ 0.074987z_5 + 0.070506z_6 + 0.061919z_7 + 0.044595z_8$$

主成分	主成分意义
1	工作效率因子
2	管理控制因子
3	经济效益因子
4	利益分配因子
5	市场体制因子
6	法律法规因子
7	国家政策因子
8	培训制度因子

　　主成分 1 包括床位使用率、开放床位数、年门诊量、院方是否与科室负责人签订目标责任制等信息。

　　主成分 2 包括管理者应具有较强管理能力的重要顺序、院方是否对业务科室负责人具有考核办法、管理者应具有事业心和责任心的重要顺序等信息。

　　主成分 3 包括床位使用率年财务收入与支出比、管理者应具备过硬专业技术的重要顺序、调动管理者积极性人事分配权的重要顺序、调动管理者积极经营自主权的重要顺序等信息。

　　主成分 4 包括科室负责人是否具备奖惩分配权等信息。

　　主成分 5 包括科室负责人是否有业务经营权、医院是否应该实行岗位工资等信息。

　　主成分 6 包括法律、法规对医院约束力的大小、现行政策对医院发展力度大小等信息。

　　主成分 7 包括院长自主权的大小、医院规章制度是否健全等信息。

　　主成分 8 包括调动管理者积极性培训学习的重要顺序等信息。

　　将收集到的各医院标准化后的数据代入主成分公式,即可得到各医院在影响管理者激励与约束作用方面的主要方面的排名,以及各医院影响医院管理者的激励与约束作用的综合得分。

　　从此实例可以发现,在损失很少原信息的前提下将原来彼此相关的 35 个指标简化为 8 个独立综合指标,减少了问题的复杂性,抓住了主要矛盾,为问题的解决和决策提供了方便。

参考文献

[1] 金丕焕.医用统计方法.第 2 版.上海:复旦大学出版社,2003:386-393.
[2] 张家放.医用多元统计方法.武汉:华中科技大学出版社,2002:215-230.
[3] 陈景武,苏顺龄.卫生管理多因素分析.济南:山东大学出版社,1993:164-181.
[4] 王培承,杨淑香,胡式良.影响医院管理者激励与约束作用的因素分析.中国医院管理,2004,24(3):6-8.

(安洪庆)

因子分析法

Charles Spearman 于 1904 年在 American Journal of Psychology 上发表的题为
"General Intelligence, Objectively Determined and Measured"的文章中首次提出因子分析的概念,并且他在其一生的最后 40 年里一直致力于发展因子分析理论,为因子分析成为目前现代统计学的一个重要分支打下了坚实的基础。因此,Spearman 被学界誉为因子分析之父。

因子分析法根据研究目的分为探索性因子分析和验证性因子分析,如研究者对变量群进行分析之前不知存在几个公因子以及因子的结构如何? 各公因子与哪几个变量有特定的联系? 即一切都在探索中,此时,研究宜采用探索性因子分析,如研究者在分析之前,已对变量及公因子之间的关系比较清楚,接下来要对这种结构关系进行验证,宜采用验证性因子分析。鉴于验证性因子分析是结构方程模型(structural equation model,SEM)的特例,因此,本研究重点介绍一下探索性因子分析。

1 探索性因子分析的一般形式

因子分析是采用了分解的思维方式,它把多个变量分解为共性部分和个性部分,共性部分就是公因子,个性部分就是误差。通常情况下,为了消除量纲和数量级的影响,在对数据分析时多进行标准化处理,数据标准化以后的协方差矩阵就是其相关矩阵,因此,多采用相关矩阵代替协方差矩阵。为叙述方便,没特殊说明,以下变量经过标准化处理。

因子分析的联立方程组为:

$$X_1 = \alpha_{11}F_1 + \alpha_{12}F_2 + \cdots + \alpha_{1m}F_m + e_1$$
$$X_2 = \alpha_{21}F_1 + \alpha_{22}F_2 + \cdots + \alpha_{2m}F_m + e_2$$
$$\cdots\cdots\cdots\cdots$$
$$X_P = \alpha_{P1}F_1 + \alpha_{P2}F_2 + \cdots + \alpha_{pm}F_m + e_m$$

以 $X_i(i=1,2\cdots p)$ 表示标准化的变量,$F_i(i=1,2\cdots m)$ 表示公共因子,$\alpha_{ij}(i=1,2\cdots p; j=1,2\cdots m)$ 表示因子负荷,并且假设公因子和误差方差互不相关。变量经过标准化处理,所有变量和公因子皆均值为 0,方差为 1。

从其联立方程组同样可看出:因子分析不是对原变量的重新组合,而是对原变量进行分解,它把原变量分为两部分,一部分是各个变量的共同部分即少数几个公因子,另一部分是每个变量中不被几个公因子所解释的部分即误差。可以看出它比主成分分析(主成分是原变量的线性组合,将存在相关关系的变量转换成包含原变量全部信息的相同数量的独立的主成分)更为合理,因它容许了各个原变量存在不被公因子解释的部分 e_i,更加符合实际情况。

2 因子分析模型中各个量的统计学意义

2.1 因子负荷的统计学意义

因子模型中,X 与 F 的协方差为:

$$\text{cov}(X,F)=E(X-E(X))(F-E(F))'=E[(X-\mu)F']$$
$$=E[(AF+e)F']=AE(FF')+E(eF')$$
$$=A$$

其中 $A=(\alpha_{ij})$ 为 $p\times m$ 的因子负荷矩阵,p 和 m 分别为变量和因子个数,其中的元素 α_{ij},刻画变量 X_i 与 F_j 的相关性,称为 X_i 在 F_j 上的因子负荷,如变量进行标准化以后,协方差矩阵就是相关矩阵,此时的因子负荷 α_{ij} 就是第 i 个变量与第 j 个公因子的相关系数,α_{ij}^2 的绝对值越大,表明变量 X_i 和公因子 F_j 的相依程度越高,公因子的意义越有此变量决定。

因子负荷的名字如何由来? 由模型可知,X_i 是 $F_1,\cdots,F_m$ 的线性组合,系数 $\alpha_{i1},\cdots,\alpha_{im}$ 是用来度量 X_i 可由 $F_1,\cdots,F_m$ 线性组合表示之程度的,按照常理,模型的系数 $\alpha_{i1},\cdots,\alpha_{im}$ 用统计学术语叫做"权重",表示 X_i 依赖 F_j 的分量,由于历史的原因,在心理学上将模型中系数 α_{ij},叫做负荷,又称为载荷,即第 i 个变量在第 j 个公因子的负荷,用来反映第 i 个变量在第 j 个公因子的上的相对重要性。

公因子是在变量相关性比较大的基础上求得的,变量之间的相关系数与因子负荷有什么关系呢? 由模型的方程组我们可求得相关系数用因子负荷表示的表达式,即

$$r_{ij}=\alpha_{i1}\alpha_{j1}+\alpha_{i2}\alpha_{j2}+\cdots+\alpha_{im}\alpha_{jm} \tag{1}$$

由式(1)可知,当变量 X_i 和 X_j 在某一公因子上的负荷较大时,也就表明 X_i 和 X_j 的相关性较强,与因子分析的基本思想相吻合。

2.2 共同度的统计学意义

对方程组中的每个方程两边取方差,可得:

$$\text{Var}(X_i)=\text{Var}(\alpha_i F+e_i)=\text{Var}(\alpha_i F)+\text{Var}(e_i)=\alpha_i^2\text{Var}(F)+\text{Var}(e_i) \tag{2}$$

变量进行标准化处理后所有变量和公因子的方差均为1,上式可变为:

$$1=\alpha_i^2+\text{Var}(e_i)=\alpha_{i1}^2+\alpha_{i2}^2+\cdots+\alpha_{im}^2+\text{Var}(e_i) \tag{3}$$

式(3)$\alpha_{i1}^2+\alpha_{i2}^2+\cdots+\alpha_{im}^2$ 即因子负荷矩阵行元素的平方和,表示公因子解释变量 X_i 的比例,称之为公因子方差,又称为共同度,记为 $h_i^2(i=1,2\cdots p)$。相对的 $\text{Var}(e_i)$ 称之为变量 X_i 的特殊度,又称为剩余方差,记为 σ_i^2,表示 X_i 的方差中与公因子无关的部分。

上式可进一步表示为:

$$\text{Var}(X_i)=1=h_i^2+\sigma_i^2 \tag{4}$$

由式(4)我们进一步可知,共同度 h_i^2 和 σ_i^2 有互补关系,h_i^2 越大表明 X_i 对公因子的依赖程度越高,公因子解释 X_i 方差的比例越高,采用极限的思维考虑这个问题,当 $h_i^2=1$ 时,$\sigma_i^2=0$ 即 X_i 完全能够由公因子的线性组合表示;当 $h_i^2\approx0$ 时,表明公因子对 X_i 的影响很小,可见 h_i^2 越大公因子解释原变量信息的能力越强,因子分析的效果也就越好。对于共同度达到多少,没有明确规定,部分学者认为达到 0.7 以上。

2.3 方差贡献的统计学意义

共同度考虑的是所有公因子 $F_1,F_2,\cdots,F_m$ 与某一原变量之间的关系,考虑某一公因子 F_j 与原变量 $X_1,X_2,\cdots X_p$ 的关系可用方差贡献来表示。公因子 F_j 对于原变量向量的方差贡献 g_j^2 可以用下式表示:

$$g_j^2=\alpha_{1j}^2+\alpha_{2j}^2+\cdots+\alpha_{pj}^2 \quad (j=1,2,\cdots,m) \tag{5}$$

方差贡献即因子负荷矩阵列元素的平方和,是衡量所提取的公因子解释原变量向量能力的指标,也就是衡量公因子相对重要性的指标。g_j^2 越大,说明公因子 F_j 对原变量向量的贡献越大。当变量进行标准化以后,总方差就是变量数 p,所以每个公因子的方差贡献除以变量数 p,即 g_j^2/p,就可计算出某个公因子的方差贡献率。当确定提取的公因子数目 $m(m<p)$ 后,所有因子的方差贡献除以变量数 p,即 $\sum\limits_{j=1}^{m}g_j^2/p$,就可得到总的方差贡献率。

3 因子分析的步骤

因子分析说到家就是用少数的 m 个公因子,来描述 p 个相关变量间的协方差矩阵结构,$\sum=AA'+D$ 其中 A 意义同前;$D=diag(\sigma_1^2,\cdots,\sigma_i^2)$ 为 p 阶对角矩阵。也就是说,因子分析的目的是估计因子负荷矩 A、公因子的个数 m 及特殊因子方差 $\sigma_i^2(i=1,\cdots,p)$,使得满足以上协方差结构方程式。通常情况下,总体协方差矩阵不知,采用样本的协方差矩阵 S 估计,分析的首要任务就是估计因子负荷。

3.1 因子负荷的确定方法

确定因子负荷的方法有主成分法、极大似然法、主轴因子法、最小二乘法等,其中用的较多是主成分法,其次是极大似然法。极大似然法的应用前提条件是变量服从正态分布,主成分法对数据的分布特征没有特殊的要求,较其他方法而言更为常用,本研究重点介绍一下采用主成分法求解因子负荷。其分析过程就是在进行因子分析前,首先进行主成分分析,可得主成分的联立方程组:

$$C_1=\gamma_{11}X_1+\gamma_{12}X_2+\cdots+\gamma_{1P}X_P$$
$$C_2=\gamma_{21}X_1+\gamma_{22}X_2+\cdots+\gamma_{2P}X_P$$
$$\cdots\cdots\cdots\cdots$$
$$C_P=\gamma_{P1}X_1+\gamma_{P2}X_2+\cdots+\gamma_{PP}X_P$$

其中,$C_i(i=1,2\cdots p)$ 表示主成分,$\gamma_{ij}(i=1,2\cdots p;j=1,2\cdots p)$ 表示组合系数。根据主成分分析的特征值所对应的特征向量彼此正交的性质,通过转换把原变量用主成分来表达。

把 X_i 进行转换以后的联立方程组为：

$$X_1 = \gamma_{11}C_1 + \gamma_{21}C_2 + \cdots + \gamma_{P1}C_P$$
$$X_2 = \gamma_{12}C_1 + \gamma_{22}C_2 + \cdots + \gamma_{P2}C_P$$
$$\cdots\cdots\cdots\cdots$$
$$X_P = \gamma_{1P}C_1 + \gamma_{2P}C_2 + \cdots + \gamma_{PP}C_P$$

如对上方程组每一等式保留 m 个主成分，而把后面的部分用 e_i 代替，通过变换已与因子分析的联立方程组形式相一致，为了把联立方程组中的主成分变换为公因子还需把主成分进行标准化变换。由主成分分析过程可知，各个主成分的均数为零，标准差为特征根的平方根 $\sqrt{\lambda_i}$，如果令 $F_i = C_i/\sqrt{\lambda_i}$，$\alpha_{ij} = \sqrt{\lambda_i}\gamma_{ji}$ 上述联立方程组就变为前面提到的因子分析的联立方程组，即上面提到的因子分析一般形式。

从采用主成分法确定因子负荷的分析过程可得：①公因子就是相应标准化的主成分；②因子负荷 α_{ij} 与主成分的转换组合系数 γ_{ji} 成正比，在应用时不能把因子负荷和组合系数 γ_{ij} 混淆；③采用相关矩阵计算时，只要把矩阵行列互换，然后对主成分进行标准化，同时把转换后矩阵特征根所对应的特征向量与特征根的标准差相乘就可得到因子负荷，从而完成了采用主成分法提取初始公因子的分析过程。

3.2 因子个数的确定方法

因子分析的目的就是用尽可能少的变量反映原有变量的大部分信息，这就需要确定提取几个公因子最为合适。其常用的两种方法：①均数法，计算相关矩阵或协方差矩阵的 p 个特征值的均数 $\bar{\lambda}$，取大于 $\bar{\lambda}$ 的特征值个数 m，对基于相关矩阵得到特征根，其 $\bar{\lambda}=1$，故通常保留特征根大于 1 的公因子；②经验法，一般取主成分的累积贡献率达到 80% 就可以，有的学者认为达到 85%，还有的认为达到 70%。当然还有其他的方法，比如根据碎石图（又称为屏幕图）中特征值变化的趋势，来决定因子的个数。当碎石图中特征值变化的趋势开始平稳时，选择此时的因子数即可。对于最终需要确定的因子个数还要具体情况具体对待。

3.3 因子旋转

确定因子负荷的方法有多种，采用不同的方法确定初始因子负荷矩阵 A，求得不同的因子负荷，即使采用同一种方法，不同的线性组合可求得无数组不同的新的公因子，并且这些新的公因子也能很好的解释原变量的相关关系，归结到一点就是公因子不是固定不变的，有时为了使公因子的意义更加明确，需要采用一组新的线性组合来解释原变量的信息，这就需进行因子旋转（factor rotate）。

因子旋转分为正交旋转（orthogonal rotate）和斜交旋转（oblique rotate）两种。正交旋转同初始因子一样彼此独立，斜交旋转因子变为相关，但斜交旋转通常使公因子意义更加明确。在实际应用中究竟采用哪种旋转要根据实际情况进行选择。因子旋转的目的就是使因子负荷矩阵每一列元素的绝对值向 0 和 1 两极分化，从而使在某一公因子上的因子负荷绝对值相对分散，公因子的意义更容易解释。

方差最大正交旋转（varimax orthogonal rotate）是正交旋转中最为普遍的一种方法，也是通常情况下最常采用的旋转方法。该方法是由 H. F. Kaiser 于 1958 年首先提出。

正交旋转是由初始负荷矩阵 A 左乘一正交阵而得到,它是以公因子 F_j 的解释能力能够以其因子负荷平方即 $\alpha_{1j}^2, \alpha_{2j}^2, \cdots, \alpha_{pj}^2$ 的方差来衡量为假设前提的。初始负荷矩阵左乘一正交阵的目的,就是在所有公因子解释总方差的比例变化很小甚至不变的情况下,使新的因子负荷矩阵所有列平方的方差总和尽可能地增大,方差最大正交旋转的名字也就由此而来。方差最大正交旋转以后,新的因子负荷矩阵每一列元素的绝对值相对分散,即绝对值向 0 和 1 两极分化,这样在保证公因子相互独立的基础上,其意义更加容易解释。

其实,从几何图像上来理解可能更容易,得出初始公因子后,画出因子图,各个变量在因子图上的位置是固定的,为了使公因子的意义更加明确,对因子图的坐标轴进行正交旋转(坐标轴仍就彼此正交),旋转以后各个变量的位置有所改变,即向不同的坐标轴靠近,这样以来,新的公因子的意义就比初始公因子的意义明确的多。方差最大正交旋转在追求公因子的意义更加明确的情况下,对原有公因子方差最大的要求有所妥协,即各个公因子解释总方差的比例有所改变,但应注意所有公因子解释总方差的比例变化很小甚至不变,变化的只是各个公因子所解释总方差的比例。

斜交旋转是 Hendrickson 和 White 于 1964 年提出的。有时为了使公因子的意义更加明确,放弃各个公因子相互独立的性质。此时也就是对因子图中的坐标轴进行斜交旋转(坐标轴彼此不再正交),因子间有了一定的相关性。

3.4 因子得分

有时原有变量太多,在分析时不能很好地把握,为了达到简化变量的目的,采用因子分析,在求出公因子后,采用公因子代替原有变量,这就需要求出因子得分。

虽通常采用主成分法确定初始因子负荷,但主成分得分和因子得分的计算方法不同,因为主成分本身是原变量的线性组合,当取与原变量个数相同的主成分时,主成分与原变量的关系是可逆的,只要知道了原变量用主成分表示的线性表达式,就很容易得到用原变量表示主成分的表达式;但因子模型中因子个数常少于原变量的个数,故因子负荷矩阵是不可逆的,因此不能得出公因子用原变量表示的精确线性组合,但我们可借助回归的思想把公因子作为因变量,得出公因子用原变量表示的回归方程,从而可以计算因子得分。借助回归的方法求出的因子得分是由汤普森(Thompson)(1939)提出来的,所得的因子得分通常被称为汤普森因子得分。还有一种计算因子得分的方法是采用最小二乘法,这种方法计算的因子得分又被称为巴特莱特因子得分(Bartlett)(1948)。两种方法各有优缺点,巴特莱特因子得分虽是无偏的但误差相对较大,汤普森因子得分误差相对较小却是有偏的,采用哪种方法计算得分更好,尚无定论,目前在应用时多采用回归法。

例 1 为探讨思维风格量表的结构效度,对某大学学生发放量表 250 份,实际回收 215 份,数据完整且无逻辑错误的有效量表 185 份。

1)选择矩阵

本研究所有变量均采用利克特式 7 点计分法,故量纲、取值范围相同,为了更多地利用数据信息,宜采用协方差矩阵进行分析。

2)提取初始公因子

在开始编写因子分析程序时,因不知提取几个公因子可使贡献率比较高,按照程序默认的方法即按照特征值大于 1 的标准进行提取,由以上均数法确定公因子个数的原理可知,此时宜采用相关矩阵,初步运行程序后,所得结果作为参考。本研究资料的量纲相同、取值范围相差不大,在提取贡献率达 80％时,采用相关矩阵和协方差矩阵所得结果应该相差不大,故再次编写程序,把相关矩阵改为协方差矩阵,以及要求输出碎石图,运行结果见表 1、图 1。

表 1　采用协方差矩阵、主成分分析法提取初始公因子结果

Factor	Eigenvalue	Difference	Proportion	Cumulative
1	1.43946992	0.42495262	0.2206	0.2206
2	1.01451730	0.19100159	0.1555	0.3761
3	0.82351571	0.09018088	0.1262	0.5024
4	0.73333483	0.22287026	0.1124	0.6147
5	0.51046458	0.12287384	0.0782	0.6930
6	0.38759074	0.02630440	0.0594	0.7524
7	0.36128634	0.04436803	0.0554	0.8078
8	0.31691831	0.04695034	0.0486	0.8563
9	0.26996797	0.05773187	0.0414	0.8977
10	0.21223610	0.04893302	0.0325	0.9303
11	0.16330308	0.01680118	0.0250	0.9553
12	0.14650190	0.00126727	0.0225	0.9777
13	0.14523463		0.0223	1.0000

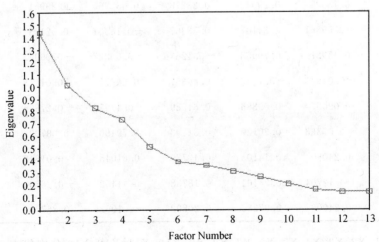

图 1　采用协方差矩阵、主成分分析法提取初始公因所得碎石图

由以上碎石图可看出,当取 6 个公因子时,因子特征值的趋势线已趋向于平缓,从表 1 查得此时的累积贡献率达到 75.24％。

因考虑到一般情况下要求累积贡献率要大于 80％,由表 1 可见当提取 7 个公因子时

贡献率为 80.78%，再次编写程序，比较提取 6 个公因子和 7 个公因子运行结果：除累积贡献率不同外，当提取 6 个公因子时，在立法型风格、专制型风格、等级型、无政府主义型风格、局部型风格共同度没有达到 0.7；当提取 7 个公因子时局部型风格共同度为 0.43、专制型风格共同度为 0.59 外，其余的共同度均达到 0.7 以上。

虽从累积贡献率和共同度两方面，选取 7 个公因子比 6 个公因子好，但从碎石图、尽可能少的公因子、因子意义更易解释等方面提取 6 个公因子比 7 个公因子合适。综合考虑，决定提取 6 个公因子。当提取 6 个公因子，拟合优度（主要是共同度）的检验结果见表 2，因子负荷情况见表 3。

表 2　提取 6 个公因子拟合优度检验结果

变量	立法型	执法型	审判型	专制型	等级型	平等竞争型	无政府主义型	全局型	局部型	内倾型	外倾型	激进型	保守型
共同度	0.59	0.71	0.83	0.48	0.53	0.78	0.64	0.91	0.35	0.93	0.81	0.87	0.88

表 3　提取 6 个公因子因子负荷结果

Variable	Factor1	Factor2	Factor3	Factor4	Factor5	Factor6
X12	0.80026	−0.33618	−0.09789	0.10013	−0.03648	0.31176
X3	0.64549	−0.00234	0.29846	0.00236	0.00060	−0.56786
X1	0.60461	−0.06467	0.26045	−0.02329	−0.33641	0.20326
X5	0.49039	−0.17894	0.23808	−0.43458	0.02190	0.10389
X4	0.43525	0.29033	0.23278	0.03396	0.29951	−0.24458
X13	−0.59861	0.34107	0.58367	−0.18501	0.02103	0.16676
X10	0.45937	0.79988	−0.12676	−0.00327	−0.09943	0.22581
X11	−0.04943	−0.71523	0.46357	0.20675	−0.01118	0.20494
X2	0.09057	0.09886	0.61589	−0.47956	−0.27895	−0.03579
X6	−0.07368	0.20127	0.31193	0.79490	0.03709	0.04131
X7	0.24080	0.14103	0.42789	0.61045	−0.01649	−0.04031
X9	−0.12704	0.24101	0.18738	0.41452	−0.26504	0.00897
X8	0.24000	0.07383	0.20892	−0.10626	0.86778	0.18364

其中 X1、X2、X3、X4、X5、X6、X7、X8、X9、X10、X11、X12、X13 分别代表立法型风格、执法型风格等 13 种风格类型。

由旋转性质可知，旋转后并不改变共同度和累积方差贡献率的大小，但可使变量与因子间的关系，因子的意义更加明朗。再次编写程序，进行因子旋转，为了保持因子间相互独立，本研究选择方差最大正交旋转，结果见表 4。

表 4   提取 6 个公因子并进行方差最大进行旋转因子负荷结果

Variable	Factor1	Factor2	Factor3	Factor4	Factor5	Factor6
X12	0.83524	−0.03311	−0.04193	−0.37719	0.10518	0.13321
X1	0.72133	0.10327	0.05578	0.13085	0.17922	−0.09626
X5	0.52457	−0.33341	−0.05416	0.22237	0.23464	0.18849
X6	−0.09447	0.86862	−0.04957	−0.07633	0.00016	0.08057
X7	0.16638	0.72986	−0.04197	0.00773	0.25513	0.09070
X9	−0.06555	0.52913	0.08679	0.09835	−0.04676	−0.21869
X10	0.27613	0.18113	0.89737	0.05092	0.03964	0.09642
X11	0.29961	0.19177	−0.81461	0.09270	−0.10491	0.06349
X13	−0.36543	0.19528	−0.01867	0.78764	−0.26155	0.13037
X2	0.23664	−0.11725	−0.02230	0.75789	0.23375	−0.08425
X3	0.26549	0.05528	0.01007	0.00432	0.86851	0.01575
X4	0.08621	0.13955	0.23589	0.04006	0.51831	0.35468
X8	0.02767	−0.06363	0.00787	0.00027	0.10862	0.94239

由以上旋转后的因子负荷可见：因子 1 的意义主要由 X12、X1、X5 决定，命名为创造型思维风格；因子 2 的意义主要由 X6、X7、X9 决定，命名为随心所欲型思维风格；因子 3 的意义主要由 X10、X11 决定，命名为倾向型思维风格；因子 4 的意义主要由 X13、X2 决定，命名为遵循传统型思维风格；因子 5 的意义主要由 X3、X4 决定，命名为评论型思维风格；因子 6 的意义主要由 X8 决定，命名为全局型思维风格。由以上分析可知，可用 6 大思维风格概括全部思维风格类型，从新的角度对思维风格类型进行了划分，本量表具有较好的构想效度。

参考文献

[1] 蚁金瑶,姚树桥,朱熊兆. TAS－20 中文版的信度、效度分析. 中国心理卫生,2003,17(11)：763－767.

[2] 陈峰. 医用多元统计分析方法. 北京:中国统计出版社,2000:50－82.

[3] 高惠璇著. 应用多元统计分析. 北京:北京大学出版社,2005:265－318.

（秦　浩）

对应分析

对应分析(correspondence analysis)也称关联分析,是近年新发展起来的一种多元相关变量统计分析技术,通过分析由定性变量构成的交互列联表来揭示变量间的联系。可以揭示同一变量的各个类别之间的差异,以及不同变量各个类别之间的对应关系。对应分析是一种视觉化的数据分析方法,它能够将几组看不出任何联系的数据,通过视觉上可以接受的定位图展现出来。主要应用在市场细分、产品定位、地质研究、计算机工程以及医药卫生等领域。

对应分析是由法国人 Benzenci 于 1970 年提出的,起初在法国和日本最为流行,然后引入到美国。对应分析法是在 R 型和 Q 型因子分析的基础上发展起来的一种多元统计分析方法,因此又称为 R−Q 型因子分析。

1 对应分析的基本思想

在因子分析中,如果研究对象是样品,则需采用 Q 型因子分析;如果研究对象是变量,则需采用 R 型因子分析。但是,这两种分析方法往往是相互对立的,必须分别对样品和变量进行处理。因此,因子分析对于分析样品的属性和样品之间的内在联系,就比较困难,因为样品的属性是变量,而样品却是固定的,于是就产生了对应分析法。对应分析克服了上述缺点,它综合了 R 型和 Q 型因子分析的优点,并将它们统一起来,使得由 R 型的分析结果很容易得到 Q 型的分析结果,这就克服了 Q 型分析计算量大的困难;更重要的是可以把变量和样品的载荷反映在相同的公因子轴上,这样就把变量和样品联系起来,便于解释和推断。

对应分析的基本思想:首先将行、列变量的实际观测频数的交叉列联表经过数据转换得到标准化残差数据矩阵;其次计算其行间及列间的相关系数,得到两个相关系数矩阵;再次基于两个相关系数矩阵分别作因子分析,得到行因素各类别的因子负荷和列因素各类别的因子负荷;最后在二维因子轴上做对应分析图,得到一张散点图,从而将表格中包含的类别关联信息用各散点空间位置关系的形式表现出来。

整个处理过程由两部分组成:表格和关联图。其表格是一个二维的表格,由行和列组成,每一行代表事物的一个属性,依次排开,列则代表不同的事物本身,它由样本集合构成,排列顺序并没有特别的要求;在关联图上,各个样本都浓缩为一个点集合,而样本的属性变量在图上同样也是以点集合的形式显示出来。

对应分析有四个优点:定类变量划分的类别越多,这种分析的优势越明显;可以将定类变量或定序变量转变为定距变量;揭示行变量类别间与列变量类别间的联系;将变量类别间的联系直观地表现于图形中。

对应分析包括简单对应分析和多重对应分析两种。简单对应分析用于分析两个分类变量之间的对应关系,多重对应分析用于分析多个分类变量之间的类别联系。

2　对应分析的基本步骤

设实际观测频数为 $R \times C$ 列联表,行、列分别表示两个不同因素的 R 个水平和 C 个水平,将列联表中的实际观测频数记为 $O = \{o_{ij}\}$。

1)数据变换　首先对列联表数据进行变换:

$$z_{ij} = \frac{o_{ij} - e_{ij}}{e_{ij}} \quad (i = 1, 2, \cdots, r; J = 1, 2, \cdots, c)$$

其中, e_{ij} 是行因素与列因素互相独立时的理论频数,且 $e_{ij} = \dfrac{R_i C_j}{N}$(R_i 表示第 i 行实际频数合计, C_j 表示第 j 列实际频数合计, N 表示实际频数总合计), z_{ij} 是标准化残差,即

标准化残差＝(观察频数－理论频数)/理论频数

2)计算两个相关矩阵　利用变换后的 R 行 C 列标准化残差数据矩阵 $Z = \{z_{ij}\}$,计算每两行的相关系数,可得一个相关系数矩阵 R_A;再计算每两列的相关系数,可得另一个 R 行 C 列相关系数矩阵 R_B。 R_A 和 R_B 具有相同的非零特征根(也称惯量),但特征向量不同。

3)基于 R_A 做一次因子分析,得到行因素各类别的因子负荷;基于 R_B 做一次因子分析,得到列因素各类别的因子负荷。

4)在二维因子轴上做对应分析图(或叫因子负荷图)。

5)根据对应分析图的结果,找出对应关系,并探索背后的因果联系。

当然,在实际应用中,步骤 2.1 到 2.4 的工作都可以通过统计软件(如 SPSS11.5 或以上版本)自动进行。

例 1　一项关于某地吸烟程度与不同血压类型的相关性性研究,经调查,并整理汇总,得到实际观测频数列联表,如表 1 所示。试对吸烟程度与不同类型高血压作对应分析。

表 1　吸烟程度与不同血压类型列联表

血压类型	吸烟程度				合计
	不吸烟	轻度吸烟	中度吸烟	过量吸烟	
正常血压	939	191	288	204	1622
单纯舒张压高	140	21	60	44	265
单纯收缩压高	67	14	20	25	126
舒张压收缩压均高	292	67	111	106	576
合计	1438	293	479	379	2589

解：将上述列联表的实际观测频数录入 SPSS17.0，并对频数变量进行加权处理（weight cases）。然后，运行 analyze-dimension reduction-correspondence analysis，进行简单设置后确认，即可得到吸烟程度与不同血压类型对应分析的统计量表（见表 2）以及对应分析图（见图 1），而且 SPSS 还给出了吸烟程度与不同类型高血压相关性的 χ^2 检验，其结果为 $\chi^2 = 24.489$，$P = 0.004$，说明两者相关性有统计学意义。

表 2　吸烟程度与不同血压类型对应分析统计量表

维度	奇异值	惯量	各维度惯量贡献比例	
			贡献比例	累积贡献比例
1	0.086	0.007	0.778	0.778
2	0.043	0.002	0.194	0.972
3	0.016	0.000	0.028	1.000
合计	—	0.009	1.000	1.000

由表 2 可见，奇异值代表行变量和列变量间的相关系数，在第一维度上的相关系数是 0.086；惯量指的是特征根，用于说明各个维度能够解释列联表中两个变量间的联系程度，在第一和第二维度上的惯量值分别为 0.007 和 0.002 ，对应右侧的惯量贡献比例分别为 77.8% 和 19.4%，累积贡献比例为 97.2% ，表明这两个维度能够解释总信息量的 97.2% ，因此二维图形完全可以反映两变量间的信息。

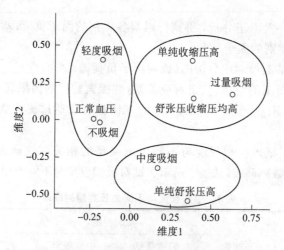

图 1　吸烟程度与不同血压类型对应分析图

对应分析图（图 1）是对应分析的最重要结果，可以从两方面观察：

首先，分别从横坐标和纵坐标方向考察变量不同类别之间的稀疏，如果靠得近，则说明在该维度上这些类别区别不大。

其次，比较不同变量各个类别之间的关系，以坐标原点（0 ,0）为中心，将平面划分成不同的区域，位于相同区域的不同变量的分类点之间的关联较强。按照这样的规则，由图 1 的对应分析图可以看出，吸烟程度与不同类型高血压存在一定的对应关系：不吸烟或轻度吸烟与正常血压相关联;中度吸烟与单纯舒张压高相关联;过量吸烟与单纯收缩压高及收缩压舒张压均高关联度最密切。

参考文献

[1] 苏金明.统计软件 SPSS for Windows 实用指南.北京:电子工业出版社,2000.

[2] 贾俊平.统计学.3版.北京:人民大学出版社,2007.

[3] 胡永宏,贺思辉.综合评价方法.北京:科学出版社,2000:1-2.

[4] 邱东.多指标综合评价方法的系统分析.北京:中国统计出版社,1991.

(王在翔)

模糊综合评判

模糊数学用于综合评判是由我国学者汪培庄提出的,他应用模糊变换原理和最大隶属度原则,考虑与被评价单位相关的各个因素,对其作出综合评价。其评价结果是以向量的形式出现,提供了丰富的评价信息。

模糊综合评判是基于评价过程的非线性特点而提出的,它是利用模糊数学中的模糊运算法则,对非线性的评价论域进行量化综合,从而得到可比的量化评价结果的过程。由于医疗、卫生评价系统的复杂性,尤其是它所评价的事物和获取信息的不确定性,对于定性指标和半定量指标可采用此方法进行综合评判。模糊综合评判分为单级综合评判和多极综合评判两类。

1 单级综合评判

单级综合评判评判因素之间不分层次,评判过程分为两步:第一步按每个因素单独评判;第二步是通过给不同的因素赋予不同的权重对所有因素进行综合评判。单级综合评判又可分为单次综合评判和多次综合评判。

1.1 基本步骤

单级模糊综合评判包括六个基本步骤,具体为:

1.1.1 确定评价对象的因素论域 U

$$U=(u_1,u_2,\cdots,u_n)$$

也就是要首先确定评价的指标体系,解决用什么指标和从哪些方面评价客观对象的问题。在其他多指标评价方法中,都有这一步骤,不过名称有所不同。但需注意,模糊综合评价不能解决由指标间相关造成的评价信息的重复,所以因素论域 U 的确定应尽量避免重复指标的设置。

1.1.2 确定评语等级论域 V

$$V = (v_1, v_2, \cdots, v_m)$$

这一步是其他多指标综合评价所没有的,正是由于这一论域的确定,才使得模糊综合评价得到了一个模糊评价向量,被评事物对应各评语等级隶属程度的信息通过这个模糊向量表示出来,体现模糊评价的模糊特征。

从技术处理来看,评语等级个数 m 通常要大于 4 而不超过 9,因为一方面,m 过多超过人的语义区分能力,不易判断对象的等级归属;另一方面 m 过少又不合模糊综合评价的质量要求,故 m 过多过少都对评价结果有不良影响,以适中为宜。

1.1.3 进行单因素评价,建立模糊关系矩阵 R

r_{ij} 为 U 中因素 u_i 对应 V 中等级 v_j 的隶属关系,即从因素 u_i 着眼被评对象能被评为 v_j 等级的隶属关系,因而 r_{ij} 是第 i 个因素 u_i 对该事物的单因素评价,它构成了模糊综合评价的基础。

1.1.4 确定评价因素权向量 A

A 是 U 中各因素对被评事物的隶属关系,它取决于人们进行模糊综合评价的着眼,即评价时依次着重于哪些因素。这一步与常规综合评价中各指标权数确定作用所起有所不同,a_i 可能是一种调整系数或者限制系数,也可能是普通的全系数。但 A 应是一个模糊子集,即要求模糊方法来确定权向量。

1.1.5 选择合成算子,将 A 与 R 合成得到 B

模糊综合评价的基本模型为

$$B = A \cdot R$$

其意义为:评价因素与被评事物的模糊关系 A,通过模糊变化器 R(R 是评价因素与评语间的模糊关系),形成了被评事物与评语等级间的模糊关系 B。模糊综合评价的这一步,与其他多指标综合评价中的合成步骤作用是相同的。本质上也是一个映射,即将 p 维向量通过变换成为一维向量,以期进行样本间的比较,即

$$b_j = (a_1 \overset{\cdot}{*} r_{1j}) \overset{+}{*} (a_2 \overset{\cdot}{*} r_{2j}) \overset{+}{*} \cdots \overset{+}{*} (a_m \overset{\cdot}{*} r_{mj}) \quad (j=1,2,\cdots,n)$$

其中 $\overset{\cdot}{*}$ 为广义模糊"与",$\overset{+}{*}$ 为广义模糊"或"运算,简记为 $M(\overset{\cdot}{*}, \overset{+}{*})$。

1.2 综合评价的四种具体模型

经常采用的综合评价模型有以下四种:

模型 1 $M(\wedge, \vee)$,即用 $\wedge$ 代替 $\overset{\cdot}{*}$,$\vee$ 代替 $\overset{+}{*}$,有

$$b_j = \bigvee_{i=1}^{m} (a_i \wedge r_{ij})$$

式中 $\wedge, \vee$ 分别为取小(min)和取大(max)运算,即

$$b_j = \max(\min(a_1, r_{1j}), \min(a_2, r_{2j}), \cdots, \min(a_m, r_{mj}))$$

上面的"与"运算即$(a_i \wedge r_{ij})$表示，单因素u_i的评价对等级v_j的隶属度r_{ij}被修正为：

$$r_{ij}* = a_i \overset{\cdot}{*} r_{ij} = a_i \wedge r_{ij} = \min(a_i, r_{ij})$$

a_i是r_{ij*}的上界，即在合成后u_i的评价对任何等级的$v_j(j=1,2,\cdots,n)$的隶属度都不能大于a_i，如果r_{ij}如果小于a_i则可保持不变，如果r_{ij}如果大于a_i，则要降至a_i。

取$\overset{+}{*}$为$\vee$的意义是：在决定b_j时，对每个等级v_j而言，只考虑调整后的隶属度$r_{ij}*$最大的起主要影响作用的那个因素，而忽略了其他因素的影响，所以模型$M(\wedge,\vee)$是一种"主因素决定型"的综合评价。

模型2　$M(\cdot,\vee)$，即用$\cdot$代替$\overset{\cdot}{*}$，$\vee$代替$\overset{+}{*}$，有

$$b_j = \overset{m}{\underset{i=1}{\vee}}(a_i r_{ij}), j=1,2,\cdots n$$

其中"$\cdot$"为普通的实数乘法，"$\vee$"为取大运算（max），即

$$b_j = \max(a_1 r_{1j}, a_2 r_{2j}, \cdots, a_m r_{mj})$$

此模型与模型$M(\wedge,\vee)$的区别在于$M(\cdot,\vee)$以$r_{ij}^* = a_i r_{ij}$代替了$M(\wedge,\vee)$的$r_{ij}^* = a_i \wedge r_{ij}$的，这里$a_i$与在模型$M(\wedge,\vee)$中一样，也起着调整系数的作用。此模型中，因为也是用$\vee$代替$\overset{+}{*}$运算，所以模型$M(\cdot,\vee)$也是一种"主因素突出型"的综合评价。

模型3　$M(\wedge,\oplus)$，即用$\wedge$代替$\overset{\cdot}{*}$，$\oplus$代替$\overset{+}{*}$，有

$$b_j = \oplus \sum_{i=1}^{m}(a_i \wedge r_{ij})$$

式中$\wedge$，$\vee$分别为取小（min）运算，$\alpha + \beta = \min(1, \alpha + \beta)$，即$\oplus\sum\limits_{i=1}^{m}$为对$m$个数在$\oplus$运算下求和，即

$$b_j = \min(1, \sum_{i=1}^{m}\min(a_i \wedge r_{ij}))$$

这个算子的"与"运算与模型$M(\wedge,\vee)$算子中的前一步运算相同，也是对r_{ij}规定上限a_i，以修正r_{ij}。区别在$M(\wedge,\oplus)$算子的第二步运算，是对各r_{ij*}作有界相加以求b_j。

模型4　$M(\cdot,\oplus)$，即用$\cdot$代替$\overset{\cdot}{*}$，$\oplus$代替$\overset{+}{*}$，于是

$$b_j = \min(1, \sum_{i=1}^{m} a_i r_{ij})$$

$M(\cdot,\oplus)$算子可以看成是$M(\cdot,\vee)$算子和$M(\wedge,\oplus)$算子的再改组，具有以下特点：

①在$M(\cdot,\oplus)$算子中，即没有取小运算，也没有取大运算，因而在决定各因素的评价对象等级v_j的隶属度b_j时，考虑了所有因素对每个等级u_i的影响，而不是只考虑b_j影响最大的影响，在R阵的数据信息利用上相对是最优的。

②由于$M(\cdot,\oplus)$算子与$M(\cdot,\vee)$算子的"与"运算相同，又用有界和运算代替了取

大运算,所以使得 a_i 切实起到了代表各因素重要性的作用。所以 $M(\cdot,\oplus)$ 算子属于"加权平均型"的综合评价。

若对 A 实施归一化处理,$\sum\limits_{i=1}^{m}a_i=1$,且有 $r_{ij}\leqslant1$,故 $\sum a_i r_{ij}\leqslant1$,此时 $M(\cdot,\oplus)$ 算子就成为 $M(\cdot,+)$ 运算了,也是加权线性和的运算。

例 1 综合评判某品牌彩色电视机。步骤如下:

1)评价指标(目标)集合 $U=$(图像,声音,价格)

$$评语等级论域 V=(很好,较好,一般,不好)$$

2)评判过程

①对图像进行评判:假设 50% 的人认为"很好",40% 的人认为"较好",10% 的人认为"一般",没有人认为"不好",得到的图像的评判结果为(0.5,0.4,0.1,0.0);

②对声音进行评判:假设对于声音来说,对彩电的评判结果为(0.4,0.3,0.2,0.1);

③对价格进行评判:假设对于价格来说,对彩电的评判结果为(0.0,0.1,0.3,0.6)。

模糊评判矩阵为:

$$R=\begin{bmatrix} 0.5 & 0.4 & 0.1 & 0.0 \\ 0.4 & 0.3 & 0.2 & 0.1 \\ 0.0 & 0.1 & 0.3 & 0.6 \end{bmatrix}$$

④确定权系数向量

一般情况下,顾客买彩电的主要要求是图像清楚和价格便宜,声音稍差不要紧,可设三个指标的权系数向量为 $A=(0.5,0.2,0.3)$,于是顾客对彩电的综合评判结果为:

$$B=A\cdot R=(0.5,0.2,0.3)\cdot\begin{bmatrix} 0.5 & 0.4 & 0.1 & 0.0 \\ 0.4 & 0.3 & 0.2 & 0.1 \\ 0.0 & 0.1 & 0.3 & 0.6 \end{bmatrix}=(0.5,0.4,0.3,0.3)$$

⑤归一化处理 0.5+0.4+0.3+0.3=1.5,再用 1.5 除各项,得(0.33,0.27,0.20,0.20),即为顾客对该彩电的最终评定结果。

对该品牌彩电,把图像、声音、价格同时考虑,仍是"很好"占的比重最大。

2 多极综合评判

当评价的对象比较复杂,考虑的因素很多或因素间具有不同层次的时候,导致权重很难分配或给每个因素分配的权数太小而没有实际意义。这样单级模糊综合评判便不适合,而应采用多极模糊综合评判。

现以用的最多的二级模糊综合评判为例,介绍多极模糊综合评判的分析步骤。

1)将综合评判因素级划分为若干类

$$U=(U_1,U_2,\cdots,U_n)$$

其中,$U_i=(u_{i1},u_{i2},\cdots,u_{im})$,$(i=1,2,\cdots,m)$。式中,$U_i$ 是 U 的一个子集,表示第 i 类

因素。u_{ij} 表示第 i 类因素的第 j 个评价指标。

　　2）对每一个 U_i 中的各评价指标先做单级综合评判

　　如 U_i 的权数分配给 A_i，单因素评价矩阵为 R_i，则单级评判结果为 $B_i = A_i \cdot R_i$。

　　3）进行二级评判

　　就因素集 $U = (U_1, U_2, \cdots, U_n)$ 做单级综合评判。评判结果为 $B = A \cdot R$，A 为权数集，$R = \begin{bmatrix} B_1 \\ \cdots \\ B_m \end{bmatrix}$ 为单因素评判矩阵。多极综合评判的前提是因素集的分类，分类方法可采用模糊聚类分析。

　　例 2　有一决策问题包括 5 个指标和 6 个方案，U 和 Y 分别表示指标集和方案集。

$$U = (u_1, u_2, u_3, u_4, u_5)$$
$$Y = (y_1, y_2, y_3, y_4, y_5, y_6)$$

各方案对各指标的隶属度如下表所示。

表 1　各方案对各指标的隶属度

因素	y_1	y_2	y_3	y_4	y_5	y_6
u_1	1	0.87	0.99	0.55	0	0.45
u_2	1	1	0.93	0.45	0.32	0.11
u_3	0.91	0.77	0.75	0.22	0.24	0.26
u_4	0.90	0.64	0.30	5×10^{-6}	3×10^{-7}	1.2×10^{-4}
u_5	0.31	1	1	0	0	0

　　经分析将 5 个因素分为三类，即 $\{u_1, u_2\}$、$\{u_3, u_4\}$、$\{u_5\}$。三类的权数分别为 0.35，0.60，0.05。第一类 $U_1 = \{u_1, u_2\}$ 中，u_1, u_2 的权数为 0.3、0.7；在第二类 $U_2 = \{u_3, u_4\}$ 中，u_3, u_4 的权数为 0.5、0.5。试确定最佳方案。

　　解：首先就三类因素进行单级综合评判。

　　由 $A_1 = (0.3, 0.7)$

$$R_1 = \begin{pmatrix} 1, & 0.87, & 0.99, & 0.55, & 0, & 0.45 \\ 1, & 1, & 0.93, & 0.45, & 0.32, & 0.11 \end{pmatrix}$$

　　得 $B_1 = A_1 \cdot R_1 = (1, 0.961, 0.948, 0.480, 0.224, 0.212)$；

　　由 $A_2 = (0.5, 0.5)$

$$R_2 = \begin{pmatrix} 0.91, & 0.77, & 0.75, & 0.22, & 0.24, & 0.26 \\ 0.90, & 0.64, & 0.30, & 5 \times 10^{-6}, & 3 \times 10^{-7}, & 1.2 \times 10^{-4} \end{pmatrix}$$

　　得 $B_2 = A_2 \cdot R_2 = (0.905, 0.705, 0.525, 0.110, 0.120, 0.130)$；

　　而 $B_3 = (0.31, 1, 1, 0, 0, 0)$

　　以 B_1、B_2、B_3 为行向量形成模糊关系 R，即

$$R = \begin{bmatrix} 1 & 0.961 & 0.948 & 0.480 & 0.224 & 0.212 \\ 0.905 & 0.705 & 0.525 & 0.110 & 0.210 & 0.130 \\ 0.310 & 1 & 1 & 0 & 0 & 0 \end{bmatrix}$$

已知 $A=(0.35,\ 0.60,\ 0.05)$，故得各方案总的评价结果为：

$$B = A \cdot R = (0.909,\ 0.809,\ 0.697,\ 0.234,\ 0.150,\ 0.152)$$

该结果表明第一方案对于最佳方案的隶属度最大为 0.909，所以第一方案为最佳方案。

参考文献

[1] 张杰，周硕. 运筹学模型. 沈阳：东北大学出版社，2005：232－234.

[2] 陈鹤亭，朱孔来，王吉信. 现代经济分析新方法. 济南：山东省地图出版社，2000：423－425.

（安洪庆　高明海）

灰色综合评价

灰色综合评价法是基于灰色聚类的数学原理而构建的。灰色聚类是根据灰色关联矩阵或灰色白化权函数将一些观测指标或观测对象聚集成若干个可定义类别的方法，一个聚类可以看作是属于同一类的观测对象的集合。灰色聚类按聚类对象划分，可分为灰色关联聚类和灰色白化权函数聚类，白化权函数聚类主要用于检查观测对象是否属于事先设定的不同类别，以便区别对待。

1　灰色综合评价的原理

灰色综合评价方法的原理为：首先将各评价指标分为不同的灰类型，然后建立隶属于各灰类的权函数，以定量地描述某一评价对象隶属于某个灰类的程度。对具有多层次评价指标的体系，在子系统评价的基础上再对上一层次加权综合，以反映系统的整体状况。

2　灰色综合评价的具体步骤

为简便起见，我们以三层次评价问题为例。方法完全可以推广到更多层次的评价活动中去。设评价指标体系如图 1 所示，它由最高层（评价目标 U）、中间层（一级评价指标 $U_1, U_2, \cdots, U_m$）和最底层（二级评价指标）组成。其中 U_1 由二级指标 $U_{11}, U_{12}, \cdots, U_{1n_1}$ 组成，U_2 由二级指标 $U_{21}, U_{22}, \cdots, U_{2n_2}$ 组成，U_m 由二级指标 $U_{m1}, U_{m2}, \cdots, U_{mn_m}$ 组成。

借用集合表示这种评价指标的分级组成关系：

$$U = \{U_1, U_2, \cdots, U_m\},$$
$$U_i = \{U_{i1}, U_{i2}, \cdots, U_{in_i}\}, i = 1, 2, \cdots, m$$

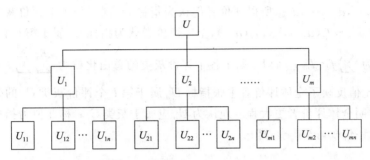

图 1 多层次评价指标结构图

则多层次灰色综合评价的具体步骤如下：

2.1 确定评价指标的权重及评价等级标准

在多层次评价中，各个评价指标的重要程度通常是不同的，我们通过对其赋予相应的权重来体现这种不同。权重的确定是否科学、合理直接影响着评价的准确性。

设已确定一级评价指标 U_i 的权重系数 $a_i(i=1,2,\cdots,m)$，注意它们必须满足 $a_i \geqslant 0$ 及 $\sum_{i=1}^{m} a_i = 1$。记 $A = (a_1, a_2, \cdots, a_m)$ 为 $U = \{U_1, U_2, \cdots, U_m\}$ 的权重向量。

同样，每个二级评价指标 U_{ij} 分别有一个权重系数 a_{ij}，记 $A_i = (a_{i1}, a_{i2}, \cdots, a_{in_i})$ 为 U_i 的权重向量。同样有 $a_{ij} \geqslant 0$ 及 $\sum_{j=1}^{n_i} a_{ij} = 1$。

2.2 确定评价样本矩阵

通常由充当评价者的若干名专家组成的专家组开展评价工作。设有 p 个评价者参与评价，结果填入评价者评分表，根据评价者评分表，确定受评者的评价样本矩阵 $D = (d_{ijk})_{(n_1 + n_2 + \cdots + n_m) \times p}$，如表 1 所示，其中 d_{ijk} 为第 k 个评价者对评价指标 U_{ij} 的评分。

表 1 样本矩阵

指标	评 价 者			
	1	2	...	p
U_{11}	d_{111}	d_{112}	...	d_{11p}
U_{12}	d_{121}	d_{122}	...	d_{12p}
...	...	...	...	...

2.3 确定评价灰类

确定评价灰类就是要确定评价灰类的等级数、灰类的灰数以及灰数的白化权函数。设有 g 个评价灰类 $C_1, C_2, \cdots, C_g$，相应的白化权函数及其阈值分别为 $f_1(x), f_2(x), \cdots, f_g(x)$ 和 $\lambda_1, \lambda_2, \cdots, \lambda_g$。根据评价方案所规定的赋分及评定等级区间，可以确定各个灰类的白化权函数。

2.4 计算每个二级指标 U_{ij} 的灰色评价权

灰色评价认为,每位评价者的评分是一个灰数。对评价指标 U_{ij},全体 p 位评价者给出的评分是 $d_{ij1},d_{ij2},\cdots,d_{ijp}$,所以评价者们认为指标 U_{ij} 属于第 l 个评价灰类 C_l 的白化权分别为 $f_l(d_{ij1}),f_l(d_{ij2}),\cdots,f_l(d_{ijp})$,全体评价者认为指标 U_{ij} 属于第 l 个评价灰类 C_l 的总白化权为 $\sum\limits_{k=1}^{p}f_l(d_{ijk})$,而 U_{ij} 属于各个评价灰类的总白化权为 $\sum\limits_{l=1}^{g}\sum\limits_{k=1}^{p}f_l(d_{ijk})$。

二者的比值反映了全体评价者主张指标 U_{ij} 属于第 l 个评价灰类 C_l 的强烈程度,即此值越大,说明全体评价者更大程度地认为 U_{ij} 应属于灰类 C_l。称此值为指标 U_{ij} 属于灰类 C_l 的灰色评价权,记作 r_{ijl},即

$$r_{ijl}=\frac{\sum\limits_{k=1}^{p}f_l(d_{ijk})}{\sum\limits_{l=1}^{g}\sum\limits_{k=1}^{p}f_l(d_{ijk})},l=1,2,\cdots,g$$

由指标 U_{ij} 属于每个灰类的灰色评价权构成的向量 r_{ij} 称为指标 U_{ij} 的灰色评价权向量,即

$$r_{ij}=(r_{ij1},r_{ij2},\cdots,r_{ijg}),j=1,2,\cdots,n_i;i=1,2,\cdots,m$$

2.5 对每个一级指标 U_i 作综合评价

一级指标 U_i 由 $U_{i1},U_{i2},\cdots,U_{in_i}$ 组成,U_i 的权重向量 $A_i=(a_{i1},a_{i2},\cdots,a_{in_i})$,对 U_i 作综合评价,得 U_i 的灰色综合评价权向量为

$$B_i=A_i\cdot R_i=(b_{i1},b_{i2},\cdots,b_{ig})$$

其中矩阵 R_i 由向量 r_{ij} 构成,即

$$R_i=\begin{bmatrix}r_{i1}\\r_{i2}\\M\\\cdots\\r_{in_i}\end{bmatrix}=\begin{bmatrix}r_{i11}&r_{i12}&\cdots&r_{i1g}\\r_{i21}&r_{i22}&\cdots&r_{i2g}\\M&M&\cdots&M\\\cdots\\r_{in_i1}&r_{in_i2}&\cdots&r_{in_ig}\end{bmatrix},i=1,2,\cdots,m$$

2.6 对评价目标 U 作综合评价

评价目标 U 由一级指标 $U_1,U_2,\cdots,U_m$ 组成,权重向量为 $A=(a_1,a_2,\cdots,a_m)$,故对 U 作综合评价,得 U 的灰色综合评价权向量为

$$B=A\cdot R=(b_1,b_2,\cdots,b_g)$$

其中矩阵 R 由向量 $B_1,B_2,\cdots,B_m$ 组成,即

$$R=(B_1,B_2,\cdots,B_m)^T$$

2.7 计算灰色综合评价值,做出评价结论

灰色综合评价权向量 $B=(b_1,b_2,\cdots,b_g)$ 反映了受评者属于每个评价灰类的程度。

因此可以按最大权的原则确定受评者所属灰类等级,即若 $b_{l^*}=\max\{b_1,b_2,\cdots,b_g\}$,则评定受评者为第 l^* 类。

据此原则做出的判断有时有效,有时会因信息丢失太多而使判断结果失效。为此可将灰色综合评价权向量 $B=(b_1,b_2,\cdots,b_g)$ 作进一步的处理,使其单值化,即计算受评者的灰色综合评价值 W。方法是将各个灰类按"灰水平"(阈值)赋值,注意 g 个评价灰类 $C_1,C_2,\cdots,C_g$ 的白化权函数的阈值为 $\lambda_1,\lambda_2,\cdots,\lambda_g$,故灰色综合评价值 $W=B\cdot(\lambda_1,\lambda_2,\cdots,\lambda_g)^T=b_1\lambda_1+b_2\lambda_2+\cdots+b_g\lambda_g$。

W 为灰数,我们可以计算 W 属于每个评价灰类的白化权 $f_1(W),f_2(W),\cdots,f_g(W)$,根据最大白化权决定 W 所属的灰类。

从上述对多层次灰色综合评价方法的描述可以看到,其主要特点就在于将多个评价者的分散信息描述成属于不同评价灰类的向量,然后对此向量进行单值化处理,结果除用于评定受评者约等级外,当有多个受评者参加评价时,还可以根据它们的灰色综合评价值进行排序选优。

3　实例

医院工作质量的灰色综合评价。

3.1　指标体系

影响医院医疗工作的因素很多,根据医院实际情况,选用有效率、病死率、急诊抢救成功率、住院抢救成功率、门诊与出院诊断符合率、临床初诊与确诊符合率、病床使用率、病床周转次数、平均住院日等 9 项指标作为医院工作质量综合评价的指标,见表 2。

表 2　1997～2001 年某院主要医疗质量指标

年份	有效率(%)	病死率(%)	急诊抢救成功率(%)	住院抢救成功率(%)	门诊与出院诊断符合率(%)	临床初诊与确诊符合率(%)	病床使用率(%)	病床周转次数(次)	平均住院日
1997	96.9	0.99	85.8	85.2	98.2	99.3	72.7	22.6	17
1998	97.1	0.87	89.2	91.8	98.4	99.6	72.0	24.4	15
1999	96.9	0.82	91.5	90.3	98.9	99.5	64.5	24.3	15
2000	97.4	0.92	79.1	82.8	98.0	99.3	63.1	25.8	14
2001	98.1	0.78	91.3	83.0	96.9	99.3	65.3	24.4	15

3.2　权重分配

由于不同的指标权重将影响评价结果,而且相同的指标在不同医院的相对重要性也会不同,因此需对评价因素进行权重分析。目前确定权重的方法很多,如 Delphi 法、秩序法、U 型权重分析法等,根据文献经验介绍和医院的实际情况,采用层次分析法,确定出各项指标的权重 $A=(0.1438,0.1236,0.1232,0.1060,0.1049,0.0902,0.0893,0.0767,0.1423)$。

3.3 评价步骤

表 2 中医疗质量指标的原始数据以矩阵表示为：

$$C=\begin{bmatrix} 96.6 & 0.99 & 85.8 & 85.2 & 98.2 & 99.3 & 72.7 & 22.6 & 17 \\ 97.1 & 0.87 & 89.2 & 91.8 & 98.4 & 99.6 & 72.0 & 24.4 & 15 \\ 96.9 & 0.82 & 91.5 & 90.3 & 98.9 & 99.5 & 64.5 & 24.3 & 15 \\ 97.4 & 0.92 & 79.1 & 82.8 & 98.0 & 99.3 & 63.1 & 25.8 & 14 \\ 98.1 & 0.78 & 91.3 & 83.0 & 96.9 & 99.3 & 65.3 & 24.4 & 15 \end{bmatrix}$$

最优指标为例：

$C^* = (98.1，0.78，91.5，91.8，98.9，99.6，72.7，25.8，14)$，以其作为参考数列，将 $C_{ik}=(c_{i1},c_{i2},\cdots,c_{i9})(i=1,2,3,4,5)$ 作为被比较数据列，把矩阵 C 化为评判矩阵 R：

$$R=\begin{bmatrix} 0.3333 & 0.3333 & 0.5210 & 0.4054 & 0.5882 & 0.3333 & 1.0000 & 0.3333 & 0.3333 \\ 0.4286 & 0.5385 & 0.7294 & 1.0000 & 0.6667 & 1.0000 & 0.8727 & 0.5333 & 0.6000 \\ 0.3846 & 0.7241 & 1.0000 & 0.7500 & 1.0000 & 0.6000 & 0.3692 & 0.5161 & 0.6000 \\ 0.5172 & 0.4286 & 0.3333 & 0.3333 & 0.5263 & 0.3333 & 0.3333 & 1.0000 & 1.0000 \\ 1.0000 & 1.0000 & 0.9687 & 0.3383 & 0.3333 & 0.3333 & 0.3934 & 0.5333 & 0.6000 \end{bmatrix}$$

则医疗工作质量综合评价矩阵

$B=A \cdot R=(0.4503，0.6883，0.6648，0.5376，0.6489)$

3.4 综合评价结果

$B_2 > B_3 > B_5 > B_4 > B_1$，即医疗质量优劣排序为 1998 年，1999 年，2001 年，2000 年，1997 年。

参考文献

[1] 叶鹏. 灰色系统理论在教育评价中的应用. 武汉:华中师范大学,2004.
[2] 邵珠艳. 医院工作质量的灰色综合评判. 中国医院统计,2006,13(1):15—16.

（刘晓冬）

秩和 CPD 分析法

CPD 分析法是我国卫生统计学教授王广仪于 20 世纪 70 年代创立的一种等级（或有序）分组资料的统计分析方法。CPD 是 cross product difference 的英文缩写，它作为一种统计量符号代表了等级分组数据的交积差和，它是针对有序分组数据（通称等级资料）而设计的一种数量化分析方法。CPD 分析就是通过对 CPD 的计算和比较达到对等级分组数据进行分析处理的目的。秩和 CPD 分析法是由 CPD 分析法发展演变来的,确切地说就是 CPD 分析法中的一种情况。

秩和 CPD 分析法的特点是:原理简单、易于掌握,它根据产生各项指标的原始数据(基数)进行计算。当然,对于那些难以获得原始数据的指标,也可直接用该项指标与其他指标的基数混合加以计算。如果进行分档评价时,如欲评出好、中、差三个档次,CPD 法是直接用统计推断方法进行分档,即按一定的显著性水平(如 0.05 或 0.01)的界值加以界定,可附以 P 值,使评价的结果具有一定的概率保证。计算简便、模式单一、规整,计算过程容易掌握,一般用计算器的存储器即可。如果数量较大,可用微机计算,自编程序也比较简单易行。实用性强,不受数据的形式限制,对于有数据缺项的资料也能进行,甚至非实数值的任何其他事物,只要能够排出秩次均可。在一定程度上排除人们的主观随意性,使过去凭经验和类比等处理问题的传统做法转向数学化、科学化、人工智能化。

该法自王广仪教授创立以来主要应用于医学研究中,如评价医院的医疗质量指标、临床科室工作、时间数列资料等。经过几十年的发展,应用范围不断扩大,目前已经应用到造船业、农林业等方面。

1 秩和 CPD 分析法的基本步骤

1)将各方案的原始数据进行同度量处理。

2)编秩,将各指标按高优和低优进行区分标出,然后针对某一衡准指标给出每种方案的秩,高优指标以最大的指标值编以最高的秩次 N,次大的编以 $N-1$,余类推;低优指标是以最小的指标值编以最高的秩次 N。若遇几个指标值相同,均编以平均秩次。并计算出秩和 R_i。

3)计算出 cpd_i 值和 u_i 值,计算公式为:

$$cpd_i = 2R_i - b(t+1) \tag{1}$$

$$u_i = \frac{cpd_i}{\sqrt{\frac{b(t^2-1)}{3}}} \tag{2}$$

其中,b 为指标数,t 为列入比较的方案数。

4)根据计算结果对各种初定方案进行排序和分档处理,并根据需要由 u_i 值和 P 值进行显著性检验。

现通过下面的例子详细介绍秩和 CPD 分析法在实际中的应用。

2 实例

某医院 2009 年度六个临床科室主要医疗质量指标数据如表 1 所示,请根据此 7 项指标对该医院各临床科室在年度主要医疗质量进行综合性评价。

表 1　2009 年度六个临床科室主要医疗质量指标表

科别	门诊人数（万）	出院人数（万）	平均住院日（天）	病床使用率（%）	床位周转率（%）	院内感染率（%）	出入院诊断符合率（%）	秩和
普外科	10.2(6)	10.3(6)	83.0(2)	121.2(4)	104.6(4)	57.8(3)	95.6(4)	29
神经内科	5.6(2)	5.6(2)	70.0(4.5)	129.0(5)	105.2(5)	68.3(2)	92.6(2)	22.5
心内科	4.8(1)	4.9(1)	70.0(4.5)	76.7(1)	94.6(1)	45.0(4)	93.3(3)	17.5
妇产科	9.2(5)	9.6(5)	69.1(6)	129.9(6)	117.8(6)	98.3(1)	98.6(6)	35
儿科	8.3(4)	8.5(4)	85.7(1)	81.5(2)	103.2(3)	46.7(5)	98.0(5)	24
肿瘤科	6.0(3)	6.5(3)	81.4(3)	111.3(3)	98.1(2)	52.0(4)	91.4(1)	19

解：本题中表 1 中的数据都是同度量的。

根据实际要求把指标区分出高优指标和低优指标，本例认定"平均住院日"和"院内感染率"为低优指标，其他的认定为高优指标。

对各个指标进行编秩，如指标"门诊人数"，这个指标为高优指标，指标值最大的是 10.2，编以最高的秩次 6；指标值次大的是 9.2，秩次为 5，以此类推，其结果如表 1 所示。对低优指标"平均住院日"进行编秩时，正好相反，指标值最小的是 69.1，编以最高的秩次 6，以此类推，其中两个指标值是 70，编以平均秩次 4.5，结果见表 1。

各个指标编秩结束后，计算出秩和 $R_i(i=1,2,3,4,5,6)$，如

$$R_1 = 6+6+2+4+4+3+4 = 29$$

同理计算出 $R_2 = 22.5$，$R_3 = 17.5$，$R_4 = 35$，$R_5 = 24$，$R_6 = 19$。

由公式（1）（2）计算出 cpd_i 值和 u_i 值，注意公式中的 $b=7$、$t=6$，如

$$cpd_1 = 2R_1 - b(t+1) = 2 \times 29 - 7 \times (6+1) = 9$$

$$u_1 = \frac{cpd_1}{\sqrt{\dfrac{b(t^2-1)}{3}}} = \frac{9}{\sqrt{\dfrac{7 \times (36-1)}{3}}} = 0.996$$

同理可分别计算出其他的 cpd_i 和 u_i 值（$i=2,3,4,5,6$），结果见表 2。

表 2　cpd_i 和 u_i 值计算结果

科别	cpd_i	u_i	P	排序
普外科	9	0.996	>0.05	2
神经内科	−4	−0.443	>0.05	4
心内科	−14	−1.549	>0.05	6
妇产科	21	2.324	<0.05	1
儿科	−1	−0.111	>0.05	3
肿瘤科	−11	−1.217	>0.05	5

本例取 0.05 显著性水平,评价结果如下区间图

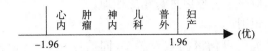

图 1　各临床科室工作分档区间

各科室在 2009 年度中是有区别的,妇产科明显优于心内科和肿瘤科。

（曹海霞）

Meta 分析

1　Meta 分析(Meta-analysis)的定义及目的

1.1　定义

1)广义:系统评价的一种类型。用定量的统计学方法分析、综合、概括各研究结果的一种系统评价(定量系统评价)。Meta 分析是一种系统评价,而系统评价可以是 Meta 分析也可以不是 Meta 分析。

2)狭义:一种定量合成的统计分析方法。

1.2　目的

在医学领域中,针对某一问题有许多研究,由于研究的过程具有突变性,因而许多结果可能不一致甚至相反,单个研究往往因样本量有限,缺乏足够的统计功效,随机误差较大,而不能获得明确的结论。因此,需要对所有研究结果进行综合。传统的综合方法依赖综述者主观分析,是一种描述性的定性综合,这种不具有专门性的非定量分析结果,常常出现不同综述者意见相左的情形。Meta 分析对具有共同研究目的相互独立的多个研究结果给予定量分析合并,剖析研究间差异特征,综合评价研究结果。随着新的临床研究的出现进行及时更新,提供最新知识和信息,以改进临床医疗实践和指导临床研究方向,最有效地利用有限的卫生资源为人类健康服务。

2　Meta 分析的统计方法及选择

2.1　异质性检验

2.1.1　目的

了解各研究结果合并的合理性。理论上各单个研究结果应该是相同的合并才合理。

实际上不可能完全相同(机遇的作用),但差异不应该有统计学的显著性,如果各试验结果之间差异有显著性,应该了解原因进行相应处理。

2.1.2 异质性的识别

1)通过图表:各研究的可信区间重叠越多,同质性越好;各研究的可信区间重叠越少,异质性越明显;不重叠者异质性有显著性差异。

2)通过统计检验识别异质性

统计量 Q 服从自由度 ν 为 $k-1$ 的 χ^2 分布,k 为 Meta 分析中的试验个数。同质性好时,Q 值应该与自由度为 $K-1$ 的 χ^2 值(Chi-square)一致(K 为研究的数目),$Q(\chi^2)$ 值越大提示异质性越大,$Q(\chi^2)$ 值大于自由度($K-1$),提示存在异质性。

2.1.3 异质性的处理

无显著异质性选用固定效应模型;有显著异质性选用随机效应模型或不合并结果。如果异质性是由于干预强度、干预时间长短等原因所致,可用 Meta 回归进行分析,利用多元线性回归的原理,消除混杂因素的影响,达到消除异质性得到较为真实的合并统计量的目的。

2.2 对各研究结果的统计量(RR,OR,WMD,SMD 等)进行合并,计算其可信区间,判断有无统计学意义的差异

分类资料:用 RR、OR 等;连续性资料:用均数差(mean difference)。

2.2.1 分类资料的 Meta 分析

分类资料一般来说,可选择相对危险度(RR),如果事件发生率很低,OR 与 RR 相似,可代替 RR。OR 和 RR 是相对指标,用于各单个试验结果的合并;RD 是绝对指标,适用于将研究结果用于临床实践时,NNT 是结果的再表达,更易理解。$\ln(OR)$ 近似服从正态分布,正态离均差$(Z)=\ln(OR)/SE[\ln(OR)]$,通过 Z 值可查表得到 P 值,理论上 Z 检验与卡方检验结果一致。

固定效应模型:stand odds ratio 法、Mantel-Haenzel 法、Peto 法

随机效应模型:D-L 法

2.2.2 连续性资料的 Meta 分析

资料需正态分布。偏态分布,中位数等不适合。

固定效应模型:所有试验的测量单位相同时选权重的均数差(WMD),各试验测量单位不同时选标准化的均数差(SMD)。

随机效应模型:D-L 法

2.3 用森林图展示结果

用 Meta 分析图(森林图)展示结果。一条短横线代表一个试验结果的可信区间(CI),越短结果越精确、越肯定。中线代表 $OR=1$,最下方的棱型符号代表所纳入试验的综合结果。短横线/棱型符号与中线接触或相交示差异无统计学意义。对不利结局,短横线在中线左边示有效,在右边示无效,对有利结局则相反。

2.4 结果解释

2.4.1 亚组分析

当各研究间结果的异质性有统计学意义时可进行亚组分析,了解是否某亚组病人

（老年或青年组），或某剂量更有效。进行 Meta 回归了解某因素是否与治疗效果有关。

2.4.2　发表偏倚

当结果阳性并有统计学意义时，应解释结果是否受发表偏倚的影响。阳性结果文章比阴性结果文章容易发表，使其结果不真实，造成对临床实践的错误导向。

1）漏斗图（funnel plots）分析发表偏倚：用于评价纳入研究的各种偏倚与试验的方法学质量等。绘制时以效应值为横坐标，效应值的标准误（SE）为纵坐标建立直角坐标系，按每个纳入试验计算所得的效应值及其 SE 绘制散点图，图中两条对称的交叉曲线显示其 $95\% \ CI$，交点的横坐标表示合并的效应值。

线性回归法检测漏斗图的对称性：由 Egger 等创立，以精度为自变量，SND 为因变量建立回归方程，即 $SND=a+b\times$精度，其中 SND 为标准正态离均差，假设有 k 个研究纳入则 $SND=ti/si$，ti 和 si 为第 i 个研究的效应和标准误，精度$=1/si$。

在本研究中上述公式表述为：

$$\ln(ORi)/SE[\ln (ORi)]=a+b\times 1/\ SE[\ln (ORi)]$$

$\ln(ORi)$ 为第 i 个研究 OR 的自然对数，$SE[\ln (ORi)]$ 为其标准误。

按照线性回归法计算截距 a 的点估计值与 $95\% \ CI$，对 $a=0$ 在 $\alpha=0.05$ 水准进行假设检验，若 $a=0$ 不具有统计学意义或 $95\% \ CI$ 包括 0，则表明漏斗图对称。

2）失安全数（fail-safe number，Nfs）

在 $P=0.05$ 水平，$Nfs0.05=\left[\dfrac{\sum Z}{1.645}\right]^2-k$，$Z$ 为独立研究的正态离均差，k 为纳入的研究个数，失安全数的定义为使 Meta-analysis 有显著意义的结论逆转的阴性研究个数，按照 Rosenthal 所建议的标准，$Nfs0.05$ 大于 $5k+10$，方可认为发表性偏倚得到有效控制。

2.4.3　敏感性分析

排除某些研究或资料后进行再分析，看结果是否会发生改变以了解结果的稳定性和可靠性。比如：排除某些可疑的资料、排除较低质量的研究、排除小样本研究、排除特殊的占主导地位的大样本研究等。

2.4.4　结果解释的其他内容

既不能扩大 Meta 分析的作用，也不能否定 Meta 分析的用途，对任何统计分析的结果都需要结合医学专业和统计学知识对研究结果做出尽可能客观和真实的解释。

3　累积 Meta 分析

按照文献发表年代的先后，进行累积 Meta 分析，可以反映研究结果的动态变化趋势，而且可评价各研究对综合结果的影响。统计学方法与上述传统 Meta 分析的方法相同。

举例：分类资料的 Meta 分析：孕三月内感冒或发热与出生缺陷的风险。

3.1　文献概况

经文献搜索和筛选纳入关于中国人群孕三月内感冒或发热与出生缺陷风险的文献 5 篇用于本次 Meta 分析，文献均为病例对照研究。以"孕三月内感冒或发热"为暴露，"孕三月内无感冒或发热"为非暴露，所有文章中对暴露/非暴露的定义相似，见表 1。

表1 孕三月内感冒或发热与出生缺陷风险的流行病学研究资料概况

序号	作者	发表年份	病例数	对照数	OR	OR 的 95% CI		文献
						OR_L	OR_U	
1	徐应军	1989	88	233	7.87	4.00	17.88	I[17]
2	李红发	1989	411	411	6.40	3.71	11.03	J[18]
3	王启华	1990	103	206	6.23	3.26	11.90	F[19]
4	张晋起	1993	90	180	5.54	1.60	8.32	B[20]
5	周凤荣	2005	341	341	20.90	9.47	50.12	G[21]

3.2 Meta 分析结果

3.2.1 全部纳入资料的 Meta 分析

在纳入的 5 个研究中,出生缺陷病例 1033 人,对照组 1371 人,在 $\alpha=0.1$ 检验水准上,经异质性检验,$\chi^2=7.11,\upsilon=4,P>0.1$,采用固定效应模型进行分析,合并 OR 为 7.64,95% CI 为(5.61,10.40)。总体效应检验,$Z=123.89,P<0.0001$,具有统计学意义,见图1。

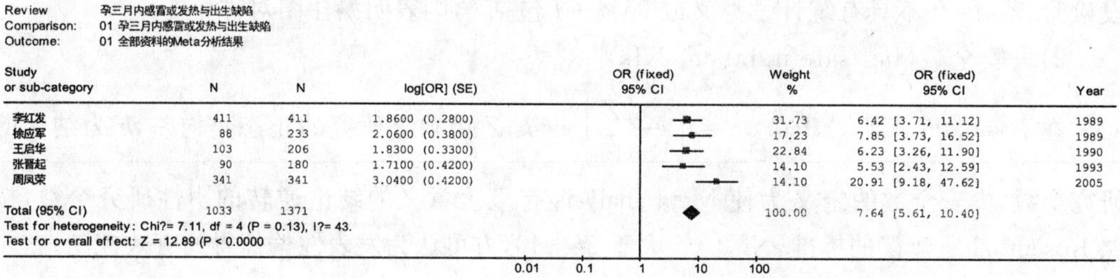

图1 孕三月内感冒或发热与出生缺陷风险的全部资料的 Meta 分析结果(固定效应模型)

3.2.2 累积 Meta 分析

按文献发表的年代先后顺序进行累积 Meta 分析,选用固定效应模型进行计算,以 $\alpha=0.05$ 检验水准,所有时间点的总体效应均具有统计学意义,OR 点估计值及其 95% CI 随样本增加趋于稳定,总体而言,样本的加入对 OR 估计值影响不大,仅使其可信区间变窄。

3.2.3 敏感性分析

①研究的全部资料中李红发研究结果所占权重最大,对此组研究剔除后对其余资料进行 Meta 分析。在 $\alpha=0.1$ 检验水准上,经异质性检验,$\chi^2=6.55,\upsilon=3,P>0.1$,采用固定效应模型进行分析,合并 OR 为 8.50,95% CI 为(4.86,14.84)。总体效应检验,$Z=7.52,P<0.001$,具有统计学意义。与原结果相近,见图2。

②分别应用固定效应模型和随机效应模型(见图3)计算合并 OR 和 95%CI,结果显示随机效应模型所得的合并 OR 为 7.87,95% CI 为(5.17,11.97)与固定效应模型所得结果相似。

以上敏感性分析结果表明,本次 Meta 分析结果稳定。

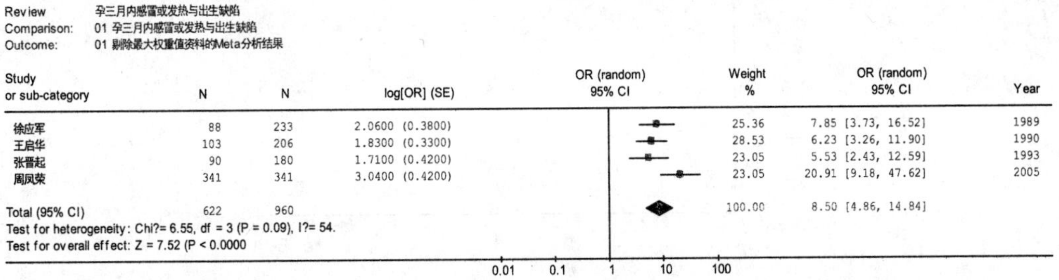

Review: 孕三月内感冒或发热与出生缺陷
Comparison: 01 孕三月内感冒或发热与出生缺陷
Outcome: 01 剔除最大权重值资料的Meta分析结果

Study or sub-category	N	N	log[OR] (SE)	OR (random) 95% CI	Weight %	OR (random) 95% CI	Year
徐应军	88	233	2.0600 (0.3800)		25.36	7.85 [3.73, 16.52]	1989
王启华	103	206	1.8300 (0.3300)		28.53	6.23 [3.26, 11.90]	1990
张晋起	90	180	1.7100 (0.4200)		23.05	5.53 [2.43, 12.59]	1993
周凤荣	341	341	3.0400 (0.4200)		23.05	20.91 [9.18, 47.62]	2005
Total (95% CI)	622	960			100.00	8.50 [4.86, 14.84]	

Test for heterogeneity: Chi²= 6.55, df = 3 (P = 0.09), I²= 54.
Test for overall effect: Z = 7.52 (P < 0.0000)

0.01　0.1　1　10　100

图2　孕三月内感冒或发热与出生缺陷风险的 Meta 分析结果（剔除最大权重值样本研究资料）

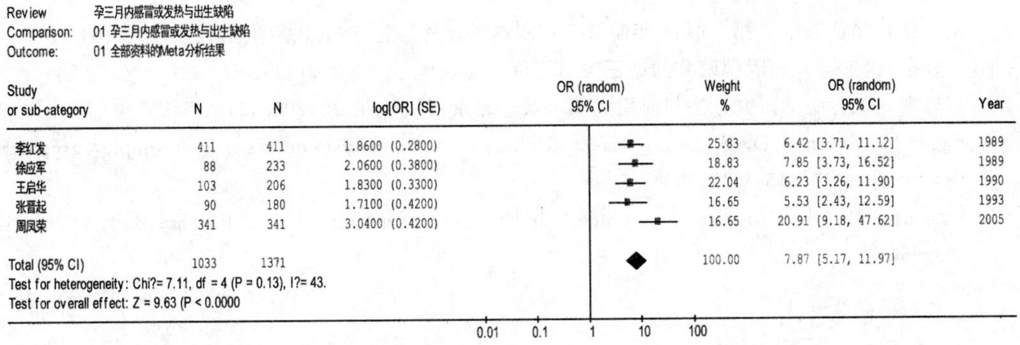

Review: 孕三月内感冒或发热与出生缺陷
Comparison: 01 孕三月内感冒或发热与出生缺陷
Outcome: 01 全部资料的Meta分析结果

Study or sub-category	N	N	log[OR] (SE)	OR (random) 95% CI	Weight %	OR (random) 95% CI	Year
李红发	411	411	1.8600 (0.2800)		25.83	6.42 [3.71, 11.12]	1989
徐应军	88	233	2.0600 (0.3800)		18.83	7.85 [3.73, 16.52]	1989
王启华	103	206	1.8300 (0.3300)		22.04	6.23 [3.26, 11.90]	1990
张晋起	90	180	1.7100 (0.4200)		16.65	5.53 [2.43, 12.59]	1993
周凤荣	341	341	3.0400 (0.4200)		16.65	20.91 [9.18, 47.62]	2005
Total (95% CI)	1033	1371			100.00	7.87 [5.17, 11.97]	

Test for heterogeneity: Chi²= 7.11, df = 4 (P = 0.13), I²= 43.
Test for overall effect: Z = 9.63 (P < 0.0000)

0.01　0.1　1　10　100

图3　孕三月内感冒或发热与出生缺陷风险的全部资料的 Meta 分析结果（随机效应模型）

3.2.4　发表性偏倚的识别

如图4所示，目测漏斗图基本对称，大部分资料对应的点位于95% CI 内；线性回归法（见图5）结果表明，$t=-0.98<t0.05,3,P>0.05,a$ 的 95% CI 为 $(-8.26,15.59)$，包括0，因而接受截距 $a=0$ 的假设，表明漏斗图对称具有统计学意义；失安全数为304，表明需至少304篇阴性结果文献才能推翻孕三月内感冒发热与出生缺陷相关的结果，大于 $5k+10=35$，表明发表偏倚得到了有效控制。

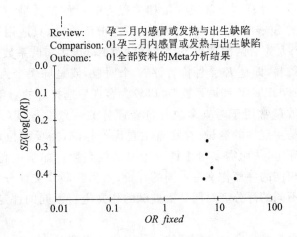

Review: 孕三月内感冒或发热与出生缺陷
Comparison: 01孕三月内感冒或发热与出生缺陷
Outcome: 01全部资料的Meta分析结果

图4　孕三月内感冒或发热与出生缺陷风险的纳入资料的漏斗图

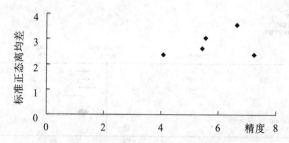

图5 孕三月内感冒或发热与出生缺陷风险的资料的线性回归模型

参考文献

[1] 王家良．循证医学．第2版；8年制及7年制本科教材．北京：人民卫生出版社，2010：54—63.
[2] 刘金来，钱孝贤．病因学研究的循证医学评价．循证医学，2002,2(4)：230—233.
[3] 赵忠堂．流行病学研究方法与应用．第2版．北京：科学出版社，2005,111：545.
[4] Egger M, Smith G D, Schneidet M, et al. Bias in meta-analysis detected by a simple, graphical test. BMJ,1997,315：629—634.
[5] Rosenthal R. The "file drawer problem" and tolerance for null results. Psychol Bull, 1979,86：638—641.

(李　玲)

和谐分析

肯德尔和谐系数是计算多个等级变量相关程度的一种相关量，在相关分析中，一般讨论两个等级变量的 Spearman 等级相关程度。用于评价时，只适用于两个评分价评价 N 个对象，或同一个人先后两次评价 N 个对象，而 Kandall 和谐系数则适用于数据资料是多列相关的等级资料，即是 K 个评价者评 N 个对象，或是同一个人先后 K 次评 N 个对象。通过求得 Kendall's W 和谐系数，可以较为客观地选择好的对象或好的评价者。

肯德尔和谐系数最常用于考查多位评价者评分的一致性程度（或称评分者系数）。评价者的评价一般是主观性的测试，存在着主观评价标准，需要多位评价者使用评价标准对相同被试进行评定，从而需要考虑评价者一致性系数。如学生高考作文的评分，不同评分者可能会对相同的一篇作文有不同的评价，如何判断作文评分标准的客观性？这个时候可以考虑让不同的评分者对同一批被试的作文进行不同的评定，然后计算评分者一致性系数。

肯德尔和谐系数是测量评分者信度的一种方法。当测验论文式对象时，不同的评分者对同一份对象评定的等级往往不同，此时的误差主要来自评分者的主观差异，K 当有

（$K \geqslant 3$）个评分者对 N 份试卷进行评分,若要测量所得结果的可信度,这时就需计算肯德尔和谐系数。

1 评分者评定等级无相同等级时肯德尔和谐系数的计算

$$W = \frac{\sum R_i^2 - \frac{(\sum R_i)^2}{N}}{\frac{1}{12}K^2(N^3 - N)}$$

其中,W 为肯德尔和谐系数,K 为评分者人数,N 为评分的对象数,R_i 是第 i 对象的等级和。

1)当 $3 \leqslant K \leqslant 20, 3 \leqslant N \leqslant 7$ 时,和谐系数的计算(查表法)。

例1 有 A、B、C、D、E、F 6 位教师各自评阅 5 篇作文,他们给每篇作文的评定等级如表 1 所示,问这 6 位教师所评等级的一致性如何?

表 1 6 位教师对 5 篇作文的评定结果

6 位教师	5 篇作文（$N=5$）				
（$N=6$）	一	二	三	四	五
A	3	5	2	4	1
B	3	5	2	4	1
C	3	4	1	5	2
D	3	5	1	4	2
E	3	5	2	4	1
F	3	5	2	4	1
R	18	29	10	25	8

解:

(1)计算各题等级和 R_i,并列入表内(见表 1)

(2)计算各题等级之和（$\sum R_i$）及各题等级和的平方和（$\sum R_i^2$）

$$\sum R_i = 18 + 29 + 10 + 25 + 8 = 90$$

$$\sum R_i^2 = 18^2 + 29^2 + 10^2 + 25^2 + 8^2 = 1954$$

(3)求 W 值

把以上数据及 $K=6$、$N=5$ 代入公式,则 $W = \dfrac{1954 - \frac{90^2}{5}}{\frac{1}{12} \times 6^2(5^3 - 5)} = 0.93$

(4)检验 W 是否达到显著性水平

依据 $K=6$,$N=5$,查肯德尔系数表,得 $S_{0.05} = 136.1$,$S_{0.01} = 176.1$,而计算出的 $S = 1954 - 90^2/5 = 334.0$,则 $S > S_{0.01}$ 或 $S > S_{0.05}$,所以 W 达到极显著水平,故认为评分者一

致性很高。

2)当 $3 \leqslant K \leqslant 20, N \geqslant 8$ 时,和谐系数的计算(χ^2 分布近似法)。

例2 有 A、B、C、D、E 5 位专家对 8 篇医学论文进行等级评定,评定结果如表 2 所示,问这 5 位专家评定结果是否一致?

表2　5位专家对8篇医学论文的评定结果

5位专家 (N=5)	8篇医学论文(N=8)							
	一	二	三	四	五	六	七	八
A	4	3	1	2	5	6	7	8
B	5	3	2	1	4	6	7	8
C	4	1	2	3	5	6	8	7
D	6	4	1	2	3	5	7	8
E	5	3	2	1	4	6	8	7
R	24	14	8	9	21	29	37	38

(1)计算各医学论文等级和(R_i),并列入表内(见表 2)

(2)计算各医学论文等级之和($\sum R_i$)及各医学论文等级和的平方和($\sum R_i^2$)

$$\sum R_i = 24 + 14 + 8 + 9 + 21 + 29 + 37 + 38 = 180$$
$$\sum R_i^2 = 24^2 + 14^2 + 8^2 + 9^2 + 21^2 + 29^2 + 37^2 + 38^2 = 5012$$

(3)求 W 值

把以上数据及 $K=5$、$N=8$ 代入公式,则

$$W = \frac{5012 - \frac{180^2}{8}}{\frac{1}{12} \times 5^2 (8^3 - 8)} = 0.92$$

(4)将 W 值转换为 χ^2 值,再进行 χ^2 检验

$$\chi^2 = K(N-1)W = 5 \times (8-1) \times 0.92 = 32.2$$

进行 χ^2 检验,用自由度 $df = N - 1 = 8 - 1 = 7$,查 χ^2 值表得:
$\chi^2_{(7)0.01} = 18.47$,故 $\chi^2 > \chi^2_{(7)0.01}$,所以求得的 W 值达到极显著性水平,说明 5 位专家评定的等级一致性很高。

2　评分者评定等级有相同等级时肯德尔和谐系数的计算

$$W = \frac{\sum R_i^2 - \frac{(\sum R_i)^2}{N}}{\frac{1}{12} K^2 (N^3 - N) - K \sum T}, \text{其中 } T = \frac{n^3 - n}{12}$$

这里,W、K、N 与公式(1)中的含义相同,n 表示相同等级的个数。

例3 有 A、B、C、D、E 5 名学生参加对教师教学工作进行评定,共有四项指标(教学

内容的选择、教学方法、教学态度和教书育人)。评定采用先定性再排序,最后赋值的方法进行,评语共分为四级:很好、较好、一般和差,评定结果如表3,问评教结果是否一致?

表3　5名学生评教结果

5名学生 (N=5)	四项指标(N=4)			
	一	二	三	四
A	较好	很好	较好	一般
B	很好	很好	较好	较好
C	较好	较好	一般	一般
D	很好	较好	很好	较好
E	较好	很好	较好	较好

解:

(1)将表3中的评定结果转化为秩次,秩次为1、2、3、4,而赋值则为4、3、2、1。学生A对四项指标的评定分别为较好、很好、较好和一般,则其很好的秩次赋值为4,较好的秩次赋值为$(2+3)/2=2.5$,一般的秩次赋值为1;学生B对四项指标的评定分别为很好、很好、较好和较好,则其很好的秩次赋值为$(4+3)/3.5$,较好的秩次赋值为$(2+1)/2=1.5$;同理可得出余下的秩次赋值。综合上述数据并计算R_i、$\sum R_i$和$\sum R_i^2$,可得表4。

表4　秩次赋值表

5名学生 (N=5)	四项指标(N=4)			
	一	二	三	四
A	2.5	4	2.5	1
B	3.5	3.5	1.5	1.5
C	3.5	3.5	1.5	1.5
D	3.5	1.5	3.5	1.5
E	2	4	2	2
R	15	16.5	11	7.5
R²	225	272.25	121	56.25

$$\sum R_i = 50 \qquad \sum R_i^2 = 674.5$$

(2)求T和$\sum T$

学生A将两个指标都评为2.5,故$n=2$,则$T_A = \dfrac{2^3-2}{12} = 0.5$

学生B将两个指标都评为3.5,另外两个指标评为1.5,故$n_1=2, n_2=2$,则$T_B = \dfrac{2^3-2}{12} + \dfrac{2^3-2}{12} = 1$

同理,$T_C = 1$、$T_D = 1$、$T_E = 2$,则$\sum T = 0.5 + 1 + 1 + 1 + 2 = 5.5$

(3)求 W 值

$$W = \frac{674.5 - \frac{50^2}{4}}{\frac{1}{12} \times 5^2(4^3 - 4) - 5 \times 5.5} = 0.508$$

(4)检验 W 的显著性

查肯德尔和谐系数临界值表(附表 4),当 $K=5$,$N=4$ 时,$S_{0.05}=62.6$,而计算出的 $S=674.5-50^2/4=49.5$,则 $S<S_{0.05}$,所以可认为学生对教师教学工作的评分不一致。

3 肯德尔和谐系数的软件实现

对于求解肯德尔和谐系数,可以直接利用 SPSS 软件来实现。

例 4 某市邀请三位专家对本市的九所医院的医疗质量进行评价,三位专家对九所医院的评分如表 5,试分析三位专家评分的一致性。

表 5 三位专家对九所医院评分的原始分数

三位专家 (N=3)	九所医院(N=9)								
	M1	M2	M3	M4	M5	M6	M7	M8	M9
K1	84	90	84	98	96	92	93	85	87
K2	92	92.5	92	99	99.5	97	96.5	97	96
K3	87	88	80	93	91	93	91	88	86

(1)将分数转化为等级次序(名次)

第一步将专家的评分转化为次序。对于同一专家对各医院的评分存在的相同分数,取平均秩次作为医院的等级。上述原始分数转化后的等级次序数据如表 9。

表 6 三位专家对九所医院评分的等级(名次)

三位专家 (N=3)	九所医院(N=9)								
	M1	M2	M3	M4	M5	M6	M7	M8	M9
K1	8.5	5	8.5	1	2	4	3	6	7
K2	8.5	7	8.5	2	1	3.5	5	3.5	6
K3	7	5.5	1.5	3.5	1.5	3.5	5.5	8	

(2)用 SPSS 软件计算肯德尔和谐系数,并进行显著性检验

将等级数据输入 SPSS11.0 软件数据窗口(定义变量和输入数据的过程参见 SPSS 软件说明书)。点击 Analyze 菜单的 Nonparametric Test 下的 K Related Samples(肯德尔相关样本)命令。在打开的<Tests for Several Related Samples>(测试几个相关样本)对话框中,将 M1～M9 这 9 个变量设定为测试变量,在<Test Type>(测试类型)中击选<Kendall's W>(肯德尔和谐系数)。点击<OK>(确认)按钮,在结果输出窗口便

显示出如下统计结果,如表7。

表7　结果输出表

变量	释义	结果
N	评分者数量	3
Kendall's W	肯德尔和谐系数	0.895
Chi-square	χ^2 值	21.47
df	自由度	8
Asymp. Sig	显著性概率	0.006

(3)统计决断

肯德尔和谐系数为 0.895,χ^2 值为 21.47,χ^2 检验的显著性概率为 0.006(小于 0.01),可以认为专家评价具有一致性,即可以依据评价数据确定医院的医疗质量。

参考文献

[1]　朱德全,宋乃庆.教育统计与测评技术.重庆:西南师范大学出版社,1998.

[2]　刘新平,刘存侠.教育统计与测评导论.北京:科学出版社,2003.

[3]　卢晓旭,黄彦婷.教育评价中等级次序评定的评分一致性检验.江苏教育学院:课程与教学.2010.

[4]　刘艳锋.肯德尔和谐系数的实际运用.河南机电高等专科学校学报,2006,14(1):41-42.

(刘　松)

灰色系统法

灰色系统法综合评价是运用灰色聚类方法,将聚类对象对于不同的聚类指标所拥有的白化值按几个灰类进行归纳,经判断该聚类对象属于哪一类。

1　基本概念

1.1　灰数

灰色系统用灰数、灰色方程、灰色矩阵等来描述,其中灰数是灰色系统的基本"单元"。我们把只知道大概范围而不知其确切值的数称为灰数。在应用中,灰数实际上指在某一个区间或某个一般的数集内取值的不确定数,通常用符号"$\otimes$"表示。

记$\otimes(X)$为以 X 为白化值的灰数,$\widetilde{\otimes}(X)$或$\widetilde{\otimes}$是灰数$\otimes(X)$的白化值。

如某企业一月的纯利润在 500 万～600 万元之间,则纯利润是灰数$\otimes$,可记为$\otimes\in$ [100,200]。那么 500 万～600 万元之间任何一个数都可能为灰数$\otimes$的一个白化值。如果该企业某月纯利润是 550 万元,那么 550 万元就是灰数$\otimes$的白化值,即$\widetilde{\otimes}$=550 万元。这里 $\otimes$是指抽象的企业纯利润,而$\widetilde{\otimes}$=550 万元是指具体的企业纯利润不是$\otimes$而是 550 万元。

1.2 白化权函数

设灰数$\otimes(X)\in[a,b]$,那么,$\widetilde{\otimes}(X)$在该区间上去每一个值的机会可能相等也可能不相等,如果用$f(X)$表示$\widetilde{\otimes}(X)$取不同 X 值的权,则称$f(X)$为灰数$\otimes(X)$的白化权函数。

如某人希望自己的工资越多越好,但如果月工资达到 3000 元就够了,则工资这一灰数$\otimes$的白化权函数$f(X)$就表示这个人对工资的偏爱程度。图 1 就是工资这个灰数$\otimes$的白化权函数。

这一曲线平顶部分表示工资最佳程度,这部分值最佳,权位 1,即$f(X)=1(X\geqslant$ 3000)。斜线表示工资不断增加偏爱程度也增加,两者间成比例,可用$f(X)=\dfrac{X}{3000}(0<$ $X\leqslant3000$)表示工资与偏爱程度间的函数关系。

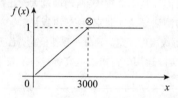

图 1　白化权函数图像

确定白化权函数是指确定函数的形状、起点和终点等。一般说来,一个灰数的白化权函数是研究者根据已知信息设计的,没有固定的模式。函数曲线的起点和终点应有其含意。如在外贸谈判中,就有一个由灰变白的过程。开始谈判时,甲方说我的出口额至少要有 5 亿美元,乙方说我的进口额不大于 3 亿。这样,成交额这一灰数将在 3 亿和 5 亿之间取值,其白化权函数可将起点定为 3 亿,终点定为 5 亿。

起点、终点确定的左升、右降连续函数成为典型白化权函数。

典型白化权函数一般如图 2a 所示。

$$f_1(x)=\begin{cases} L(x), & x\in[a_1,b_1) \\ 1, & x\in[b_1,b_2) \\ R(x), & x\in(b_2,a_2) \\ 0, & x\notin(a_1,a_2) \end{cases}$$

我们称$L(x)$为左增函数,$R(x)$为右降函数,$[b_1,b_2]$为峰区,a_1为始点,a_2为终点,b_1、b_2为转折点。

在实际应用中,为了便于编程和计算,$L(x)$和$R(x)$常简化为直线,如图 2b 所示。

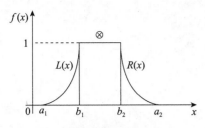

图 2a 典型白化权函数图像

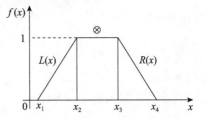

图 2b $L(x)$ 和 $R(x)$ 的图像

这样

$$f_2(x) = \begin{cases} L(x) = \dfrac{x-x_1}{x_2-x_1}, & x \in [x_1, x_2) \\ 1, & x \in [x_2, x_3] \\ R(x) = \dfrac{x_4-x}{x_4-x_3}, & x \in (x_3, x_4] \\ 0, & x \notin (x_1, x_4) \end{cases}$$

2 聚类中常用的几种白化权函数

设有 n 个聚类对象,m 个聚类指标,s 个不同灰类,根据第 $i(i=1,2,\cdots,n)$ 个对象关于 $j(j=1,2,\cdots,m)$ 指标的样本值 x_{ij} 将第 i 个对象归入第 $k(k \in \{1,2,\cdots,s\})$ 个灰类之中,称为灰色聚类。用灰色系统聚类方法进行综合评价时,首先得规定灰类。

如劳动生产率 X 万元/人($X>0$),把它分成 4 个灰类:

$\otimes_1 \in [18, \infty]$,劳动生产率在 18 万元/人以上算高效益类;

$\otimes_2 \in (16-\varepsilon, 16+\varepsilon)$,劳动生产率在 16 万元/人左右为较好效益类;

$\otimes_3 \in (14-\varepsilon, 14+\varepsilon)$,劳动生产率在 14 万元/人左右为一般效益类;

$\otimes_4 \in (0, 12)$,劳动生产率在 12 万元/人以下为低效益类。

这 4 类灰数的白化权函数分别如下:

$$f_1(x) = \begin{cases} X/18 & 0 < X < 18 \\ 1 & X \geqslant 18 \end{cases}$$

$$f_2(X) = \begin{cases} X/16 & 0 < X < 16 \\ 1 & X = 16 \\ (32-X)/(32-16) & 16 < X < 32 \\ 0 & X \notin (0, 32) \end{cases}$$

$$f_3(X) = \begin{cases} X/14 & 0 < X < 14 \\ 1 & X = 14 \\ (28-X)/(28-14) & 14 < X < 28 \\ 0 & X \notin (0, 28) \end{cases}$$

$$f_4(X) = \begin{cases} 1 & 0 < X < 12 \\ (24-X)/(24-12) & 12 < X < 24 \\ 0 & X \notin (0, 24) \end{cases}$$

3 聚类步骤

1)给出聚类指标白化值 X_{ij}；

2)规定灰类 $\otimes_{jk}$；

3)确定灰类白化权函数 $f_{jk}(X)$；

4)求白化权函数值 $f_{jk}(X_{ij})$；

5)求聚类系数 σ_{ik}；

$$\sigma_{ik} = \sum_{j=1}^{n} f_{jk}(X_{ij}) \eta_{jk}$$

上式中，η_{jk} 为第 j 指标对第 k 灰数效益权，亦称标定聚类权，它是权衡各指标在灰类中作用大小指标，计算公式为

$$\eta_{jk} = \lambda_{jk} / \sum_{j=1}^{n} \lambda_{jk}$$

λ_{jk} 为第 j 指标第 k 灰数阈值。

6）聚类。

4 实例

设有三个经济区，三个聚类指标分别为种植业收入、畜牧业收入、工副业收入。第 i 个经济区关于第 j 个指标的样本值 x_{ij} 如矩阵 A 所示：

$$A = (x_{ij}) = \begin{bmatrix} x_{11} & x_{12} & x_{13} \\ x_{21} & x_{22} & x_{23} \\ x_{31} & x_{32} & x_{33} \end{bmatrix} = \begin{bmatrix} 80 & 20 & 100 \\ 40 & 30 & 30 \\ 10 & 90 & 60 \end{bmatrix}$$

试按高收入、中等收入、低收入作综合聚类。

解：设关于指标种植业收入、畜牧业收入和工副业收入的白化权函数分别为：

$$f_{11}[0,80,-,-], f_{12}[0,40,-,80], f_{13}[-,-,10,20]$$
$$f_{21}[0,90,-,-], f_{22}[0,45,-,90], f_{23}[-,-,15,30]$$
$$f_{31}[0,100,-,-], f_{32}[0,50,-,100], f_{33}[-,-,20,40]$$

由以上白化权函数得：

$$f_{11}(x) = \begin{cases} 0, & x<0 \\ \dfrac{x}{80}, & 0 \leqslant x < 80; \\ 1, & x \geqslant 80 \end{cases} \qquad f_{12}(x) = \begin{cases} 0, & x<0 \\ \dfrac{x}{40}, & 0 \leqslant x \leqslant 80 \\ \dfrac{80-x}{40}, & 40 < x \leqslant 80 \\ 0, & x>80 \end{cases}$$

$$f_{13}(x)=\begin{cases}0, & x<0\\1, & 0\leqslant x\leqslant10\\\dfrac{20-x}{10}, & 10<x\leqslant20\\0, & x>20\end{cases}\qquad f_{21}(x)=\begin{cases}0, & x<0\\\dfrac{x}{90}, & 0\leqslant x<90;\\1, & x\geqslant90\end{cases}$$

$$f_{22}(x)=\begin{cases}0, & x<0\\\dfrac{x}{45}, & 0\leqslant x\leqslant45\\\dfrac{90-x}{45}, & 45<x\leqslant90\\0, & x>90\end{cases}\qquad f_{23}(x)=\begin{cases}0, & x<0\\1, & 0\leqslant x\leqslant15\\\dfrac{30-x}{15}, & 15<x\leqslant30\\0, & x>30\end{cases}$$

$$f_{31}(x)=\begin{cases}0, & x<0\\\dfrac{x}{100}, & 0\leqslant x\leqslant100;\\1, & x>100\end{cases}\qquad f_{32}(x)=\begin{cases}0, & x<0\\\dfrac{x}{50}, & 0\leqslant x\leqslant50\\\dfrac{100-x}{50}, & 50<x\leqslant100\\0, & x>100\end{cases}$$

$$f_{23}(x)=\begin{cases}0, & x<0\\1, & 0\leqslant x\leqslant20\\\dfrac{40-x}{20}, & 20<x\leqslant40\\0, & x>40\end{cases}$$

于是

$$\lambda_{11}=80,\lambda_{21}=90,\lambda_{31}=100;\lambda_{12}=40,\lambda_{22}=45,\lambda_{32}=50;\lambda_{13}=10,\lambda_{23}=15,\lambda_{33}=20。$$ 由

$\eta_{jk}=\lambda_{jk}/\sum\limits_{j=1}^{n}\lambda_{jk}$ 得

$$\eta_{11}=\frac{80}{270},\eta_{21}=\frac{90}{270},\eta_{31}=\frac{100}{270};\eta_{12}=\frac{40}{135},\eta_{22}=\frac{45}{135},\eta_{32}=\frac{50}{135};\eta_{13}=\frac{10}{45},\eta_{23}=\frac{15}{45},\eta_{33}=$$

$\dfrac{20}{45}$。再由 $\sigma_{ik}=\sum\limits_{j=1}^{n}f_{jk}(X_{ij})\eta_{jk}$,当 $i=1$ 时,有

$$\sigma_{11}=\sum_{j=1}^{3}f_{j1}(x_{1j})\cdot\eta_{ji}=f_{11}(x_{11})\cdot\eta_{11}+f_{21}(x_{12})\cdot\eta_{21}+f_{31}(x_{13})\cdot\eta_{31}$$

$$=f_{11}(80)\times\frac{80}{270}+f_{21}(90)\times\frac{90}{270}+f_{31}(100)\times\frac{100}{270}$$

$$=1\times\frac{80}{270}+\frac{20}{90}\times\frac{90}{270}+1\times\frac{100}{270}=0.74$$

同理,得

$$\sigma_{12}=0.15,\sigma_{13}=0.22$$

所以

$$\sigma_1=(\sigma_{11},\sigma_{12},\sigma_{13})=(0.74,0.15,0.22)$$

同法计算：

当 $i=2$ 时，$\sigma_2=(\sigma_{21},\sigma_{22},\sigma_{23})=(0.37,0.74,0.22)$，

当 $i=3$ 时，$\sigma_3=(\sigma_{31},\sigma_{32},\sigma_{33})=(0.59,0.15,0.22)$。

综合以上结果，可得灰色聚类系数矩阵：

$$\sum=(\sigma_{jk})=\begin{bmatrix} \sigma_{11} & \sigma_{12} & \sigma_{13} \\ \sigma_{21} & \sigma_{22} & \sigma_{23} \\ \sigma_{31} & \sigma_{32} & \sigma_{33} \end{bmatrix}=\begin{bmatrix} 0.74 & 0.15 & 0.22 \\ 0.37 & 0.74 & 0.22 \\ 0.59 & 0.15 & 0.22 \end{bmatrix}$$

由

$\max\limits_{1\leqslant k\leqslant 3}\{\sigma_{1k}\}=\sigma_{11}=0.74,\max\limits_{1\leqslant k\leqslant 3}\{\sigma_{2k}\}=\sigma_{22}=0.74,\max\limits_{1\leqslant k\leqslant 3}\{\sigma_{3k}\}=\sigma_{31}=0.59$ 表明，第二经济区属于中等收入灰类，第一和第三经济区属于高收入灰类。进一步从聚类系数 $\sigma_{11}=0.74,\sigma_{31}=0.59$ 可知，同属于高收入类的第一和第三经济区之间仍存在差别，如果将收入灰类再细分，比如分为高、中偏高、中、中偏低、低五个灰类，则可得出不同的结果。

参考文献

[1] 徐天和，苏顾龄. 统计管理与健康统计分册. 北京：人民卫生出版社，2004.
[2] 刘思峰，党耀国，方志耕，等. 灰色系统理论及其应用. 北京：科学出版社，2004.

（刘晓冬）

灰色最优聚类法

灰色最优聚类法是根据灰色聚类的基本原理，运用灰色关联度和最优化理论，建立的一种新的聚类方法，该法可通过适当确定分类标准应用于综合评价。灰色聚类法是建立在灰数的白化权函数生成基础上的一种新的聚类方法。其最大的特点是该方法中一直包含着人的定性定量控制作用。但实践表明这种方法也有局限性：(1)灰色聚类中，由于没有进行指标预处理和统一目标测度，存在着量纲量级的差异；(2)灰色聚类没有考虑各评估指标对评估目标而言的重要性，即权重；(3)灰色聚类中每一类别的白化权函数仅与相邻的上下两个类别存在隶属关系，当指标值分布过于离散时，可能会损失很多有用的信息。

1 灰色最优聚类理论模型

对某聚类问题的求解可归结为：根据该问题的分类标准，对以 n 个指标表示的样品 j 作聚类的最优识别。

设有 p 个样品，m 个类别，每个样品有 n 个指标，其权重分别为 $\omega_1,\omega_2,\cdots,\omega_n$ 满足 $1>\omega_i>0$，$\sum\limits_{i=1}^{n}\omega_i=1$。样品指标值和指标分类标准值见表1。

表1　指标分类标准值与样品指标值

指标分类标准值				样品 j 的指标值
第1类	第2类	⋯	第 m 类	
$y_{11}\sim y_{12}$	$y_{12}\sim y_{13}$	⋯	$y_{1m}\sim y_{1,m+1}$	x_{1j}
$y_{21}\sim y_{22}$	$y_{22}\sim y_{23}$	⋯	$y_{2m}\sim y_{2,m+1}$	x_{2j}
⋯	⋯	⋯	⋯	⋯
$y_{n1}\sim y_{n2}$	$y_{n2}\sim y_{n3}$	⋯	$y_{nm}\sim y_{n,m+1}$	x_{nj}

其中，y_{ih}，$y_{i,h+1}$ 分别为第 i 个指标的第 h 类标准值的上、下限，$i=1,2,\cdots,n,h=1,2,\cdots,m$。$x_{ij}$ 为样品 j 的第 i 个指标值，$j=1,2,\cdots,p$。显然对于固定的 i 有

$$y_{i1}<y_{i2}<y_{i3}<\cdots<y_{im}<y_{i,m+1}（顺序\ \text{I}）$$

或

$$y_{i1}>y_{i2}>y_{i3}>\cdots>y_{im}>y_{i,m+1}（顺序\ \text{II}）$$

1.1　白化权函数的确定

如果 f_{if} 表示第 i 个指标对第 h 类别的白化权函数，则 $f_{ih(x_{ij})}$ 为样品 j 的第 i 个指标隶属于第 h 类别的程度（白化权函数值）。

对于满足顺序 I 的指标 i，显然 y_{i1} 最小，$y_{i,m+1}$ 最大，白化权函数 f_{ih} 可按如下公式确定。

$$f_{i1}(x)=\begin{cases}1 & y_{i1}\leqslant x\leqslant y_{i2}\\[2mm]\dfrac{y_{i,m+1}-x}{y_{i,m+1}-y_{i2}} & y_{i2}\leqslant x\leqslant y_{i,m+1}\end{cases}$$

$$f_{ih}(x)=\begin{cases}\dfrac{x-y_{i1}}{y_{ih}-y_{i1}} & y_{i1}\leqslant x\leqslant y_{ih}\\[2mm]1 & y_{ih}\leqslant x\leqslant y_{i,h+1}\\[2mm]\dfrac{y_{i,m+1}-x}{y_{i,m+1}-y_{i,h+1}} & y_{i,h+1}\leqslant x\leqslant y_{i,m+1}\end{cases}(h=2,3,\cdots,m-1)$$

$$f_{im}(x)=\begin{cases}\dfrac{x-y_{i1}}{y_{im}-y_{i1}} & y_{i1}\leqslant x\leqslant y_{im}\\[2mm]1 & y_{im}\leqslant x\leqslant y_{i,m+1}\end{cases}$$

这样的白化权函数有一个特点：每一级别的白化权函数不只是与相邻的上、下两个类别存在着关系，而是与每个类别的标准值均有相关，从而使得样品指标的任何实测值对每个类别都有不为零的隶属度（除端点及以外的值外）。

同理可确定顺序 II 指标所对应的白化权函数。

1.2 灰色关联度的计算

记从属度 $f_{ih(x_{ij})}$ 为 $z_{jh}(i)$，从属度序列为 z_{jh}，则 $z_{jh}(i)=f_{ih(x_{ij})}$，$z_{jh}=(z_{jh}(1),z_{jh}(2),\cdots,z_{jh}(n))$

如果对于任意 i 都有 $z_{jh}(i)=1$，即样品 j 的每个指标都属于第 h 类，那么该样品应被判为第 h 类。所以若取 $z_{0h}(i)=(1,1,\cdots,1)$，则 z_{0h} 是一个清晰的综合评判。

以 z_{0h} 为参考序列，以 $z_{1h},z_{2h},\cdots,z_{ph}$ 为比较序列，则它们之间的灰色关联系数和关联度为

$$\xi_{jh}(i)=\frac{\min\limits_{j}\ \min\limits_{i}\Delta_{jh}(i)+0.5\ \max\limits_{j}\ \max\limits_{i}\Delta_{jh}(i)}{\Delta_{jh}(i)+0.5\ \max\limits_{j}\ \max\limits_{i}\Delta_{jh}(i)}$$

$$r_{jh}=\sum_{i=1}^{n}w_i\xi_{jh}(i)$$

其中 $\Delta_{jh}(i)=|Z_{jh}(i)-1|$

令 $h=1,2,\cdots,m$，得样品 j 与每个类别的灰色关联度 $r_{j1},r_{j2},\cdots,r_{jm}(j=1,2,\cdots,p)$，它们分别表示的是样品 j 与每个类别的几何相似程度。

1.3 优化模型

为全面更合理地描述样品 j 与第 h 类标准间的接近程度，将该接近程度用以样品与各类标准间的差异程度 u_{jh} 为权的加权广义距离来表示，即

$$d_{jh}=u_{jh}\Big[\sum_{i=1}^{n}\omega_i\xi_{jh}(i)\Big] \qquad u_{jh}\ 满足\ 0\leqslant u_{jh}\leqslant 1\ ,\ \sum_{h=1}^{m}u_{jh}=1$$

显然 d_{jh} 总是越小越好，为此，构造如下多目标最优化模型。

$$V-\min D=(d_{11},d_{12},\cdots,d_{1m},\cdots,d_{p1},d_{p2},\cdots,d_{pm})$$

$$s.t.\begin{cases}\sum_{h=1}^{m}u_{jh}=1(j=1,2,\cdots,p)\\ 0\leqslant u_{jh}\leqslant 1\end{cases}$$

将上述多目标最优化模型化为如下等价的单目标最优化模型

$$\min\{F(u_{jh})\}=\min\Big\{\sum_{j=1}^{p}\sum_{h=1}^{m}d_{jh}^2\Big\}=\sum_{j=1}^{p}\min\Big\{\sum_{h=1}^{m}u_{jh}^2\cdot\Big[\sum_{i=1}^{n}\omega_i\xi_{jh}(i)\Big]^2\Big\}$$

$$s.t.\begin{cases}\sum_{h=1}^{m}u_{jh}=1\\ 0\leqslant u_{jh}\leqslant 1\end{cases}$$

作拉格朗日函数

$$L=\sum_{h=1}^{m}u_{jh}^2\Big[\sum_{i=1}^{n}\omega_i\xi_{jh}(i)\Big]^2-\lambda\Big(\sum_{h=1}^{m}u_{jh}-1\Big)$$

令 $\dfrac{\partial L}{\partial u_{jh}}=0$，并联立求得

$$
\begin{aligned}
u_{jh} &= \frac{1}{\left[\sum\limits_{i=1}^{n}\omega_i\xi_{jh}(i)\right]^2}\times\sum_{h=1}^{m}\frac{1}{\left[\sum\limits_{i=1}^{n}\omega_i\xi_{jh}(i)\right]^2}\\
&= \frac{1}{\sum\limits_{k=1}^{m}\left[\dfrac{\sum\limits_{i=1}^{n}\omega_i\xi_{jh}(i)}{\sum\limits_{i=1}^{n}\omega_i\xi_{jk}(i)}\right]^2}=\frac{1}{\sum\limits_{k=1}^{m}\left[\dfrac{r_{jh}}{r_{jk}}\right]^2}
\end{aligned}
$$

上式即为所建立的灰色最优理论模型。

如果 $\min\limits_{h}u_{jh}=u_{jh_0}$，则样品 j 应划归为第 h_0 类。

2 应用举例

以评价某地 6 所医院的医疗质量为例。

2.1 指标的选取及指标分类标准的确定

选取对医疗质量影响较大的 7 个因素对应的指标作为分类依据，它们分别是：治疗有效率 x_1，危重抢救成功率 x_2，病死率 x_3，病床周转次 x_4，病床使用率 x_5，出院者平均住院日 x_6，护理质量评分 x_7。

各因素的作用不同，相应指标赋于不同的权系数，$\omega=(0.15,0.2,0.2,0.1,0.1,0.1,0.15)$。

将医疗质量分为 4 个等级：优，良，中，差。相当于 4 个类别，各个指标对应于不同类别的分类标准不同，对于以上的 7 个指标其分类标准可用表 2 表示。六所附属医院 1993 年的各项指标值如表 3。

表 2　指标分类标准值

指标	权系数	第 1 类（优）	第 2 类（良）	第 3 类（中）	第 4 类（差）
治疗有效率 x_1	0.15	100～95	95～90	90～80	80～0
危重抢救成功率 x_2	0.2	100～95	95～90	90～80	80～0
病死率 x_3	0.2	0～1	1～1.5	1.5～2	2～3
病床周转次 x_4	0.1	20～17	17～15	15～13	13～10
病床使用率 x_5	0.1	120～95	95～85	85～70	70～0
出院者平均住院日 x_6	0.1	0～18	18～21	21～24	24～30
护理质量评分 x_7	0.15	100～90	90～80	80～70	70～0

表3 六所医院的各项指标值

指　　标	医院代号					
	1	2	3	4	5	6
治疗有效率 x_1	92.9	91.3	98.3	96	94.3	95
危重病人抢救成功率 x_2	92	90	85	82	87	79
病死率 x_3	2.0	2.4	1.0	1.3	1.8	1.8
病床周转次 x_4	14.6	18.6	13.8	15.9	15	13.0
病床使用率 x_5	88.9	117.0	59.4	85.0	66.0	84.9
出院者平均住院日 x_6	21.9	23.1	15.8	19.5	19.4	21.7
护理质量评分 x_7	96	92	89	85	80	76

2.2 白化权函数的确定

在以上指标中，x_1,x_2,x_4,x_5,x_7 为高优指标，其余为低优指标。

设第 i 个指标对应于第 h 类别的分类界限为 $y_{ih}\sim y_{i,h+1}$，如第1个指标 x_1（治疗有效率）对应于第2类（良好）的界限为 $y_{12}\sim y_{13}$，即 $95\sim 90$，第3个指标 x_3（病死率）$y_{34}\sim y_{35}$，即 $2\sim 3$。

对于高优指标 x_i，显然 y_{i1} 最大，y_{i5} 最小，白化权函数 f_{ih} 可按如下公式确定。

$$f_{i1}(x)=\begin{cases} 1 & y_{i1}\geqslant x\geqslant y_{i2} \\ \dfrac{x-y_{i5}}{y_{i2}-y_{i5}} & y_{i2}\geqslant x\geqslant y_{i5} \end{cases}$$

$$f_{ih}(x)=\begin{cases} \dfrac{y_{i1}-x}{y_{i1}-y_{ih}} & y_{i1}\geqslant x\geqslant y_{ih} \\ 1 & y_{ih}\geqslant x\geqslant y_{i,h+1}\quad(h=2,3) \\ \dfrac{x-y_{i5}}{y_{ih+1}-y_{i5}} & y_{i,h+1}\geqslant x\geqslant y_{i5} \end{cases}$$

$$f_{i4}(x)=\begin{cases} \dfrac{y_{i1}-x}{y_{i1}-y_{i4}} & y_{i1}\geqslant x\geqslant y_{i4} \\ 1 & y_{i4}\geqslant x\geqslant y_{i5} \end{cases}$$

对于低优指标，y_{i1} 最小，y_{i5} 最大，白化权函数 f_{ih} 可按如下公式确定。

$$f_{i1}(x)=\begin{cases} 1 & y_{i1}\leqslant x\leqslant y_{i2} \\ \dfrac{y_{i5}-x}{y_{i5}-y_{i2}} & y_{i2}\leqslant x\leqslant y_{i5} \end{cases}$$

$$f_{ih}(x)=\begin{cases} \dfrac{x-y_{i1}}{y_{ih}-y_{i1}} & y_{i1}\leqslant x\leqslant y_{ih} \\ 1 & y_{ih}\leqslant x\leqslant y_{i,h+1}\quad(h=2,3) \\ \dfrac{y_{i5}-x}{y_{i5}-y_{ih+1}} & y_{i,h+1}\leqslant x\leqslant y_{i5} \end{cases}$$

$$f_{i4}(x) = \begin{cases} \dfrac{x-y_{i1}}{y_{i4}-y_{i1}} & y_{i1} \leqslant x \leqslant y_{i4} \\ 1 & y_{i4} \leqslant x \leqslant y_{i5} \end{cases}$$

2.3　灰色关联度的计算

根据以上的白化权函数可以求出每个医院的各项指标对应于不同类别的从属度。用 $z_{jh}(i)$ 表示第 j 个医院的第 i 项指标对应于第 h 类别的从属度（白化值）。

记 $z_{jh} = (z_{jh}(1), z_{jh}(2), \cdots, z_{jh}(7))$，表示第 j 个医院对于第 h 类别的从属度序列。

令 $h=1$，得各医院对应于第 1 类（优）的从属度序列为：

$$z_{11} = (0.9779, 0.9684, 0.5, 0.6571, 0.9358, 0.675, 1)$$
$$z_{21} = (0.9611, 0.9474, 0.3, 1, 1, 0.575, 1)$$
$$z_{31} = (1, 0.8947, 1, 0.5429, 0.6253, 1, 0.9889)$$
$$z_{41} = (1, 0.8632, 0.85, 0.8429, 0.8947, 0.875, 0.9444)$$
$$z_{51} = (0.9926, 0.9158, 0.6, 0.7143, 0.6947, 0.8833, 0.8889)$$
$$z_{61} = (1, 0.8316, 0.6, 0.4286, 0.8937, 0.6917, 0.8444)$$

如果对于任意的 i，$z_{jh}(i)=1$，即 j 医院的每个医疗质量指标都属于第 h 类，那么该医院医疗质量应被划分为第 h 类。因此取

$$z_{0h} = (1,1,1,1,1,1,1)$$

作为参考序列，以 $z_{1h}, z_{2h}, \cdots, z_{6h}$ 为此比较序列，则它们之间的灰色关联系数和灰色关联度分别为：

$$\xi_{jh}(i) = \frac{\min\limits_{j} \min\limits_{i} \Delta_{jh}(i) + 0.5 \max\limits_{j} \max\limits_{i} \Delta_{jh}(i)}{\Delta_{jh}(i) + 0.5 \max\limits_{j} \max\limits_{i} \Delta_{jh}(i)}$$

和

$$r_{jh} = \sum_{i=1}^{n} w_i \xi_{jh}(i)$$

其中 $\Delta_{jh}(i) = |Z_{jh}(i) - 1|$

如令 $h=1$，得关联系数

$$\xi_{j1}(i) = \frac{0 + 0.5 \times 0.7}{|Z_{j1}(i) - 1| + 0.5 \times 0.7}$$

由此得出第 1 医院各指标对于第 1 类的关联系数分别为

$$\xi_{11} = (\xi_{11}(1), \xi_{11}(2), \cdots, \xi_{11}(7)) = (0.9406, 0.9172, 0.4118, 0.5051, 0.8450, 0.5185, 1)$$

第 1 医院对于第 1 类的关联度

$$r_{11} = \sum_{i=1}^{7} w_i \xi_{j1}(i) = 0.15 \times 0.9406 + 0.2 \times 0.9172 + \cdots + 0.15 \times 1 = 0.7438$$

同理可求得其他各医院对于各类别的关联度 r_{ij}，见表 4。

表 4 关联度表

医院代号	第 1 类 （优）	第 2 类 （良）	第 3 类 （中）	第 4 类 （差）
1	0.7438	0.7934	0.7659	0.6108
2	0.7707	0.6816	0.6605	0.5865
3	0.8408	0.7899	0.6846	0.5806
4	0.7828	0.9195	0.7750	0.5934
5	0.6988	0.8897	0.9019	0.6600
6	0.6501	0.8158	0.9163	0.7728

2.4 求差异度，确定评价结果

根据优化模型，求出各医院与每一类别标准间的差异程度 u_{jh}，计算公式为

$$u_{jh} = \frac{1}{\sum_{k=1}^{4} \left(\dfrac{r_{jh}}{r_{jk}} \right)^2}$$

如果 $\min_h u_{jh} = u_{jh0}$，则第 j 医院应划为第 h_0 类。

六所医院与各类标准的差异程度分别如表 5。

从表 4 可见：

$$\min_h u_{1h} = u_{12} = 0.2042$$
$$\min_h u_{2h} = u_{21} = 0.1863$$
$$\min_h u_{3h} = u_{31} = 0.1742$$
$$\min_h u_{4h} = u_{42} = 0.1616$$
$$\min_h u_{5h} = u_{53} = 0.1190$$
$$\min_h u_{6h} = u_{63} = 0.1769$$

表 5 差异程度表

医院代号	第 1 类 （优）	第 2 类 （良）	第 3 类 （中）	第 4 类 （差）
1	0.2323	0.2042	0.2210	0.3445
2	0.1863	0.2382	0.2537	0.3217
3	0.1742	0.1974	0.2628	0.3654
4	0.2230	0.1616	0.2275	0.3880
5	0.2996	0.1848	0.1190	0.3358
6	0.3514	0.2231	0.1769	0.2486

于是得第 2、3 医院医疗质量属优,第 1、4 医院医疗质量属良,第 5、6 医院医疗质量属中,它们的综合评价排名结果为 3－2－4－1－5－6。

参考文献

[1] 肖新平,肖伟. 灰色最优聚类理论模型及其应用. 运筹与管理. 1997,3(1):21－25.
[2] 邓聚龙. 多维灰色规划. 武汉:华中理工大学出版社,1990:131－169.
[3] 李珍萍,余晓东,王培承,等. 灰色最优聚类法在医疗质量综合评价中的应用. 中国医院统计,1998,5(4):212－214.

(刘　松)

Kappa 评价

在医学研究或管理研究中,常遇到研究两种检查或测定方法的结果是否一致,两位医生的诊断、两位专家的评估是否具有一致性,评价临床诊断结果或两次调查应答结果重现性的问题。以往常用配对资料的 t 检验、χ^2 检验、简单相关和等级相关分析等方法间接反映两种方法的一致性,但上述方法有其局限性和不足。

Kappa 统计量就是评价调查者或评估者之间一致性(agreement)的指标。1960 年 Cohen. J. 提出了用 Kappa 值作为评价一致性的指标,通过计算 Kappa 值对其一致性予以描述和推断。由于 Kappa 统计量不仅能检验两种方法、两次调查,或两个调查者之间的一致性,能够检验同一调查者、评估者的两次调查、评估的一致性,而且能够给出一个反应一致性大小的量值,所以近年来 Kappa 值成了判断一致性和信度评价的一种常用指标。

1　Kappa 统计量

Kappa 统计量的计算公式为:

$$\text{Kappa}=\frac{P_o-P_e}{1-P_e}$$

式中,P_o 为实际观察到的一致率,P_e 为期望一致率(两次检查结果由于偶然机会所造成的一致性)。

在 $R\times C$ 列连表中:

$$P_o=\frac{\text{实际观察一致数}}{\text{总检察人数}}=\frac{\sum A}{N},\ P_e=\sum_{i=1}^{n}a_ib_i\ \ a_i=\frac{A_i}{N}\ \ b_i=\frac{B_i}{N}$$

式中，N 为总计数，A_i、B_i 分别为第 i 行、第 i 列的周边合计值，a_i、b_i 分别为第 i 行、第 i 列的周边合计频率。

Kappa 取值在 $(-1, +1)$ 之间，其值的大小均有不同意义。若 Kappa$=1$，说明两次检查结果完全一致；若 Kappa$=-1$，说明两次检查结果完全不一致；若 Kappa$=0$，说明两次判断的结果是机遇造成；若 Kappa<0，说明一致程度比机遇造成的还差，两次检查结果很不一致，且在实际应用中无意义；若 Kappa>0，此时说明有意义，Kappa 值越大，说明一致性越好。

Kappa 值的参考评价值可分三级：

Kappa$\geqslant 0.75$ 重现性（或一致性）极好

$0.75 >$ Kappa$\geqslant 0.4$ 重现性（或一致性）好

$0.4 >$ Kappa$\geqslant 0$ 重现性（或一致性）差

例 1 某营养师对某大学 537 名女大学生先后进行两次相同内容的调查（相隔 2 个月），以了解饮食情况，其中鸡蛋消耗量的两次调查资料如表 1，试问两次应答的重现性如何？

表 1 537 名女大学生食用鸡蛋（个数/天）的两次调查结果

第 1 次调查	第 2 次调查		合计 A_i	合计率 a_i
	$\leqslant 1$	>1		
$\leqslant 1$	136	92	228	0.425
>1	69	240	309	0.575
合计 B_i	205	332	537	—
合计率 b_i	0.382	0.618	—	—

1）计算实际一致率：

$$P_o = \frac{\sum A}{N} = \frac{A_{11} + A_{22}}{N} = \frac{136 + 240}{537} = 0.700$$

2）计算期望一致率：期望一致率是假设两次调查或两种测定方法相互独立的前提下所期望的一致性，本例期望一致率为：

$$P_e = \sum_{i=1}^{n} a_i b_i = a_1 b_1 + a_2 b_2 = 0.425 \times 0.382 + 0.575 \times 0.618 = 0.518$$

$$\text{Kappa} = \frac{P_o - P_e}{1 - P_e} = \frac{0.700 - 0.518}{1 - 0.518} = 0.378$$

Kappa<0.4，说明两次调查的一致性差。

例 2 某单位进行某抗体间接血凝试验，对各样品同时用血清法和滤纸片法测定结果如表 2，试对两种检验方法作一致性分析。

表 2　某抗体间接血凝试验结果

滤纸法	血清法				合计 A_i	合计率 a_i
	$-$	$+$	$++$	$+++$		
$-$	8	0	1	0	9	0.1607
$+$	0	10	1	0	11	0.1964
$++$	0	1	26	2	29	0.5179
$+++$	0	1	0	6	7	0.1250
合计 B_i	8	12	28	8	56	—
合计率 b_i	0.1429	0.2143	0.5000	0.1429	—	—

实际一致率：$P_o = \dfrac{\sum A}{N} = \dfrac{A_{11} + A_{22} + A_{33} + A_{44}}{N} = \dfrac{8 + 10 + 26 + 6}{56} = 0.8929$

期望一致率：

$$P_e = \sum_{i=1}^{n} a_i b_i = 0.1647 \times 0.1429 + 0.1964 \times 0.2143 + 0.5179$$
$$\times 0.5 + 0.1250 \times 0.1429 = 0.3419$$

$$\text{Kappa} = \frac{P_o - P_e}{1 - P_e} = \frac{0.8929 - 0.3419}{1 - 0.3419} = 0.8373$$

Kappa>0.75，说明两种检测方法的一致性极好。

2　Kappa 值的标准误及区间估计

根据实际资料计算的 Kappa 值只是一个样本的统计量，在实际应用中通常还需要计算 Kappa 值的总体参数（u_K）的置信区间，其计算公式为：

$$\text{Kappa} - u_a S_{\overline{K}} < u_K < \text{Kappa} + u_a S_{\overline{K}}$$

式中，u_a 可查标准正态分布表（附表 1）获得，$S_{\overline{K}}$ 为 Kappa 值的标准误，其计算公式如下：

$$S_{\overline{K}} = \frac{1}{\sqrt{N(1 - P_e)}} \sqrt{P_e + P_e^2 - \sum_{i=1}^{n} \left[a_i b_i (a_i + b_i)\right]}$$

例 1 的标准误为：

$$S_{\overline{K}} = \frac{1}{\sqrt{537(1 - 0.518)}} \sqrt{0.518 + 0.518^2 - \left[0.425 \times 0.382 \times (0.425 + 0.382) + 0.575 \times 0.618 \times (0.575 + 0.618)\right]}$$
$$= 0.0431$$

Kappa 值的 95% 的置信区间为：

$$\text{Kappa} \pm u_a S_{\overline{K}} = 0.378 \pm 1.96 \times 0.0431 = (0.294, 0.462)$$

例 2 的标准误为：

$$S_{\overline{K}} = \frac{1}{\sqrt{N(1-P_e)}} \sqrt{P_e + P_e{}^2 - \sum_{i=1}^{n}[a_i b_i(a_i + b_i)]}$$

$$= \frac{1}{\sqrt{56(1-0.3419)}} \sqrt{0.3419 + 0.3419^2 - 0.2926}$$

$$= 0.0828$$

Kappa 值的 95％的置信区间为：

$$\text{Kappa} \pm u_a S_{\overline{K}} = 0.8373 \pm 1.96 \times 0.0828 = (0.6750, 0.9996)$$

3　Kappa 值的假设检验

在实际应用中，常用的是 Kappa 值的 u 检验，即检验总体 Kappa 值是否为 0，计算公式为：

$$u = \frac{\text{Kappa}}{S_{\overline{K}}}$$

若观察例数较多时，u 近似服从标准正态分布。

例 1 的假设检验

a) 建立检验假设

H_0：两次检查结果不存在一致性，Kappa＝0

H_1：两次检查结果存在一致性，Kappa＞0

取显著性水平 $\alpha = 0.05$

b) 计算 u 值

$$u = \frac{\text{Kappa}}{S_{\overline{K}}} = \frac{0.378}{0.0431} = 8.770$$

c) 结论：查正态分布表（附表 1），$p < 0.001$，按 $\alpha = 0.05$，拒绝 H_0，接受 H_1，可认为两次调查结果存在一致性，参考 Kappa 值评价原则，两次调查结果一致性较差。

例 2 的假设检验

a) 建立检验假设

H_0：两种检查结果不存在一致性，Kappa＝0

H_1：两种检查结果存在一致性，Kappa＞0

取显著性水平 $\alpha = 0.05$

b) 计算 u 值

$$u = \frac{\text{Kappa}}{S_{\overline{K}}} = \frac{0.8373}{0.0828} = 10.11$$

c) 结论：查正态分布表（附表 1），$p < 0.001$，按 $\alpha = 0.05$，拒绝 H_0，接受 H_1，结合 Kappa 值的评价原则，可认为两种检查结果一致性极好。

当观察结果出现同一诊断级别中有较多的观察例数，特别是两次检查结果不一致的观察例数较多，亦即 Kappa 值计算表斜线外某一等级的例数较多时，则应计算加权 Kappa 值。但在判断一致性时不常用，故不做详细介绍。

参考文献

[1] 马斌荣. 医学科研中的统计方法. 北京:科学出版社,2005.

[2] 王惠慈. 现代医院管理综合统计学. 北京:中国统计出版社,1993,446-449.

[3] 夏邦世,吴金华. Kappa 一致性检验在检验医学研究中的应用. 中华检验医学杂志,2006,29(1):83-84.

（崔庆霞）

加权综合法

加权综合法是一种原理上比较简单的多指标综合评价方法。它的基本原理是把评价指标值通过各种方法转化成相对指标值,再赋予评价指标合适的权重,进行加权综合得到各评价对象的综合分,根据综合分来评价、比较和选择最优方案。

1 加权综合法的基本步骤

1.1 选择评价指标

评价指标的选择应通盘考虑,选择有代表性、确定性好、有一定区别能力又相互独立的指标组成指标体系。

1.2 评价指标的数据处理

在已确定的评价指标体系中,常常既有定性指标,又有定量指标;既有绝对指标,又有相对指标,且各指标的计量单位也不同。数据处理的目的即消除以上因素对综合结果的影响。

1.2.1 定性指标数量化

经过周密的分析和研究,制定出各定性指标的具体要求,并根据达到要求的程度分为若干等级,从而把定性指标转化为已达到等级水平为记分值的定量指标。如教学改革的评定,评价指标均为定性指标,以其中一项"教学内容改革"为例,首先制定评分等级并确定标准分。本项规定:凡结合实际与发展需要,不断更新、改革教学内容的,标准分为 10 分;凡结合专业需要与发展、教学内容有一定改革的,标准分为 7 分;教学内容变化较小的,标准分为 4 分。然后根据实际情况与标准值相比较,得到评分值,从而把定性指标转化为定量指标。

1.2.2 绝对指标相对化

若各评价对象的内容构成、水平层次不同,采用绝对指标显然是不合理的。为了消除由于内部构成等客观因素造成的差异,必须把不同条件下的绝对指标转化为相对指标。

例如在评价教学成果时,对教学研究论文一项,如果只考虑某学科该年发表的论文篇数是不客观的。这种不客观性是由于各学科教师人数不同,论著的数量、质量不同导致的。因此不能单纯采用绝对指标,而应采用相对指标,如可按下述公式将论文篇数转换为相对指标。

$$C = \frac{n_1 D_1 + n_2 D_2 + n_3 D_3}{M}$$

式中,C 为相对指标——论文得分值;M 代表教师人数;D_1、D_2、D_3 分别为国家级、省级、地市级刊物上每篇论文得分值;n_1、n_2、n_3 分别代表国家级、省级、地市级刊物上发表的论文数量。

1.2.3 计量单位统一化

由于各评价指标的计量单位不同,在进行综合评价时必须把各指标统一化成分数计算。方法是:分别规定各项指标最高水平和最低水平的分数,居中水平的分数可按比例推算。

设 a_2 为评价指标的最高水平,a_1 为最低水平,a_x 为评价指标的居中水平,若规定最高水平分数为 b_2,最低水平分数为 b_1,那么居中水平 a_x 的分数可按比例推算:

$$\frac{b_2 - b_1}{b_x - b_1} = \frac{a_2 - a_1}{a_x - a_1}$$

$$b_x = \frac{(a_x - a_1)(b_2 - b_1)}{a_2 - a_1} + b_1$$

1.3 确定评价指标的权重系数

由于各个评价指标在评价中所占的地位和重要性不同,因此在进行综合评价时必须根据各指标的重要性合理地确定权重系数。

确定权重系数的方法有多种,常用的有专家意见法、两两比较法和层次分析法。下面主要介绍前两种,第三种详见层次分析法。

1.3.1 专家意见法

该法首先邀请若干专家对各指标的重要性发表意见、汇总专家们的意见并用表1表示。其中,W_{ij} 为第 i 位专家赋予第 j 个指标的权系数。每位专家赋予各指标的权系数和应该等于1,即 $\sum_{j=1}^{n} W_{ij} = 1 (i=1,2,\cdots,m)$。根据表1计算不同专家赋予每个指标权系数的平均值 W_j 作为该指标的权系数,计算公式为:

$$W_j = \frac{\sum_{i=1}^{m} W_{ij}}{m}$$

表1 专家意见汇总表

专家	指标 1	2	3	⋯	n
1	W_{11}	W_{12}	W_{13}	⋯	W_{1n}
2	W_{21}	W_{22}	W_{23}	⋯	W_{2n}
⋮	⋮	⋮	⋮	⋮	⋮
m	W_{m1}	W_{m2}	W_{m3}	⋯	W_{mn}

1.3.2　两两比较法

该法是将各个指标依次进行两两比较,并把比较结果计入表 2 所示判定值表。如果行序指标 i 重要性等于列序指标 j,则判定值 $W_{ij}=0.5$;如果行序指标 i 重要性小于列序指标 j,则判定值 $W_{ij}=0$;如果行序指标 i 重要性大于列序指标 j,则判定值 $W_{ij}=1$。

表 2　两两比较法判定值表

行序指标	列序指标					得分 a_i	权系数 W_i
	1	2	3	⋯	n		
1	—	W_{12}	W_{13}	⋯	W_{1n}	a_1	W_1
2	W_{21}	—	W_{23}	⋯	W_{2n}	a_2	W_2
3	W_{31}	W_{32}	—	⋯	W_{3n}	a_3	W_3
⋮	⋮	⋮	⋮	⋮	⋮	⋮	⋮
n	W_{n1}	W_{n2}	W_{n3}	⋯	—	a_n	W_i
合计						$\sum\limits_{i=1}^{n} a_i$	

然后按行累加得各个指标的得分 a_i

$$a_i = \sum_{i=1,j\neq1}^{n} W_{ij}$$

再分别除以 n 个指标的总分 $\sum\limits_{i=1}^{n} a_i$,得各个指标的权系数 W_i

$$W_i = \frac{a_i}{\sum\limits_{i=1}^{n} a_i}$$

1.4　计算综合分数

根据各评价对象各指标的权系数及得分,计算各评价对象的综合分数。常用的方法有两种。

方法 1:各指标的最高水平和最低水平分别各自取相同分数,如最高水平均规定为 10 分,最低水平均规定为 1 分,其他水平的分数按比例推算。然后计算各指标分数的加权和,即综合分数。用公式来表示即

$$F = \sum W_i f_i$$

式中,W_i 为第 i 个指标的权系数;f_i 为第 i 个指标的分数;F 为综合分数。

方法 2:给出评价总分,根据各指标的权系数,计算分配给各指标的部分。计算方法为用总分分别乘以各指标的权系数即可,并将其作为各指标最高水平的分数,规定最低水平分数为 0 分,然后按比例推算各指标实际水平的分数 f_i,各指标实际水平分数 f_i 的和即为综合分数。

1.5　评价

根据综合分数评价各对象的优劣。

例如:为了解某地区乡镇初级卫生保健工作情况,抽取了其中 6 所初级卫生保健单位,并对其工作质量进行综合评价。选取了政府重视程度、卫生组织机构、基层卫生管理、卫生防疫指标、妇幼保健指标、健康教育服务、居民健康状况、居民卫生状况和社会环境 9 项指标,根据各指标的相对重要程度和工作的难易度,采用专家意见法将权重进行适当分配,同时将每项考核内容权系数的平均值作为相应的权系数。

表 3　部分乡镇初级卫生保健工作情况

考核内容	标准分	权重系数	初级卫生保健工作评分					
			A	B	C	D	E	F
政府重视程度	8	0.057	7.39	6.84	7.18	6.90	6.33	7.19
卫生组织机构	7	0.049	6.44	6.36	4.99	6.02	6.30	6.58
基层卫生管理	12	0.118	10.85	9.65	10.00	10.20	9.76	10.40
卫生防疫指标	2	0.260	18.35	18.07	17.91	18.41	19.51	19.58
妇幼保健指标	15	0.190	14.37	13.71	13.66	13.69	12.62	14.56
健康教育服务	10	0.130	9.10	8.95	9.05	8.75	8.80	9.10
居民健康状况	8	0.042	8.00	7.11	7.18	6.98	6.67	7.50
居民卫生状况	13	0.116	11.98	11.14	11.13	10.54	10.86	11.59
社会环境指标	7	0.038	6.58	6.37	6.48	5.88	5.68	5.98
合计	100	1.000	93.06	88.20	87.58	87.37	86.53	92.48
综合评分结果	—	—	12.68	12.14	12.10	12.16	12.19	12.89
评价名次	—	—	2	5	6	4	3	1

经计算综合分数表 3 可见,初级卫生保健机构 F 的工作质量最好。

参考文献

[1] 张青林,苏颀龄,徐天和. 卫生事业管理统计学. 海口:南海出版公司,1991.
[2] 蔡美德. 管理决策分析. 广州:华南理工大学出版社,1992.
[3] 杨瑞璋,胡琳. 卫生管理统计学. 哈尔滨:黑龙江科学技术出版社,1990.

(李晓妹)

统计预测

1 统计预测的概念

严格讲,预测与推测是有区别的,推测泛指从已知事物推断未知事物。既有横断面静态推测,也有面向未来的纵向动态推测,而预测一词常专指对事物未来的推测。

统计预测属于预测方法研究范畴,它研究的是如何用科学的统计方法对事物的未来发展进行定量推测。这种定量预测技术的发展,与数学和数理统计的发展有密切关系。统计预测的方法论性质与统计学的方法论性质是一致的。

事物的未来发展虽然不肯定,但可以根据其过去的历史发展规律加以判断和推测,并用统计所特有的方法,用两个数值来概括一个预测值的可能范围,并对预测误差加以控制。可以说,统计预测是一种有概率的预测。

总之,统计预测是方法论,它研究的是如何根据历史资料,使用统计方法,对事物的不肯定未来做出定量推测,并算出其概率置信区间。在这种推测中,不仅是数学计算,而且有直觉判断,认清统计预测和各种实质性预测之间的区别和联系是非常重要的。

2　统计预测的特点

统计预测作为一门技术有如下特点:

1)科学性

预测是根据过去的统计资料和调查研究资料,通过一定的程序、方法和模型,获取事物诸因素之间相互关系的信息,从而对事物未来发展趋势做出判断,基本上反映了事物发展的规律,所以预测具有科学性。

2)近似性

预测是对事物未来发展趋势的估计和推断,走在事物的发展之前,其结果总会与事物未来发生的实际情况存在一定的偏差。预测的数值仅是事物未来发生数值的近似值,所以预测具有近似性。

3)局限性

由于预测对象受到内外环境各种因素变化的影响,带有一定的随机性。加上人们对事物未来的认识总有一定的局限性,或者由于掌握的资料不全面、不准确,或者在建立模型时简化了一些因素和条件,以致使预测的结果往往不能表达事物发展的全体,而带有一定的局限性。

3　统计预测方法的基本功能

就统计预测方法而言,它的基本功能是从历史资料中用同时并存的基本轨迹和误差,把两者分开,以研究轨迹的变化。用公式表示为:

$$历史资料＝轨迹＋误差$$

把轨迹分离出来的方法,就是对资料拟合某种模型,使模型尽可能准确而全面的反映出有规律的轨迹。误差项又称剩余变动或残差,所拟合的模型是否把轨迹都反映出来了,主要看这个剩余项是否呈现出某种随机性。因此,在统计预测中,研究剩余项的随机性是一项重要课题。

4　统计预测的的基本原则

统计预测是一门方法论学科。方法论并不等于说只是众多方法的堆砌,它仍然是必须研究和阐述各种方法的开发与运用的原理原则,特别是其中的一些共同性理论问题。首要的就是统计预测基本原则问题。所谓基本原则是我国有关预测文献中提出来的,在国外常常被称为预测的基本要求或预测的基础。统计预测的基本原则是由统计预测的性质和地位决定的,是各种统计预测方法的指导思想。基本原则主要有:(1)模拟原则;(2)相对稳定原则——连贯性原则;(3)近大远小原则。

5 影响预测作用大小的因素

预测作用的大小要看由于使用了预测结果所产生的收益是否超出了所支出的费用,以及超出多少。影响预测方法大小的因素是多方面的,主要有以下几项:(1)预测费用的高低;(2)预测方法复杂程度;(3)预测结果准确程度;(4)预测的实效性;(5)预测所依据的历史资料其变动规律有无重大变化;(6)预测期的长短等。

6 统计预测的分类

在统计预测的概念部分已讲过统计预测可分为横断面的静态预测和纵向的动态预测,以及方法论预测和实质性预测。此外,还有几种重要的分类:

1)统计预测按模型划分为时间序列预测、回归预测和投入产出预测等。

2)统计预测按时间长短划分,可分为长期预测、中期预测和短期预测。长期预测指 2 年以上的预测,中期预测指 3 个月～2 年的预测,短期预测指 1～3 个月的预测。

3)统计预测按预测方法的性质划分为定性预测、定量预测和情景预测法。

定性预测是以逻辑判断为主的预测方法,通过预测者所掌握的信息和情报,结合各种因素对事物的发展前景做出判断,并把这种判断模拟定量化。主要方法有德尔菲法(专家意见征询法)、社会需求调查法、主观概率法、相互影响分析法等。

在拥有能用数量关系表示或具有明显因果关系的充足历史资料的情况下,通常使用定量预测法。定量预测法的方法很多,应用时需根据拥有资料的情况和预测目的合理选用,以期达到最佳预测效果。定量预测法包括以下几种常用方法:

(1)回归预测法(一元线性回归预测法、多元线性回归预测法、非线性回归预测法)。

(2)时间序列预测法(趋势外推法、时间序列分解法、移动平均法、指数平滑法、自适应法、博克斯詹金斯法、灰色预测法、马尔科夫预测法)。

有时,定量预测法难以反映错综复杂的现象关系,定性预测又没有一定的数据根据,不利于决策者进行分析,基于这种情况,一种定性和定量相结合的分析方法应运而生,这就是情景预测法。情景预测法不受任何条件的限制,考虑较全面、灵活,能够及时发现问题,及早采取行动。

7 统计预测的步骤

1)预测目标的确定

在预测之前首先必须明确预测变量,分析影响预测变量的主要因素,这样才能有的放矢地收集必需的资料,确定调查什么,向谁调查,采用什么样的调查方法。

2)资料的收集与利用

根据预测目的,收集历史上关于预测变量及有关因素变量的资料。一个成功的统计预测,应首先满足以下条件:(1)用于预测的资料样本较大,可靠性高;(2)资料包括影响预测变量的主要因素;(3)资料变化范围的覆盖面较宽。

3)数学模型的选择

首先将自变量(预测因素)与应变量(预测变量)绘制散点图,考察其变化趋势和结构形式,并结合专业知识确定用作预测的数学模型。数学模型确定后,用一定的统计方法求出模型中的参数估计值。为了考察数学模型的预测效果,可以留下 1～2 年的资料作预测,用其余的资料来建立预测方程。

4)预测效果的考核

统计预测质量的好坏,应以剩余误差和预测符合率来做评估。一个成功的预测方程必须经过组外回代的考验。

5)预测结果的应用

将预测模型付诸应用。若预测结果与实际情况相差甚远,须对模型做适当的调整,或选择更有效的其他模型。

参考文献

[1]　王启栋,王洁贞,刘荣甫.现代卫生事业管理中的统计预测.中国卫生统计,2001,(18)4:245－246.

[2]　涂德服.统计预测.四川:西南财经大学出版社,1990.

[3]　董波,王惠慈.统计预测·统计决策·医院管理(一).中国医院统计,2003,(10)2:104－106.

[4]　徐国祥,胡清友.统计预测和决策.上海:上海财经大学出版社,1998.

[5]　章扬熙.医学统计预测.北京:中国科学技术出版社,1985.

(吕军城)

德尔斐预测法

1　德尔斐法由来及简介

德尔斐是 Delphi 的中文译名。Delphi 原是一处古希腊历史遗迹,为阿波罗神殿所在地,在古希腊神话中,太阳神阿波罗常在此宣布神谕,占卜未来,因此德尔斐有聪明智慧之意。

德尔斐法(Delphi method, Delphi forecasting method)是一种直观的预测法,直观预测法是最古老的预测方法,同时也是自从人类对自然现象和社会现象进行预测时起至今使用最多的一种方法。德尔斐法是由美国著名的兰德公司（RAND Corporation）和道格拉斯公司在 20 世纪 50 年代提出并开始使用的。当时美国空军委托兰德公司研究一项风险辨识课题，课题很难从定量的角度通过数学模型进行分析，因而兰德公司设计了一种专家经验意见综合分析法，称为德尔斐法。德尔斐法在现代的运用是从 20 世纪 50 年代开始的，主要被作为预测未来的工具应用于未来学的研究中；20 世纪 60 年代中期以来，德尔斐法的应用范围迅速扩大，在未来学以外的其他领域特别是评价领域得到了广泛的运用，为解决各种形式的复杂问题发挥了重要作用。

简而言之，德尔斐法就是当历史资料或数据不够充分，或者当模型中需要相当程度的主观判断时，采用书面形式以问卷方式对选定的一组专家进行广泛意见征询，而后对他们回答的意见进行综合、整理、归纳、匿名反馈给各位专家；再次征求意见，然后再进行综合、整理、反馈；经过反复几轮的征询，使专家意见趋于一致，从而得到对某项专题或某个项目未来比较一致且可靠性较大的预测结果的一种定量与定性相结合的预测、评价方法，在我国又称为专家评分法或专家咨询法。

2 德尔斐法的特点

德尔斐法属于专家预测法中的一种，是专家会议法的一种发展。采用专家会议法往往需要召开专家会议，虽具有一定优点但也存在不少弊端，比如：1）参会专家人数受到限制；2）容易发生权威专家一发言，其他人不能完全表达自己的意见；3）受表达能力的影响；4）容易出现从众行为等弊端。德尔斐法是在专家会议基础上，克服了专家会议法的一些弊端，尽可能的防止个人判断的局限性、消除人的主观因素的影响而发展起来的一种新方法。德尔斐法有以下几个特点：

1）匿名性。采用匿名的方法，用通信调查的方式征求专家的意见，填写的调查表也不记名，同时各专家彼此不见面，克服了受权威意见影响而改变自己意见的弊端；而且当专家们参考前轮预测结果修改自己意见时无需做出公开说明，无损自己的威望，可以使各种不同的观点得到充分的表达。

2）广泛性。因为采用信函的方式进行调查，不受邀请专家人数和时间的限制，可以邀请较多的本学科专家和相关学科或边缘学科的专家参与调查；各类专家可以从不同侧面提出不同的见解，广泛征集专家们提供的丰富信息。

3）权威性。参加意见征询的人士一般是对所咨询的问题有比较深入研究的专家和权威，他们中某一人士对所咨询问题的回答就已具有某种意义上的权威价值，众多人士对所咨询问题的一致回答就更具有权威价值。如果专家都认为某一指标重要，要给它较高的权重值，那就说明该项指标确实重要。权威性特点保证了预测结果具有较高的可靠性。

4）独立性。参加意见征询的专家和权威在整个征询意见的过程中并不见面，不是"面对面"就某一指标的重要性程度进行讨论，专家之间没有面对面的相互影响和相互对抗，从而有效地减少了专家中资历、口才、人数优势等方面因素对他们回答问题的影响。可以说，参加意见征询的人员不受权威左右，不受口才好坏、人数多少的影响，对所咨询问题的回答均是自己独到的见解，具有较强的独立性。独立性特点保证了预测结果的客观性。

5）信息反馈性。当每一轮专家们提出意见后，由预测领导小组进行汇总、整理。从参加应答的专家们反馈回来的问题、调查表上掌握的每一轮预测的汇总结果，以及其他专家提出意见的论证后，以此作为下轮预测的参考，并做出各自新的判断。多次反复可为专家提供了解舆论和修改意见的机会，如此多次反复，一般需要进行 3－4 轮，保证专家的意见日趋一致性，结论的可靠性越来越大。

6）可控性。德尔斐法是一个有组织的、可控制的专家集体进行思想交流的过程，由许多不同的专家组成的集体作为一个整体解答某个复杂问题。同时专家只能按照意见征询表中所列非常明确、具体的问题依照指定的回答方式简单明了地表示自己的意见，使得专家的意见一轮比一轮相对集中，呈逐步收敛的趋势，保证了参加意见征询专家的价值认识能够逐步地取得一致。

7）结果的统计推断性。德尔斐法的一个重要特点是预测结果的定量统计特性。对预测结果加以统计处理，使其反映整个小组的意见，以期做出符合客观情况发展的结论。

3 德尔斐法应用条件及适用范围

3.1 应用条件

首先是咨询主题应明确，使熟悉该专题的专家能清晰地理解问题的性质、内容和范围；其次是要找到一批经验丰富而又熟悉该专题的专家，特别是这些专家中具有代表性的人物。

3.2 适用范围

德尔斐法主要是建立在专家们主观判断的基础上的，因而它特别适用于客观材料或数据缺少情况下的长期预侧或其他方法难以进行的技术预测。该方法是系统分析方法在意见和价值判断领域内的一种有益延伸，突破了传统的数量分析限制，为科学地制定决策开拓了思路。往往适用于以下几种情况：

1）问题可以借助精确的分析技术处理，但是建立在集体基础上的直观判断，可以给出某些有用的结果。

2）面对一个庞大复杂的问题，专家们以往没有交流思想的历史，因为他们的经验与专业有着十分不同的背景。

3）专家人数众多，进行"面对面"交流时效率很低。

4）时间与/或费用的限制使得经常进行专家会议商讨比较困难。

5）专家之间分歧隔阂严重，或出于其他政治或其他等原因不宜进行当面交换。

6）需要保证参加者的多种成份，从而提出各种不同意见；但是为了避免因权威作用或从众心理/"乐队效应"而压倒其他意见。

4 德尔斐法在医学研究中的应用

随着德尔斐法在各领域的广泛应用，其方法本身也不断得到发展和完善。20 世纪60 年代后，德尔斐法开始在医学和公共卫生领域中应用，在医学上的主要应用集中在护理学研究、临床医学研究、卫生经济学评价、流行病学研究，以及建立与评价医疗服务的质量指标等研究领域。

5　德尔斐法应用步骤

Delphi 法用于预测、评估和收集意见。咨询表中的研究项目不同,统计方法也不尽相同,但其基本实施过程是相似的。Delphi 法的实施过程主要包括五个步骤:

1)设置项目评估、预测组织小组

领导小组的主要任务是:拟订项目评估、预测主题;编制以通信方式咨询专家的评估、预测调查问题表;选择专家;依据专家几个轮回完成的咨询表,对专家提出的意见及结果进行一系列的整理统计分析等工作。

2)拟定评估、预测主题,制定专家调查表

预测征询调查表是进行德尔斐法预测的一个重要工具,调查表制定的好坏直接影响着预测结果的优劣,制定调查表时需注意以下几点:

①做出必要的简要说明。在设计表时首先要在前言中用简要文字说明本次研究的目的、任务,以及专家在本研究中的作用,同时,需对 Delphi 法做出简要介绍。

②问题要集中。问题应有针对性,不要过于分散;问题的排列应遵循先简单、后复杂,先整体、后局部的顺序,易引起专家回答问题的兴趣。

③用词要确切,含义要明确,避免含糊其辞和组合事件的发生。

④限制问题的数量。专家咨询表要简化,问题的数量不宜过多、过繁。一般认为,问题的数量以 25 个左右为宜;如果问题数量超过 50 个,则项目评估组织小组就要认真研究问题是否过于分散。

⑤问题必须客观。在德尔斐法的实施过程中,在任何情况、任何一轮专家进行讨论的过程中,项目评估组织小组或领导者个人都不能把自己的意见列入到专家咨询表中;否则有可能把评估、预测结果引入偏误的轨道上。

⑥问题最好采用选择或填空法。调查表的问题最好采用选择或填空法列出,这有助于应答专家做出评价,有的问题也可以采用开放式调查方式,以便专家阐述自己的意见和论证。

3)选择专家

Brown 指出:挑选专家是德尔斐法预测成败的一个重要问题。一般认为,要从与研究主题相关的各个分支学科中选择有一定经验的、对研究感兴趣的专家。专家成员选择不当,一方面会增加评价中的偏倚,另一方面又会导致轮回之间应答率的下降,使得难以检验出未应答者与应答者之间是否有差异。

德尔斐法专家选择的基本原则是必须突出广泛性、代表性和权威性,兼顾相关专业领域和地域分布。具体选择什么样的专家,要由预测的主题决定,大体按照以下顺序进行:

①根据预测的问题,编制所需专家类型一览表,初步确定专家名单;

②将预测问题调查表发给各位专家,询问能否坚持参加规定问题的预测;

③确定每位专家从事预测所消耗的时间和经费。

德尔斐法由于必须由研究者做出主观的考虑,并不能随机抽取有代表性的目标人群,而是"选择"专家。在选择专家的过程中,不仅要注意选择那些精通本学科领域,有一定名望、有学派代表行的专家,同时还要注意选择有关的相关学科或边缘学科等方面的专家。在选择专家时,不仅要看专家的专业知识,还应首先把专家调查表寄发给每位专家,询问他们是否能坚持完成该项目的评估。

专家人数的确定要根据预测主题规模和课题要求达到的精确性而定。一般情况下,评估或预测的精度和参与人数呈函数关系,即随着专家人数的增加精度逐渐提高;一般认为以 30—50 名为宜,对于一些重大问题,可以适当增加专家人数在 100 名以上。值得注意的是预选人数要多于规定人数,因为即使专家同意参加该研究项目,但因种种原因也不一定每轮必答,有时甚至可以中途退出。

4)预测调查

在预测小组组建、预测调查表制定完成后,即可在预测领导小组的组织带领下进行征询调查工作。

①第一轮调查。在征得调查专家同意的基础上分发第一轮征询调查表,应包括专家信、背景资料、问卷和专家自我评价表。在专家信中向专家简要介绍本次研究的目的和任务,以及专家的回答在评估中的作用,同时对德尔斐法的概念和基本原理进行简要说明。第一轮征询调查表只提出预测主题和范围,允许专家自由地表达他们的观点,专家可根据预测主题以各种形式提出有关的预测问题。预测组织者对专家填写后寄回的问卷进行汇总、整理和统计分析,归并同类问题,排除次要问题,并用准确术语提出一个"预测事件一览表"。

②第二轮调查。将第一轮归纳好的"预测事件一览表"作为第二轮的调查表发给各位专家,同时也附上各个专家第一轮回答问卷的复印件作为参考,要求专家对表中所列各个问题做出评价并阐述理由,并征询每一个专家组成员在看完小组的平均结果之后是否希望改变自己的预测。假如专家的预测值在四分位数间距之外,而专家又不改变自己原来的预测,要请他给出理由。回收第二轮问卷并进行汇总、整理和统计分析,将预测的意见集中,并将此结果作为第三轮调查表反馈给专家。

③进行第三轮调查。将第二轮各位专家回答问卷意见进行整理、汇总,并将综合统计报告结果再次反馈给专家,要求调查专家对所给的论据进行评论并重新进行预测和陈述其理由。

本轮需特别注意的不同之处是应加上持异端意见专家的预测和理由,因为这些预测和理由可能是其他成员容易忽略的外部因素或未曾研究过的问题,很有可能对最终预测结果产生影响。将各专家成员的重新评价和预测再次进行汇总整理和统计分析,根据统计分析结果决定是否需要做第四轮问卷调查以获得进一步一致预测。若经过三轮调查后绝大多数预测已经在中位数附近,则无须再做下一轮调查;若预测的离差程度很大,则有必要做第四轮甚至第五轮问卷调查,以获得较一致的预测。

需要说明的一点是德尔斐法的咨询轮次一般为 4 次,实践经验表明,超过 4 轮之后专家们的意见一般都会逐渐趋于一致,预测结果不会发生重大变化。但也并不一定非要进行 4 轮调查不可,如果在进行第 2 轮或者第 3 轮后取得了相当一致的意见,咨询调查就可以结束。

5)预测结果统计分析

对专家应答的预测结果进行统计分析处理是德尔斐预测的最后阶段,也是最重要的阶段。处理的统计方法和表达的方式取决于预测问题的类型和要求。

由上述过程可以看出,德尔斐法实际上是专家咨询系统,它凭借专家的经验判断和理论思维对事物进行分析决策或得出结论。

6 德尔斐法预测结果的统计分析

对德尔斐法研究的结果,应用常规的统计方法分析。首先应对专家的性别、年龄、职务或职称、从事专业的年限等个人特征进行描述性分析,以了解专家的基本情况,便于说明参加该项目评估、预测专家的水平与结果的可信和可靠程度。

对预测的结果进行统计分析,具体来讲主要包括专家的积极程度、专家意见的集中程度、专家意见的协调程度、专家意见的权威程度四方面内容。主要应用的统计指标和表达形式有百分数、算术均数、中位数、四分位数间距、标准差、变异系数、协调系数、权威系数和各种统计表、统计图等。

1)专家的积极程度

专家的积极程度通常用调查表的回收率和每个问题的应答率表示,说明专家对该研究项目的关注和了解程度。

2)专家意见的集中程度

专家对各指标相对重要性的意见集中程度,一般以指标重要程度的算术均数、中位数、满分频率等统计指标表示。

①中位数:对于某事件实现时间预测的处理,一般用中位数代表专家们意见的集中程度。

②众数:如果预测结果是定量的,而专家意见又相对集中,则可以众数作为最后的预测结果。

③算术均数:当参加预测的专家人数较少,且各专家意见分歧不大时,可以用直接法对专家们提供的预测结果计算算术均数作为预测的结果;当有理由认为各个专家预测的权威程度不同,还需要考虑专家对某一问题的权威程度时,则可以根据权数的大小对专家预测结果求加权算术均数作为预测的结果。

④满分频率:在进行质量水平预测时,常用满分频率作为算术均数指标的补充来描述专家预测的集中程度。满分频率即满分率,又称为满意度,反映的是对某一方案给满分的专家人数占参加此方案评价的专家人数的比例。

满分频率的计算公式为:

$$K'_i = \frac{n'_i}{n_i}$$

式中 K'_i 表示 i 方案的满分频率,n'_i 表示参加评分的专家中对 i 方案给满分的人数,n_i 表示参加对 i 方案评价的专家人数。K'_i 的取值范围为 $0\sim1$,越接近于 1,表明专家中给该方案满分的人数越多,方案的重要性越高;越接近于 0,则该方案的重要性越低。

⑤评价等级和：评价等级和也常用于描述专家预测的集中程度，评价等级和的计算公式为：

$$R_i = \sum_{j=1}^{n_i} R_{ij}$$

式中 R_{ij} 表示第 j 位专家对各方案评价分值中 i 方案的评价等级；R_i 表示各专家对 i 方案的评价等级和，n_i 表示参加对 i 方案评价的专家人数。R_i 越小，表明方案越重要；反之，方案越不重要。

3）专家意见的协调程度

专家意见的协调程度说明的是参与研究的专家对每项指标的评价是否存在较大分歧，或找出高协调专家组和持异端意见的专家。可通过计算各预测评价问题的四分位数间距、标准差、变异系数和协调系数来反映。离散程度越大，表明专家意见的协调性越差。

协调系数表示所有专家对全部指标意见的协调程度，协调系数在 $0\sim1$ 之间，协调系数越大，表示协调程度越好。协调系数的计算公式为：

$$W = \frac{12}{m^2 - (n^3 - n) - m\sum_{j=1}^{m} T_j} \cdot \sum_{j=1}^{m} d_j^2$$

式中，W 为协调系数，n 为指标个数，m 为专家人数，d_j 为离均差，T_j 为修正系数。$T_j = k_j^3 - k_j$，其中 k_j 为指标相同秩次的个数。

4）专家意见的权威程度

专家意见的权威程度用专家权威系数（Cr）来表示。专家权威系数一般由两个因素决定，一个是专家对问题做出判断的依据，用 Ca 表示；一个是专家对指标的熟悉程度系数，用 Cs 表示。权威程度＝（判断系数＋熟悉程度）/2，即 $Cr = (Ca + Cs)/2$。专家的权威程度以自我评价为主，熟悉程度由 1 到 7 分别表示不熟悉到很熟悉，专家的权威程度与预测精度呈一定的函数关系，一般来说，预测精度随着专家权威程度的提高而提高。

参考文献

[1] 苏顺龄．统计管理与统计健康分册．北京：人民卫生出版社，2004：129－136.

[2] 平卫伟．Delphi 法的研究进展及其在医学中的应用．疾病控制杂志，2003,7(3)：243－246.

[3] 季新强，刘志民．Delphi 法及其在医学研究和决策中的应用．中国药物依赖性杂志，2006,15(6)：422－426.

[4] 陈英耀，陈洁，金永春．德尔斐法对口服脊髓灰质炎疫苗的综合效果评价．中国计划免疫，1998,4(5)：263－267.

（吕军城）

模糊聚类分析

模糊聚类分析是依据客观事物间的特征、亲疏程度和相似性,通过建立模糊聚类相似关系对客观事物进行分类的方法。

1965 年 L. A. Zadeh 创立了模糊集合论,随后 Bellman 和 Kalabaff. Zadeh 提出了用模糊集来处理聚类问题。1969 年,著名的学者 E. H. Ruspin 又引入了模糊划分的概念进行模糊聚类分析,第一个系统地表述并研究了模糊聚类。之后,许多学者逐步将模糊聚类应用于各个领域,如天气预报、气象分析、图像分割、模式识别、化学分析、生物研究和医学诊断等,并取得了很有价值的成果。

事物之间的界限,有些是确切的,有些则是模糊的。如家庭成员中的面貌相像程度之间的界限是模糊的,天气阴晴之间的界限也是模糊的,将这些界限模糊的事物统称为模糊事物。当聚类的事物是模糊事物时,模糊聚类分析就有了用武之地。通常把被聚类的模糊事物称为模糊样本,将被聚类的一组模糊事物称为模糊样本集。传统的模糊聚类分析常有两种基本方法:系统聚类法和逐步聚类法,以系统聚类法更为常用。

1 系统聚类法

系统聚类法是基于模糊等价关系的模糊聚类分析方法。设 $\underset{\sim}{A}$ 为一个模糊样本集,$\underset{\sim}{S}$ 是 $\underset{\sim}{A}$ 上的模糊等价关系,$\mu_{\underset{\sim}{A}}(x)$ 是 $\underset{\sim}{A}$ 的隶属函数。对于任何 $\lambda \in [0,1]$,定义 S_λ 为 $\underset{\sim}{S}$ 的 λ 截关系,则 S_λ 是 $\underset{\sim}{A}$ 上的经典等价关系。根据 S_λ 可得到 $\underset{\sim}{A}$ 的一种聚类,称为在 λ 水平上的模糊聚类。

应用这种方法,分类的结果与 λ 的取值大小有关,λ 取值越大,分的类数越多,λ 小到某一值时,$\underset{\sim}{A}$ 中的所有模糊样本归并为一类。这种方法的优点在于可按实际需要选取 λ 的值,以便得到恰当的分类。

系统聚类法的基本步骤:

1)模糊样本的特征。设被聚类的模糊样本集为 $\underset{\sim}{A} = \{x_1, x_2, \cdots, x_n\}$,每个模糊样本均有 p 种特征,记作 $x_i = \{x_{i1}, x_{i2}, \cdots, x_{ip}\}$,$i = 1, 2, \cdots, n$,$x_{ip}$ 表示描述模糊样本 x_i 的第 p 个特征的数。

2)模糊样本之间的相似系数 $r_{ij}(0 \leqslant r_{ij} \leqslant 1, i, j = 1, 2, \cdots, n)$。$r_{ij}$ 描述样本 x_i 与 x_j 之间的差异或相似的程度,r_{ij} 越接近于 1,表明样本 x_i 与 x_j 之间的差异越小;r_{ij} 越接近于 0,表明 x_i 与 x_j 之间的差异越大。r_{ij} 可用主观评定或集体评分的方法得到,也可用公式计算,如采用夹角余弦法、最小最大法、算术平均最小法等。

因为 $r_{ii}=1$(x_i 与自身没有差异),$r_{ij}=r_{ji}$(x_i 与 x_j 之间的差异等同于 x_j 与 x_i 之间的差异),所以由 $r_{ij}(i,j=1,2,\cdots,n)$ 可得 A 上的模糊相似关系 $\underset{\sim}{R}$。一般地,$\underset{\sim}{R}$ 不具备可传递性,因而 $\underset{\sim}{R}$ 不一定是 A 上的模糊等价关系。

3)运用合成运算得到模糊等价关系 $\underset{\sim}{S}$。若 $\underset{\sim}{R}$ 已是模糊等价关系,则取 $\underset{\sim}{S}=\underset{\sim}{R}$;否则根据模糊相似矩阵的传递闭包原理,利用合成运算 $\underset{\sim}{R}\underset{\sim}{R}\Rightarrow\underset{\sim}{R}^2$ $\underset{\sim}{R}^2\Rightarrow\underset{\sim}{R}^4$ $\underset{\sim}{R}^4\cdots$,直至出现 $\underset{\sim}{R}^{2k}=\underset{\sim}{R}^k$,从而诱导出最接近相似关系 $\underset{\sim}{R}$ 的模糊等价关系 $\underset{\sim}{S}=\underset{\sim}{R}^k$。

4)选取适当水平 $\lambda(0\leqslant\lambda\leqslant1)$,得到 A 的一种模糊聚类。

2　逐步聚类法

逐步聚类法是一种基于模糊划分的模糊聚类分析法。它是预先确定好待分类的模糊样本应分成几类,然后按最优化原则进行分类,经多次迭代直到分类比较合理为止。

在分类过程中可认为某个模糊样本以某一隶属度隶属于某一类,又以另一隶属度隶属于另一类,这样,模糊样本就不是明确地属于或不属于某一类。若模糊样本集有 n 个样本要分成 c 类,则它的模糊划分矩阵为 $c\times n$ 模糊矩阵 $\underset{\sim}{U}$,此模糊划分矩阵有下列特性:①$u_{ij}\in[0,1]$,$i,j=1,2,\cdots,n$;②每一模糊样本属于各类的隶属度之和为 1;③每一类模糊子集都不是空集。

上述传统模糊聚类方法运算工作量较大,对常用的系统聚类法,一般的合成运算也要多次自乘,非常麻烦。为此,有些专家在系统聚类法的基础上,克服合成运算工作量大的问题,研究直接由模糊相似关系矩阵进行聚类的方法,其中最大数法和编网法就是有效的两种这样的模糊聚类法。

3　最大树法

最大树法是利用系统聚类法的基本原理,并结合了图论中"树"的理论而设计的一种直观易懂、实用的模糊聚类分析方法。

设被聚类的模糊样本集为 $A=\{x_1,x_2,\cdots,x_n\}$,其对应的模糊相似关系矩阵为 $\underset{\sim}{R}=(r_{ij})_{n\times n}$。

最大树法的基本步骤:

1)由大到小排序,得到 $a_1>a_2>\cdots>a_k$(a_i 为某个 r_{ij},$k\leqslant n$)。

2)a_1(最大者)对应的模糊样本用线连结起来,并在线上标注 a_1(注意不要出现相交的线),若在连线时,出现封闭曲线,则不画此线;再依次对 $a_2,a_3,\cdots,a_e$($e\leqslant k$)重复上面过程,直至全部对象联通,且没有回路,这样就得到最大树(可能不唯一,但标注的权数之和唯一)。

3)平 $\lambda(0\leqslant\lambda\leqslant1)$,在最大树上去掉 a_i 小于 λ 的连线,则仍联结在一起的模糊样本在 λ 水平上就归为一类,从而进行了模糊分类。

例 1　照片分类问题:现有三个家庭,每个家庭有二至三代人,且由 4 至 7 口人组成,选每人一张照片，共 16 张照片，要求通过照片，按相貌相似程度分类，将三个家庭分开。

解：首先建立模糊相似关系矩阵 $\underset{\sim}{R}=(r_{ij})_{n\times n}$。可如下操作：任取两张照片，请若干不相识的人按相貌相似程度打分，取平均值再折合成隶属度，便得到模糊相似关系矩阵，这里仅列出其下三角矩阵：

$$
\begin{bmatrix}
1 \\
0 & 1 \\
0 & 0 & 1 \\
0 & 0 & 0.4 & 1 \\
0 & 0.8 & 0 & 0 & 1 \\
0.5 & 0 & 0.2 & 0.2 & 0 & 1 \\
0 & 0.8 & 0 & 0 & 0.4 & 0 & 1 \\
0.4 & 0.2 & 0.2 & 0.5 & 0 & 0.8 & 0 & 1 \\
0 & 0.4 & 0 & 0.8 & 0.4 & 0.2 & 0.4 & 0 & 1 \\
0 & 0 & 0.2 & 0.2 & 0 & 0 & 0.2 & 0 & 0.2 & 1 \\
0 & 0.5 & 0.2 & 0.2 & 0 & 0 & 0.8 & 0 & 0.4 & 0.2 & 1 \\
0 & 0 & 0.2 & 0.8 & 0 & 0 & 0 & 0 & 0.4 & 0.8 & 0 & 1 \\
0.8 & 0 & 0.2 & 0.4 & 0 & 0.4 & 0 & 0.4 & 0 & 0 & 0 & 0 & 1 \\
0 & 0.8 & 0.2 & 0.2 & 0.4 & 0 & 0.8 & 0 & 0.2 & 0.2 & 0.6 & 0 & 0 & 1 \\
0 & 0 & 0.4 & 0.8 & 0 & 0.2 & 0 & 0 & 0.2 & 0 & 0 & 0.2 & 0.2 & 0 & 1 \\
0.6 & 0 & 0 & 0.2 & 0.2 & 0.8 & 0 & 0.4 & 0 & 0 & 0 & 0 & 0.4 & 0.2 & 0.4 & 1
\end{bmatrix}
$$

因为隶属度越大，照片越相似，越有可能是一家，所以采用最大树法是很合适的。

1)由大到小排序，得到：0.8＞0.6＞0.5＞0.4＞0.2。

2)由大到小连线，得到最大树(可能不唯一，但标注的权数之和唯一)，见图 1：

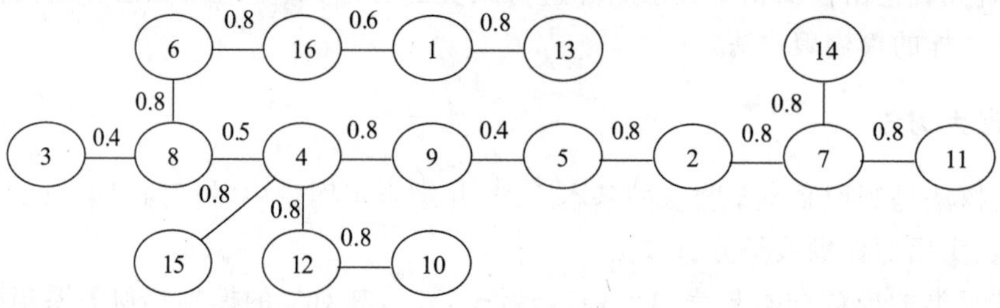

图 1 照片分类问题的最大树

3)λ 截集，即去掉权数 $r_{ij}<\lambda$ 的连线，从而得到几棵不连通的子树，每棵树对应一类。若取 $\lambda=0.5$，可得三棵子树，即分为三类：

$U_1=\{13,1,16,6,8,4,9,15,12,10\}$

$U_2=\{3\}$

$U_3=\{5,2,7,11,14\}$

因为实例中说明每个家庭 4～7 口人，所以上面分类不符合要求，需重新选择 λ 值。再取 $\lambda=0.6$，可得四棵子树，即分为四类：

$U_1=\{13,1,16,6,8\}$(逗号前有空格)

$U_2=\{4,9,15,12,10\}$

$U_3 = \{3\}$

$U_4 = \{5, 2, 7, 11, 14\}$

显然 U_1, U_2, U_4 都符合要求,但 U_3 却不符合要求,这说明无法断定"3"是哪一个家庭的成员,其他人则分属于三个家庭。

4 编网法

编网法也是利用系统聚类法的基本原理,结合了类似"编网"的方式而设计的一种直观方便的模糊聚类分析的方法。

设被聚类的模糊样本集为 $A = \{x_1, x_2, \cdots, x_n\}$,其对应的模糊相似关系矩阵为 $\underset{\sim}{R} = (r_{ij})_{n \times n}$,所谓编网是指对于截矩阵 R_λ,首先在其对角线上填入模糊样本的符号;其次在对角线下方以"*"代替"1",而"0"则略去不写;再次由"*"向对角线连横线和竖线,从而横竖线就将各"*"联结起来了,经过同一"*"的横竖线类似打成了结,就像编网一样。通过打结而互通起来的模糊样本归为一类,从而实现模糊聚类。

编网法的基本步骤:

1)选取适当水平 $\lambda (0 \leqslant \lambda \leqslant 1)$,求 $\underset{\sim}{R}$ 的截阵 R_λ。

2)按编网的方法进行编网。

3)将所有通过打结而互通起来的模糊样本各归为一类,从而实现模糊聚类。

例2 仍以上面照片分类问题为例说明编网法的应用。

解:1)取 $\lambda = 0.6$,作模糊相似矩阵 $\underset{\sim}{R}$ 的截矩阵 $R_{0.6}$,这里仅列出其下三角矩阵:

$$
R_{0.6} = \begin{bmatrix}
1 \\
0 & 1 \\
0 & 0 & 1 \\
0 & 0 & 0 & 1 \\
0 & 1 & 0 & 0 & 1 \\
0 & 0 & 0 & 0 & 0 & 1 \\
0 & 1 & 0 & 0 & 0 & 0 & 1 \\
0 & 0 & 0 & 0 & 0 & 1 & 0 & 1 \\
0 & 0 & 0 & 1 & 0 & 0 & 0 & 0 & 1 \\
0 & 0 & 0 & 0 & 0 & 0 & 0 & 0 & 0 & 1 \\
0 & 0 & 0 & 0 & 0 & 0 & 1 & 0 & 0 & 0 & 1 \\
0 & 0 & 0 & 1 & 0 & 0 & 0 & 0 & 1 & 0 & 1 \\
1 & 0 & 0 & 0 & 0 & 0 & 0 & 0 & 0 & 0 & 0 & 0 & 1 \\
0 & 1 & 0 & 0 & 0 & 1 & 0 & 1 & 0 & 0 & 1 & 0 & 0 & 1 \\
0 & 0 & 0 & 1 & 0 & 0 & 0 & 0 & 0 & 0 & 0 & 0 & 0 & 0 & 1 \\
1 & 0 & 0 & 0 & 0 & 1 & 0 & 0 & 0 & 0 & 0 & 0 & 0 & 0 & 0 & 1
\end{bmatrix}
$$

2)对上面截矩阵 $R_{0.6}$ 进行编网。在其对角线上填入模糊样本的符号,在对角线下方以"*"代替"1",而"0"则略去不写,由"*"向对角线联横线和竖线,将"*"用横竖线联结起来,得到编网图,见图2。

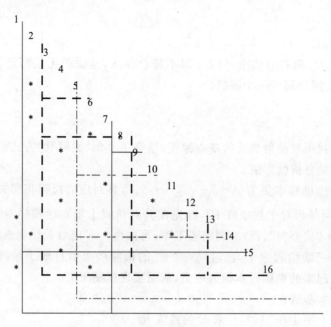

图 2　编网图

3)由上面编网图可见,只有"3"没有连线,其余样本分别由三类线连结起来,从而得到四个分类:

$U_1 = \{1,6,8,13,16\}$

$U_2 = \{2,5,7,11,14\}$

$U_3 = \{3\}$

$U_4 = \{4,9,10,12,15\}$

显然,其结果与最大树法是完全一致的。

最后需要说明一点,不管上述哪种方法,如果要聚类的模糊样本太多时,手工处理的工作量都会比较大,所以借助计算机工具,通过编写软件予以实现是现实的办法。

（王在翔）

线性回归预测法

回归预测法是分析应变量（预测对象）与自变量（影响因素）之间在数量上的相互关系,建立回归模型,根据自变量的数值变化,预测因变量数值变化的方法。当应变量与自变量之间的数值变化呈线性关系时,称为线性回归预测法。

线性回归预测法可以分为一元线性回归预测法和多元回归预测法。一元线性回归描述一个应变量与一个自变量在数量上的线性依存变动关系;多元线性回归描述一个应变量与多个自变量之间的线性依存变动关系。一般而言,影响事物的因素往往会同时涉及多个自变量,因此多元线性回归预测比一元线性回归预测的结果更可靠。多元线性回归分析与一元线性回归分析的基本原理和方法是完全一致的,但是多元线性回归分析的计算工作量比较大,可以借助于统计软件包来实现。

1 一元线性回归预测法

一元线性回归预测法是分析一个因变量与一个自变量之间数量上的线性依存变化关系,建立回归模型进行预测的方法。在影响预测对象发展变化的诸多因素中,若只有一个因素是最基本的起决定作用的因素,且该因素的数量变化与预测对象的数量变化呈线性趋势,此时可以采用一元线性回归预测法。

1.1 一元线性回归预测的基本步骤

一元线性回归预测的核心任务是根据实测值建立应变量 Y 与自变量 X 之间的最优回归模型,从而用 X 预测 Y。一元线性回归预测模型的表达式:

$$\mu_{Y|X} = \alpha + \beta X \tag{1}$$

式中,X 为自变量,Y 为应变量,α 为回归直线在 Y 轴上的截距参数;β 为回归直线的斜率参数,又称回归系数。

通常情况下,研究者只能获得一定数量的样本数据,用样本数据建立的应变量 Y 与自变量 X 之间的线性依存变化关系的表达式称为回归方程,其表达式为:

$$\hat{Y} = a + bX \tag{2}$$

式中,X 为自变量,可以是能够精确测量和严密控制的量;Y 为应变量,必须是随机变化的,要求服从正态分布;a 为回归直线在 Y 轴上的截距;b 为回归直线的斜率,又称回归系数,其意义表示当自变量 X 每变化一个度量单位时,应变量 Y 平均变化的单位数。

1.1.1 绘制散点图

一元线性回归分析之前先做散点图,以自变量 X 和应变量 Y 分别为横轴和纵轴建立坐标系 XOY,并根据实测值在坐标系 XOY 中描点,根据点的散布形状和疏密程度判断是否有线性关系。若有线性关系可以进行一元线性回归分析。

1.1.2 一元线性回归模型参数估计

一般情况下,只能通过样本数据得到一元线性回归模型中参数 α 和 β 的估计值 a 和 b,从而得到一个直线回归方程,根据回归方程用 X 对 Y 进行预测。

确定直线回归方程的方法是最小二乘法,最小二乘法的基本思想:最有代表性的直线应该是直线到各点的距离最近,即 $(Y_i - \hat{Y}_i)$ 的值尽可能小,所有的点 $(Y_i - \hat{Y}_i)$ 的平方和最小,这就是最小二乘原则。

1.1.3 一元线性回归模型参数的估计方法

按照最小二乘法的原则,得到直线回归方程的截距 a 和回归系数 b 的计算公式为:

$$b=\frac{l_{XY}}{l_{XX}}=\frac{\sum(X-\overline{X})(Y-\overline{Y})}{\sum(X-\overline{X})^2}=\frac{\sum XY-\dfrac{(\sum X)(\sum Y)}{N}}{\sum X^2-\dfrac{(\sum X)^2}{N}} \qquad (3)$$

$$a=\overline{Y}-b\overline{X} \qquad (4)$$

1.1.4 一元线性回归模型的假设检验

由样本信息建立的回归方程必须经过假设检验,回答总体回归关系是否存在,即总体回归模型是不是存在。

1)方差分析法

根据变异的来源将总变异分解成回归平方和与残差平方和:

$$SS_{总}=SS_{组间}+SS_{组内} \qquad (5)$$

$$SS_{总}=l_{YY}=\sum(Y-\overline{Y})^2=\sum Y^2-(\sum Y)^2/n \qquad (6)$$

$$SS_{回}=bl_{XY}=l_{XY}^2/l_{XX}=b^2 l_{XX} \qquad (7)$$

检验统计量的计算公式:

$$F=\frac{MS_{回归}}{MS_{组内}}=\frac{SS_{回归}/\nu_{回归}}{SS_{组内}/\nu_{组内}}=\frac{SS_{回归}/1}{SS_{组内}/(n-2)} \qquad (8)$$

2)t 检验法

检验统计量的计算公式:

$$t=\frac{b-0}{S_b},\nu=n-2 \qquad (9)$$

式中,S_b 为样本回归系数 b 的标准误;$S_{Y.X}$ 为回归残差标准误。

$$S_b=\frac{S_{Y.X}}{\sqrt{l_{XX}}} \qquad (10)$$

$$S_{Y.X}=\sqrt{\frac{SS_{残差}}{n-2}}=\sqrt{\frac{\sum(Y_i-\hat{Y}_i)^2}{n-2}} \qquad (11)$$

1.1.5 运用回归模型进行预测

运用上述假设检验方法对模型进行假设检验,若模型经检验有统计学意义,可以利用该模型进行一元线性回归预测,用自变量 X 预测应变量 Y。用回归预测模型进行预测可以分为:点预测法和置信区间预测法。

1)点预测法:将自变量 X 的一个给定取值 X_0 代入回归预测模型(2)式中,便可以求出应变量 Y 的预测值 $\hat{Y}_0$。

2)置信区间预测法:按照一定的概率 $(1-\alpha)$ 估计个体 Y 值预测区间。

给定自变量 X 为一定值 X_0 时,计算反应变量 Y 的预测区间,可按下式求出:

$$(\hat{Y}_0-t_{\alpha(n-2)}S_{\hat{Y}_0},\hat{Y}_0+t_{\alpha(n-2)}S_{\hat{Y}_0}) \qquad (12)$$

式中 S_Y 为 X 取一定值时,个体 Y 值的标准差,其计算公式为:

$$S_{\hat{Y_0}} = S_{Y.X} \sqrt{1 + \frac{1}{n} + \frac{(X_0 - \overline{X})^2}{\sum (X - \overline{X})^2}} \tag{13}$$

1.2 一元线性回归预测法的应用

例1　某单位研究代乳粉营养价值时,用大白鼠做实验,得大白鼠进食量(g)和体重增量(g)的数据如下:

表1　大白鼠进食量(g)和体重增量(g)

鼠号	1	2	3	4	5	6	7	8	9	10	11
进食量(g)	800	780	720	867	690	787	934	750	850	956	820
增量(g)	165	158	130	180	134	167	186	143	177	190	158

试预测大白鼠进食量为900g时,大白鼠可能增加的体重。

1)绘制散点图,选择预测模型

根据实测值,以进食量为自变量 X,体重增量为应变量 Y 绘制散点图,见图1。从图1可以看出散点呈线性趋势,拟采用一元线性回归预测模型预测大白鼠可能增加的体重。

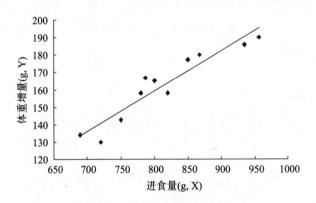

图1　大白鼠进食量(g)与体重增量(g)的散点图

2)计算简单相关系数 r

由原始数据得:

$$n = 11$$
$$\overline{X} = 814$$
$$\sum X^2 = 7357650$$
$$\sum X = 8954$$
$$l_{XX} = (X - \overline{X})^2 = 69094$$
$$\overline{Y} = 162.5455$$

$$\sum Y^2 = 294772$$

$$\sum Y = 1788$$

$$\sum XY = 1471413$$

$$l_{YY} = (Y - \overline{Y})^2 = 4140.72728$$

$$l_{XY} = \sum XY - \frac{(\sum X)(\sum Y)}{n} = 15981$$

$$r = \frac{l_{XY}}{\sqrt{l_{XX} l_{YY}}} = 0.9448$$

从样本相关系数 $r = 0.9448$ 可见大白鼠的进食量与体重增量高度相关,可以用大白鼠的进食量解释体重增量的变化。

3)建立回归模型

根据最小二乘原则,计算回归系数 b 和截距 a,建立直线回归方程。由实测数据得:

$$b = \frac{l_{XY}}{l_{XX}} = \frac{15981}{69094} = 0.2313$$

$$a = \overline{Y} - b\overline{X} = 162.5455 - 0.2313 \times 814 = -25.7275$$

根据最小二乘原则建立的直线回归方程为:

$$\hat{Y} = -25.7275 + 0.2313X$$

4)回归模型的假设检验

①方差分析法

总离均差平方和:

$$SS_{总} = l_{YY} = 4140.72728$$

回归平方和:

$$SS_{回归} = bl_{XY} = 0.2313 \times 15981 = 3696.4053$$

残差平方和:

$$SS_{残差} = SS_{总} - SS_{回归} = 4140.72728 - 3696.4053 = 444.322$$

$$F = \frac{MS_{回归}}{MS_{残差}} = \frac{SS_{回归}/\nu_{回归}}{SS_{残差}/\nu_{残差}} = \frac{3696.4053/1}{444.322/9} = 74.8728$$

表 2　回归模型假设检验的方差分析表

变异来源	SS	ν	MS	F	P
回归	3696.4053	1	3696.4053	74.8728	<0.01
剩余	444.322	9	49.3691		
总变异	4140.72728	10			

查方差分析用的 F 界值表(附表3),得 $P<0.01$,大白鼠的进食量与体重增量之间存在直线回归关系,可以用大白鼠进食量解释体重增量的变化。

②t 检验法

$$t=\frac{b-0}{S_b}, \nu=n-2$$

$$S_{Y.x}=\sqrt{\frac{SS_{残差}}{n-2}}=\sqrt{\frac{444.322}{11-2}}=7.0263$$

$$t=\frac{b-0}{S_{Y.x}/\sqrt{l_{XX}}}=\frac{0.2313}{\frac{7.0263}{\sqrt{69094}}}=8.6530$$

$$\nu=n-2=11-2=9$$

根据自由度 $\nu=9$ 查 t 界值表(附表5),得 $t_{0.001(9)}=4.781$,$P<0.001$,大白鼠的进食量与体重增量之间存在直线回归关系,可以用大白鼠进食量解释体重增量的变化。

5)利用一元线性回归模型预测

①点预测法:将自变量 $X=X_0=900$ 代入回归模型中,得:

$$\hat{Y}_0=-25.7272+0.2313\times900=182.4425$$

②置信区间预测法:当自变量 $X=X_0=900$ 时,按照95%的概率估计大白鼠体重增量的值预测区间。

$$S_{\hat{Y}_0}=S_{Y.x}\sqrt{1+\frac{1}{n}+\frac{(X_0-\overline{X})^2}{\sum(X-\overline{X})^2}}=7.0263\times\sqrt{1+\frac{1}{11}+\frac{(900-814)^2}{69094}}=7.6904$$

当进食量 $X=X_0=900$ 时,大白鼠体重增量95%的值预测区间为:

$$(\hat{Y}_0-t_{\alpha(n-2)}S_{\hat{Y}_0},\hat{Y}_0+t_{\alpha(n-2)}S_{\hat{Y}_0})=182.425\pm2.262\times7.6904=165\sim200g$$

当进食量 $X=X_0=900$ 时,大白鼠体重增量99%的值预测区间为:

$$(\hat{Y}_0-t_{\alpha(n-2)}S_{\hat{Y}_0},\hat{Y}_0+t_{\alpha(n-2)}S_{\hat{Y}_0})=182.425\pm3.250\times7.6904=157\sim207g$$

2　多元线性回归预测法

在医疗、卫生防疫、卫生管理及其科研工作中,常常涉及多因素影响的问题,如少年儿童的体重不仅与年龄有关,而且也受到身高、胸围等因素的影响;医院医疗工作效益与医院医技人才数、医技人员的技术水平、医疗设备、管理水平等多方面有关;某病发病率的高低受到环境饮食条件、生活水平、医疗预防保健措施等多种因素的影响。多元线性回归预测法,是指通过对两上或两个以上的自变量与一个因变量在数量上的线性依存变化关系的分析,建立预测模型进行预测的方法。

多元线性回归预测模型:应变量用 Y 表示,自变量用 X 表示,设有 m 个自变量,分别为 $X_1,X_2,X_3,\cdots,X_m$,应变量 Y 与自变量 X 构成 m 元线性回归方程,其表达式为:

$$\hat{Y} = b_0 + b_1 X_1 + b_2 X_2 + \cdots + b_m X_m \tag{14}$$

式中 $\hat{Y}$ 是应变量 Y 的估计值或预测值，b_0 为常数项，$b_1, b_2, \cdots, b_m$ 为偏回归系数（又称部分回归系数），b_i 的意义表示在其他自变量固定不变的条件下，X_i 没变化一个单位时，应变量 Y 平均改变的单位数。如 b_1 表示当 $X_2, X_3, \cdots, X_m$ 固定不变的条件下，X_1 每改变一个单位时，Y 平均改变 b_1 个单位。

2.1 多元线性回归预测的基本步骤

2.1.1 建立多元线性回归预测模型

设影响应变量 Y 的自变量 X 有 m 个，用 $X_1, X_2, X_3, \cdots, X_m$ 表示，观察了 n 例数据，其格式如下表：

表 3　原始观察数据格式

编号	X_1	X_2	X_3	$\cdots$	X_m	$Y(X_{m+1})$
1	X_{11}	X_{12}	X_{13}	$\cdots$	X_{1m}	Y_1
2	X_{21}	X_{22}	X_{23}	$\cdots$	X_{2m}	Y_2
3	X_{31}	X_{32}	X_{33}	$\cdots$	X_{3m}	Y_2
$\vdots$	$\vdots$	$\vdots$	$\vdots$		$\vdots$	$\vdots$
n	X_{n1}	X_{n2}	X_{n3}	$\cdots$	X_{nm}	Y_n

自变量 X 的观察值有两个下标，X_{ij} 表示第 i 个样品的第 j 个变量，为了表达方便，有时把 Y 记作 X_{m+1}。

建立多元线性回归预测模型的关键在于求出各偏回归系数 b_i 的值，得到模型的表达式：

$$\hat{Y} = b_0 + b_1 X_1 + b_2 X_2 + \cdots + b_m X_m$$

为此，需要计算如下统计量：

1）计算各变量的和及其均数

$$\overline{X}_j = \frac{1}{n} \sum_{i=1}^{n} X_{ij} \quad j = 1, 2, \cdots, m+1 \tag{15}$$

2）计算变量值的积和与平方和

3）计算变量值的离均差平方和或两变量的离均差积和 (l_{ij}) 及其相关系数 (r_{ij})

$$l_{ij} = \sum_{k=1}^{n} (X_{ki} - \overline{X}_i)(X_{kj} - \overline{X}_j) = \sum_{k=1}^{n} X_{ki} X_{kj} - \frac{1}{n} (\sum_{k=1}^{n} X_{ki})(\sum_{k=1}^{n} X_{kj}) \tag{16}$$

当 $i \neq j$ 时，l_{ij} 表示变量值离均差积和；当 $i = j$ 时，l_{ij} 表示变量值离均差平方和。

r_{ij} 表示 X_i 和 X_j 的相关系数，$r_{ij} = r_{ji}$，其计算公式为：

$$r_{ij} = \frac{l_{ij}}{\sqrt{l_{ii}l_{jj}}} = \frac{\sum_{k=1}^{n}(X_{ki}-\overline{X}_i)(X_{kj}-\overline{X}_j)}{\sqrt{\sum_{k=1}^{n}(X_{ki}-\overline{X}_i)^2}\sqrt{(\sum_{k=1}^{n}(X_{kj}-\overline{X}_j)^2}} \tag{17}$$

式中 $i,j=1,2,\cdots,m+1$。

4）计算标准回归系数

实际工作中，常常要建立标准回归方程，将一般回归方程的变量 X_i（包括 Y，即 X_{m+1}）作标准化转化：

$$X_i' = \frac{X_i-\overline{X}_i}{S_i} \tag{18}$$

式中 $\overline{X}_i$ 和 S_i 分别是 X_i 的均数和标准差，则将一般回归方程转换为标准回归方程：

$$\hat{Y}' = b_1'X_1' + b_2'X_2' + \cdots + b_m'X_m' \tag{19}$$

式中 $b_i'(i=1,2,\cdots,m)$ 为标准偏回归系数。由于 X_i' 消除了度量衡单位，标准回归方程中的标准偏回归系数可以用作比较自变量对应变量影响的大小，标准偏回归系数 b_i' 越大，自变量 X_i 对应变量 Y 的影响越大。

标准偏回归系数 b_i' 可以由下列标准正规方程组求得，其中 $r_{i(m+1)}(i=1,2,\cdots,m)$ 表示 r_{iy}。

$$\begin{cases} r_{11}b_1' + r_{12}b_2' + \cdots + r_{1m}b_m' = r_{1y} \\ r_{21}b_1' + r_{22}b_2' + \cdots + r_{2m}b_m' = r_{2y} \\ \vdots \qquad \vdots \qquad \vdots \qquad \vdots \\ r_{m1}b_1' + r_{m2}b_2' + \cdots + r_{mm}b_m' = r_{my} \end{cases} \tag{20}$$

解正规标准方程组即可求得标准偏回归系数 b_i'。解方程组的方法有多种，本章节介绍消去变换法，一般先将两变量的两两相关系数列成如下矩阵的形式：

$$R^{(0)} = \begin{bmatrix} r_{11} & r_{12} & \cdots & r_{1m} & r_{1(m+1)} \\ r_{21} & r_{22} & \cdots & r_{2m} & r_{2(m+1)} \\ \vdots & \vdots & \vdots & \vdots & \vdots \\ r_{m1} & r_{m2} & \cdots & r_{mm} & r_{m(m+1)} \\ r_{(m+1)1} & r_{(m+1)2} & \cdots & r_{(m+1)m} & r_{(m+1)(m+1)} \end{bmatrix} \tag{21}$$

这是一个 $(m+1)$ 阶方阵，称为 $(m+1)$ 阶相关矩阵，其中 r_{ij} 为矩阵的元素，记为 $r_{ij}^{(l)}$（此时 $l=0$）。然后以 $(1,1)$ 为主元，根据式（22）（此时 $k=1$）对式（21）进行消去变换，得到一个新的 $(m+1)$ 阶矩阵，其中的元素记为 $r_{ij}^{(l+1)}$。

$$r_{ij}^{(l+1)} = \begin{cases} 1/r_{kk}^{(l)} & i=k,j=k \\ r_{kj}^{(l)}/r_{kk}^{(l)} & i=k,j\neq k \\ -r_{ik}^{(l)}/r_{kk}^{(l)} & i\neq k,j=k \\ r_{ij}^{(l)} - r_{ik}^{(l)}\cdot r_{kj}^{(l)}/r_{kk}^{(l)} & i\neq k,j\neq k \end{cases} \tag{22}$$

再依次以 $(2,2),(3,3),(m,m)$ 为主元,根据式(22)对上一步所得矩阵进行消去变换,此时 k 依次为 $2,3,\cdots,m$,l 依次为 $1,2,3,\cdots,m-1$。经过 m 次变换后得到前 m 行、前 m 列所构成的 m 阶方阵便是自变量的相关阵的逆矩阵,该矩阵的第 $(m+1)$ 列第 i 行元素为所要求的 b'_i,最后一行为标准剩余平方和 Q'。

5)计算标准回归系数 b_i,建立回归方程

偏回归系数 b_i 的计算公式:

$$b_i = b'_i \sqrt{\frac{l_{(m+1)(m+1)}}{l_{ii}}} \qquad (i=1,2,3,\cdots,m) \tag{23}$$

回归方程中的常数项 b_0 的计算公式:

$$b_0 = \overline{Y} - \sum_{i=1}^{m} b_i \overline{X}_i \tag{24}$$

2.1.2 建立多元线性回归预测模型的假设检验

回归方程是根据样本数据计算得到的,回归预测模型是否有统计学意义需要进行假设检验,常用方法是对标准回归模型进行方差分析,与对一般模型的假设检验结果是一致的。基本步骤如下:

1)建立假设,确定检验水准

H_0:各 β'_i 全为 0;

H_1:各 β'_i 不全为 0;

$$\alpha = 0.05$$

2)计算检验统计量 F

总平方和: $$\sum (Y'_i - \overline{Y'})^2 = r_{(m+1)(m+1)} = 1 \tag{25}$$

回归平方和: $$U' = \sum (\hat{Y}'_i - \overline{Y'})^2 \qquad U = U' \times l_{yy} \tag{26}$$

剩余平方和: $$Q' = \sum (Y'_i - \hat{Y}'_i)^2 \qquad Q = Q' \times l_{yy} \tag{27}$$

$$Q' + U' = 1 \tag{28}$$

$$F = \frac{U'/m}{Q'/(n-m-1)} \quad (m \text{ 为自变量个数},n \text{ 为样本含量}) \tag{29}$$

表 4 标准回归模型的方差分析表

变异来源	平方和	自由度	均方	F 值
总	$r_{(m+1)(m+1)} = 1$	$n-1$		
回归	$U' = 1 - Q'$	m	U'/m	$\dfrac{U'/m}{Q'/(n-m-1)}$
剩余	Q'	$n-m-1$	$Q'/(n-m-1)$	

3)确定 P 值,做出推断结论

查 F 界值表(附表 3)得 $F_{\alpha(m,n-m-1)}$ 的值,与计算的 F 值进行比较,$F \geqslant F_{\alpha(m,n-m-1)}$,

$P \leqslant \alpha$，则拒绝 H_0，接受 H_1，可以认为回归模型在检验水准 α 水平上有统计学意义，反之无统计学意义。

2.1.3　多元线性回归预测模型偏回归系数的假设检验

当多元线性回归预测模型在检验水准 α 水平上有统计学意义时，总体偏回归系数不全为 0，并不意味着每一个偏回归系数都不为 0，所以需要对每个偏回归系数进行假设检验。对标准偏回归系数的假设检验与偏回归系数的假设检验结果等价，方便起见对标准偏回归系数的假设检验如下：

1）建立假设，确定检验水准

$H_0 : \beta_i' = 0$；

$H_1 : \beta_i' \neq 0$；

$\alpha = 0.05$

2）计算检验统计量 t

$$t_i = \frac{|b_i'|}{S_{Y' \cdot x_1' \cdot x_2' \cdot \cdots \cdot x_m'} \sqrt{C_{ii}'}} \tag{30}$$

$$S_{Y' \cdot x_1' \cdot x_2' \cdot \cdots \cdot x_m'} = \sqrt{Q'/(n-m-1)} \tag{31}$$

式中 $S_{Y' \cdot x_1' \cdot x_2' \cdot \cdots \cdot x_m'}$ 为标准剩余误差，C_{ii}' 为相关矩阵的逆矩阵中对角线上的第 i 个元素。

3）确定 P 值，做出推断结论

查 t 界值表（附表 5）得 $t_{\alpha(n-m-1)}$ 的值，与计算的 t 值进行比较，$t \geqslant t_{\alpha(n-m-1)}$，$P \leqslant \alpha$，则拒绝 H_0，接受 H_1，可以认为总体标准偏回归系数 β_i' 在检验水准 α 水平上有统计学意义，反之无统计学意义。

2.1.4　运用多元线性回归预测模型预测

运用上述假设检验方法对模型进行假设检验，若模型经检验有统计学意义，且偏回归系数有统计学意义，可以利用该模型进行多元线性回归预测，用自变量 X 对应变量 Y 进行预测。用回归预测模型进行预测可以分为：点预测法和置信区间预测法。

1）点预测法：将自变量 X 的给定取值 X_{0i} 代入回归预测模型（2）式中，便可以求出应变量 Y 的预测值 $\hat{Y}_0$。

$$\hat{Y}_0 = b_0 + b_1 X_{01} + b_2 X_{02} + \cdots + b_m X_{0m}$$

2）置信区间预测法：按照一定的概率 $(1-\alpha)$ 估计个体 Y 值预测区间。

给定自变量 X 为给定值 X_{0i} 时，计算反应变量 Y 的预测区间，可按下式求出：

$$(\hat{Y}_0 - t_{\alpha(n-m-1)} S_{\hat{Y}_0}, \hat{Y}_0 + t_{\alpha(n-m-1)} S_{\hat{Y}_0}) \tag{32}$$

式中 $S_{\hat{Y}_0}$ 为 $\hat{Y}_0$ 的标准误，其计算公式为：

$$S_{\hat{Y}_0} = S_{Y \cdot 1, 2, \cdots, m} \times \sqrt{1 + \frac{1}{n} + \sum_{i=1}^{m} \sum_{j=1}^{m} C_{ij} (X_{0i} - \overline{X}_i)(X_{0j} - \overline{X}_j)} \tag{33}$$

其中 $S_{Y\cdot1,2,\cdots,m}$ 为回归模型的剩余标准差,即:

$$S_{Y\cdot1,2,\cdots,m}=\sqrt{\frac{Q}{n-m-1}} \tag{34}$$

$$C_{ij}=C_{ii}'/\sqrt{l_{ii}l_{jj}} \tag{35}$$

2.2 多元线性回归预测法的应用

例2 某研究者发现某医院每年收治病人数(Y)与每年平均开放病床数(张)X_1、出院者住院总床日数 X_2、出院者平均住院日数 X_3 等因素有关,并收集到 1981～1990 年间 10 年的资料见表5。预计 1995 年该医院年平均开放病床数为 615 张、出院者住院总床日数为 212700、出院者平均住院日数为 18,预测该医院 1995 年的收治病人数。

表5 某医院年收治病人数与年平均开放病床数、出院者住院总床日数、出院者平均住院日数

年份	X_1	X_2	X_3	$Y(X_4)$
1981	500	172124	18	9744
1982	500	174223	18	9910
1983	492	163981	16	10279
1984	500	171409	18.3	9352
1985	500	180019	19.1	9432
1986	530	176350	20	8806
1987	539	198124	19.6	10133
1988	528	194562	19.4	10035
1989	545	193502	19.5	9931
1990	612	212678	20.2	10524

2.2.1 根据样本数据建立多元线性回归模型
1)计算相关统计量如表6:

表6 建立多元线性回归模型的基本统计量

i	j	$\sum X_{ki}X_{kj}$	l_{ij}	r_{ij}
1	1	2763838	11786.4	1.0000
1	2	968166750	4491238.8	0.9042
1	3	98969.5	292.24	0.7106
1	4	51556698	69306.4	0.4233
2	2	339539748500	2093135630	1.0000
2	3	34687207.4	133764.08	0.7718
2	4	18063092000	33947566	0.4920
3	3	3552.51	14.349	1.0000
3	4	1845173.9	−952.36	−0.1667
4	4	965537892	2274160.4	1.0000

2)建立标准正规方程组

$$\begin{cases} 1.0000b_1' + 0.9402b_2' + 0.7106b_3' = 0.4233 \\ 0.9042b_1' + 1.0000b_2' + 0.7718b_3' = 0.4920 \\ 0.7106b_1' + 0.7718b_2' + 1.0000b_3' = -0.1167 \\ 0.4233b_1' + 0.4920b_2' - 0.1667b_3' = 1.0000 \end{cases}$$

3)求标准偏回归系数 b_i'

解标准正规方程组即可求得标准偏回归系数 b_i'，标准正规方程组的系数构成的矩阵即是相关矩阵，记作 $R^{(0)}$：

$$R^{(0)} = \begin{bmatrix} 1.0000 & 0.9042 & 0.7106 & 0.4233 \\ 0.9042 & 1.0000 & 0.7718 & 0.4920 \\ 0.7106 & 0.7718 & 1.0000 & -0.1667 \\ 0.4233 & 0.4920 & -0.1667 & 1.0000 \end{bmatrix}$$

对 $R^{(0)}$ 根据式(9)以 (k,k) 为主元进行消去变换，即求得标准偏回归系数 b_i' 的值。

以 $(1,1)$ 为主元进行消去变换此时 $k=1,l=0$，变换后的矩阵记作 $R^{(1)}$：

$$R^{(1)} = \begin{bmatrix} 1.0000 & 0.9042 & 0.7106 & 0.4233 \\ -0.9042 & 0.1824 & 0.1293 & 0.1093 \\ -0.7106 & 0.1293 & 0.4950 & -0.4675 \\ -0.4233 & 0.1093 & -0.4675 & 0.8208 \end{bmatrix}$$

以 $(2,2)$ 为主元进行消去变换此时 $k=2,l=1$，变换后的矩阵记作 $R^{(2)}$：

$$R^{(2)} = \begin{bmatrix} 5.4823 & -4.9572 & 0.0696 & -0.1185 \\ -4.9572 & 5.4825 & 0.7089 & 0.5992 \\ -0.0696 & -0.7089 & 0.3672 & -0.5060 \\ 0.1185 & -0.5992 & -0.5060 & 0.7553 \end{bmatrix}$$

以 $(3,3)$ 为主元进行消去变换此时 $k=3,l=2$，变换后的矩阵记作 $R^{(3)}$：

$$R^{(3)} = \begin{bmatrix} 5.4955 & -4.8229 & -0.1895 & -0.0226 \\ -4.8229 & 6.8507 & -1.9300 & 1.5758 \\ -0.1895 & -1.9300 & 2.7226 & -1.3776 \\ 0.0226 & -1.5758 & 1.3776 & 0.0582 \end{bmatrix}$$

本例有 3 个自变量，故进行 3 次变换，最终得到矩阵 $R^{(3)}$ 的最后一列前 1、2、3 行分别是标准偏回归系数 b_1'、b_2'、b_3' 的值，即：$b_1'=-0.0226$、$b_2'=1.5758$、$b_3'=-13776$。

4)建立回归模型

标准回归模型表达式为：$\hat{Y}' = -0.0226X_1' + 1.5758X_2' - 1.3376X_3'$

根据式(23)求 b_i 的值，根据式(24)求 b_0 的值，建立一般回归模型：

$$b_1 = -0.0226 \times \sqrt{\frac{2274160.4}{11786.4}} = -0.3139$$

$$b_2 = 1.5758 \times \sqrt{\frac{2274160.4}{2093135630}} = 0.0519$$

$$b_3 = -1.3776 \times \sqrt{\frac{2274160.4}{14.349}} = -548.432$$

$$b_0 = 10761.3932$$

一般回归模型表达式为：$\hat{Y} = 10761.3972 - 0.3139X_1 + 0.0519X_2 - 548.432X_3$

2.2.2 多元线性回归模型的假设检验

1) 多元线性回归模型的假设检验

H_0：各 β_i' 全为 0；

H_1：各 β_i' 不全为 0；

$\alpha = 0.05$

表 7   标准回归模型的方差分析表

变异来源	平方和	自由度	均方	F 值
总	1	9		
回归	0.9418	3	0.3139	32.36
剩余	0.0582	6	0.0097	

查 F 界值表（附表 3）得 $F_{0.05(3,6)} = 9.87$，$F = 32.36 > F_{0.05(3,6)} = 9.87$，$P < 0.05$，则拒绝 H_0，接受 H_1，可以认为回归模型在检验水准 $\alpha = 0.05$ 水平上有统计学意义。

2) 偏回归系数的假设检验

H_0：$\beta_i' = 0$；

H_1：$\beta_i' \neq 0$；

$\alpha = 0.05$

$$S'_{Y' \cdot x_1' \cdot x_2' \cdots x_m'} = \sqrt{Q'/(n-m-1)} = \sqrt{0.0582/(10-3-1)} = 0.0985$$

$$t_1 = \frac{|b_1'|}{S'_{Y' \cdot x_1' \cdot x_2' \cdots x_m'} \sqrt{C_{11}'}} = \frac{|0.0226|}{0.0985 \times \sqrt{5.4955}} = 0.098$$

$$t_2 = \frac{|b_2'|}{S'_{Y' \cdot x_1' \cdot x_2' \cdots x_m'} \sqrt{C_{22}'}} = \frac{|1.5758|}{0.0985 \times \sqrt{6.8507}} = 6.113$$

$$t_3 = \frac{|b_3'|}{S'_{Y' \cdot x_1' \cdot x_2' \cdots x_m'} \sqrt{C_{33}'}} = \frac{|1.3776|}{0.0985 \times \sqrt{2.7226}} = 8.477$$

查 t 界值表（附表 5）得，$t_{0.05(6)} = 2.447$，$t_1 < t_{0.05(6)} = 2.447$，$P > 0.05$，则不拒绝 H_0，可以认为总体标准偏回归系数 β_1' 在检验水准 $\alpha = 0.05$ 水平上无统计学意义。$t_2 > t_{0.05(6)} = 2.447$，$P < 0.05$，$t_3 > t_{0.05(6)} = 2.447$，$P < 0.05$，则拒绝 H_0，接受 H_1，可以认为总体标准偏

回归系数 $\beta_2'\beta_3'$ 在检验水准 $\alpha=0.05$ 水平上统计学意义。

2.2.3　利用多元线性回归模型进行预测

1）点预测法：将 1995 年该医院年平均开放病床数 X_{01} 为 615 张、出院者住院总床日数 X_{02} 为 212700、出院者平均住院日数 X_{03} 为 18，带入回归模型便可以求出应变量 Y 的预测值 $\hat{Y}_0$。

$$\hat{Y}_0=10761.3932-0.3139\times615+0.0519\times212700-548.22\times18=11736（人）$$

2）置信区间预测法：按照一定的概率 $(1-\alpha)$ 估计个体 Y 值预测区间。

根据 1995 年该医院年平均开放病床数 X_{01} 为 615 张、出院者住院总床日数 X_{02} 为 212700、出院者平均住院日数 X_{03} 为 18，计算反应变量 Y 95% 的预测区间，可按下式求出：

$$(\hat{Y}_0-t_{\alpha(n-m-1)}S_{\hat{Y}_0},\hat{Y}_0+t_{\alpha(n-m-1)}S_{\hat{Y}_0})$$

式中 $S_{\hat{Y}_0}$ 为 $\hat{Y}_0$ 的标准误，其计算公式为：

$$S_{\hat{Y}_0}=S_{Y.12\cdots m}\times\sqrt{1+\frac{1}{n}+\sum_{i=1}^{m}\sum_{j=1}^{m}C_{ij}(X_{0i}-\overline{X}_i)(X_{0j}-\overline{X}_j)}$$

其中 $C_{ij}=C_{ii}'/\sqrt{l_{ii}l_{jj}}$。

$$S_{\hat{Y}_0}=S_{Y.1,2,\cdots,m}\times\sqrt{1+\frac{1}{n}+\sum_{i=1}^{m}\sum_{j=1}^{m}C_{ij}(X_{0i}-\overline{X}_i)(X_{0j}-\overline{X}_j)}=203.72$$

当 $1-\alpha=0.95$ 时，$t_{0.05(6)}=2.447$，该医院 1995 年的收治病人数 Y 的 95% 预测区间为：

$$(\hat{Y}_0-t_{\alpha(n-m-1)}S_{\hat{Y}_0},\hat{Y}_0+t_{\alpha(n-m-1)}S_{\hat{Y}_0})=11736\pm2.447\times203.72=(11237,12235)$$

（张光成）

非直线回归预测方法

变量与变量之间的相关关系中，并不都是线性相关，而是存在着非线性相关情况，即曲线相关，在这种情况下，就需要建立曲线回归预测模型来预测，这会比用线性回归预测模型得到更满意的预测结果。曲线回归模型建立实际上是通过适当的变量变换，将变量间曲线关系变成直线关系，然后用线性回归方法确定未知参数，便得曲线回归预测模型。

1 建立曲线回归预测模型步骤

1)确定曲线类型。要建立曲线回归模型,关键问题是首先确定应变量和自变量关系的曲线类型。确定的方法主要有:①将变量 x 和 y 的全部观察值在直角坐标系中描点,根据散点图的分布总趋势,选择最符合散点分布的曲线;②根据变量 x 和 y 的统计数据,选择某几种曲线函数进行试算,然后从中选择拟合程度最好的曲线;③根据理论分析和实践经验确定曲线类型。

2)直线化。通过变量替换将原曲线关系转化为线性关系。

3)确定未知函数。利用线性回归方法确定未知参数,并进行回归效果分析。然后将未知参数代入原曲线函数,便得曲线回归预测模型。

2 几种常见的曲线及其变换

2.1 二次曲线

曲线函数形式:

$$y = a + b_1 x + b_2 x^2$$

其曲线图形见图 1。

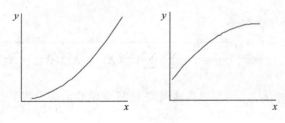

图 1 二次曲线

变换:设 $x_1 = x$, $x_2 = x^2$,则原二次曲线函数变成线性函数:$y = a + b_1 x_1 + b_2 x_2$

求解 a、b_1、b_2 的值。由已给的观察数据,用二元回归计算方法估计 a、b_1、b_2 值,然后将 a、b_1、b_2 值代回原二次曲线函数,即得预测模型:

$$y = a + b_1 x + b_2 x^2$$

2.2 双曲线

双曲线函数形式:

$$\frac{1}{y} = a + b \frac{1}{x}$$

其曲线图形见图 2。

变换:设 $y' = \frac{1}{y}$, $x' = \frac{1}{x}$,则元双曲线函数变成一元线性函数 $y' = a + bx'$

求解 a、b 值:用一元回归方法求解 a、b 值,然后将 a、b 值代回元双曲线函数,即得双曲线预测模型:$\frac{1}{y} = a + b \frac{1}{x}$

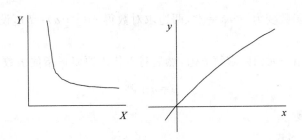

图2　双曲线图

2.3　指数曲线

指数曲线函数形式：

$$y = ae^{bx}$$

其曲线图形见图3。

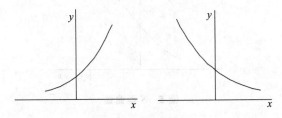

图3　指数函数曲线

变换：将原指数函数两边取对数得 $\ln y = \ln a + bx$，设 $y' = \ln y$，$a' = \ln a$，将原指数曲线函数变成一元线性函数 $y' = a' + bx$

求解 a'、b：利用一元回归计算方法，求解 a'、b，由于 $a' = \ln a$，所以 $a = e^{a'}$，将 a、b 代入原指数函数，便得指数曲线预测模型：

$$y = e^{a'} e^{bx}$$

2.4　修正指数曲线

修正指数曲线函数形式：

$$y = a + e^{bx}$$

其曲线图形见图4。

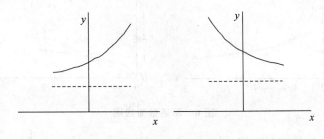

图4　修正指数函数

变换:现将原函数变为 $y-a=e^{bx}$,两边取对数得 $\ln(y-a)=bx$,设 $y'=\ln(y-a)$,则 $y'=bx$

求解 b 值:利用一元回归求解 b 值,然后将 b 代入原修正指数函数得:

$$y=a+e^{bx}$$

2.5 S 型曲线

S 型曲线函数形式:

$$y=\frac{1}{a+be^{-x}}$$

其曲线图形见图 5。

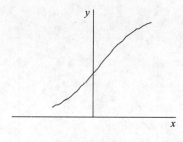

图 5 S 型曲线

变换:设 $y'=\dfrac{1}{y}$,$x'=e^{-x}$,则原 S 型曲线函数变换为一元线性函数 $y'=a+bx'$

求解 a、b 值:利用一元回归计算方法对 a、b 值进行估计,然后将 a、b 值代入原 S 型曲线函数,便得预测模型

$$y=\frac{1}{a+be^{-x}}$$

2.6 幂函数

函数形式 $y=ax^b$,其曲线见图 6。

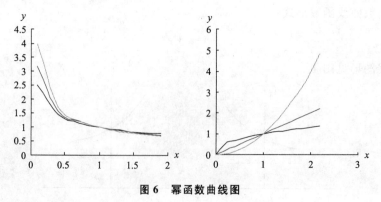

图 6 幂函数曲线图

变换:将幂函数两边取对数,得 $\ln y=\ln a+b\ln x$,设 $y'=\ln y$,$a'=\ln a$,$x'=\ln x$,则原函数变换成一元线性函数:$y'=a'+bx'$

求解 a'、b 值:利用一元回归计算方法,求解 a'、b 值,由于 $a'=\ln a$,所以 $a=e^{a'}$,将 a、b 值代入原函数,便得幂函数预测模型

$$y=e^{a'}x^b$$

3　应用实例

例1　现调查某一专科医院 1981～1995 年职工人数和业务收入资料如表1。

表1　某医院 1981～1995 年职工人数和业务收入资料

年	1981	1982	1983	1984	1985	1986	1987	1988	1989	1990	1991	1992	1993	1994	1995
职工人数 x	65	71	72	70	81	85	83	87	90	88	91	93	90	94	95
业务收入(万元)y	66	68	70	78	85	90	100	109	115	120	130	129	135	141	156

试建立预测模型,当职工人数为 100 人时,业务收入约是多少?

首先确定职工人数(x)与业务(y)之间关系的曲线类型,在直角坐标系中画出散点图(见图7)。

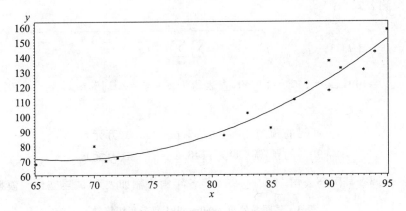

图7　职工人数(x)与业务(y)之间关系的散点图

从散点图分布总趋势看,用二次曲线拟合较好。于是设 $y=a+b_1x+b_2x^2$

变换:设 $x_1=x,x_2=x^2$,则变换为二元线性函数:$y=a+b_1x_1+b_2x_2$

求解 a、b_1、b_2 值。根据已知资料,经过变换得如下资料:

表2　经变换后数据

$x_1(x)$	65	71	72	70	81	85	83	87	90	88	91	93	90	94	95
$x_2(x^2)$	4225	5041	5184	4900	6561	7225	6889	7569	8100	7744	8281	8649	8100	8836	9025
y	66	68	70	78	85	90	100	109	115	120	130	129	135	141	156

用二元回归计算方法求解 a、b_1、b_2 值,经计算得:

$$\bar{x}_1=83.6667,\bar{x}_2=7088.6,\bar{y}=106.13333$$
$$l_{11}=1327.33334,l_{12}=213806,l_{22}=24513059.6,$$
$$l_{1y}=3699.66667,l_{2y}=603829.8,l_{yy}=11813.73333$$

正规方程逆矩阵为：

$$L^{-1} = (C_{ij}) = \begin{pmatrix} 0.354601883 & -0.002196734 \\ -0.002196734 & 0.000013638 \end{pmatrix}$$

于是，$\hat{B} = \begin{bmatrix} \hat{b}_1 \\ \hat{b}_2 \end{bmatrix} = L^{-1} \begin{pmatrix} 3699.66667 \\ 603829.8 \end{pmatrix} = \begin{pmatrix} -14.54466 \\ 0.10760 \end{pmatrix}$

$$a = \bar{y} - \sum_{i=1}^{2} \hat{b}_i \bar{x}_i = 560.31150$$

经回归效果检验：$F = 102$，具有极显著性回归效果，其复相关系数 $R = 0.97$，标准误差 $s_{y \cdot x_1 x_2} = 7.37134$。

将 $\hat{a}$、$\hat{b}_1$、$\hat{b}_2$ 代入原二次函数得预测模型为：$y = 560.3115 - 14.54466x + 0.107x^2$，预测：当职工人数 $x_0 = 100$ 人时，业务收入 $\hat{y}_0 = 560.3115 - 14.54466 \times 100 + 0.1076 \times 100^2 = 181.8$（万元）。

区间预测公式为：

$$\hat{y}_0 \pm t_{\frac{a}{2}} \cdot s_{y \cdot x_1 x_2} \times \sqrt{1 + \frac{1}{n} + \sum_{i=1}^{2} \sum_{j=1}^{2} C_{ij} (\bar{x}_{i0} - \bar{x}_i)(x_{j0} - \bar{x}j)}$$

其中，$x_{10} = 100$，$x_{20} = 100^2 = 10000$，查表得 $t_{\frac{0.05}{2}(14)} = 2.145$，$t_{\frac{0.01}{2}(14)} = 2.977$，代入上式得：

$$95\% \text{的预测期间为：} 157.6 \sim 206.0（万元）$$
$$99\% \text{的预测区间为：} 148.2 \sim 215.4（万元）$$

例 2 现调查某医药公司 1980～1991 年各年销售额如表 3，试建立预测模型。

表 3　某医药公司 1980～1991 年各年销售额

年	1980	1981	1982	1983	1984	1985	1986	1987	1988	1989	1990	1991
年序号 t	1	2	3	4	5	6	7	8	9	10	11	12
销售额（万元）y	270	274	272	292	295	298	315	320	345	360	375	391

这里特别指出的是，销售额是时间数列，把时间序号 t 当作自变量，这就是时间数列预测问题。

同样，首先确定销售额 y 与时间 t 的曲线关系类型，其散点图见图 8，也是用二次函数曲线拟合较好，即 $y = a + b_1 t + b_2 t^2$。

变换：设 $t_1 = t$，$t_2 = t^2$，于是 $y = a + b_1 t_1 + b_2 t_2$

求解 a、b_1、b_2，根据变换得如下资料：

于是，经二元回归计算得：$\hat{b}_1 = 1.1921$，$\hat{b}_2 = 0.7725$，$\hat{a} = 267.2738$，则预测模型为：

$$y = 267.2738 + 1.1921t + 0.7725t^2$$

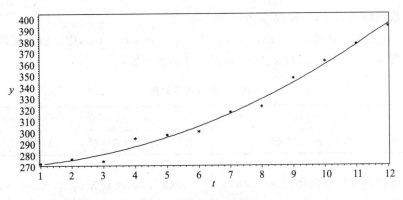

图 8　销售额 y 与时间 t 的曲线关系散点图

表 4　经变换后数据

$t_1(t)$	1	2	3	4	5	6	7	8	9	10	11	12
$t_2(t^2)$	1	4	9	16	25	36	49	64	811	100	121	144
y	270	274	272	292	295	298	315	320	345	360	375	391

经回归效果检验有极显著性回归效果,复相关系数 $R=0.99$。

如果要预测 1995 年销售额,则将 1995 年的年次 $t=16$ 代入预测模型,得:

$$\hat{y}_{95}=267.2738+1.1921\times 16+0.7725\times 16^2=484(万元)$$

例 3　某地 1976～1985 年女孩 0～4 岁年龄组各年龄组死亡率资料如下,试建立预测模型,并预测 1990 年死亡率。散点图见图 9。

表 5　某地 1976～1985 年女孩 0～4 岁年龄组各年死亡率

年	1976	1977	1978	1979	1980	1981	1982	1983	1984	1985
年序号 t	1	2	3	4	5	6	7	8	9	10
死亡率(‰)y	7.41	6.98	6.37	5.12	4.96	4.68	4.16	3.71	3.52	3.36

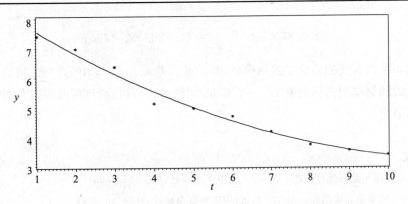

图 9　某地 1976～1985 年女孩 0～4 岁年龄组各年死亡率散点图

用指数曲线拟合较好，即设 $y=ae^{bt}$

变换：两边取对数得：$\ln y=\ln a+bt$，于是设 $y'=\ln y$，$a'=\ln a$，则原曲线函数变换成一元线性函数 $y'=a'+bt$。求解 a、b 值，根据变换得如下资料：

表 6 经变换后数据

t	1	2	3	4	5	6	7	8	9	10
$y'(\ln y)$	2.0028	1.9430	1.8516	1.6332	1.6014	1.5433	1.4255	1.3110	1.2585	1.2119

经一元回归计算方法得：$\hat{a}'=2.088$，$\hat{b}=-0.0927$，标准误差 $s_{y'\cdot t}=0.0436$，相亲系数 $R=-0.99$。

$$l_{tt}=\sum_{i=1}^{10}(t_i-\bar{t})^2=082.5,\bar{t}=5.5。$$

由于 $a'=\ln a$，则 $\hat{a}=e^{\hat{a}'}=e^{2.088}=8.0688$，将 $\hat{a}$、$\hat{b}$ 代入指数函数，得预测模型：

$$y=8.068e^{-0.0927t}$$

预测：1990 年时间序号 $t_0=15$，代入模型得：$\hat{y}_0=8.0688e^{-0.0927\times15}=2.0087(‰)$，即 1990 年死亡率约为 2.0087‰，由于 y' 得区间预测公式为：

$$\hat{y}_0'\pm t_{\frac{a}{2}}\cdot s_0$$

式中，$s_0=s_{y'\cdot t}\cdot\sqrt{1+\frac{1}{n}+\frac{(t_0-\bar{t})^2}{l_{tt}}}$

因为 $y=e^{y'}$，所以 y 的预测区间为 $e^{\hat{y}_0'\pm t_{\frac{a}{2}}\cdot s_0}=e^{\hat{y}_0'}\cdot e^{\pm t_{\frac{a}{2}}\cdot s_0}=\hat{y}_0\times e^{\pm t_{\frac{a}{2}}\cdot s_0}$

查表（附表 5）得：$t_{\frac{0.05}{2}(9)}=2.262$，$t_{\frac{0.01}{2}(9)}=3.250$

而 $s_0=0.0436\times\sqrt{1+\frac{1}{10}+\frac{(15-5.5)^2}{82.5}}=0.0646$，于是 1990 年死亡率 99% 的预测区间为（‰）：

$$2.0087\times e^{\pm3.25\times0.0646}=(1.6283\quad2.4780)$$

本例如果用直线拟合建立预测模型，其标准误差 $s_{y\cdot t}=0.3426$，显然比用指数曲线拟合所建立的预测模型的标准差 $s_{y'\cdot t}=0.0436$ 大得多。所以，应该用曲线拟合的还是建立曲线预测模型好。

参考文献

[1] 郭祖超. 医用数理统计方法. 北京：人民卫生出版社，1988：573-631.

[2] 沈永淦，周格非. 实用经济预测. 北京：中国物资出版社，1986：43-112.

（于雁野 高文发）

季节变动预测法

季节变动是指时间序列随季节而呈现出有规律性的起伏变动,根据这种规律性的起伏进行预测,称为季节变动预测。

按月或季搜集的时间序列,通常包括 4 种变动因素:一是长期变动趋势(T),是指时间序列在一个长期内所呈现的增加或减少的趋势,即直线趋势;二是季节变动趋势(S),是指时间序列由于季节变化而呈现的数量上的起伏;三是周期变化趋势(C),是指时间序列沿其长期趋势直线上下摆动的波动变化;四是不规则变化趋势(E),是指时间序列由于随机因素引起的变化,这种变化是不可预测的,但是在一段时间内可以互相抵消。

由于不规则变化和周期波动的不可预测性和不稳定性,在短期预测中通常不必特别区分不规则变动和周期变动,不必特别区分不规则变动和周期变动,而统一作为随机误差处理。

季节变动预测采用季(月)平均法和移动平滑比率法进行预测。

1 季(月)平均法

对于没有长期趋势或虽有长期趋势但假定长期趋势不存在的时间序列,宜采用季(月)平均法预测。该法主要是计算各季(月)平均比率。

例 1 某地 A 传染病每万人发病人数见表 1,预测 1990 年 A 传染病每万人各季发病人数。

1)计算同季平均和总平均,列于表 1($\overline{x}_i$)

如 $\overline{x}_i = \dfrac{50+47+45+46}{4} = 47$,下同。

表 1 某地 A 传染病每万人发病人数

季度	发病人数				统计平均 $\overline{x}_i$	季节比率(%)Sl_i	1990 年各季预测
	1986	1987	1988	1989			
一	50	47	45	46	47	23.63	45.4
二	175	170	165	168	169.5	85.20	163.8
三	570	550	510	520	537.5	270.19	519.4
四	40	43	40	44	41.75	20.99	40.44
年总计	835	810	760	778	$\overline{x}=198.9375$	100.00	769

$$\overline{x} = \frac{47 + 169.5 + 537.5 + 41.75}{4} = 198.9375$$

2）计算各季节比率，列于表 1（Sl_i）

如 $Sl_i = \dfrac{\overline{x}_i}{\overline{x}} = \dfrac{47}{198.9375} = 23.63\%$，下同。

3）进行预测

首先用二项移动平均法预测 1990 年总发病人数为 $\dfrac{760 + 778}{2} = 769$，平均每季发病人数为 $769/4 = 192.25$，则预测模型为 $\hat{y}_i = 192.25 Sl_i$，于是得 1990 年各季每万人发病人数列于表 1，如 $\hat{y}_i = 192.25 \times 23.63\% = 45.4$，下同。

2 移动平均比率法预测

移动平均比率法是通过时间序列 4 种变动因素进行分解，计算出既能消除长期趋势变动，又能消除不规则变动和周期波动的比较理想的季节指数。下面以实例说明计算步骤。

例 2 已知某医院 1983～1988 年按季度统计的门诊人数，见表 2 第（2）栏，试用移动平均比率法预测 1990 年各季门诊人次。

表 2　某医院 1983～1988 年按季度统计的门诊人数及计算表

年份	季度	季度序号 t (1)	门诊人次 $y_t = TSCE$ (2)	四个季度移动平均 (3)	四项移动平均的二项移动平均 (4)	移动平均比率 $SE = TSCE/TC$ (5)=(2)/(4)	调整后门诊人次 $T_t(TCE)$
1983	1	1	3052	—	—	—	2727
	2	2	2481	2648	—	—	2603
	3	3	2179	2616	2632	82.8	2525
	4	4	2881	2651	2634	109.4	2705
1984	1	5	2924	2640	2546	110.5	2613
	2	6	2618	2833	2737	95.7	2747
	3	7	2135	2801	2817	75.8	2774
	4	8	3653	2956	2879	126.9	3430
1985	1	9	2799	3053	3005	93.2	2501
	2	10	3238	2865	2959	109.4	3398
	3	11	2522	2932	2899	87.0	2922
	4	12	2899	2770	2851	101.7	2722
1986	1	13	3067	2759	2765	110.9	2741
	2	14	2590	2803	2781	93.1	2718
	3	15	2478	2879	2841	87.2	2871
	4	16	3076	2955	2917	105.5	2888

续表

年份	季度	季度序号 t (1)	门诊人次 $y_t=TSCE$ (2)	四个季度移动平均 (3)	四项移动平均的二项移动平均 (4)	移动平均比率 $SE=TSCE/TC$ (5)=(2)/(4)	调整后门诊人次 $T_t(TCE)$
1987	1	17	3372	3050	3003	112.3	3013
	2	18	2894	3128	3089	93.7	3037
	3	19	2858	3259	3194	89.5	3312
	4	20	3388	3356	3308	102.4	3181
1988	1	21	3895	3476	3416	114.0	3481
	2	22	3282	3574	3525	93.1	3444
	3	23	3338	—	—		3868
	4	24	3780	—	—		3549

该法预测模型(或称趋势季节预测模型)为:

$$\hat{y}_t=\hat{T}_t\times Sl \tag{1}$$

区间预测为:

$$\hat{T}_t\times Sl\pm t_{a(v)}S_e \tag{2}$$

式中,$\hat{y}_t$ 为第 t 期预测值;$\hat{T}_t$ 为第 t 期长期趋势预测值;Sl 为移动平均季节比率;S_e 为预测误差。

可按下述步骤进行计算:

1)计算移动平均比率 Sl

(1)计算四个季度移动平均数[见表2第(3)栏],然后再对四项移动平均进行两项移动平均。这样做主要是剔除掉时间序列中季节变动和不规则变动,反映其长期趋势和周期波动。本例表2第(3)栏就是四项移动平均,第(4)栏是四项移动平均的二项移动平均。

(2)计算移动平均比率。把时间序列中的实际数,除以同行中对应的移动平均数,即第(2)栏除以第(4)栏,得移动平均比率。见表2第(5)栏,恢复其季节变动成分。

(3)计算校正移动平均比率。从表2第(5)栏不难看出,同一季度各年移动平均季节比率也不尽相同,这是周期波动和不规则变动影响结果。为了从时间序列中剔除这两种因素,把同一季度最大值和最小值去掉,其余的值加以平均(见表3),得修正平均数,它是只反映季节变动的一种指数。由于表2第(5)栏中的百分数计算基础不同,即四个季度修正平均数之和不是400,而是397.4。为了用百分数表达季节变动程度,修正平均数乘以一个校正系数,校正系数为:

$$校正系数=\frac{400}{四季度修正平均数总和}=\frac{400}{3974}=1.0065$$

如第一季度校正移动平均比率为 $111.2\times1.0065=111.9$

校正移动平均比率能够清楚的反映出时间序列中的季节变动(见表3最下面一行)。

表 3　各季移动平均比率及校正计算表

年　　份	第一季度	第二季度	第三季度	第四季度
1983	—	—	82.8	109.4
1984	110.5	95.7	75.8*	126.9*
1985	93.2*	109.4*	87.0	101.7*
1986	110.9	93.1	87.2	105.5
1987	112.3	93.7	89.5*	102.4
1988	114.0*	93.1*	—	—
去掉极值后总计	333.7	189.4	257.0	317.3
修正平均数	111.2	94.7	85.7	105.8
校正移动平均比率	111.9	95.3	86.3	106.5

注：　* 表示最大值,最小值

2)求出长期趋势直线(一元回归预测模型)：为求出趋势直线,首先从时间序列中剔除掉季节变动,即时间数列中每一个实际值除以相应的季节指数。如 1983 年：

$$3052 \div 111.9 \times 100 = 2727$$
$$2481 \div 95.3 \times 100 = 2603$$
$$2179 \div 86.3 \times 100 = 2525$$
$$2881 \div 106.5 \times 100 = 2705$$

其他以此类推,这样得出的时间序列叫调和时间序列[见表 2 第(6)栏]。调和时间序列只反映时间序列的长期趋势、周期波动和不规则变化。以调和时间序列为应变量,以季度序号 t 为自变量,按一元回归方法求出调整后的时间序列趋势直线 $\hat{T}_t = a + bt$,用它预测未来趋势值是比较可靠的。

本例：

$$\sum_{i=1}^{24} t_i = 300, \sum_{i=1}^{24} t_i^2 = 4900, \bar{t} = 12.5 \qquad \sum_{i=1}^{24} T_i = 71671, \sum_{i=1}^{24} T_i^2 = 217327081$$

$$\bar{T} = 2986.2917, \sum_{i=1}^{24} t_i T_i = 941334$$

$$l_{tt} = \sum_{i=1}^{24} t_i^2 - \frac{\left[\sum_{i=1}^{24} t_i\right]^2}{24} = 4900 - \frac{300^2}{24} = 1150$$

$$l_{tT} = \sum_{i=1}^{24} t_i T_i - \frac{\left[\sum_{i=1}^{24} t_i\right]\left[\sum_{i=1}^{24} T_i\right]}{24} = 941334 - \frac{300 \times 71671}{24} = 45446.5$$

$$b = \frac{l_{tT}}{l_{tt}} = \frac{45446.5}{1150} = 39.5187$$

$$a = \bar{T} - \overline{bt} = 2986.2917 - 39.518 \times 12.5 = 2492.3079$$

趋势直线为：$\hat{T}_t = 2492.3079 + 39.5187t$ 　　　　　　　　　(3)

3)预测

(1)首先计算预测误差 S_e:将季度序号 $t=1,2,\cdots,24$ 分别代入(4)式算得趋势值 $\hat{T}_i$[见表4第(2)栏],然后将 $\hat{T}_i$ 值分别乘以本季季节指数,即表4中第(2)栏乘以第(3)栏,便是第(4)栏,第(5)栏是 $e_t=y_t-\hat{y}_t$。预测误差计算公式为:

$$S_e=\sqrt{\frac{\sum_{t=1}^{n}e_t^2}{n}}$$

本例 $S_e=\sqrt{\dfrac{\sum_{t=1}^{n}e_t^2}{n}}=\sqrt{\dfrac{1939965}{24}}=284$,自由度 $v=24-1,t_{0.05(23)}=2.69$

(2)预测1990年各季门诊人次:1990年各季序号为25,26,27,28,代入(4)式得趋势值 $\hat{T}_i$,然后将 $\hat{T}_i$ 和 Sl 代入预测模型(1)式和(2)式得预测值 $\hat{y}_t$ 和 $\hat{y}_t$ 的95%预测区间(见表5)。

一个时间序列,只要存在着长期趋势和季节变动影响,均可用此模型进行预测。如门诊人次预测,住院病人数预测,医院业务收入预测,以及某传染病发病人数预测等。

趋势季节模型预测的前提条件是:①要有连续4年以上的按季度收集的资料,数据要准确可靠;②数据既要有线性趋势,又要有季节变动。

表4 预测误差计算表

年份	季度	季度序号 t	季度诊疗人次 y_t (1)	季节比率预测			误差	
				$\hat{T}_i=a+bt$ (2)	$Sl(\%)$ (3)	$\hat{y}_t=\hat{T}_t\times Sl$ (4)=(2)×(3)	$e_t=y_t-\hat{y}_t$ (5)=(1)-(4)	e_t^2 (6)=(5)²
1983	1	1	3052	2532	111.9	2833	219	47961
	2	2	2481	2571	95.3	2450	31	961
	3	3	2179	2611	86.3	2253	−74	5476
	4	4	2881	2650	106.5	2287	594	352836
1984	1	5	2924	2690	111.9	3010	−86	7396
	2	6	2618	2729	95.3	2601	17	289
	3	7	2135	2769	86.3	2390	255	65025
	4	8	3653	2808	106.5	2991	662	438244
1985	1	9	2799	2848	111.9	3187	−388	150544
	2	10	3238	2887	95.3	2751	487	237169
	3	11	2522	2927	86.3	2526	−4	16
	4	12	2899	2967	106.5	3160	−261	68121
1986	1	13	3067	3006	111.9	3364	−297	88209
	2	14	2590	3046	95.3	2903	−313	97969
	3	15	2478	3085	86.3	2662	−184	33856
	4	16	3076	3125	106.5	5328	−252	63504

续表

年份	季度	季度序号 t	季度诊疗人次 y_t (1)	季节比率预测 $\hat{T_i}=a+bt$ (2)	$Sl(\%)$ (3)	$\hat{y_t}=\hat{T_t}\times Sl$ (4)=(2)×(3)	误差 $e_t=y_t-\hat{y_t}$ (5)=(1)-(4)	e_t^2 (6)=(5)²
1987	1	17	3372	3164	111.9	3541	−169	28561
	2	18	2894	3204	95.3	3053	−159	25281
	3	19	2858	3243	86.3	2799	59	3481
	4	20	3388	3283	106.5	3496	−108	11664
1988	1	21	3895	3322	111.9	3717	178	31684
	2	22	3282	3362	95.3	3204	78	6084
	3	23	3338	3401	86.3	2935	403	162409
	4	24	3780	3441	106.5	3665	115	13225
合计								1939965

表5　趋势季节模型预测结果

年份	季号	预测季度序号 (t)	趋势预测值 $\hat{T_i}=a+bt$	季节比率 $Sl(\%)$	预测值 $\hat{y_t}=\hat{T_t}\times Sl$	预测区间 $\hat{y_t}\pm t_{0.05}\times S_e$
1990	1	25	3480	111.9	3894	3308~4480
	2	26	3520	95.3	3355	2769~3941
	3	27	3559	86.3	3071	2485~3657
	4	28	3599	106.5	3833	3247~4419

参考文献

[1]　高文发.卫生管理定量技术和方法.长春:吉林出版社,1993:141−149.

（尹爱田　于雁野）

趋势外推法

　　趋势外推法又称历史资料延伸法,属于时间序列预测方式的研究范畴,其理论依据是决定过去事物发展的复杂因素,在很大程度上仍决定事物的未来发展,事物的发展规律一般为连续渐进式变化,而不是跳跃式变化、波动不大,这样,就可以根据事物近期发展规律及变化特征,假设未来条件变动不大,探讨未来趋势,进行外推预测。历史资料应选取更能反映近期和未来发展变化趋势的连续数据段,其规律越稳定,越能反映后续变化趋势,则越适用于此方法。

一般来说,就是借助于函数曲线拟合事物的发展变化规律,根据资料通过适当方法建立描述发展变化趋势的预测模型。如果事物历史资料带有增长趋势,可采用增长型曲线模型进行外推预测,同时,还可根据数据增长变化的趋势特征进一步优选预测模型。基于历史资料规律进行外推预测,较多用于短期预测,有时也用于中长期预测。

在医疗卫生领域,卫生消费品需求、医疗费用、医院收入、门诊量的发展,以及疾病流行趋势,受极为复杂的因素影响,指标体系难以优选或确立,因果预测中的非线性建模较困难,由于这些因素短期内变化具有惯性或稳定性,使得事物往往呈现较稳定的渐变式增长特性。此时,可选择增长型趋势外推模型,按照时间序列方式进行预测,结合定性分析以实时指导管理与决策工作。

1　常见趋势外推模型及性质

增长型曲线模型中常见的有多项式曲线、简单指数曲线、修正指数曲线、Gompertz曲线和 Logistic 曲线等许多,其中多项式曲线又包括直线、二次抛物线等,可参见表 1,其中 t 为时间变量,y_t 为预测指标值,a_0,a_1,a_2,a_3,a,b,k 均为模型参数。

表 1　常见的增长型曲线模型及表达式

曲线类型	模型表达式
直线	$y_t = a_0 + a_1 t$
二次抛物线	$y_t = a_0 + a_1 t + a_2 t^2$
三次抛物线	$y_t = a_0 + a_1 t + a_2 t^2 + a_3 t^3$
简单指数曲线	$y_t = a b^t$
修正指数曲线	$y_t = k + a b^t$
Gompertz 曲线	$y_t = k a^{b^t}$
Logistic 曲线	$y_t = \dfrac{k}{1 + a e^{-bt}}$

不同类型曲线的增长变化特点是不一样的,可以分别推导每种曲线具有的相应增长特征及其随时间变量 t 的变化性质,参见表 2,其中 $u_t = y_t - y_{t-1}$ 为一阶差分,$u_t^{(2)} = u_t - u_{t-1}$ 为二阶差分。

2　模型选择

应用中,如果已知事物实际观测较稳定增长规律的时间序列数据为 $y_1, y_2, \cdots, y_n$,其中 y_k 为序列值,$k = 1, 2, \cdots, n$,n 为序列个数。

增长曲线模型的选取有目估法、残差平方和最小法和增长特征法。

1)目估法

目估法是通过绘制数据散点图或趋势图来观察数据变化特点,选择曲线模型。若动

表 2 常见增长型曲线模型的增长特征及变化性质

曲线类型	曲线对应的增长特征	
	表达式	变化性质
直线	u_t	相等
二次抛物线	u_t	线性变化
三次抛物线	$u_t^{(2)}$	线性变化
简单指数曲线	$\dfrac{u_t}{y_t} = \dfrac{y_t - y_{t-1}}{y_t} = 1 - \dfrac{1}{b}$	相等
修正指数曲线	$\lg u_t = [(b-1)\lg a - \lg b] + \lg b \cdot t$	线性变化
Gompertz 曲线	$\lg(\lg y_t - \lg y_{t-1}) = [\lg[(b-1)\lg a] - \lg b] + \lg b \cdot t$	线性变化
Logistic 曲线	$\lg\left(\dfrac{1}{y_{t-1}} - \dfrac{1}{y_t}\right) = \lg \dfrac{u_t}{y_{t-1}y_t} = [\lg a(e^b - 1) - \lg k] - b\lg e \cdot t$	线性变化

态序列接近直线,可以选择直线模型,若数据对数值的散点图接近直线,可以选择简单指数曲线。

优点是操作简单、便捷,可以借助于计算机平台(如 Excel)绘图;缺点是容易导致主观、粗糙,难以准确选取模型。

2)残差平方和最小法

用多种曲线拟合序列为 $y_1, y_2, \cdots, y_n$,得仿真后序列为 $\hat{y}_1, \hat{y}_2, \cdots, \hat{y}_n$,计算残差 $e_k = y_k - \hat{y}_k, k = 1, 2, \cdots, n$,然后记 $Q = \sum\limits_{k=1}^{n} e_k^2$ 为残差平方和。以残差平方和最小作为曲线模型的选取原则。

缺点是所选曲线模型虽然能高效拟合历史数据,却不能保证具备更好的趋势外推性能。在多项式曲线拟合时甚至导致严重错误,例如,n 个点至少可以确定一个 $n-1$ 次多项式,使得残差平方和等于零,为最小。但是该多项式曲线无法描述发展趋势,几乎不具备外推性能。

3)增长特征法

增长特征法,将动态序列的差分变化特性与增长曲线的相应特征作比较来选择模型,目标是以增长曲线理论变化规律与实测序列实际变化规律最接近为选取准则。

为消除随机干扰,数据一般先作平滑预处理,以滑动平均 $\bar{y}_t$ 代替序列 y_t,以平均差分 $\bar{u}_t$ 代替差分 u_t,但是滑动时段太长会削弱信息敏感性,二者的计算公式分别为:

$$\bar{y}_t = \frac{1}{2p+1} \cdot \sum_{k=t-p}^{t+p} y_k, \quad \bar{u}_t = \sum_{k=-p}^{p} k\bar{y}_{t+k} \Big/ \sum_{k=-p}^{p} k^2, \quad p \text{ 取自然数}$$

计算实测序列的增长特征,并与曲线增长特征的变化性质结合来选择模型,见表 3。

据表分析,多种曲线模型的增长特征呈线性变化,若对照观测序列的相应增长特征亦均大致线性变化,就有多种外推曲线模型可供选择。在实际问题中,预测工作者可以

表3　增长曲线识别表

平均增长特征	增长特征时间变化性质	相应曲线类型
$\bar{u}_t$	大致相等	直线
$\bar{u}_t$	大致线性变化	二次抛物线
$\bar{u}_t^{(2)}$	大致线性变化	三次抛物线
$\bar{u}_t/\bar{y}_t$	大致相等	简单指数曲线
$\lg\bar{u}_t$	大致线性变化	修正指数曲线
$\lg(\lg\bar{y}_t-\lg\bar{y}_{t-1})$	大致线性变化	Gompertz 曲线
$\lg(\bar{u}_t/\bar{y}_t\bar{y}_{t-1})$	大致线性变化	Logistic 曲线

根据观测序列相应增长特征线性变化特点的明显程度进一步优选,计算增长特征 x 与时间变量 t 的相关系数:

$$r=\frac{\sum_k(t_k-\bar{t})(x_k-\bar{x})}{\sqrt{\sum_k(t_k-\bar{t})^2\sum_k(x_k-\bar{x})^2}}$$

其中,$\bar{t}$ 为时序 t_k 的均值,$\bar{x}$ 为增长特征序列 x_k 的均值。一般来说,相关系数 r 越大,则增长特征 x 对应的曲线优先作为预测模型。

3　模型参数估计

根据不同模型可选取合适的参数估计方法,已知目标的时间序列数据为 $y_1,y_2,\cdots,y_n$,若选用直线拟合模型 $y_t=a_0+a_1t$,由最小二乘法估计参数,直线模型的参数公式:

$$a_0=(\sum_{k=1}^n y_k-a_1\sum_{k=1}^n t_k)/n,a_1=\frac{n\sum_{k=1}^n t_k y_k-\sum_{k=1}^n t_k\sum_{k=1}^n y_k}{n\sum_{k=1}^n t_k^2-(\sum_{k=1}^n t_k)^2}$$

其中 t_k 为时序,序列组对形式为 $(t_1,y_1),(t_2,y_2),\cdots,(t_n,y_n),k=1,2,\cdots,n$。

二次抛物线模型 $y_t=a_0+a_1t+a_2t^2$ 可线性化变换,方法是将转化成线性差分 $u_t=(a_1-a_2)+2a_2t=m+nt$,亦可最小二乘法估计估计参数 m 和 n,从而间接得到模型参数 a_1 和 a_2。

修正指数曲线、Gompertz 曲线和 Logistic 曲线不可线性化,最小二乘法计算异常繁琐,常用三和法、三点法及参数估计优选法等方法来估计参数。

1)三点法

虽然简单但是信息利用不充分,参数估计优选法也比较复杂,而三和法具有代表性而被普遍采用。

2)三和法

以修正指数曲线 $y_t=k+ab^t$ 为例,三和法的基本思路是将整个实际观测序列数据截取为时间间隔均相等的三段,标记为 $y_0, y_1, \cdots, y_{n-1}, y_n, \cdots, y_{2n-1}$ 和 $y_{2n-1}, y_{2n}, \cdots, y_{3n-1}$,三段序列之和依次标记为 $\sum_1 y_t, \sum_2 y_t$ 和 $\sum_3 y_t$,长度均为 n,经过推导,估计模型参数。Gompertz 曲线和 Logistic 曲线结合其他数学性质,同理可估计参数。

(1)修正指数曲线 $y_t = k + ab^t$ 参数公式:

$$b = \sqrt[n]{\frac{\sum_3 y_t - \sum_2 y_t}{\sum_2 y_t - \sum_1 y_t}}; a = \left(\sum_2 y_t - \sum_1 y_t\right)\frac{b-1}{(b^n-1)^2};$$

$$k = \frac{1}{n}\left[\frac{\sum_1 y_t \sum_3 y_t - \left(\sum_2 y_t\right)^2}{\sum_1 y_t + \sum_3 y_t - 2\sum_2 y_t}\right]。$$

(2)Gompertz 曲线 $y_t = ka^{b^t}$ 参数公式:

$$b = \sqrt[n]{\frac{\sum_3 z_t - \sum_2 z_t}{\sum_2 z_t - \sum_1 z_t}}; \lg a = \left(\sum_2 z_t - \sum_1 z_t\right)\frac{b-1}{(b^n-1)^2};$$

$$\lg k = \frac{1}{n}\left[\frac{\sum_1 z_t \sum_3 z_t - \left(\sum_2 z_t\right)^2}{\sum_1 z_t + \sum_3 z_t - 2\sum_2 z_t}\right]。$$

其中,$z_t = \lg y_t$ 表示实际观测值的对数序列。

(3)Logistic 曲线 $y_t = \dfrac{k}{1 + ae^{-bt}}$ 参数公式:

$$k = n\left(\sum_1 z_t - \frac{D_1^2}{D_1 - D_2}\right)^{-1}; b = \frac{1}{n}\left(\ln\frac{D_1}{D_2}\right); a = \frac{k}{C} \cdot \frac{D_1^2}{D_1 - D_2}。$$

其中,$z_t = \dfrac{1}{y_t}$ 表示实际观测值的倒数序列,$D_1 = \sum_1 z_t - \sum_2 z_t$,$D_2 = \sum_2 z_t - \sum_3 z_t$,$C = \dfrac{1 - e^{-nb}}{1 - e^{-b}}$。

3)参数估计优选法

三和法和三点法只能对相应曲线作粗略估计,而最小二乘法直接估算不可线性化的曲线参数,数学计算程序又非常烦琐。如果对参数估算要求精度不算很高,可以利用在优选法基础上的最小二乘法,称这种估计方法为参数模型法。

此外,在多数情况下,还有必要进行模型检验,以论证模型应用效果。

4 案例分析

以湖北省支出法生产总值趋势外推预测为例,湖北省 1998~2007 年支出法地区生产总值资料见表 4,假定 2007 年数据未知而进行预测。

假定支出法生产总值构成指标和影响因素的时序变化规律比较稳定,未来短期内继续延续规律惯性而不会明显波动,分析实际资料序列增长特性,优选识别外推预测模型。

计算滑动平均值 $\overline{y_t} = \dfrac{y_{t-1} + y_t + y_{t+1}}{3}$,$\overline{u_t} = \dfrac{\overline{y_{t+1}} - \overline{y_{t-1}}}{2}$,以及曲线模型相应的某些增长

表 4   1998～2007 年湖北省支出法生产总值时序表

年份	1998	1999	2000	2001	2002	2003	2004	2005	2006	2007
时序	0	1	2	3	4	5	6	7	8	9
支出法生产总值	3344.5	3504.0	3760.5	4102.1	4416.1	4910.5	5633.30	6520.1	7972.3	9550.0

特征 $\bar{u}_t/\bar{y}_t$,$\lg\bar{u}_t$,$\lg(\lg\bar{y}_t-\lg\bar{y}_{t-1})$ 和 $\lg(\bar{u}_t/\bar{y}_t\bar{y}_{t-1})$,计算均在 Excel 单元格中进行,操作方便,结果列入表 5。

表 5   实测序列增长特征计算表

t	y_t	$\bar{y}_t$	$\bar{u}_t$	$\bar{u}_t/\bar{y}_t$	$\lg\bar{u}_t$	$\lg(\lg\bar{y}_t-\lg\bar{y}_{t-1})$	$\lg\dfrac{\bar{u}_t}{\bar{y}_t\bar{y}_{t-1}}$
0	3344.45	—	—	—	—	—	—
1	3504.01	3536.31	—	—	—	—	—
2	3760.48	3788.86	278.4167	0.0735	2.4447	−1.5235	−4.6824
3	4102.08	4093.15	343.82	0.084	2.5363	−1.4743	−4.6542
4	4416.88	4476.5	446.8783	0.0998	2.6502	−1.4103	−4.6128
5	4910.53	4986.9	605.7467	0.1215	2.7823	−1.3289	−4.5665
6	5633.30	5687.99	860.8433	0.1513	2.9349	−1.2432	−4.5179
7	6520.14	6708.59	—	—	—	—	—
8	7972.33	—	—	—	—	—	—

经比较,增长特征 $\bar{u}_t/\bar{y}_t$ 数据明显不相等。增长特征 $\lg\bar{u}_t$,$\lg(\lg\bar{y}_t-\lg\bar{y}_{t-1})$,$\lg(\bar{u}_t/\bar{y}_t\bar{y}_{t-1})$ 的数据随时序 t 均明显具有线性变化特点。

对照表 2,首先排除简单指数曲线,再从后三种曲线选取,原则是以与 t 线性相关程度最明显的增长特征所对应的曲线为最优预测模型。

根据表 5,分别计算增长特征 $\lg\bar{u}_t$,$\lg(\lg\bar{y}_t-\lg\bar{y}_{t-1})$,$\lg(\bar{u}_t/\bar{y}_t\bar{y}_{t-1})$ 与时序 t 的相关系数:$r_1=0.99536$,$r_2=0.99405$,$r_3=-0.99534$。比较知:实测序列的三种增长特征线性相关程度都非常好,三种曲线均可用作预测。又 $|r_1|>|r_3|>|r_2|$,说明 $\lg\bar{u}_t$ 与 t 线性关系更密切一些,故修正指数曲线为优选预测模型。

利用三和法识别模型参数,根据表 3 中湖北省 1998−2006 年共 9 年支出法生产总值实测数据,令 $n=3$,分别计算三段和为:

$$\sum\nolimits_1 y_t=10608.94,\sum\nolimits_2 y_t=13429.49,\sum\nolimits_3 y_t=20125.77$$

代入修正指数曲线模型的参数识别公式得 $b=1.334033086$,$a=498.9808342$,$k=2852.097947$,得湖北省支出法生产总值修正指数曲线预测模型为:

$$y_t=2852.097947+498.9808342\times1.334033086^t$$

然后令 $t=9$,根据预测模型可外推得到 2007 年支出法生产总值预测值 $y_9=9529.127101$,与真实值相比,预测相对误差为 0.22%,预测效果非常好。模型拟合及外推效果见图 1。

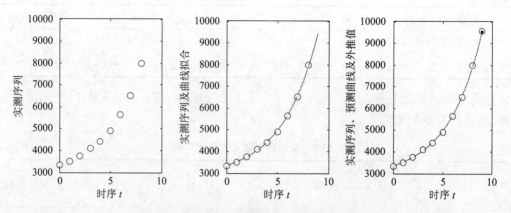

图 1 实测序列、曲线模型拟合及外推过程演示

通过拟合历史数据资料规律建立模型来进行外推预测,更适合于短时预测,长时预测会变差。如果令 $t=11$,长时预测 2009 年支出法生产总值 y_{11},误差一般会积累并变大,因此最好根据 2000～2008 年实测数据重新建立模型,再作外推预测。

参考文献

[1] 秦侠. 卫生管理运筹学. 北京:人民卫生出版社,2005.
[2] 李望晨,潘庆忠,王培承,等. 增长型经济预测模型与识别方法的运用. 统计与决策,2010(2):40—42.

(李望晨　潘庆忠)

移动平均法

移动平均法又称滑动平均法、滑动平均模型法,是用一组最近的实际数据值来预测未来一期或几期内公司产品的需求量、公司产能等的一种常用方法。移动平均法适用于即期预测。当产品需求既不快速增长也不快速下降,且不存在季节性因素时,移动平均法能有效地消除预测中的随机波动,是非常有用的。

移动平均法是一种简单平滑预测技术,它的基本思想是:根据时间序列资料、逐项推移,依次计算包含一定项数的序时平均值,以反映长期趋势的方法。因此,当时间序列的数值由于受周期变动和随机波动的影响,起伏较大,不易显示出事件的发展趋势时,使用移动平均法可以消除这些因素的影响,显示出事件的发展方向与趋势(即趋势线),然后依趋势线分析预测序列的长期趋势。

1 移动平均法的种类

移动平均法根据预测时使用的各元素的权重不同,可以分为:简单移动平均和加权移动平均。

1.1 简单移动平均法

简单移动平均的各元素的权重都相等。简单的移动平均的计算公式如下:

$$Ft=(A_{t-1}+A_{t-2}+A_{t-3}+\cdots+A_{t-n})/n$$

式中,

- F_t—对下一期的预测值;
- n—移动平均的时期个数;
- A_{t-1}—前期实际值;
- A_{t-2},A_{t-3}和A_{t-n}分别表示前两期、前三期直至前n期的实际值。

1.2 加权移动平均法

加权移动平均给固定跨越期限内的每个变量值以不同的权重。其原理是:历史各期产品需求的数据信息对预测未来期内需求量的作用是不一样的。除了以n为周期的周期性变化外,远离目标期的变量值的影响力相对较低,故应给予较低的权重。加权移动平均法的计算公式如下:

$$Ft=w_1A_{t-1}+w_2A_{t-2}+w_3A_{t-3}+\cdots+w_nA_{t-n}$$

式中,

- w_1—第$t-1$期实际销售额的权重;
- w_2—第$t-2$期实际销售额的权重;
- w_n—第$t-n$期实际销售额的权;
- n—预测的时期数;$w_1+w_2+\cdots+w_n=1$。

在运用加权平均法时,权重的选择是一个应该注意的问题。经验法和试算法是选择权重的最简单的方法。一般而言,最近期的数据最能预示未来的情况,因而权重应大些。例如,根据前一个月的利润和生产能力能更好的估测下个月的利润和生产能力。但是,如果数据是季节性的,则权重也应是季节性的。

2 主要特点

1)移动平均对原序列有修匀或平滑的作用,使得原序列的上下波动被削弱了,而且平均的时距项数N越大,对数列的修匀作用越强。

2)移动平均时距项数N为奇数时,只需一次移动平均,其移动平均值作为移动平均项数的中间一期的趋势代表值;而当移动平均项数N为偶数时,移动平均值代表的是这偶数项的中间位置的水平,无法对正某一时期,则需要在进行一次相临两项平均值的移动平均,这才能使平均值对正某一时期,这称为移正平均,也成为中心化的移动平均数。

3)当序列包含季节变动时,移动平均时距项数 N 应与季节变动长度一致,才能消除其季节变动;若序列包含周期变动时,平均时距项数 N 应和周期长度基本一致,才能较好的消除周期波动。

4)移动平均的项数不宜过大。

统计中的移动法规则:统计中的移动平均法则是对动态数列的修匀的一种方法,是将动态数列的时距扩大。所不同的是采用逐期推移简单的算术平均法,计算出扩大时距的各个平均式,这一些列的推移的序时平均数就形成了一个新的数列,通过移动平均,现象短期不规则变动的影响被消除,如果扩大的时距能与现象周期波动的时距相一致或为其倍数,就能进一步削弱季节变动和循环变动的影响,更好的反映现象发展的基本趋势。

3 移动平均法的优缺点

使用移动平均法进行预测能平滑掉需求的突然波动对预测结果的影响。但移动平均法运用时也存在着如下问题:

1)加大移动平均法的期数(即加大 n 值)会使平滑波动效果更好,但会使预测值对数据实际变动更不敏感;

2)移动平均值并不能总是很好地反映出趋势。由于是平均值,预测值总是停留在过去的水平上而无法预计会导致将来更高或更低的波动;

3)移动平均法要有大量的过去数据的记录。

4 存在问题

使用移动平均法进行预测能平滑掉需求的突然波动对预测结果的影响。但移动平均法运用时也存在着如下问题:

1)加大移动平均法的期数(即加大 n 值)会使平滑波动效果更好,但会使预测值对数据实际变动更不敏感;

2)移动平均值并不能总是很好地反映出趋势。由于是平均值,预测值总是停留在过去的水平上而无法预计会导致将来更高或更低的波动;

3)移动平均法要由大量的过去数据的记录;

4)它通过引进最近期的新数据,不断修改平均值,以之作为预测值。

移动平均法的基本原理,是通过移动平均消除时间序列中的不规则变动和其他变动,从而揭示出时间序列的长期趋势。

5 移动平均法分析模型的构建

5.1 一次移动平均

一次移动平均是指对时间序列数据进行平均移动。每次选取 n 个数据为一段,求出算术平均值,并按照数据点的时间顺序,逐点推移,计算移动平均值。在实际工作中,n 的取值要根据研究对象的时间序列数据的特征和经验来确定,具体来说,一方面时间序列数据点数应与 n 的取值成比例,数据越多 n 取值越大;另一方面需考虑要分析模型对新数据的适应能力和对干扰的敏感度,如果要求模型具有较高的适应能力,则 n 应取较小值,如果要求

敏感度低,即抗干扰能力强时,n 取较大值。一次移动平均值的计算公式如下:

$$M_t^{[1]} = \frac{y_1 + y_2 \cdots y_{t-n+1}}{n} \tag{1}$$

式中:$M_t^{[1]}$—第 t 时期的一次移动平均值;

t—时期次数;

y_t—第 t 时期变量的数据;

n—每段跨越的时期数或分段数据点数。

5.2　二次移动平均

二次移动平均是在一次移动平均值的基础上,对有线性变动趋势的时间序列数据再进行移动平均,方法与一次移动平均基本相同,但两次平均中 n 的取值必须一致。二次移动平均值的计算公式为:

$$M_t^{[2]} = \frac{M_t^{[1]} + M_{t-1}^{[1]} + \cdots + M_{t-n+1}^{[1]}}{n} \tag{2}$$

式中:$M_t^{[2]}$—第 t 时期的二次移动平均值;

$M_t^{[1]}$—第 t 时期的一次移动平均值。

同样,二次移动平均值也可以通过迭代公式计算:

$$M_t^{[2]} = M_{t-1}^{[2]} \frac{M_t^{[1]} - M_{t-n}^{[1]}}{n} \tag{3}$$

5.3　建立移动平均模型

移动平均法的核心在于利用一次、二次移动平均值所具有的演变规律来拟合原时间序列数据的发展趋势,建立数学模型为预测提供依据。其模型的一般形式为:

$$y_{t+l} = a_t + b_t \cdot l \tag{4}$$

式中:y_{t+l}—第 $(t+l)$ 个时期的预测值;

b_t—斜率,即单位时间 y 的变化量;

a_t—截距,即 t 时 y 的数据水平;

l—由当前时期 t 到预测时期间的时期个数。

其中的系数 a、b 的计算公式如下:

$$a = 2M_t^{[1]} - M_t^{[2]} \tag{5}$$

$$b = \frac{2}{n-1}(M_t^{[1]} - M_t^{[2]}) \tag{6}$$

建立移动平均模型应注意的问题:

1)当时间序列中后期倾向直线变化时,才能用二次移动平均法预测;

2)两次移动平均选取的 n 值必须相同;

3)一次、二次移动平均值不能直接用于预测;

4)应用移动平均模型时,只有 $l \geqslant 0$ 时才有意义。

6 移动平均法案例分析

表 1 是 1991～2004 年全国查缉的海洛因数量，取 $n=5$，$M_t^{[1]}$ 为一次移动平均值，$M_t^{[2]}$ 为二次移动平均值，并根据表 1 建立移动平均模型。

表 1 1991～2004 年毒品情报分析

时间序列 t	年份	海洛因数量（千克）	$M_t^{[1]}$	$M_t^{[2]}$
1	1991	1919.0		
2	1992	4489.0		
3	1993	4459.0		
4	1994	3881.0		
5	1995	2376.0	3424.8	
6	1996	4347.0	3910.4	
7	1997	5477.0	4108	
8	1998	7358.0	4687.8	
9	1999	5364.0	4984.4	4223.08
10	2000	6281.0	5765.4	4691.2
11	2001	13200.0	7536	5416.32
12	2002	9290.8	8298.76	6254.472
13	2003	9530.0	8733.16	7063.544
14	2004	10836.5	9827.66	8032.196

取 $t=14$，根据公式（5）、（6）得到：

$$a_t = 2 \times 9827.66 - 8032.196 = 11623.124$$
$$b_t = (9827.66 - 8032.196)/2 = 897.732$$

预测 2009 年平均值，$l=5$ 代入公式（4）得：$y_{14+l} = 11623.124 + 897.732 \times 5 = 16111.784$。

由此可知，2009 年全国缴获的海洛因数量估计在 16111.784 千克左右。

参考文献

［1］ 孙建军. 定量分析方法. 南京：南京大学出版社，2005.

［2］ 王振龙. 时间序列分析. 北京：中国统计出版社，2000.

［3］ 刘剑宇，熊允发. 移动平均法在公安情报分析中的应用. 中国人民公安大学学报：自然科学版，2007，(4)：54－56.

［4］ 顾海燕. 时间序列分析在人口预测问题中的应用. 黑龙江工程学院学报：自然科学版，2007，21(3)：69－71.

［5］ 刘笑兵，张姝. 移动平均法在毒品情报分析中的应用. 情报探索，2009，(10)：55－56.

（樊景春　王春平）

指数平滑法

指数平滑法是时间序列的一种预测方法,它利用时间序列的本期实际数和本期预测数,以平滑系数加权计算指数平滑平均数,作为下期预测数。一般适用于短、近期预测。指数平滑法既可用于平稳过程又可用于非平稳过程,故被广泛采用。

指数平滑法有一次指数平滑法,二次指数平滑法和三次指数平滑法。一次指数平滑法适用于受不规则变动影响,而没有稳定发展趋势的时间序列的下期预测;二次指数平滑法适用于有明显线性趋势的时间序列的若干期的预测;三次指数平滑法适用于出现曲线趋势的时间序列若干期的预测。

1 一次指数平滑预测

一次指数平滑法的基本公式为:

$$\hat{y}_{t+1}^{(1)} = \alpha y_t + (1-\alpha)\hat{y}_t^{(1)} \tag{1}$$

式中,y_t—第 t 期实际值;$\hat{y}_t^{(1)}$—第 t 期预测值(第 t 期一次指数平滑数);α—平滑系数,$0 \leqslant \alpha \leqslant 1$;$t=1,2,3,\cdots,T$,时间序列号。

如果将式(1)视为递推公式,则:

$\hat{y}_t^{(1)} = \alpha y_{t-1} + (1-\alpha)\hat{y}_{t-1}^{(1)}$ 代入(1)式有 $\hat{y}_{t+1}^{(1)} = \alpha y_t + \alpha(1-\alpha)y_{t-1} + (1-\alpha)^2\hat{y}_{t-1}^{(1)}$

用同样的方法反复递推,得到:

$$\hat{y}_{t+1}^{(1)} = \alpha y_t + \alpha(1-\alpha)y_{t-1} + \alpha(1-\alpha)^2 y_{t-2} + \cdots + \alpha(1-\alpha)^{t-1}y_1 + (1-\alpha)^t\hat{y}_1^{(1)}$$

$\hat{y}_1^{(1)}$ 为初始值,数据较多时可取第一个实测值 y_1 作为初始值;数据较少时可取最初几个实际值的平均值作为初始值的估计值。

由此式看出,原有实际值 y_t、y_{t-1}、$\cdots$、y_1 均已包含在 $\hat{y}_{t+1}^{(1)}$ 内;又因为 $0 \leqslant \alpha \leqslant 1$,所以当 t 越大,它越小,故经加权后,历史越久的数据,加权系数就越小,相应它的作用也就越小。而 α 越大,则更突出近期实际值的作用。由于各实际值的权数呈指数形式,且由近到远等比递减,故称指数平滑法。α 值的大小不容易确定,一般对于稳定的时间序列,取较小的 α 值;相反取较大的 α 值,使时间序列中最近的数据的作用更多反映在预测值中。

2 二次指数平滑预测

二次指数平滑法实质上是对一次指数平滑值再作一次指数平滑,然后利用指数平滑滞后偏差的规律建立预测模型再进行预测。

二次平滑指数的公式为：

$$\hat{y}_{t+1}^{(2)}=\alpha\hat{y}_t^{(1)}+(1-\alpha)\hat{y}_t^{(2)}$$

式中，$\hat{y}_{t+1}^{(2)}$—第 t 期二次指数平滑值；$\hat{y}_t^{(1)}$—第 t 期一次指数平滑值。

二次指数平滑的预测模型为：

$$\hat{y}_{T+l}=a_T+b_T \cdot l \tag{2}$$

式中，T—最后一个已知数据的周期序号；l—需要预测的周期与周期 T 的时间间隔数；$\hat{y}_{T+l}$—第 $T+l$ 周期预测值。

其中 a_T,b_T 的计算公式为：

$$a_T=2\hat{y}_T^{(1)}-\hat{y}_T^{(2)} \qquad b_T=\frac{\alpha}{1-\alpha}(\hat{y}_T^{(1)}-\hat{y}_T^{(2)})$$

3 三次指数平滑预测

三次指数平滑法是对二次指数平滑值再进行一次指数平滑，然后利用指数平滑滞后偏差的规律建立预测模型进行预测。

三次平滑指数的公式为：

$$\hat{y}_{t+1}^{(3)}=\alpha\hat{y}_t^{(2)}+(1-\alpha)\hat{y}_t^{(3)}$$

式中 $\hat{y}_t^{(3)}$—第 t 期三次指数平滑值。

三次指数平滑的预测模型为：

$$\hat{y}_{T+l}=a_T+b_T \cdot l+c_T \cdot l^2 \tag{3}$$

$$a_T=3\hat{Y}_T^{(1)}-3\hat{Y}_T^{(2)}+\hat{Y}_T^{(3)}$$

$$b_T=\frac{\alpha}{2(1-\alpha)^2}\times[(6-5\alpha)\hat{Y}_T^{(1)}-(10-8\alpha)\hat{Y}_T^{(2)}+(4-3\alpha)\hat{Y}_T^{(3)}]$$

$$c_T=\frac{\alpha^2}{2(1-\alpha)^2}[\hat{Y}_T^{(1)}-2\hat{Y}_T^{(2)}+\hat{Y}_T^{(3)}]$$

例 1 根据某医院 1996～2005 年的门诊人次（见表 1 中第（3）列），分别利用二次平滑指数和三次平滑指数预测 2006～2008 年的门诊人次（α 取 0.7，初始值 $\hat{y}_1^{(1)}$ 取前两个实测值的平均值）。

1）利用二次平滑指数预测 2006～2008 年的门诊人次

先计算 a_{10},b_{10}，然后用公式（2）预测门诊人次：

$$a_{10}=2\hat{y}_{10}^{(1)}-\hat{y}_{10}^{(2)}=2\times1532272.897-1518979.055=1545566.739$$

$$b_{10}=\frac{\alpha}{1-\alpha}(\hat{y}_{10}^{(1)}-\hat{y}_{10}^{(2)})=\frac{0.7}{1-0.7}(1532272.897-1518979.055)=31018.965$$

预测 2006 年门诊人次：

表 1　1996～2005 年的门诊人次及平滑指数计算表

年份 (1)	时间序号 (2)	门诊人次 (3)	$\hat{y}_t^{(1)}$ (4)	$\hat{y}_t^{(2)}$ (5)	$\hat{y}_t^{(3)}$ (6)
1996	1	1267555	1296125.500	1286125.825	1289625.711
1997	2	1324696	1276126.150	1293125.598	1287175.791
1998	3	1446892	1310125.045	1281225.984	1291340.656
1999	4	1572762	1405861.914	1301455.327	1284260.386
2000	5	1924289	1522691.974	1374739.937	1296296.844
2001	6	1446852	1803809.892	1478246.363	1351067.010
2002	7	1516178	1553939.368	1706140.833	1440092.557
2003	8	1496862	1527506.410	1599599.807	1626326.351
2004	9	1543509	1506055.323	1549134.429	1607617.770
2005	10	1543086	1532272.897	1518979.055	1566679.432

$$\hat{y}_{11}=a_{10}+b_{10}\cdot l=1545566.739+31018.96476\times1=1576585.704$$

预测 2007 年门诊人次：

$$\hat{y}_{12}=a_{10}+b_{10}\cdot l=1545566.739+31018.96476\times2=1607604.669$$

预测 2008 年门诊人次：

$$\hat{y}_{11}=a_{10}+b_{10}\cdot l=1545566.739+31018.96476\times3=1638623.634$$

2)利用三次平滑指数预测 2006～2008 年的门诊人次

先计算 a_{10},b_{10},c_{10}，然后用公式(3)预测门诊人次：

$$a_{10}=3\hat{Y}_{10}^{(1)}-3\hat{Y}_{10}^{(2)}+\hat{Y}_{10}^{(3)}=1606560.958$$

$$b_{10}=\frac{\alpha}{2(1-\alpha)^2}\times[(6-5\alpha)\hat{Y}_{10}^{(1)}-(10-8\alpha)\hat{Y}_{10}^{(2)}+(4-3\alpha)\hat{Y}_{10}^{(3)}]=59503.9292$$

$$c_{10}=\frac{\alpha^2}{2(1-\alpha)^2}[\hat{Y}_{10}^{(1)}-2\hat{Y}_{10}^{(2)}+\hat{Y}_{10}^{(3)}]=29301.144$$

预测 2006 年门诊人次：

$$\hat{y}_{11}=a_{10}+b_{10}\cdot l+c_{10}\cdot l^2=1606560.958+59503.9292\times1+29301.14442\times1^2$$
$$=1695366.032$$

预测 2007 年门诊人次：

$$\hat{y}_{12}=a_{10}+b_{10}\cdot l+c_{10}\cdot l^2=1606560.958+59503.9292\times2+29301.14442\times2^2$$
$$=1842773.394$$

预测 2008 年门诊人次：

$$\hat{y}_{13}=a_{10}+b_{10}\cdot l+c_{10}\cdot l^2=1606560.958+59503.9292\times3+29301.14442\times3^2$$
$$=2048783.045$$

参考文献

[1] 白万平．经济时间序列模型：方法与应用．北京：中国对外经济贸易大学出版社,2005:96－98.

[2] 韩天恩．实用统计预测．北京：冶金工业出版社,1988:136－148.

[3] 潘红宇．时间序列分析．北京：对外经济贸易大学出版社,2006:40－47.

（任艳峰　王春平）

自适应过滤法

自适应过滤法(self-adaptive filtering)，名称来源于电信工程，原是指无线电话传输中滤除噪声的一种过程。

1　自适应过滤法的原理

自适应过滤法可以应用于(1)式所示的自回归模型上：

$$x_t = \Phi_1 x_{t-1} + \Phi_2 x_{t-2} + \cdots + \Phi_p x_{t-p} + e_t \tag{1}$$

概括地说，这种方法是从 Φ_i 中的一组初始估计值开始，逐次迭代，不断调整，以实现自回归系数的最优化。

自适应过滤法在实践中一个很重要的特点是它能把自回归方程中的系数调整成为新的为我们所需要的值。换言之，自回归系数 Φ_i 并不像(1)式那样固定不变，而是每进行一次迭代，就要发生一些变化。逐次迭代，逐渐向最佳估计值逼近。完整的适应性自回归过滤法模型表达式为：

$$x_t = \Phi_{1t} x_{t-1} + \Phi_{2t} x_{t-2} + \cdots + \Phi_{pt} x_{t-p} + e_t \tag{2}$$

自适应过滤法的优点是：

1)简单易行，可采用标准程序上机运算；

2)适用于数据点较少的情况；

3)约束条件较少；

4)具有自适应性，它能自动调整回归系数，是一种可变系数的数据模型。

根据逐次逼近法，(2)式中的自适应系数表达式可表述如下：

$$\Phi_{it}' = \Phi_{i(t-1)} + 2k e_t x_{t-i} \tag{3}$$
$$i = 1, 2, 3, \cdots, P$$
$$t = P+1, P+2, \cdots, n$$

式中，Φ'_{it}是新的适应性系数；$\Phi_{i(t-1)}$是老的回归系数；k是调整系数，它确定了逐次逼近的收敛速度；e_i是剩余误差；x_{t-i}是时刻$t-i$时的时间序列观测值。

只要k值在一定范围内，(3)式将逐步向最佳系数逼近，从而使模型的均方根误差逐渐向一最小值收敛。为了使系数迅速逼近最佳值，k应尽可能的接近1，这样可以减少迭代数。太大的k值将导致误差序列的发散性，从而使最终的均方差MSE有所增大。因此，为了避免这个问题，k值必须等于或者小于$1/P$。只要原始数据经标准化变换之后，就一定可以确保MSE取值最小。关于原始序列的标准化变换，将在下面详细阐述。

2　自适应过滤法的运用过程

下面通过一个例子，来说明自适应过滤法的实际应用。自适应过滤法的第一步是确定自回归模型的阶数（$P=1,2,\cdots$），即使阶数确定的不对，结果没有达到最优，经迭代后所得到的自回归模型仍然可以采用。

下面是一个简单的时间序列：1,2,1,2,1,2,$\cdots$（20个值）。我们用它来举例说明实际计算步骤，以$P=2$的自回归模型为例[2]：

假定模型$x_t=\Phi_1 x_{t-1}+\Phi_2 x_{t-2}+e_t$系数的初始估计值为$\Phi_1=\Phi_2=1/P=0.5$，并且令$k=1/P$。利用(3)式重复计算，其计算步骤如表1所示。

表1　自适应过滤法迭代过程

时间 t (1)	Φ_1 (2)	Φ_2 (3)	x_t (4)	x_{t-1}^* (5)	x_{t-2}^* (6)	e_t (7)	e_t^* (8)
3	0.300	0.400	1.000	0.894	0.447	−0.500	−0.224
4	0.480	0.760	2.000	0.447	0.894	0.900	0.402
5	0.192	0.616	1.000	0.894	0.447	−0.720	−0.322
6	0.307	0.846	2.000	0.447	0.894	0.576	0.258
7	0.123	0.755	1.000	0.894	0.447	−0.461	−0.206
8	0.197	0.902	2.000	0.447	0.894	0.369	0.165
9	0.079	0.843	1.000	0.894	0.447	−0.295	−0.132
10	0.126	0.937	2.000	0.447	0.894	0.236	0.106
11	0.050	0.899	1.000	0.894	0.447	−0.139	−0.084
12	0.080	0.900	2.000	0.447	0.894	0.151	0.068
13	0.032	0.936	1.000	0.894	0.447	−0.121	−0.054
14	0.052	0.974	2.000	0.447	0.894	0.097	0.043
15	0.021	0.959	1.000	0.894	0.447	−0.077	−0.035
16	0.033	0.984	2.000	0.447	0.894	0.062	0.028
17	0.013	0.974	1.000	0.894	0.447	−0.049	−0.022
18	0.081	0.989	2.000	0.447	0.894	0.040	0.018
19	0.008	0.893	1.000	0.894	0.447	−0.032	−0.014
20	0.014	0.993	2.000	0.447	0.894	0.025	0.011

续表

时间 t (1)	Φ_1 (2)	Φ_2 (3)	x_t (4)	x_{t-1}^* (5)	x_{t-2}^* (6)	e_t (7)	e_t^* (8)
			第二循环				
3	0.005	0.989	1.000	0.894	0.447	−0.020	−0.009
4	0.009	0.996	2.000	0.477	0.894	0.016	0.007
5	0.003	0.993	1.000	0.894	0.447	−0.013	−0.006
6	0.006	0.997	2.000	0.477	0.894	0.010	0.005
7	0.002	0.996	1.000	0.894	0.447	−0.008	−0.004
8	0.004	0.998	2.000	0.477	0.894	0.007	0.003
9	0.001	0.997	1.000	0.894	0.447	−0.005	−0.002
10	0.002	0.999	2.000	0.477	0.894	0.004	0.002
11	0.001	0.998	1.000	0.894	0.447	−0.003	−0.002
12	0.001	0.999	2.000	0.477	0.894	0.003	0.001
13	0.001	0.999	1.000	0.894	0.447	−0.002	−0.001
14	0.001	1.000	2.000	0.477	0.894	0.002	0.001
15	0.000	0.999	1.000	0.894	0.447	−0.001	−0.001
16	0.001	1.000	2.000	0.477	0.894	0.001	0.000
17	0.000	1.000	1.000	0.894	0.447	−0.001	−0.000
18	0.000	1.000	2.000	0.477	0.894	0.001	0.000
19	0.000	1.000	1.000	0.894	0.447	−0.001	−0.000
20	0.000	1.000	2.000	0.477	0.894	0.001	0.000

由表 1 可见,每应用一次(3)式,Φ_1、Φ_2 就发生一些变化,相应的剩余误差在波动中不断减小。当误差 $e_t=0$ 时,最优系数值即可被找到,这时 $\Phi_1=0$,$\Phi_2=1$。我们可以应用这一组系数所确定的数学模型来进行预测:

$t=21$ 时的预测值:

$$F_{21}=\Phi_1 x_{20}+\Phi_2 x_{19}=0\times 2+1\times 1=1$$

$t=22$ 时的预测值:

$$F_{22}=\Phi_1 x_{21}+\Phi_2 x_{20}=0\times 1+1\times 2=2$$

当数列比较复杂时,(3)式中的 e_t 和 x_{t-1} 必须进行标准变换。表 1 中包含了迭代过程中所有的系数和时间序列值,其标准化常数为 2.2361。e_t,x_{t-1},x_{t-2} 被除以常数 2.2361 就可以得到其标准变换值,见表(1)中第(5)、第(6)和第(8)栏。

如果我们采用的是 $P=3$ 时的模型,即 $x_t=\Phi_1 x_{t-1}+\Phi_2 x_{t-2}+\Phi_3 x_{t-3}+e_t$

其运算过程与 $P=2$ 时的模型相同,但迭代次数却大大增加。对于表 1 所示简单序列,经逐次迭代后,得最优系数值:$\Phi_1=0$,$\Phi_2=1$,$\Phi_3=0$。

于是,

$$F_{21}=\Phi_1 x_{20}+\Phi_2 x_{19}+\Phi_3 x_{18}=0\times2+1\times1+0\times2=1$$

为了进一步说明自适应滤法的应用,我们以 $P=2$ 时的自回归模型对表 2 中的数据进行预测。

表 2　时间序列资料

时间	时间序列	时间	时间序列	时间	时间序列
t	x_t	t	x_t	t	x_t
1	4.200	8	1.700	15	7.960
2	5.800	9	2.020	16	6.780
3	6.900	10	2.710	17	5.070
4	7.620	11	3.630	18	5.040
5	5.570	12	5.180	19	6.020
6	3.340	13	7.110	20	7.610
7	2.000	14	8.260		

$$x_t=\Phi_{1t}x_{t-1}+\Phi_{2t}x_{t-2}+e_t \tag{4}$$

首先必须确定系数 Φ_1、Φ_2 的初始估计值,它可以根据自相关系数 r_1、r_2 利用 Yule-Walker 方程来求得。对于表 2 所示的序列,自回归系数的初始估计值为:

$$\Phi_1=\frac{r_1(1-r_2)}{1-r_1^2}=1.20$$

$$\Phi_2=\frac{r_2-r_1^2}{1-r_1^2}=-0.55$$

方程(4)式变成:

$$x_3=1.20x_2+(-0.55)x_1+e_3 \tag{5}$$

因为是二阶自回归方程,为了求得一个预测值,要有前面两个观测值,所以只能从 $t=3$ 开始,由方程(5)式得:

$$x_3=1.20\times5.8+(-0.55)x_1+e_3=4.65+e_3$$
$$e_3=x_3-4.65=6.9-4.65=2.25$$

求 e_t 之后,利用 e_t 提供的信息,代入(3)式,求得一组新的自回归系数。假定 $k=0.008$,则(3)式变成:

$$\Phi_1'=\Phi_1+2ke_3x_2=1.20+2\times0.008\times2.25\times5.8=1.409$$
$$\Phi_2'=\Phi_2+2ke_3x_1=-0.55+2\times0.008\times2.25\times4.2=-0.399$$

根据两个新的系数 Φ_1'、Φ_2',再利用(4)式来求 $t=4$ 时的预测值。

$$x_4=1.409\times6.9-0.399\times5.8+e_4=7.408+e_4$$
$$e_4=7.62-7.408=0.212$$

将 e_4 代入(3)式,以求得新的系数值。

$$\Phi_1' = \Phi_1 + 2ke_4x_3 = 1.409 + 2 \times 0.008 \times 0.212 \times 6.9 = 1.432$$

$$\Phi_2' = \Phi_2 + 2ke_4x_2 = -0.399 + 2 \times 0.008 \times 0.212 \times 5.8 = -0.379$$

求 $t=5$ 时的预测值：

$$x_5 = 1.432 \times 7.62 - 0.379 \times 6.9 + e_5 = 8.30 + e_5$$

$$e_5 = 5.57 - 8.30 = -2.728 \tag{6}$$

继续调整得 $t=6$、7、8、9 时的误差为：

$$e_6 = 2.398, e_7 = -0.227, e_8 = 0.460, e_9 = 0.549$$

从平均的意义上讲，虽然存在对残差的修正问题，但是由于随机因素的干扰，重复利用(3)式并不一定每一次迭代都能对系数做出修正，而是在摆动中逼近。当继续迭代而对其均方差 MSE 没有进一步改善时，系数的调整即告结束，这时的系数值就是我们所需要的最优自回归系数值。

方程(4)式的最优系数：$\Phi_1 = 1.042, \Phi_2 = 0.30 \tag{7}$

$t=21$ 时的预测值为：$x_{21} = 1.042 \times 7.6 + 0.30 \times 6.02 + e_{21} = 9.725 + e_{21}$

由上可见，求一组最优自回归系数，计算程序是很简单的。然而，当数据比较多且自回归的阶数也很多时，计算工作量是相当繁重的。因此，为了减少计算工作量和提高预测精度，必须充分考虑以下两个问题：

1)自回归模型的阶数应尽量取得恰当。

2)选择适宜的滤波常数 k。

对于第一个问题，当序列中不存在季节模型时，一般可以取 $P=2$，或者 $P=3$；当序列中存在季节模型时，取 $P=L$，此处 L 为季节因素的周期长度。

对于第(2)个问题，k 值可以根据时间序列中 P 个最大值来确定，即：

$$k \leqslant \frac{1}{\left[\sum_{i=1}^{p} x_i^2\right]\max} \tag{8}$$

对于表 2 的数据，两个最大值是 $x_{14} = 8.26, x_{15} = 7.96$，这时：

$$k = \frac{1}{8.26^2 + 7.96^2} = 0.008$$

根据(8)式得到的 k 值可以保证迭代的不断收敛。

参考文献

[1] 尤勤,庄少泉.自适应过滤法及其在预测邮电业务量中的应用.长春邮电学院学报－数理医药学杂志,1992,10(2):30－33.

[2] 孙国祥.统计预测与决策.北京:科学出版社,2005,179－181.

[3] 吴清列,蒋尚华.预测与决策分析.北京:东南大学出版社,2004,154－156.

（王春平）

博克思－詹金斯法

美国学者 Box 和英国统计学者 Jenkins 提出了一整套关于时间序列分析、预测和控制的方法，被称为博克思－詹金斯法（Box－Jenkins 法）。该方法把时间序列建模表述为三个阶段：第一，模式识别，确定时间序列应属的模型类型；第二，估计模型的参数，并结合残差检验对模型的适用性进行诊断；第三，应用模型进行预测。Box-Jenkins 法在应用中的常见模型形式为：求和自回归移动平均（autoregressive integrated moving average）模型，简记 ARIMA(p, d, q) 模型。B－J 基本模型有三种：自回归模型（autoregressive model），简称 AR 模型；移动平均模型（moving average model），简称 MA 模型；以及自回归移动平均模型（autoregressive moving average model），简称 ARMA 模型。

1 ARIMA 模型的结构

ARIMA 模型的实质是差分运算与 ARMA 模型的组合，ARIMA 模型结构为：

$$\Delta^d x_t = \frac{\Theta(B)}{\Phi(B)} \varepsilon_t$$

式中 $\Delta^d = (1-B)^d$ $\Theta(B) = 1 - \theta_1 B - \cdots - \theta_q B^q$ $\varphi(B) = = 1 - \varphi_1 B - \cdots - \varphi_q B^q$

2 建模步骤

2.1 数据平稳化处理和纯随机性检验

2.1.1 平稳性

根据时间序列的折线图判断该序列的平稳性。平稳序列的时序图应该显示出该序列始终在一个常数值附近随机波动，而且波动的范围有界、无明显趋势及周期特征。

对非平稳的时间序列，如果存在一定的增长或下降趋势等，可对数据取对数或进行差分处理，然后判断经处理后序列的平稳性。重复以上过程，直至成为平稳序列。此时差分的次数即为 ARIMA(p, d, q) 中的阶数 d。

2.1.2 随机性

平稳序列还需进行纯随机性检验，又称白噪声检验，即检验序列是否为白噪声序列。白噪声序列没有分析的必要，对于平稳的非白噪声序列则可以进行 ARMA(p, q) 模型的拟合。

2.2 对差分后平稳序列进行 ARMA(p, q) 拟合

根据自相关系数（ACF）和偏自相关系数（PACF）的性质来估计自相关阶数 p 和移动

平均阶数 q 的值,以选择适当的 ARMA(p, q) 模型进行拟合。选择原则:AR(P) 模型 ACF 拖尾,PACF 值 P 阶截尾;MA(q) 模型 ACF 值 q 阶截尾,PACF 拖尾;ARMA(p, q) 模型 ACF 和 PACF 均拖尾。由于数据一般不会呈现完美的截尾,可构建多个模型。

2.3 参数估计与检验

参数估计即确定模型的"口径"。

参数的检验就是要检验每个参数是否显著非零,通常应剔除不显著参数所对应的自变量并重新拟合模型,以构造出结构更精炼的拟合模型。

2.4 模型检验

模型检验主要是检验模型的有效性,就是检验整个模型对信息的提取是否充分,即检验残差序列是否为白噪声序列。如残差序列是白噪声序列,就认为拟合模型是有效的。事实上,任何一个模型都可能产生随机的残差序列,人们可能更感兴趣的是预测模型的精度问题。

2.5 模型优化

通过检验的有效模型并不是唯一的。利用 AIC 和 SBC 准则评判拟合模型的相对优劣,两个函数值达到最小的模型为相对最优模型。

2.6 模型预测

利用拟合模型,预测序列的将来走势。

3 实例

对 1917～1975 年美国 23 岁妇女每万人生育率序列建模,并对 1976～1980 年每万人生育率进行预测。资料来源:Hipel and Mcleod(1994),见表 1(由于计算过程复杂,采用 SAS 程序)。

表 1　1917～1975 年美国 23 岁妇女每万人生育率(‰)

年份	每万人生育率	年份	每万人生育率	年份	每万人生育率	年份	每万人生育率	年份	每万人生育率
1917	183.1	1929	145.4	1941	148.1	1953	231.5	1965	204.8
1918	183.9	1930	145.0	1942	174.1	1954	237.9	1966	193.3
1919	163.1	1931	138.9	1943	174.7	1955	244.0	1967	179.0
1920	179.5	1932	131.5	1944	156.7	1956	259.4	1968	178.1
1921	181.4	1933	125.7	1945	143.3	1957	268.8	1969	181.1
1922	173.4	1934	129.5	1946	189.7	1958	264.3	1970	165.6
1923	167.6	1935	129.6	1947	212.0	1959	264.5	1971	159.8
1924	177.4	1936	129.5	1948	200.4	1960	268.1	1972	136.1
1925	171.7	1937	132.2	1949	201.8	1961	264	1973	126.3
1926	170.1	1938	134.1	1950	200.7	1962	252.8	1974	123.3
1927	163.7	1939	132.1	1951	215.6	1963	240	1975	118.5
1928	151.9	1940	137.4	1952	222.5	1964	229.1		

3.1 数据平稳化处理和纯随机性检验

以上为 sas 输出的原序列时序图(图 1)和一阶差分时序图(图 2),可见一阶差分后序列平稳。

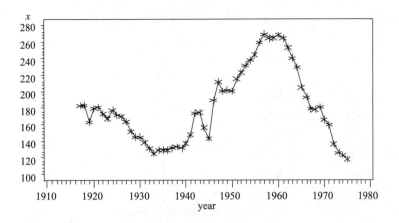

图 1 原序列时序图

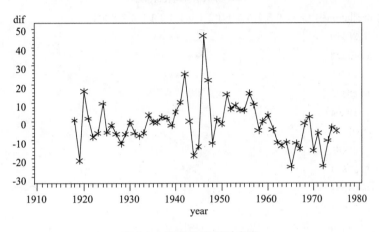

图 2 一阶差分序列时序图

Autocorrelation Check for White Noise

To Lag	Chi-Square	DF	Pr > ChiSq	--------------------------------Autocorrelations--------------------------------					
6	20.81	6	0.0020	0.284	−0.042	0.080	0.327	0.326	0.149
12	22.73	12	0.0301	0.062	0.024	0.087	0.093	−0.036	−0.070

以上为 sas 输出的一阶差分序列的纯随机性检验结果,显示一阶差分序列为非白噪声序列。

3.2 模型拟合,参数估计与检验、模型检验

Autocorrelations

Lag	Covariance	Correlation	−1 9 8 7 6 5 4 3 2 1 0 1 2 3 4 5 6 7 8 9 1
0	145.928	1.00000	| |********************|
1	41.471097	0.28419	| . |****** |
2	−6.153942	−.04217	| *|. |
3	11.679824	0.08004	| . |** . |
4	47.775344	0.32739	| . |******* |

5	47.552927	0.32586	|	.	|*******	|
6	21.691431	0.14864	|	.	|*** .	|
7	9.102516	0.06238	|	.	|* .	|
8	3.544593	0.02429	|	.	| .	|
9	12.658538	0.08674	|	.	|** .	|
10	13.544854	0.09282	|	.	|** .	|
11	−5.308811	−0.03638	|	.	*| .	|
12	−10.154165	−0.06958	|	.	*| .	|
13	−6.521036	−0.04469	|	.	*| .	|
14	−7.235034	−0.04958	|	.	*| .	|

". " marks two standard errors

Partial Autocorrelations

Lag	Correlation	−1 9 8 7 6 5 4 3 2 1 0 1 2 3 4 5 6 7 8 9 1	
1	0.28419	| . |******	|
2	−0.13373	| . ***| .	|
3	0.14580	| . |*** .	|
4	0.28405	| . |******	|
5	0.19604	| . |****.	|
6	0.07973	| . |** .	|
7	0.02965	| . |* .	|
8	−0.10604	| . **| .	|
9	−0.05098	| . *| .	|
10	−0.06054	| . *| .	|
11	−0.14640	| . ***| .	|
12	−0.05923	| . *| .	|
13	−0.05089	| . *| .	|
14	−0.06281	| . *| .	|

以上为 sas 输出的根据 ACF 和 PACF 图,根据 ACF 和 PACF 值拟合 AR(4),MA(6),AR(1),MA(1)和 ARMA(1,1)等模型,最终有 AR(4),AR(1)和 MA(1)通过模型残差的白噪声检验,即这三个模型的残差序列为白噪声序列。AR(4)模型根据参数检验结果调整得到疏系模型 AR(1,4),综合考虑前面的差分运算,对原序列拟合疏系模型 ARIMA((1,4),1,0)。

Autocorrelation Check of Residuals

To Lag	Chi−Square	DF	Pr > ChiSq	------------------------Autocorrelations------------------------					
6	4.26	4	0.3718	−0.033	−0.162	0.011	−0.010	0.167	0.103
12	5.72	10	0.8384	0.060	−0.098	−0.010	0.083	−0.017	−0.016
18	8.04	16	0.9476	−0.021	0.008	−0.004	−0.063	0.049	−0.142
24	25.76	22	0.2619	−0.154	0.045	−0.159	0.234	−0.067	−0.267

以上为 sas 输出的疏系模型 ARIMA$((1,4),1,0)$残差白噪声检验结果，ARIMA$((1,4),1,0)$的残差序列为白噪声序列。

Conditional Least Squares Estimation

Parameter	Estimate	Standard Error	t Value	Approx Pr>|t|	Lag
AR1,1	0.26633	0.12097	2.20	0.0318	1
AR1,2	0.33597	0.12600	2.67	0.0100	4

Variance Estimate	123.8604
Std Error Estimate	11.12926
AIC	446.0726
SBC	450.1935
Number of Residuals	58

以上为 sas 输出的条件最小二乘估计的疏系模型 ARIMA$((1,4),1,0)$两个参数检验结果以及 AIC 值和 SBC 值等信息。

根据参数检验结果，确定疏系模型 ARIMA$((1,4),1,0)$口径为：

$$(1-B)x_t = \frac{1}{1-0.26633B-0.33597B^4}\varepsilon_t$$

3.3 模型优化

ARIMA$((1,4),1,0)$模型的 AIC 和和 SBC 分别为 446.0726 和 450.1935，MA(1)模型的 AIC 和和 SBC 分别为 449.8283 和 451.8887，AR(1)模型的 AIC 和和 SBC 分别为 451.0047 和 453.0651。根据 AIC 和 SBC 准则，ARIMA$((1,4),1,0)$为最优模型。

3.4 模型预测

Forecasts for variable x

Obs	Forecast	Std Error	95% Confidence Limits	
60	109.2592	11.1293	87.4463	131.0722
61	103.5057	17.9578	68.3091	138.7022
62	100.9654	23.3233	55.2526	146.6783
63	98.6762	27.7808	44.2268	153.1257
64	94.9620	33.5936	29.1197	160.8042

以上为 sas 输出 1975 年以后未来五年的美国 23 岁妇女每万人生育率、标准误及 95%可信区间等信息。

4 sas 程序

```
data a;
input year x@@;
dif = dif(x);
cards;
1917  183.1  1918183.9  1919163.1  1920179.5  1921  181.4  ……
```

```
;
proc gplot;
plot x * year dif * year;
symbol c = black i = join v = star;
proc arima;
identify Var = x(1);
estimate p = (1 4)noint;
forecast lead = 5 id = year;
run;
```

（ARIMA 过程步以最终的 ARIMA((1,4),1,0)模型为例）

参考文献

［1］ George E. P. Box，Gwilym M. Jenkins. Time Series Analysis：Forecasting and Control. San Francisco，CA：Holden Day，1976.

［2］ 李学伟,关忠良.Box－Jenkins传统时序建模方法的改进.北方交通大学学报,1998,22(3):92－97.

［3］ Box G E P, Pierce D A. Distribution of the Residual Autocorrelations in Autoregressive Integrated Moving－Average time Series Models. Journal of the American Statistical Association，1970，65：1509－1526.

（任艳峰　王春平　吕军城）

灰色预测法

　　灰色理论由我国学者华中科技大学邓聚龙教授提出。灰色系统是指信息不够充分又存在内在规律的复杂系统,基本思想是针对数据杂乱、信息不完全、关系不明确、但却存在整体功能和相对有序的内在规律的系统,采用连续动态方法,将杂乱的原始随机序列数据数变为规律性较强的有序生成数据,通过对生成数据动态分析,建立微分方程模型以揭示系统关联性特征与规律,可作为外推预测应用。灰色模型一般形式为GM(gray model),如GM(m,n)表示m阶,n个变量的灰色模型微分方程。灰色预测方法常见于序列预测、畸变预测、系统预测和拓扑预测等问题。

1　GM(1,1)模型

1.1　模型建立

GM(1,1)即灰色单变量、一阶方程灰色微分模型,实际中最简单常用。其优点是数据个数无严格要求,建模简单,适应性强。模型多见于时间序列预测问题,以描述事物本身的时间延续性规律为依据,更适合于短时预测,建模应用时还必要根据实际资料辅之以模型检验与定性分析。

原始序列带有波动随机性,不能直接用来建模,可以通过累加生成具有较强规律的序列,经累加生成后,随机性减小而规律性增加,建模后再累减逆运算还原。

累加生成:累加生成(AGO)即将原始数据通过累加生成新序列。记原始序列及生成序列分别为序列 $x^{(0)}$ 和序列 $x^{(1)}$:

$$x^{(0)} = \{x^{(0)}(k) \mid k=1,2,\cdots,n\} = \{x^{(0)}(1), x^{(0)}(2),\cdots,x^{(0)}(n)\}$$
$$x^{(1)} = \{x^{(1)}(k) \mid k=1,2,\cdots,n\} = \{x^{(1)}(1), x^{(1)}(2),\cdots,x^{(1)}(n)\}$$

其中 $x^{(1)}(1) = x^{(0)}(1)$,$x^{(1)}(k) = x^{(1)}(k-1) + x^{(0)}(k)$,$k=2,3,\cdots,n$。称序列 $x^{(1)}$ 为序列 $x^{(0)}$ 的一次累加生成,记为 $x^{(1)} = \text{AGO}x^{(0)}$,序列 $x^{(2)}$ 为序列 $x^{(0)}$ 为的二次累加生成,记为 $x^{(2)} = \text{AGO}x^{(1)}$。

一般地,序列 $x^{(r)}$ 为序列 $x^{(0)}$ 的 r 次累加生成:$x^{(r)} = \text{AGO}x^{(r-1)}$。其中,$x^{(r)}(1) = x^{(r-1)}(1)$, $x^{(r)}(k) = \sum_{i=1}^{k} x^{(r-1)}(i)$, $k=2,3,\cdots,n$。

GM(1,1)模型的灰色微分方程为:

$$x^{(0)}(k) + az^{(1)}(k) = b \tag{1}$$

其中,$z^{(1)} = \{z^{(1)}(2), z^{(1)}(3),\cdots,z^{(1)}(n)\}$ 表示均值序列,即 $z^{(1)} = \text{MEAN}x^{(1)}$,其中,$z^{(1)}(k) = 0.5x^{(1)}(k) + 0.5x^{(1)}(k-1)$,$k=2,3,\cdots,n$。模型的参数 a 称为发展系数,b 称为灰作用量。

方程(1)对应的白化方程为:

$$\frac{dx^{(1)}}{dt} + ax^{(1)} = b \tag{2}$$

已知初始值 $x^{(1)}(1) = x^{(0)}(1)$,参数确定后可求得方程(2)的解(时间响应函数):

$$x^{(1)}(t) = \left(x^{(0)}(1) - \frac{b}{a}\right)e^{-a(t-1)} + \frac{b}{a}$$

然后,采用最小二乘法对参数 a,b 进行识别。

由序列 $x^{(0)} = \{x^{(0)}(1), x^{(0)}(2),\cdots,x^{(0)}(n)\}$ 和 $z^{(1)} = \{z^{(1)}(2), z^{(1)}(3),\cdots,z^{(1)}(n)\}$ 代入方程式(1),得到方程组:

$$\begin{cases} x^{(0)}(2) + az^{(1)}(2) = b \\ x^{(0)}(3) + az^{(1)}(3) = b \\ \quad\vdots \\ x^{(0)}(n) + az^{(1)}(n) = b \end{cases} \tag{3}$$

将(3)式表示为矩阵形式,即 $X = B \cdot Y$,其中

$$X=(x^{(0)}(2),x^{(0)}(3),\cdots,x^{(0)}(n))^T, B=\begin{pmatrix} -z^{(1)}(2) & 1 \\ -z^{(1)}(3) & 1 \\ \vdots & \vdots \\ -z^{(1)}(n) & 1 \end{pmatrix}, Y=\begin{pmatrix} a \\ b \end{pmatrix}$$

由最小二乘法解得

$$Y=(B^T B)^{-1} B^T X \tag{4}$$

其中,B^T 为 B 的转置矩阵,$(B^T B)^{-1}$为 $B^T B$ 的逆矩阵,下同。

将(4)式展开,得到参数 a,b 的计算公式为:

$$a=\frac{\sum_{k=2}^{n} z^{(1)}(k) \sum_{k=2}^{n} x^{(0)}(k)-(n-1)\sum_{k=2}^{n} z^{(1)}(k)x^{(0)}(k)}{(n-1)\sum_{k=2}^{n}(z^{(1)}(k))^2-\left(\sum_{k=2}^{n} z^{(1)}(k)\right)^2} \tag{5}$$

$$b=\frac{\sum_{k=2}^{n} x^{(0)}(k) \sum_{k=2}^{n}(z^{(1)}(k))^2-\sum_{k=2}^{n} z^{(1)}(k)\sum_{k=2}^{n} z^{(1)}(k)x^{(0)}(k)}{(n-1)\sum_{k=2}^{n}(z^{(1)}(k))^2-\left(\sum_{k=2}^{n} z^{(1)}(k)\right)^2} \tag{6}$$

代入参数后,可得 GM(1,1)模型表达式:

$$\hat{x}^{(1)}(k+1)=\left(x^{(0)}(1)-\frac{b}{a}\right)e^{-ak}+\frac{b}{a} \tag{7}$$

最后通过累减方式还原,得到模型预测结果,一次累减还原公式为:

$$\hat{x}^{(0)}(k+1)=\hat{x}^{(1)}(k+1)-\hat{x}^{(1)}(k),k=1,2,\cdots,n。$$

1.2　检验方法

模型检验包括事前、事中与事后检验,常见的方法有可行性检验、相对残差检验、后验差检验、级比偏差值检验和关联度检验等。

1)建模可行性检验

根据参数 a 和 b 可建立的 GM(1,1)模型并非都有效。为揭示序列 $x^{(0)}$ 平滑度或指数规律,标记级比为 $\sigma^{(0)}(k)=\dfrac{x^{(0)}(k-1)}{x^{(0)}(k)}$,$k \geqslant 3$,一般应满足参数 a 和级比位于界区内,计算公式为:

$$a\in\left(\frac{-2}{n+1},\frac{2}{n+1}\right);\sigma^{(0)}(k)\in(e^{\frac{-2}{n+1}},e^{\frac{2}{n+1}})$$

2)相对残差检验

设原始及模型预测序列分别为:

$$x^{(0)}=\{x^{(0)}(1),x^{(0)}(2),\cdots,x^{(0)}(n)\},\hat{x}^{(0)}=\{\hat{x}^{(0)}(2),\hat{x}^{(0)}(3),\cdots,\hat{x}^{(0)}(n)\}$$

设平均相对残差为 $\overline{\delta} = \dfrac{1}{n-1} \sum\limits_{k=2}^{n} |\delta(k)|$，建模精度为 $p^* = 1 - \overline{\delta}$，其中相对残差为 δ

$(k) = \dfrac{x^{(0)}(k) - \hat{x}^{(0)}(k)}{x^{(0)}(k)}$，则 $\delta(k)$ 越小越好，p^* 越大越好。一般要求 $\delta(k) < 0.2$，$p^* > 0.8$，

最佳为 $\delta(k) < 0.1$，$p^* > 0.9$。

3）后验差检验：

设原始序列 $x^{(0)}$ 以及残差序列 $\{\varepsilon(k)\}$ 的均方差分别为：

$$S_1 = \sqrt{\frac{1}{n} \sum_{k=1}^{n} (x^{(0)}(k) - \overline{x^{(0)}})^2}, \quad S_2 = \sqrt{\frac{1}{n} \sum_{k=1}^{n} (\varepsilon(k) - \overline{\varepsilon})^2}$$

其中 $\overline{x^{(0)}} = \dfrac{1}{n} \sum\limits_{k=1}^{n} x^{(0)}(k)$，$\varepsilon(k) = x^{(0)}(k) - \hat{x}^{(0)}(k)$ 为残差，$\overline{\varepsilon} = \dfrac{1}{n} \sum\limits_{k=1}^{n} \varepsilon(k)$。则后验

差比 $C = \dfrac{S_2}{S_1}$ 越小越好，而小误差概率 $P = P\{|\varepsilon(k) - \overline{\varepsilon}| < 0.6745 S_1\}$ 越大越好。一般地，模

型精度等级划分见表1。

表1　后验差检验中模型精度等级划分范围

模型精度等级	C	P
好	<0.35	>0.9
合格	<0.50	>0.8
勉强	<0.45	>0.7
不合格	≥0.45	≤0.7

4）级比偏差值检验：

由模型可推导仿真序列的级比 $\hat{\sigma}^{(0)}(k) = \dfrac{\hat{x}^{(0)}(k-1)}{\hat{x}^{(0)}(k)} = \dfrac{1 + 0.5a}{1 - 0.5a}$，为常数。

标记级比偏差为 $\rho(k) = \dfrac{\hat{\sigma}^{(0)}(k) - \sigma^{(0)}(k)}{\hat{\sigma}^{(0)}(k)} = 1 - \dfrac{1 - 0.5a}{1 + 0.5a} \cdot \dfrac{x^{(0)}(k-1)}{x^{(0)}(k)}$，$k \geq 3$。

一般要求 $|\rho(k)| < 0.2$，最佳为 $|\rho(k)| < 0.1$。

有时还要计算原始序列 $x^{(0)}$ 与模型仿真序列 $\hat{x}^{(0)}$ 的灰色关联系数，进行关联度检验，考察前后序列的相似程度；或者前后误差简单对比以了解拟合及预测精度，不再赘述。

1.3　案例分析

例1　应用 GM(1,1) 模型对我国 2007 年婴幼儿死亡率预测，资料见表2。

表2　监测网妇幼各指标历年死亡率数据

年份	2000	2001	2002	2003	2004	2005	2006	2007
新生儿死亡率(‰)	22.8	21.4	20.7	18.0	15.4	13.2	12.0	10.7
婴儿死亡率(‰)	32.2	30.0	29.2	25.5	21.5	19.0	17.2	15.3
5岁以下儿童死亡率(‰)	39.7	35.9	34.9	29.9	25	22.5	20.6	18.1

死亡率数据具有混沌特征，影响因素复杂而难以因果建模，若以系统规律稳定性和时间延续性为假设，未来短时内惯性延续，建立历史数据灰色拟合模型进行预测。

已知 $x^{(0)} = \{22.8, 21.4, 20.7, 18.0, 15.4, 13.2, 12.0\}$ 为 2000~2006 年数据,并假设 2007 年 $\{x^{(0)}(8)\}$ 未知。求 $x^{(0)}$ 累加生成序列 $x^{(1)}$ 及均值序列 $z^{(1)}$:

$$x^{(1)} = \{22.8, 44.2, 64.9, 82.9, 98.3, 111.5, 123.5\}$$

$$z^{(1)} = \{33.5, 54.55, 73.9, 90.6, 104.9, 117.5\}$$

根据式(5)、(6)计算模型参数:$a = 0.121456, b = 26.39762$。

级比序列 $\sigma^{(0)} = \{\sigma^{(0)}(2), \cdots, \sigma^{(0)}(7)\} = \{1.065, 1.034, 1.15, 1.169, 1.167, 1.1\}$,计算级比界区 $U = (e^{-1/4}, e^{1/4}) = (0.779, 1.284)$,上述 $\sigma^{(0)}(k) \in U$,又 $a \in [-2, 2]$,建模可行。

代入式(7)得到模型为 $\hat{x}^{(1)}(k+1) = -194.542 e^{-0.121456k} + 217.3423$。

分别计算 $\hat{x}^{(1)}(k)$,再通过累减还原计算仿真预测值序列 $\hat{x}^{(0)}(k)$。

进行残差和后验差检验。

由平均相对残差 $\bar{\delta} = \dfrac{1}{6} \sum\limits_{k=2}^{7} \left| \dfrac{x^{(0)}(k) - \hat{x}^{(0)}(k)}{x^{(0)}(k)} \right| = 0.028$,得到平均精度 $p* = 0.972 > 0.9$。计算残差序列 $\{\varepsilon(k)\} = \{0, -0.85, 0.995, 0.549, -0.056, -0.488, -0.122\}$,得 $\bar{\varepsilon} = 0.004$ 以及 $S_2 = 0.570$,再计算 $S_1 = 3.906$,则后验差比 $C = S_2/S_1 = 0.146 < 0.35$。

经分析,$|\varepsilon(k) - \bar{\varepsilon}| < 0.6745 S_1 = 2.635$ 均成立,故小误差概率 $P = 1$,通过模型检验,而且不必再作残差修正。

最后,用模型外推并累减生成 2007 年预测结果,即 $\hat{x}^{(0)}(8)$。

同理,可建立 2007 年婴儿和 5 岁以下儿童死亡率 GM(1,1)模型,见表 3。

表 3 2007 年婴幼儿死亡率情况预测结果

死亡率指标(‰)	GM(1,1)预测模型	2007 年预测值	2007 年真实值	相对误差
新生儿	$\hat{x}^{(1)}(k+1) = -194.542 e^{-0.121456k} + 217.3423$	10.73	10.7	0.30%
婴儿	$\hat{x}^{(1)}(k+1) = -281.213 e^{-0.11761k} + 313.413$	15.41	15.3	0.72%
5 岁以下儿童	$\hat{x}^{(1)}(k+1) = -328.300 e^{-1.20219k} + 368.0002$	18.08	18.1	0.11%

2 残差修正算法

模型检验不合格或预测精度不高时,可进行 GM(1,1)模型残差修正,算法如下:

1)残差序列非负转化

对原始序列 $x^{(0)}$ 一次累加生成序列 $x^{(1)}$,假设对此建立模型:

$$\hat{x}^{(1)}(k+1) = \left(x^{(0)}(1) - \frac{b_1}{a_1} \right) e^{-a_1 k} + \frac{b_1}{a_1} \tag{8}$$

令 $\hat{x}^{(0)}(k+1) = \hat{x}^{(1)}(k+1) - \hat{x}^{(1)}(k)$,一次累减还原得到 $x^{(0)}(k+1)$ 预测模型:

$$\hat{x}^{(0)}(k+1) = \left(x^{(0)}(1) - \frac{b_1}{a_1} \right)(1 - e^{a_1}) e^{-a_1 k} \tag{9}$$

由(9)式依次计算,得序列 $x^{(0)}$ 的仿真序列 $\hat{x}^{(0)} = (\hat{x}^{(0)}(1), \hat{x}^{(0)}(2), \cdots, \hat{x}^{(0)}(n))$。

令 $\varepsilon^{(0)}(k)=x^{(0)}(k)-\hat{x}^{(0)}(k)$，可以得到残差序列 $\varepsilon^{(0)}=(\varepsilon^{(0)}(1),\varepsilon^{(0)}(2),\cdots,\varepsilon^{(0)}(n))$。

若序列 $\varepsilon^{(0)}$ 中存在 $\varepsilon^{(0)}(k)<0$，那么令 $\varepsilon^{(0)}(\min)=\min\{\varepsilon^{(0)}(1),\varepsilon^{(0)}(2),\cdots,\varepsilon^{(0)}(n)\}$，构造非负的新残差序列 $\tilde{\varepsilon}^{(0)}=\{\tilde{\varepsilon}^{(0)}(1),\tilde{\varepsilon}^{(0)}(2),\cdots,\tilde{\varepsilon}^{(0)}(n)\}$，其中 $\tilde{\varepsilon}^{(0)}(k)=\varepsilon^{(0)}(k)+|\varepsilon^{(0)}(\min)|$。

2）残差序列仿真

对非负序列 $\tilde{\varepsilon}^{(0)}$ 一次累加生成序列 $\tilde{\varepsilon}^{(1)}$，假设对此建立模型：

$$\hat{\tilde{\varepsilon}}^{(1)}(k+1)=\left(\tilde{\varepsilon}^{(0)}(1)-\frac{b_2}{a_2}\right)e^{-a_2 k}+\frac{b_2}{a_2}。$$

令 $\hat{\tilde{\varepsilon}}^{(0)}(k+1)=\hat{\tilde{\varepsilon}}^{(1)}(k+1)-\hat{\tilde{\varepsilon}}^{(1)}(k)$，一次累减还原得到 $\hat{\tilde{\varepsilon}}^{(0)}(k+1)$ 预测模型：

$$\hat{\tilde{\varepsilon}}^{(0)}(k+1)=\left(\tilde{\varepsilon}^{(0)}(1)-\frac{b_2}{a_2}\right)(1-e^{a_2})e^{-a_2 k} \tag{10}$$

由(10)式依次计算，得序列 $\tilde{\varepsilon}^{(0)}$ 的仿真序列 $\hat{\tilde{\varepsilon}}^{(0)}=(\hat{\tilde{\varepsilon}}^{(0)}(1),\hat{\tilde{\varepsilon}}^{(0)}(2),\cdots,\hat{\tilde{\varepsilon}}^{(0)}(n))$。

由步骤1)还原转化，得残差序列 $\varepsilon^{(0)}$ 的仿真序列 $\hat{\varepsilon}^{(0)}=(\hat{\varepsilon}^{(0)}(1),\hat{\varepsilon}^{(0)}(2),\cdots,\hat{\varepsilon}^{(0)}(n))$。其中，$\hat{\varepsilon}^{(0)}(k)=\hat{\tilde{\varepsilon}}^{(0)}(k)-|\varepsilon^{(0)}(\min)|$。再由式(10)可以得到残差序列 $\hat{\varepsilon}^{(0)}(k+1)$ 预测模型：

$$\hat{\varepsilon}^{(0)}(k+1)=\left(\varepsilon^{(0)}(1)+|\varepsilon^{(0)}(\min)|-\frac{b_2}{a_2}\right)(1-e^{a_2})e^{-a_2 k}-|\varepsilon^{(0)}(\min)| \tag{11}$$

3）构造残差修正序列

将残差序列 $\varepsilon^{(0)}$ 代换为其仿真序列 $\hat{\varepsilon}^{(0)}$，代入已知 $x^{(0)}(k)=\hat{x}^{(0)}(k)+\varepsilon^{(0)}(k)$，再令 $\hat{\tilde{x}}^{(0)}(k)=\hat{x}^{(0)}(k)+\hat{\varepsilon}^{(0)}(k)$，构造经残差修正的序列 $\hat{\tilde{x}}^{(0)}=(\hat{\tilde{x}}^{(0)}(1),\hat{\tilde{x}}^{(0)}(2),\cdots,\hat{\tilde{x}}^{(0)}(n))$。

4）残差修正 GM(1，1)预测模型

由(8)，(11)式，最终得到残差修正序列 $\hat{\tilde{x}}^{(0)}$ 的预测模型：

$$\hat{\tilde{x}}^{(0)}(k+1)=\left(x^{(0)}(1)-\frac{b_1}{a_1}\right)(1-e^{a_1})e^{-a_1 k}$$
$$+\left(\varepsilon^{(0)}(1)+|\varepsilon^{(0)}(\min)|-\frac{b_2}{a_2}\right)(1-e^{a_2})e^{-a_2 k}-|\varepsilon^{(0)}(\min)|$$

一般地，可以通过模型后验差检验，残差 $x^{(0)}(k)-\hat{\tilde{x}}^{(0)}(k)$ 变小，预测精度也提高。

除外，有很多文献对 GM(1，1)模型提出改进方法，或尝试与其他方法结合，建立组合模型的新途径，以提高实际预测效果。

3 GM(1，N)模型

3.1 模型建立

实际问题中需要通过更为复杂的模型对系统作长期、连续和动态反映。例如 GM(1，N)灰色系统协调模型，可对系统各因素之间动态协调问题提供决策参考。

设系统内有 N 个因素 x_i，规定 x_1 为系统主行为因素，其余 $N-1$ 个为系统行为因素。标记原始序列为 $x_i^{(0)}=(x_i^{(0)}(1),\cdots,x_i^{(0)}(n)),i=2,3,\cdots,N$，记 n 为序列个数。

累加生成序列为 $x_i^{(1)}=(x_i^{(1)}(1),\cdots,x_i^{(1)}(n))$，组建 N 个变量的一阶微分方程：

$$\frac{dx_1^{(1)}}{dt}+ax_1^{(1)}=b_2x_2^{(1)}+b_3x_3^{(1)}+\cdots+b_Nx_N^{(1)} \tag{12}$$

参数 a 反映了主因素和各行为因素间的协调程度，a 越大，则不协调程度就越大，而参数 $b_2,b_3,\cdots,b_N$ 反映各行为因素与诸因素之间的动态关联程度，$b_i>0$ 说明第 i 因素对主行为因素 x_1 起促进作用，$b_i<0$ 则起阻碍作用。

所有参数可以通过最小二乘法求解：$Y=(B^TB)^{-1}B^TX$

其中，$Y^T=(a,b_2,b_3,\cdots,b_N)$，$B=\begin{bmatrix} -z(2) & x_2^{(1)}(2) & \cdots & x_N^{(1)}(2) \\ -z(3) & x_2^{(1)}(3) & \cdots & x_N^{(1)}(3) \\ \vdots & \vdots & \vdots & \vdots \\ -z(n) & x_2^{(1)}(n) & \cdots & x_N^{(1)}(n) \end{bmatrix}$，

$X^T=(x_1^{(0)}(2),x_1^{(0)}(3),\cdots,x_1^{(0)}(n))$，$z^{(1)}(k)=0.5x_1^{(1)}(k-1)+0.5x_1^{(1)}(k),k=2,3,\cdots,n$
代入参数后，得到灰微分方程(12)的通解：

$$x_1^{(1)}(k+1)=\left[x_1^{(0)}(1)-\frac{1}{a}\sum_{i=2}^N b_ix_i^{(1)}(k+1)\right]e^{-ak}+\frac{1}{a}\sum_{i=2}^N b_ix_i^{(1)}(k+1)$$

最后通过一次累减方式还原，得到模型表达式：

$$\hat{x}_1^{(0)}(k+1)=\hat{x}_1^{(1)}(k+1)-\hat{x}_1^{(1)}(k),k=1,2,\cdots,n。$$

3.2 算例分析

例2 试根据表4中的两个已知序列建立 GM(1,2)模型，并验证拟合精度。

表4 已知的两个序列资料

序号	1	2	3	4	5
$x_1^{(0)}(k)$	2.874	3.278	3.307	3.390	3.679
$x_2^{(0)}(k)$	7.040	7.645	8.075	8.530	8.774

1)模型建立

根据表4，构建两个原始序列 $x_1^{(0)}$ 和 $x_2^{(0)}$

$$x_1^{(0)}=(2.874,3.278,3.307,3.390,3.679),$$
$$x_2^{(0)}=(7.040,7.645,8.075,8.530,8.774)。$$

对其分别进行一次累加，生成新序列 $x_1^{(1)}$ 和 $x_2^{(1)}$

$$x_1^{(1)}=(2.874,6.152,9.459,12.849,16.528);$$
$$x_2^{(1)}=(7.040,14.685,22.760,31.290,40.064)$$

其中，$x_1^{(1)}(1)=x_1^{(0)}(1),x_2^{(1)}(1)=x_2^{(0)}(1)$，

$$x_1^{(1)}(k)=x_1^{(1)}(k-1)+x_1^{(1)}(k),x_2^{(1)}(k)=x_2^{(1)}(k-1)+x_2^{(1)}(k),k=2,3,\cdots,5$$

假设 GM$(1,2)$ 模型的方程式为 $\dfrac{dx_1^{(1)}}{dt}+ax_1^{(1)}=bx_2^{(1)}$

计算 $X^T=(x_1^{(0)}(2),x_1^{(0)}(3),x_1^{(0)}(4),x_1^{(0)}(5))=(3.278,3.307,3.390,3.679)$。

$$B=\begin{bmatrix} -z(2) & x_2^{(1)}(2) \\ -z(3) & x_2^{(1)}(3) \\ -z(4) & x_2^{(1)}(4) \\ -z(5) & x_2^{(1)}(5) \end{bmatrix}=\begin{bmatrix} -4.513 & 14.685 \\ -7.806 & 22.790 \\ -11.154 & 31.290 \\ -14.689 & 40.064 \end{bmatrix}$$

其中，$z^{(1)}(k)=0.5x_1^{(1)}(k-1)+0.5x_1^{(1)}(k)$，$k=2,3,4,5$。

由最小二乘法 $Y=(B^TB)^{-1}B^TX$，求解参数 $Y^T=(a,b)=(2.2273,0.9067)$。

又已知方程初始解为 $x_1^{(1)}(1)=2.874$，因此得到 GM$(1,2)$ 模型表达式：

$$\hat{x}_1^{(1)}(k+1))=[2.874-0.41x_2^{(1)}(k+1)]e^{-2.2273k}+0.41x_2^{(1)}(k+1), k=1,2,3,4$$

2）验证模型精度

根据序列 $x_2^{(1)}$，采用模型对序列 $x_1^{(1)}$ 仿真得序列 $\hat{x}_1^{(1)}$，再一次累减还原为序列 $\hat{x}_1^{(0)}$：

$$\hat{x}_1^{(1)}=(\hat{x}_1^{(1)}(1),\hat{x}_1^{(1)}(2),\cdots,\hat{x}_1^{(1)}(5))=(2.874,5.978,9.265,12.737,16.389)$$

$$\hat{x}_1^{(0)}=(\hat{x}_1^{(0)}(1),\hat{x}_1^{(0)}(2)\cdots,\hat{x}_1^{(0)}(5))=(2.874,3.111,3.287,3.472,3.572)$$

计算相对残差序列：

$$\hat{x}_1^{(0)}=(\varepsilon(1),\varepsilon(2),\cdots,\varepsilon(5))=(0,0.051,0.006,0.024,0.029)$$

其中，$\hat{x}^{(0)}(k+1)=\hat{x}^{(1)}(k+1)-\hat{x}^{(1)}(k)$，$\varepsilon(k)=\dfrac{\left|x_1^{(0)}(k)-\hat{x}_1^{(0)}(k)\right|}{x_1^{(0)}(k)}$，$k=1,2,\cdots,n$。

4　Verhulst 模型

4.1　模型建立

Verhulst 模型即 GM$(1,1,0,2)$ 模型，方程表达式为：

$$\frac{dx^{(1)}}{dt}+ax^{(1)}=b_2(x^{(1)})^2, \text{其中 } a,b \text{ 为参数。}$$

该模型属于生长曲线模型，适合于系统成长发展过程的预测。

参数 a,b 可以通过最小二乘法进行估计：$Y=(B^TB)^{-1}B^TX$

其中，$Y^T=(a,b)$，$B^T=\begin{bmatrix} -z(2) & -z(3) & \cdots & -z(n) \\ z^2(2) & z^2(3) & \cdots & z^2(n) \end{bmatrix}$，

$$X^T=(x^{(0)}(2),\cdots,x^{(0)}(n)),z^{(1)}(k)=0.5x^{(1)}(k-1)+0.5x^{(1)}(k),k=2,3,\cdots,n$$

展开后，参数公式为：

$$a=\frac{\sum\limits_{k=2}^{n}z^3(k)\sum\limits_{k=2}^{n}z^2(k)x^{(0)}(k)-\sum\limits_{k=2}^{n}z^4(k)\sum\limits_{k=2}^{n}z(k)x^{(0)}(k)}{\sum\limits_{k=2}^{n}z^2(k)\sum\limits_{k=2}^{n}z^4(k)-\left[\sum\limits_{k=2}^{n}z^3(k)\right]^2} \tag{13}$$

$$b = \frac{\sum_{k=2}^{n} z^2(k) \sum_{k=2}^{n} z^2(k) x^{(0)}(k) - \sum_{k=2}^{n} z^3(k) \sum_{k=2}^{n} z(k) x^{(0)}(k)}{\sum_{k=2}^{n} z^2(k) \sum_{k=2}^{n} z^4(k) - [\sum_{k=2}^{n} z^3(k)]^2} \tag{14}$$

那么,带入参数后可得 Verhulst 模型的微分方程的解:

$$x^{(1)}(k) = \frac{\dfrac{a}{b}}{1 + (\dfrac{a}{b} \cdot \dfrac{1}{x^{(0)}(1)} - 1) e^{ak}} \tag{15}$$

4.2 案例分析

例3 请根据 1996 年至 2001 年我国疟疾发病率数据建立 Verhulst 模型,见表5。

表5 1996~2001 年我国疟疾发病率(1/10 万)

年 份	1996	1997	1998	1999	2000	2001
发病率	2.744	2.702	2.630	2.307	2.022	2.0826

构建原始序列 $x^{(0)} = \{2.744, 2.702, 2.630, 2.307, 2.022, 2.082\}$

一次累加生成为新序列 $x^{(1)} = \{2.744, 5.446, 8.076, 10.383, 12.405, 14.487\}$

其中,$x^{(1)}(1) = x^{(0)}(1)$,$x^{(1)}(k) = x^{(1)}(k-1) + x^{(1)}(k)$,$k = 1, 2, 3, 4$

计算均值序列 $z^{(1)} = \{4.095, 6.761, 9.2295, 11.394, 13.446\}$。

由此得到,$\sum_{k=2}^{5} z^2(k) = 458.28197$,$\sum_{k=2}^{5} z^3(k) = 5074.09912$,$\sum_{k=2}^{5} z^4(k) = 59167.83872$

$$\sum_{k=2}^{5} z(k) x^{(0)}(k) = 101.179884, \quad \sum_{k=2}^{5} z^2(k) x^{(0)}(k) = 1001.074956。$$

代入公式(13),(14)计算模型参数:

$$a = \frac{5074.09912 \times 1001.074956 - 59167.83872 \times 101.179884}{458.28197 \times 59167.83872 - 5074.09912^2} = -0.66252$$

$$b = \frac{458.28197 \times 1001.074956 - 5074.09912 \times 101.179884}{458.28197 \times 59167.83872 - 5074.09912^2} = -0.0399$$

又已知 $x^{(0)}(1) = 2.744$,代入(15),得到 Verhulst 模型微分方程的解:

$$x^{(1)}(k) = \frac{16.60574}{1 + 5.051656 \times e^{-0.66252k}}$$

应用过程中,GM(1,N)模型和 Verhulst 模型还必要经过模型残差修正和后验差检验,以提高预测精度,增强模型有效性。最后应用模型进行外推预测。

参考文献

[1] 邓聚龙. 灰色系统基本方法. 武汉:华中理工学院出版社,1987:43—130.
[2] 秦侠. 卫生管理运筹学. 北京:人民卫生出版社,2005.

(李望晨 王春平)

人工神经网络方法

神经网络(neural network)是 20 世纪 80 年代中期以来发展起来的一门涉及神经生理学、数理科学、信息科学等多学科交叉的前沿学科。近年来,神经网络在模式识别、系统辨识、信息处理、自动控制、组合优化、预测、故障诊断等领域表现了良好的智能特性和应用背景,以独特的非线性映射逼近能力在各行业领域应用广泛。神经网络模型有前向反馈网络、径向基函数网络、Hopfield 网络、Kohonen 网络等。

1 BP 神经网络模型

1.1 基本原理

BP 神经网络,简称 BP 网络,是一种数学意义明确的误差逆向传播神经网络,基本思想如下,学习过程有信号正向传播和误差反向传播组成。正向传播时,输入样本从输入层传入,经各隐含层逐层处理后,传向输出层。若与期望输出不符或者不满足误差的要求,接下来将进入误差的反向传播阶段,将输出误差以某种算法通过隐层逐层反传,并根据各层误差调节各层对应神经元的值,通过反复迭代调整,直到满足误差要求方可结束训练,随着学习训练的进行,误差会越来越小,而且局部也可能发生波动。最终信息依连接权值的形式保存在网络之中。训练结束再经测试后仿真应用。

BP 网络应用广泛,以单隐层结构最为普遍,又称为三层前馈网,分为输入层,隐含层和输出层,如图 1 所示:

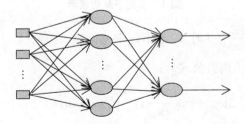

图 1　单隐层 BP 神经网络结构

假设样本以组对出现,标记为{(X,Y)|X 为输入向量,Y 为 X 对应的输出向量}。

标记输入层输入为 $X=(x_1,x_2,\cdots,x_i,\cdots,x_n)^T$,隐含层输出为 $Y=(y_1,y_2,\cdots,y_j,\cdots,y_m)^T$,输出层输出 $O=(o_1,o_2,\cdots,o_k,\cdots o_l)^T$,网络的期望输出为 $D=(d_1,d_2,\cdots,d_k,\cdots,d_l)^T$,均为数据向量的形式;习惯上输入输出向量还要加入阈值 $x_0,y_0=-1$。

又标记输入层到隐层,以及隐层到输出层之间的连接权矩阵分别为:

$$V = (V_1, V_2, \cdots, V_j, \cdots V_m)^T, W = (W_1, W_2, \cdots, W_k, \cdots W_l)^T$$

其中 V_j 和 W_k 分别代表隐层第 j 个和输出层第 k 个神经元对应的权向量。

网络的输入 $net = XV = x_1 v_1 + x_2 v_2 + \cdots + x_n v_n$,网络的输出为 $o = f(net) = \dfrac{1}{1+e^{-net}}$。

其中,转移函数(激活函数)为 Sigmoid 函数 $f(x) = \dfrac{1}{1+e^{-x}}$。

隐含层和输出层分别有:

$$y_j = f(net_j), net_j = \sum_{i=0}^{n} v_{ij} x_i, o_k = f(net_k), net_k = \sum_{j=0}^{m} w_{jk} y_j$$

$$j = 1, 2, \cdots, m; k = 1, 2, \cdots, l$$

传统 BP 算法中目标误差函数公式:

$$E = \frac{1}{2}\sum_{k=1}^{l}(d_k - o_k)^2 = \frac{1}{2}\sum_{k=1}^{l}[(d_k - f(net_k)]^2 = \frac{1}{2}\sum_{k=1}^{l}[d_k - f(\sum_{j=0}^{m} w_{jk} y_j)]^2$$

$$= \frac{1}{2}\sum_{k=1}^{l}[d_k - f(\sum_{j=0}^{m} w_{jk} f(net_j))]^2 = \frac{1}{2}\sum_{k=1}^{l}[d_k - f(\sum_{j=0}^{m} w_{jk} f(\sum_{i=0}^{n} v_{ij} x_i))]^2$$

其中,d_k 为期望输出,输入误差为各层权值 w_{jk},v_{ij} 的函数,通过调节权值不断减小目标误差大小。因此可令权值的调整量与误差的负梯度成正比,如图 2 所示:

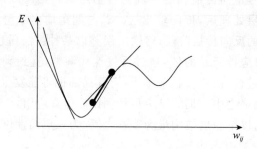

图 2   梯度下降法演示

即 $\Delta w_{ij} \propto -\dfrac{\partial E}{\partial w_{ij}}$,$\dfrac{\partial E}{\partial w_{ij}} > 0$ 时 w_{ij} 减小;$\dfrac{\partial E}{\partial w_{ij}} < 0$ 时 w_{ij} 增大。

输出层和隐层的权值调整公式为:

$$\Delta w_{jk} = -\eta \frac{\partial E}{\partial w_{jk}}; j = 0, 1, \cdots, n; k = 1, 2, \cdots, l$$

$$\Delta v_{ij} = -\eta \frac{\partial E}{\partial v_{ij}}; i = 0, 1, \cdots, n; j = 1, 2, \cdots, m$$

常比例系数 $\eta \in (0,1)$ 称学习率,该方法称误差的梯度下降算法。

单隐层 BP 网络算法的公式推导如下。

1)对于输出层权值的调整过程:

$$\Delta w_{jk} = -\eta \frac{\partial E}{\partial w_{jk}} = -\eta \frac{\partial E}{\partial net_k} \frac{\partial net_k}{\partial w_{jk}} = -\eta \frac{\partial E}{\partial o_k} \frac{\partial o_k}{\partial net_k} \frac{\partial net_k}{\partial w_{jk}}$$

$$= -\eta(d_k - o_k) f(net_k)(1 - f(net_k)) y_j = -\eta(d_k - o_k) o_k(1 - o_k) y_j$$

2）对于隐含层权值调整过程：

$$\Delta v_{ij} = -\eta \frac{\partial E}{\partial v_{jk}} = -\eta \frac{\partial E}{\partial net_j} \frac{\partial net_j}{\partial v_{ij}} = -\eta \frac{\partial E}{\partial y_j} \frac{\partial y_j}{\partial net_j} \cdot \frac{\partial net_j}{\partial v_{ij}}$$

$$= -\eta \sum_{k=1}^{l}(d_k - o_k) f'(net_k) w_{jk} \cdot f'(net_j) \cdot x_i$$

$$= -\eta \sum_{k=1}^{l}(d_k - o_k) o_k(1 - o_k) w_{jk} \cdot y_j(1 - y_j) \cdot x_i$$

若标记 $\delta_k^o = -\frac{\partial E}{\partial net_k}$，$\delta_j^y = -\frac{\partial E}{\partial net_j}$，那么上述过程推导结果记为：

$$\begin{cases} \Delta w_{jk} = -\eta \delta_k^o y_j = -\eta(d_k - o_k) \cdot o_k(1 - o_k) \cdot y_j \\ \Delta v_{ij} = -\eta \delta_j^y x_i = -\eta \sum_{k=1}^{l} \delta_k^o w_{jk} y_j(1 - y_j) x_i \end{cases}$$

对于多隐层 BP 网络，设共有 h 个隐层，各隐层节点数依次为 $m_1, m_2, \cdots, m_h$ 个，各隐层输出分别为 $y^1, y^2, \cdots, y^h$，各层权值矩阵分别为 $W^1, W^2, \cdots, W^h, W^{h+1}$，那么各层权值调整计算公式为：

1）输出层的权值调节：

$$\Delta w_{jk}^{h+1} = -\eta \delta_k^{h+1} y_j^h = -\eta(d_k - o_k) \cdot o_k(1 - o_k) \cdot y_j^h; j = 0,1,2,\cdots,m_h, k = 1,2,\cdots,l$$

2）第 h 隐层的权值调节：

$$\Delta w_{ij}^h = -\eta \delta_j^h y_i^{h-1} = -\eta \sum_{k=1}^{l} \delta_k^o w_{jk}^{h+1} y_j^h(1 - y_j^h) y_i^{h-1}; i = 0,1,\cdots,m_{h-1}, j = 1,\cdots,m_h$$

各层权值调整公式主要由学习率 η，该层输入信号 Y 和该层输出误差信号 δ 决定。

网络总误差 $E_{总}$ 为样本集 $\{(X_1, Y_1), (X_2, Y_2), \cdots, (X_p, Y_p)\}$ 中所有样本的误差总和，记 $E = \sqrt{\frac{1}{P} \sum_{p=1}^{P}(E_p)^2}$，其中 E_p 为第 p 个样本 (X_p, Y_p) 的误差，$p = 1,2,\cdots,P$，P 为样本个数。$X_p = (x_1^p, x_2^p, \cdots, x_n^p)^T$，$Y_p = (y_1^p, y_2^p, \cdots, y_n^p)^T$ 为第 p 个样本输入和输出向量。

1.2　主要网络参数

1）初始权值

初始权值的选取通常是一些小随机数，随机选取初始权值时当处于局部极小点收敛域时，训练很慢；当恰好处于全局极小点的收敛域时训练很快就结束。

2）隐层及隐节点

已证明任何 N-M 空间的连续函数都可用单隐层 BP 网络逼近，单隐层结构应用也较为普遍。隐含层节点数目的选择还没有具体的理论指导。节点数目太少可能容错性差；但隐含层节点太多又导致训练时间太长，过拟合而泛化能力差。虽然已出现很多隐节点数公式和算法，但实验中多通过试选。

3）目标误差界值

网络训练过程中根据实际预先确定误差界值。当选择较小时，学习效果好，但收敛慢，训练次数增加。较大时训练不充分。有时训练次数很大，甚至不能收敛。

4）学习速率

在误差曲面的平坦区域 η 太小会使训练次数增加，而在较陡的区域 η 太大会因为调整量过大使训练出现震荡及迭代次数增加。选择过小，可能使训练陷入局部最小，选择过大，有可能使网络的输出状态产生震荡，均达不到收敛的目的。所以训练时要适时合理地调节 η 值。

5）激励函数

激励函数又称激活函数或传递函数，常见有四种：线性函数、非线性斜面函数、阶跃函数、Sigmoid 型函数。传统 BP 网络采用的是 Sigmoid 型函数 $f(x)=\dfrac{1}{1+e^{-x}}$。

1.3 BP 算法简要步骤

1）初始化：对权值矩阵赋予小随机数，设定学习率 η，网络训练后达到的精度 $E_{\min}$ 或目标训练次数等网络参数；

2）每输入一个训练样本就计算各层输出，并计算第 p 个样本网络输出误差 E_p；

3）逐层返回，计算各层误差信号，并由此调整各层权值，更新各层权值矩阵；

4）训练样本集均输入网络参与学习训练，往返迭代进行，最后验证网络总误差是否达到要求。否则继续进行迭代运算，直到满足训练结束条件。

流程见图 3。

1.4 网络算法特点

1.4.1 网络性能

1）非线性映射能力：神经网络以任意精度逼近任何非线性连续函数。

2）并行分布处理方式：信息存储在神经元之间的连接权上，从单个权值中看不出存储信息的内容，这种分布储存和并行处理使它具有很强的容错性和很快的处理速度。

3）自学习和自适应能力：神经网络在训练时，能从输入、输出的数据中提取出规律性的知识，记忆于网络的权值中。

4）泛化能力：判断网络模型泛化能力的好坏，主要不是看测试样本误差的大小而是要看测试样本的误差是否接近于训练样本和检验样本的误差。

5）容错能力：局部的或部分的神经元损坏后不会对全局的训练活动造成太大影响。

1.4.2 算法不足及改进

单隐层 BP 神经网络的误差函数为凸凹不平、形状及复杂的曲面形式，曲面上分布着大量局部极小点。BP 算法训练时误差函数容易陷入局部极小点而无法继续进行，得不到全局最优，属于非线性优化问题中的局部寻优算法。

针对 BP 神经网络的不足，目前已经提出许多改进算法，例如批处理法、模拟退火算法、遗传算法、柯西算法改进等，基于数值优化改进的拟牛顿算法、LM-BP 算法等，方法各有优点和应用特性。

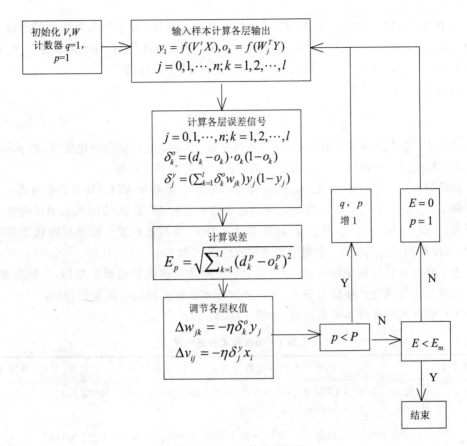

图 3　传统 BP 算法流程图

2　算例分析

MATLAB 软件素有"数学打草纸工具"之称，BP 神经网络可以借助该软件平台下的神经网络工具箱及 M 文件来实现建模，编程操作、模型算法及参数调整十分方便，甚至于对神经网络理论不太深入的应用工作者也可以快速入门掌握实现。

1)BP 网络建立函数：

$$net = newff(PR, [S_1, S_2, \cdots, S_N], \{TF_1, TF_2, \cdots, TF_N\}, net.\,trainFcn)$$

其中，参数 PR 为输入矩阵；网络有 N 层，其中第 i 层的节点数为 S_i，第 i 层的神经元传递函数参数为 TF_i，$i=1,2,\cdots,N$；net.\,trainFcn 表示神经网络采用的训练算法。通常取 $i=2$，即采用单隐层神经网络模型。

常用传递函数参数 TF_i 可取 'tansig'，'purelin'，'logsig'等；

常用训练算法参数 net.\,trainFcn 可取 'trainrp'，'traingd'，'traingda'，'traingdx'，'trainbfg'，'traincgf'，'traingdx'等。参数的调整非常方便，直接相应替换就可以。

2)BP 网络训练函数：

$$net = train(net, P_1, T_2)$$

其中，P_1 为样本集输入矩阵，T_2 样本集期望输出矩阵，样本集需要作预处理以消除量级，如训练集可用 MATLAB 函数 premnmx 归一化，仿真集用 tramnmx 归一化，也可采用其他的预处理函数。样本输入输出要求按列向量格式排放。

3)BP 网络仿真函数

$$Y = \text{sim}(net, P_2)$$

其中 P_2 为仿真样本集输入矩阵，Y 为仿真输出，还要进行反归一化处理，如 postmnmx，或者其他反归一化函数。结果可与期望输出矩阵作误差比较。

建模时，以上函数、命令及参数的编排操作可具体参考 MATLAB 工具箱格式。

例 1 根据一个典型齿轮故障分类问题来研究几种 BP 算法的训练和测试性能。每个样本用 15 个特征指标来表示，因此样本输入为 15 维特征向量。所属故障状态共有无故障，裂纹和断齿三种类别，分别用二进制数组表示为 100,010,001。

由于样本各特征的量级不同，输入太大会使网络传递函数值提前饱和，训练失败，而且大量级对小量级会产生信息覆盖，所以要对样本数据进行归一化预处理。

用作训练的特征样本共有 9 组，如表 1 所示：

表 1 训练样本特征向量

训练样本	训练样本归一化特征向量（共 15 个特征）	所属类别
1	0.2286 0.1292 0.0720 0.1592 0.1335 0.0733 0.1159 0.0940 0.0522 0.1345 0.0090 0.1260 0.3619 0.0690 0.1828	100
2	0.2090 0.0947 0.1393 0.1387 0.2558 0.0900 0.0771 0.0882 0.0393 0.1430 0.0126 0.1670 0.2450 0.0508 0.1328	100
3	0.0442 0.0880 0.1147 0.0563 0.3347 0.1150 0.1453 0.0429 0.1818 0.0378 0.0092 0.2251 0.1516 0.0858 0.0670	100
4	0.2603 0.1715 0.0702 0.2711 0.1491 0.1330 0.0968 0.1911 0.2545 0.0871 0.0060 0.1793 0.1002 0.0789 0.0909	010
5	0.3690 0.2222 0.0562 0.5157 0.1872 0.1614 0.1425 0.1506 0.1310 0.0500 0.0078 0.0348 0.0451 0.0707 0.0880	010
6	0.0359 0.1149 0.1230 0.5460 0.1977 0.1248 0.0624 0.0832 0.1640 0.1002 0.0059 0.1503 0.1837 0.1295 0.0700	010
7	0.1759 0.2347 0.1829 0.1811 0.2922 0.0655 0.0774 0.2273 0.2056 0.0925 0.0078 0.1852 0.3501 0.1680 0.2668	001
8	0.0724 0.1909 0.1340 0.2409 0.2842 0.0450 0.0824 0.1064 0.1909 0.1586 0.0116 0.1698 0.3644 0.2718 0.2494	001
9	0.2634 0.2258 0.1165 0.1154 0.1074 0.0657 0.0610 0.2623 0.2588 0.1155 0.0050 0.0978 0.1511 0.2273 0.3220	001

用作仿真的特征样本共有 3 组，如表 2 所示：

表 2　训练样本特征向量

测试样本	测试训练样本归一化特征向量（共 15 个特征）	所属类别
1	0.2101 0.0950 0.1298 0.1359 0.2601 0.1001 0.0753 0.0890 0.0389 0.1451 0.0128 0.1590 0.2452 0.0512 0.1319	100
2	0.2593 0.1800 0.0711 0.2801 0.1501 0.1298 0.1001 0.1891 0.2531 0.0875 0.0058 0.1803 0.0992 0.0802 0.1002	010
3	0.2599 0.2235 0.1201 0.1171 0.1102 0.0683 0.0621 0.2597 0.2602 0.1167 0.0048 0.1002 0.1521 0.2281 0.3205	001

　　实验分类共分两步进行，第一步是样本集训练，把 9 组训练样本一次性交给网络，按不同算法进行训练；第二步是样本集外的新样本测试，将待测试样本输入训练好的网络看是否对输入得出相应正确的输出分类。隐节点数选取采用 $n_1 = 2 \times n + 1 = 31$，$n = 15$ 为输入节点数。初始学习率设定为 0.1，终止训练次数为 1000 次，终止目标误差为 0.01。

　　1）网络训练

　　仅列举传统 BP 网络、自适应学习率 BP 网络、动量项自适应学习率 BP 网络、弹性梯度 BP 网络、伪牛顿 BP 网络、LM-BP 网络等算法应用 MATLAB 工具箱，得出大致训练曲线和测试结果，如图 4 所示，其中横轴表示对训练次数，纵轴代表均方误差值。

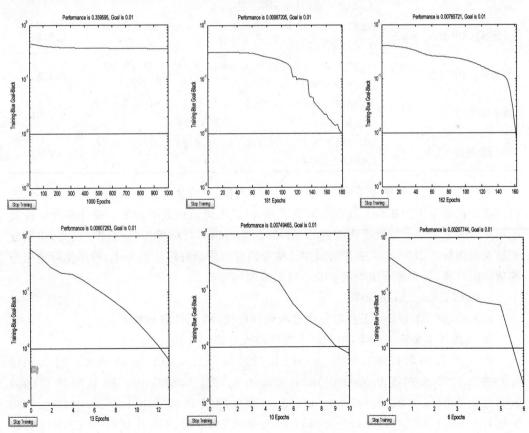

图 4　部分算法的训练曲线

经分析,传统梯度法收敛慢而且容易陷入局部极小点,1000 次训练以后,还没有达到目标误差,训练失败。自适应学习率算法进行了 181 次就达到目标误差值,训练结束,但是性能曲线中出现比较大的震荡;加入动量项以后曲线变得非常平滑,训练减少,结束时均方误差也较小。LM-BP 算法训练快,但不稳定,每次训练差别较大。

2)网络测试

已知三个测试样本的期望输出组成的矩阵为[100;010;001],训练后,各种 BP 算法的测试结果如表 3 所示:

表 3　各种训练方法的性能比较

BP 训练算法	测试样本仿真结果	仿真逼近误差
传统 BP 算法	[0.5685 0.4011 0.5282;0.0008 0.0011 0.0006;0.3661 0.2988 0.3577]	1.1225(失败)
动量项 BP 算法	[0.3544 0.3492 0.2552;0.0108 0.0111 0.0206;0.3809 0.2743 0.4894]	1.0964(失败)
自适应学习率 BP 算法	[0.8905 0.0981 0.0551;0.0933 0.8037 0.1042;0.0653 0.0899 0.8484]	0.2852
动量项自适应学习率 BP 算法	[0.9174 0.1034 0.0391;0.0774 0.8147 0.1104;0.0651 0.0758 0.8593]	0.2709
弹性梯度 BP 算法	[0.9704 0.0410 0.0050;0.0889 0.8062 0.1430;0.0308 0.0872 0.9573]	0.2720
共轭梯度 BP 算法	[0.8990 0.0563 0.0260;0.0544 0.8068 0.0616;0.0150 0.0399 0.9342]	0.2285
伪牛顿 BP 算法	[0.9899 0.0194 0.0072;0.1446 0.7649 0.0195;0.0006 0.0259 0.9992]	0.2784
LM-BP 算法	[0.9914 0.1465 0.1254;0.0140 0.9090 0.0147;0.0877 0.0669 0.9858]	0.2091

经分析,传统单纯梯度下降 BP 算法训练相当慢,训练失败。加入动量项后仍不能进行分类。在动量项的基础上自适应调节学习率,训练快识别效果较好。弹性梯度法性能也可以。而采用基于数值优化改进的三种算法能给出与目标输出"吻合度"很高,识别分类结果相当好。LM-BP 算法在测试中是所有的方法中最好的。实际上,根据实际输出与期望输出对照,后六种算法均能实现齿轮箱故障的分类。

3)MATLAB 工具箱程序

以 LM-BP 算法为例,工具箱程序参数调整便捷,M 文件演示如下:

％ 训练样本集输入矩阵,单个样本按列输入格式,下同

$P_1 = [0.2286\ 0.1292\ 0.0720\ 0.1592\ 0.1335\ 0.0733\ 0.1159\ 0.0940\ 0.0522\ 0.1345$ $0.0090\ 0.1260\ 0.3619\ 0.0690\ 0.1828;0.2090\ 0.0947\ 0.1393\ 0.1387\ 0.2558\ 0.0900$ $0.0771\ 0.0882\ 0.0393\ 0.1430\ 0.0126\ 0.1670\ 0.2450\ 0.0508\ 0.1328;0.0442\ 0.0880$ $0.1147\ 0.0563\ 0.3347\ 0.1150\ 0.1453\ 0.0429\ 0.1818\ 0.0378\ 0.0092\ 0.2251\ 0.1516$ $0.0858\ 0.0670;0.2603\ 0.1715\ 0.0702\ 0.2711\ 0.1491\ 0.1330\ 0.0968\ 0.1911\ 0.2545$

0.0871 0.0060 0.1793 0.1002 0.0789 0.0909；0.3690 0.2222 0.0562 0.5157 0.1872
0.1614 0.1425 0.1506 0.1310 0.0500 0.0078 0.0348 0.0451 0.0707 0.0880；0.0359
0.1149 0.1230 0.5460 0.1977 0.1248 0.0624 0.0832 0.1640 0.1002 0.0059 0.1503
0.1837 0.1295 0.0700；0.1759 0.2347 0.1829 0.1811 0.2922 0.0655 0.0774 0.2273
0.2056 0.0925 0.0078 0.1852 0.3501 0.1680 0.2668；0.0724 0.1909 0.1340 0.2409
0.2842 0.0450 0.0824 0.1064 0.1909 0.1586 0.0116 0.1698 0.3644 0.2718 0.2494；
0.2634 0.2258 0.1165 0.1154 0.1074 0.0657 0.0610 0.2623 0.2588 0.1155 0.0050
0.0978 0.1511 0.2273 0.3220]';

% 训练样本集输出矩阵

T_1＝[1 0 0；1 0 0；1 0 0；0 1 0；0 1 0；0 1 0；0 0 1；0 0 1；0 0 1]';

threshold＝[0 1；0 1；0 1；0 1；0 1；0 1；0 1；0 1；0 1；0 1；0 1；0 1；0 1；0 1；0 1];

% 网络建立。其中参数'tansig','logsig'分别为隐层和输出层函数；'trainlm'为训练函数，代表 LM-BP 算法；输入节点为 9 个，隐节点数为 31 个，输出节点为 3 个。

net＝newff(threshold,[31,3],{'tansig','logsig'},'trainlm','learngdm','mse');

% 训练目标次数

net. trainParam. epochs＝1000;

% 训练目标误差

net. trainParam. goal＝0.01;

% 初始学习率

LP. lr＝0.1;

% 网络训练

net＝train(net,P_1,T_1);

% 测试样本集输入

P_2＝[0.2101 0.0950 0.1298 0.1359 0.2601 0.1001 0.0753 0.0890 0.0389 0.1451
0.0128 0.1590 0.2452 0.0512 0.1319；0.2593 0.1800 0.0711 0.2801 0.1501 0.1298
0.1001 0.1891 0.2531 0.0875 0.0058 0.1803 0.0992 0.0802 0.1002；0.2599 0.2235
0.1201 0.1171 0.1102 0.0683 0.0621 0.2597 0.2602 0.1167 0.0048 0.1002 0.1521
0.2281 0.3205]';

% 测试样本集期望输出

T_2＝[1 0 0；0 1 0；0 0 1]';

% 网络仿真，测试样本集实际输出

Y＝sim(net,P_2)

% 仿真误差，计算向量差的范数

e＝norm($Y-T_2$)

3　神经网络预测方法

神经网络预测可分为时间序列预测和非线性因果预测两类建模方式。样本集通过神经网络训练对样本集充分学习训练后，逼近系统中输入输出之间蕴含的非线性映射，并将此关系"黑箱形式存储",预测时可以对给定的新样本输入信息,仿真得出目标预测输出。建模过程主要有样本集选取、非线性关系构建、网络设计、样本集训练、模型检验、新样本外推仿真等步骤。

3.1 时间序列方式

根据一段时期内事物自身时序规律和延续趋势建立时间序列预测外推模型。所参考历史数据序列的延续规律性越明显,越反映后续变化趋势,外推会越好。

神经网络时间序列建模设计基本思路为,依据预测事物本身的数据资料,可将其连续 n 个历史年份的数据序列 $x_1, x_2, x_3, \cdots, x_n$ 进行递次重复性截取,得到 $n-m$ 个长度为 $m+1$ 的重叠数据段,如第 i 个数据段可以表示为 $\{x_i, x_{i+1}, \cdots, x_{i+m-1}, x_{i+m}\}$,其中 m 为滑动窗数,$i=1, \cdots, n-m$。滑动窗大小结合实际及模型设计经过试选取,不宜过大。

如果认为过去连续 m 个数据与下一个数据有非线性延续规律。可将每个数据段前 m 个连续数据与其后数据组成输入输出样本对,通过网络训练来逼近序列中蕴含的非线性映射:

$$f: \{x_i, x_{i+1}, \cdots, x_{i+m-1}\} \rightarrow \{x_{i+m}\}; f: R^m \rightarrow R 。$$

其中,第 i 个样本输入为 $(x_i, x_{i+1}, \cdots, x_{i+m-1})^T$,期望输出为 x_{i+m}。经过样本集训练后,非线性关系以"黑箱"形式刻画在模型中,可根据新的输入信息进行外推应用。

训练样本的网络输入为按列排放格式,样本集组成 m 行、$n-m$ 列矩阵:

$$P_1 = \begin{pmatrix} x_1 & x_2 & \cdots & x_{n-m} \\ x_2 & x_3 & \cdots & x_{n-m+1} \\ \vdots & \vdots & \vdots & \vdots \\ x_m & x_{m+1} & \cdots & x_{n-1} \end{pmatrix}$$

相应的样本集输出矩阵为 $n-m$ 维行向量 $T_1 = (x_{m+1}, x_{m+2}, \cdots, x_n)$。

训练后,仿真样本输入为 m 维列向量 $P_2 = \begin{pmatrix} x_{n-m+1} \\ x_{n-m+2} \\ \vdots \\ x_n \end{pmatrix}$,输出则为预测值 $T_2 = (x_{n+1})$。

3.2 非线性因果方式

神经网络的外推性能是建立在历史资料的有导师学习训练基础上的。样本为输入输出组对形式,用作该类预测时基本思想如下:根据事物的历史资料数据,在影响因素充分分析论证基础上,建立输入指标体系,并依次对每个样本在输入指标下量化;预测目标作为输出。组建输入输出之间的非线性映射,输入样本训练,最后作仿真外推。

例如,设预测目标为 Y,影响因素分析后共 m 个指标,构建输入指标体系 $X = \{X_1, X_2, \cdots, X_m\}$。设样本集数据库容量为 n,各样本以输入指标量化数据作为多维输入,以预测目标量化数据作为单输出,系统中蕴含的非线性映射为:

$$f: \{X_1, X_2, X_3, \cdots, X_n\} \rightarrow \{Y\}; f: R^n \rightarrow R$$

也就是说,通过网络训练对多元回归函数 $Y = f(X_1, X_2, X_3, \cdots, X_n)$ 逼近。

首先要对样本集进行数值量化,设第 i 个样本的输入向量为 $(x_{i1}, x_{i2}, \cdots, x_{ij}, \cdots,$ $x_{im})^T$,其目标输出为 y_i,组成一个训练样本对。其中 x_{ij} 为第 i 个样本在第 j 个指标下的量化值。$i=1,2,\cdots,n; j=1,2,\cdots,m$。

训练样本的网络输入为按列排放格式,样本集组成 m 行,n 列输入矩阵:

$$P_1 = \begin{bmatrix} x_{11} & x_{21} & \cdots & x_{n1} \\ x_{12} & x_{22} & \cdots & x_{n2} \\ \vdots & \vdots & \vdots & \vdots \\ x_{1m} & x_{2m} & \cdots & x_{nm} \end{bmatrix}$$

样本集期望输出矩阵为 n 维行向量 $T_1 = (y_1, y_2, \cdots, y_n)$。

网络训练后,仿真样本输入为 m 维列向量 $P_2 = \begin{bmatrix} x_{n+1,1} \\ x_{n+1,2} \\ \vdots \\ x_{n+1,m} \end{bmatrix}$,输出则为预测值 $T_2 = (y_{n+1})$。

以上步骤及建模过程基于 MATLAB 工具箱建模容易实现。须注意,在神经网络预测建模时,应对样本集数据进行预处理,以消除单位和量级,方式有归一化、标准化等方式,样本集输入输出格式按照列向量排放。

4　几点说明

根据需要,有时也可将预测或分类的目标输出设置为多维二进制数组形式,即用神经网络进行多维输入、多维输出的建模训练与仿真。

某种意义上说,神经网络理论比较完美,基于 MATLAB 工具箱模型设计便捷,其大规模非线性数据处理能力,能较好描述系统中的非线性结构,可根据样本输入输出之间极为复杂的非线性函数关系充分表达指标因子间蕴含的非线性信息。网络自学习使知识获取方式转换为网络结构中权值的调节过程。利用样本集训练对权重进行自组织分配,输入指标体系与输出间的未知非线性关系及经验知识以连接权形式存储在网络中,然后对新样本的输入数据仿真。对复杂非线性系统,样本集容量足够大,样本集训练后就可以对新样本仿真外推,因此,涉及许多行业非线性回归领域。如病例数据库完备时,可以基于症状及影响因素指标体系建立辅助诊断系统,在此数据库学习训练基础上,经过网络仿真对新的病例样本识别分类,作出诊断。

但在应用时,不同工作者对实例建立的网络模型仿真性能却可能相差甚远。其实,模型好坏很大程度上受设计者知识水平、经验和实际资料分析的影响。专业应用知识的和对实际问题的描述会因人各异;输入输出关系的构建是网络自适应学习的前提,多因素分析时指标选取不充分,甚至引入过多无关指标,确立输入指标体系与目标输出之间的非线性关系不够典型,训练时会融入信息偏差反映,甚至强化了混乱、无任何意义的所谓联系,造成模型欠当。除外,原因还有:网络训练算法基于经验风险最小化原则,而且对数据库中样本集(即经验知识)容量要求较高;模型随机选取初始权值、训练陷入局部极小点等问题导致模型每次训练及仿真结果不尽相同;网络对样本集过度训练也导致外推性能差;网络参数如学习率、隐节点个数、训练次数的不同也导致差异。

因此,在应用中需要实际问题充分论证、样本容量合适选取;模型中确立非线性关系时目的清晰、体系完备和含义明确;网络参数选取结合模型检验进行调整,理论依据、经验试选、不断修正、测试结果的交叉检验、外推仿真等相互结合。

5 支持向量机简介

近年来在统计学习理论基础上,数据挖掘领域出现了支持向量机(support vector machine,SVM)方法,正处于发展阶段,单输出模型见图 5:

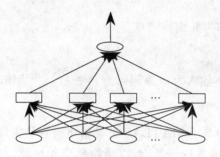

图 5 支持向量机模型

它作为新兴数据挖掘技术用于非线性回归领域,更好地解决小样本集模型难于选择、经验风险原则的样本容量依赖、维数灾难、过拟合而外推差、局部极小点问题。该算法基于结构风险最小化原则,直接经样本集自组织训练来逼近系统非线性规律,容错和泛化性能优良。建模方式与神经网络比较类似,通过对样本集训练后再进行仿真,性能甚至优于神经网络方法,而且也可借助于 MATLAB 工具箱操作实现。

参考文献

[1] 韩立群. 人工神经网络理论、设计及应用. 北京:化学工业出版社,2002.
[2] 蒋宗礼. 人工神经网络导论. 北京:高等教育出版社,2001.
[3] 飞思科技研发中心. 神经网络理论与 MATLAB7 实现. 北京:电子工业出版社,2005:44—51.
[4] 张捷. 基于神经网络的齿轮箱智能故障诊断技术的研究. 安徽农业大学硕士学位论文,2003.

（李望晨　张利平）

统计决策

统计决策(statistical decision)作为一门科学,是 20 世纪中叶以后才逐步形成的。随着科学技术的发展,尤其是数理统计学的发展,为决策科学奠定了定量化的基础。第二次世界大战期间,运筹学的兴起,为从定量方法上形成决策科学奠定了基础。20世纪50年代,现在决策技术开始兴起,美国西蒙(H. A. Simon)和马奇(J. G. M-arch)首次提出了决策科学,并吸收了心理学、社会学、数学、系统科学的知识。近年来,伴随着计算机技术的应用和渗透,决策科学的内容更加丰富。

1 统计决策的概念

统计决策是指在一定条件下,为寻求优化目标和制订达到优化目标的行动方案,根据主客观条件,借助于科学的理论和方法,从提出各种备选方案直至从中选择最佳方案而进行分析判断的活动过程。

2 统计决策的特点

1)统计决策是决策的重要组成部分:统计决策解决决策过程中制订行动方案的方法论问题,是决策的科学依据和重要组成。

2)统计决策的科学化:统计决策是依据科学的统计方法和技术来进行的。统计决策中运用概率论、数理统计方法以及经济统计方法和技术。

3)统计决策方案的定量化:统计决策依据的是统计数据,方案可作定量化描述,使决策者对各种方案作出比较客观的比较、鉴别和选择。

3 统计决策的基本要素

1)状态变量:状态变量是与决策有关的各种自然状态。是决策所处的环境,是客观存在的,不以人的意志为转移的因素。可通过推求各种自然状态发生的概率来为决策提供依据。

2)决策变量:决策变量是可能采取的各种行动方案。它包括各种可供选择的方案,随着可能出现的各种自然状态而制定相应的行动方案。

3)决策目标:决策目标是管理活动所要达到的目标。有单目标和多目标之分,决策目标一般是多元化的。

4)损益值:损益值是各种不同的自然状态和对应的行动方案相结合而产生的各种效果,对这种效果进行度量即得损益值,是选择决策方案的重要因素。

4 统计决策的原则

决策是一项复杂而严肃的工作,其正确与否在很大程度上决定着企业、部门乃至国家的前景。因此,在决策过程中应当遵循以下基本原则:

1)可靠性原则:决策必须建立在大量的准确、及时和完整的信息资料基础上。信息的准确、及时和完整与否关系到决策的可靠性和时效性。

2)可行性原则:决策的首要原则是提供给决策者选择的每一个方案在技术上、资源条件上必须是可行的。

3)经济性原则:也即最优化原则,通过多种方案的分析比较,所选定的决策方案应能比采取其他方案获得更好的经济效益或免受更大的亏损风险。

4)合理性原则:选择决策方案时,不一定费力去寻求经济上"最优"的方案,而是选择使人满意的方案。也就就说,在某些情况下,应该以令人满意的合理性原则代替经济上最优的原则。

5 统计决策的程序

1)确定目标:决策目标是决策过程中一切活动的出发点,只有明确了应达到的目标,才可以此为依据拟定出实现目标的各种方案。确定的目标必须明确、具体、定量化,尽量减少目标的数量。

2)确定状态变量:确立与决策目标有关的各种自然状态,推求出各种自然状态发生的概率。

3)确立决策变量:从决策目标出发,综合分析决策对象所面临的各种自然状态,列出可能采取的各种可行方案。可行方案是实现决策目标的途径和手段。

4)计算损益值:每一方案针对各种可能的自然状态计算损益值,可采用成本-效益分析等方法。损益值通常包括 3 类:收益期望值,如利润;损失期望值,如成本、投资等;机会期望值,如机会收益、机会损失期望值等。

6 统计决策的分类

1)按决策目标多少,可分为单目标决策与多目标决策:单目标决策是指决策所要达到目标只有一个。多目标决策是指决策目标有两个以上。

2)按决策问题出现的重复程度可分为程序化决策与非程序化决策:程序化决策是指一些经常重复发生的决策问题,已经积累了一定的处理经验,并可按规定的程序进行决策。每当一个新问题发生时,不必再作新的实施决策,而只要按照已规定的程序去办就可以。而非程序化决策是指决策问题不常发生,无规定程序可循的新的决策,如新产品开发决策、工厂扩建决策、开辟新市场决策等。

3)按对情况的已知程度可分为确定型决策、非确定型决策和风险型决策:确定型决策就是各种可行方案所需要的条件都是确知的,能准确计算出每一行动方案所出现的确定后果,从而根据目标可做出肯定选择的决策。非确定型决策是指每一可行方案面临的自然(社会)状态发生的概率不确定,最后做出决策除了考虑计算结果外,还要依靠决策者的经验、判断力和创造力。它又分为 3 种类型:①完全不确定型统计决策;②先验概率统计决策;③后验概率统计决策。风险型决策也称随机型决策或称统计型决策,是决策者根据可行方案的不同自然状态可能发生的概率所进行的决策。

4)按决策所需进行优化的次数,可分为单级决策与多级决策:单级决策是指某一决策问题比较简单,只需通过一次选优的决策过程就能解决的决策;多级决策是指某一决策问题不是一次决策过程所能解决的,而需要进行一连串相互关联的决策过程。

7 统计决策方法

1)决策表:决策表可用来解决不确定性的决策问题(见表1)。

表1　带伞与否的决策表

事件	行动	
	带伞	不带伞
下雨	不淋雨	淋雨
不下雨	额外负担	不淋雨,无负担

表1列出带伞与否的决策表,解决外出是否带伞的问题。运用决策表可以较清晰地将行动、事件、后果之间的关系表达出来。

2)决策树图:决策树图是利用由决策点口、方案枝——、状态点○、概率枝——、终点●等构成的一种类似树木的决策图来表示复杂的决策问题。这种方法直观、简明、清晰(见图1)。

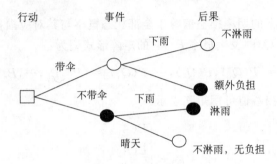

图1　决策树图

方案枝:是从决策点分出的策略分枝,用线段表示。线段是注明案号和方案内容。

概率枝:是从状态结点分出的分枝,用线段表示。线段上注明状态号、内容以及各状态概率。

3)决策矩阵:决策矩阵是把自然状态、概率、损益值以及采取的行动方案联系在一起所制成的统计表格(决策表),并将各数据以矩阵形式表示出来,进而通过矩阵运算进行决策的一种方法。

表2　决策表

方案	自然状态概率				期望损益值 $E(A_i)$
	Q_1	Q_2	$\cdots$	Q_n	
	P_1	P_2	$\cdots$	p_n	
A_1	b_{11}	b_{12}	$\cdots$	b_{1n}	$E(A_1)$
A_2	b_{21}	b_{22}	$\cdots$	b_{2n}	$E(A_2)$
A_3	b_{31}	b_{32}	$\cdots$	b_{3n}	$E(A_3)$
$\vdots$	$\vdots$	$\vdots$	$\vdots$	$\vdots$	$\vdots$
A_m	b_{m1}	b_{m2}	$\cdots$	b_{mn}	$E(A_m)$

决策取 $E(A_i)$ 最大值或 $E(A_i)$ 最小值。

表中 b_{ij} 是实际自然状态 Q_j 采取 A_i 的损益值,他们构成了一个矩阵 B,称为损益矩阵。

$$B=\begin{bmatrix} b_{11} & b_{12} & \cdots & b_{1n} \\ b_{21} & b_{22} & \cdots & b_{2n} \\ b_{31} & b_{32} & \cdots & b_{3n} \\ \cdots & \cdots & \cdots & \cdots \\ b_{m1} & b_{m2} & \cdots & b_{mn} \end{bmatrix}$$

表中方案 A_i 的期望损益值 $E(A_i)$ 为:

$$E(A_i) = \sum P_j \times bij (i=1,2,3,\cdots,m)$$

上式表明每种方案的期望损益值等于全部状态概率与其对应损益值的乘积和。

表中各自然状态 Q_j 的发生概率 P_j,它的矩阵形式记为:

$$P=[P(Q_1),P(Q_2),\cdots,P(Q_n)]=(P_1,P_2,\cdots,P_n)$$

各种方案的期望损益值可用矩阵表示:

$$E_A=\begin{bmatrix} E(A_1) \\ E(A_2) \\ \vdots \\ E(A_m) \end{bmatrix}$$

根据矩阵运算原理,可用下式求 $E(A)$

即　　　　　　　　　　$$E(A)=B \cdot P^T$$

根据上式计算两矩阵的乘积,进行决策。若决策标准是收益期望值最大,用 A_r 表示最优化方案,则 A_r 需满足 $A_r = \max\{E(A)\}$。

如果决策的标准是损失期望值最小,用 A_s 表示其最优方案,则 A_s 满足条件 $A_s = \min\{E(A)\}$。

参考文献

[1] 蔡美德. 管理决策分析. 广州:华南理工大学出版社,1995.
[2] 周三多. 管理学—原理与方法. 上海:复旦大学出版社,1993.
[3] 宋光辉. 管理统计学. 广州:华南理工大学出版社,2006.

（李　伟　罗　盛）

风险性决策方法

风险型统计决策与不确定型统计决策都属于广义的随机型决策。但是,风险型统计决策对各种自然状态出现的概率,可以通过统计分析或判断计算出来;而不确定型统计决策中的各种自然状态只是决策者的预测,它的概率由于缺乏统计资料或经验而无法计算和估计。这样,风险型统计决策可以进行期望值的计算,所以解决风险型决策问题,一般采用以概率理论为基础的损益矩阵分析法(profit and loss matrix analysis)、决策树法(decision tree method)、贝叶斯决策法(Bayesian decision－making method)、马尔科夫决策法(Markov decision－making method)等定量方法与技术。

1　概念

根据预测各种事件可能发生的先验概率,然后再采用期望效果最好的方案作为最优决策方案。

先验概率:根据过去经验或主观判断而形成的对各自然状态的风险程度的测算值。简言之,原始的概率就称为先验概率。

自然状态:指各种可行方案可能遇到的客观情况和状态。

损益矩阵:损益矩阵一般由三部分组成:可行方案、自然状态及其发生的概率、各种行动方案的可能结果。把以上三部分内容在一个表上表现出来,该表就称为损益矩阵表。

2　不同标准的决策方法

常用的方法有:以期望值为标准的决策方法;以等概率(合理性)为标准的决策方法;以最大可能性为标准的决策方法。

2.1　以期望值为标准的决策方法

1)概念:以收益和损失矩阵为依据,分别计算各可行方案的期望值,选择其中期望收益值最大(或期望损失值最小)的方案作为最优方案。

其计算公式为:

$$E(A_i) = \sum P_j \times x_{ij} (i = 1,2,3,\cdots,m)$$

式中 $E(A_i)$ 为第 i 个方案期望损益值,x_{ij} 为采取第 i 个方案,出现第 j 种状态时的损益值。P_j 表示第 j 种状态发生的概率,总共可能出现 m 种状态。

2)特点:①概率的出现具有明显的客观性质,而且比较稳定;②决策不是解决一次性问题,而是解决多次重复的问题;③决策的结果不会对决策者带来严重的后果。

3)案例分析

例 1 某施工单位对下厂月是否要开工上进行决策:如果开工,天气好时可获利 1 万元. 天气不好时将赔 2 万元;如果不开工,无论天气好坏都要赔 0.4 万元。根据预测表明,天大气好的概率为 0.8,天气不好的概率为 0.2。按期望值决策准则对以上方案进行决策。损益表见表 1。

表 1　2 种方案在 2 种自然状态下的损益值(万元)

方案	状态(概率)	
	天气好(0.8)	天气坏(0.2)
A_1 开工	1	−2
A_2 不开工	−0.4	−0.4

以 A_1 代表开工,A_2 代表不开工,计算得到两种方案的期望值如下:

$$E(A_1)=1\times0.8+(-2)\times0.2=0.4(万元)$$
$$E(A_2)=(-0.4)\times0.8+(-0.4)\times0.2=-0.4(万元)$$

按期望值准则,应选取期望收益最大者 $E(A_1)$,即应选择开工的方案。

2.2　以等概率(合理性)为标准的决策方法

1)概念:由于各种自然状态出现的概率无法预测,因此假定几种自然状态的概率相等,然后求出各方案的期望损益值,最后选择收益值最大(或期望损失值最小)的方案作为最优决策方案。

2)特点:以等概率(合理性)为标准的决策方法适用于各种自然状态出现的概率无法得到的情况。

3)案例分析:沿用表 1 数据。

计算过程:

①计算平均概率为 1/2。即天气好坏的概率均为 0.5。

②方案期望收益值

$$E(A_1)=1\times0.5+(-2)\times0.5=-0.5(万元)$$
$$E(A_2)=(-0.4)\times0.5+(-0.4)\times0.5=-0.4(万元)$$

按期望值准则,应选收益值最大(或期望损失值最小)$E(A_2)$,即应选择不开工的方案。

2.3　以最大可能性为标准的决策方法

1)概念:当各种自然状态出现的概率相差较大,且有一种状态出现的概率明显地高于其他白然状态的概率时,则可以只考虑概率最大的那个自然状态下各行动方案的损益值,从中择优选取最佳方案。这就是以最大可能性为标准的决策方法。

2)特点:以最大可能性为标准的决策方法适用于各种自然状态中其中某一状态的概率显著地高于其他方案所出现的概率,而期望值又相差不大的情况。

3)案例分析:数据沿用表 1。

由案例可知天气好的出现的概率最大,采用最大可能性为准则进行决策,在该概率下开工的收益值大于不开工的收益值,因而最优方案为开工。

参考文献

[1] 蔡美德. 管理决策分析. 广州:华南理工大学出版社,1995.
[2] 杨瑞章. 卫生管理统计学. 哈尔滨:黑龙江科学技术出版社,1990.
[3] 宋光辉. 管理统计学. 广州:华南理工大学出版社,2006.

（李　伟　罗　盛）

决策树法

1　决策树法的概念

决策树法是期望值法的派生方法,是进行风险型决策时常用的方法。决策树又称决策图,是以其图形酷似大树而得名,其图形如图 1 所示。它把未来的自然状态、出现的概率、损益值等决策因素,画成有分枝的树形图,通过计算比较各方案在各种状态下的平均期望值来选择期望值最大的方案为最优方案。

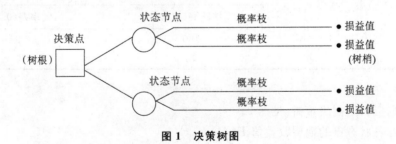

图 1　决策树图

从图上可清楚看出,决策树以决策结点□为出发点,同时也是决策的归节点,表明决策的结果;从决策点引出若干方案枝,每条方案枝代表一个方案。在方案枝的末端有一个状态结点○,用以表示各种自然状态下的平均期望值;从状态结点引出若干条概率枝,每条概率枝代表一种自然状态及其概率,在概率枝的最末端,列出各自然状态的损益值●。

2　决策树法的特点

决策树分析法的主要特点是使用了决策树图,因而整个决策分析过程具有直观、简要、清晰等优点。

3 决策树法的步骤

1）绘制决策树图。绘图时，从决策点开始，由左向右，逐步进行。

2）按最大期望收益值准则计算各结点的期望值。即由右到左、逐步后退，根据右端的损益值和概率枝上的概率 P_j，计算出 i 方案多种自然状态下的期望值 $E(A_i)$，并将它列在状态节点上。

$$E(A_i) = \sum_{j=1}^{n} P_j \cdot b_{ij}$$
$$(i = 1, 2, 3, \cdots, m; \; j = 1, 2, \cdots, n)$$

式中：$E(A_i)$ 为方案的期望损益值；P_j 为自然状态的概率；b_{ij} 为自然状态下采取方案 A_i 的损益值。

3）剪枝。又称修枝，就是根据不同方案的期望值大小舍去期望值不好的方案，在舍弃的方案枝上画"‖"，以示剪掉。最后决策点只留下一条方案枝，即为最优方案。

4 案例分析

例 1 某公司为生产某种新产品而设计了两种基本建设方案，一个方案是建大厂，另一个方案是建小厂，建大厂需投资 300 万元，建小厂需投资 140 万元，两者的使用期都是 10 年，无残值，估计在寿命期内产品销路好的概率是 0.7，产品销路差的概率是 0.3，两种方案的年度收益值见表 1。试用决策树法进行选择。

表 1　2 种方案在 2 种自然状态下的收益值（万元）

方案	状态（概率）	
	销路好（0.7）	效率差（0.3）
建大厂	100	−20
建小厂	40	30

步骤：

1）根据资料绘制决策树：见图 2。

2）计算各状态点的期望收益值 $E(A_i)$：

点 2：$[100 \times 0.7 + (-20) \times 0.3] \times 10 - 300 = 340$（万元）

点 3：$(40 \times 0.7 + 30 \times 0.3) \times 10 - 140 = 230$（万元）

将计算结果填入决策树中相应的状态点。

3）作出抉择：点 2 大于点 3，即建大厂方案优于建小厂方案　在建小厂方案上标志"∥"，表示被淘汰方案。

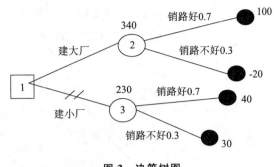

图 2　决策树图

参考文献

[1]　蔡美德. 管理决策分析. 广州：华南理工大学出版社，1995.

[2]　杨瑞章. 卫生管理统计学. 哈尔滨：黑龙江科学技术出版社，1990.

[3]　宋光辉. 管理统计学. 广州：华南理工大学出版社，2006.

（李　伟　罗　盛）

效用概率决策法

1　效用与效用值的含义

在投资项目评估中，决策者对期望收益值和期望损失值所具有风险的独特态度、感受、倾向和取舍反应，就是所谓的"效用"。效用的大小用概率的形式表示，效用值介于 0 与 1 之间，即 $0 \leqslant$ 效用 $\leqslant 1$。项目决策者的这种"效用"是由每个决策者不同的经验、胆略和所处客观环境造成的。他们对同一机会的选择并不仅仅机械地依据所计算的期望损益值，而是还要根据各自的经验、才识、地位和胆略等作出的，因而决策的取舍标准就会有所区别。根据效用值，可以大致把决策者分为保守型和冒险型。

2　效用曲线及其类型

决策者对具有不同风险的相同期望损益值，会给出不同的效用值。以损益值为横坐标、效用值为纵坐标，把决策者对风险态度的变化关系绘制出的一条曲线，称为决策人的效用曲线。效用可以通过计算效用值和绘制效用曲线的方法来衡量。效用曲线大致分为三种类型，如图 1 所示。

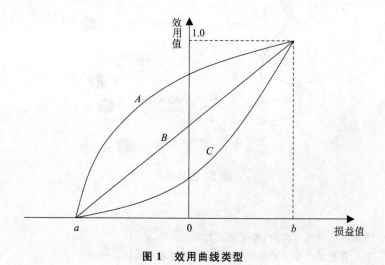

图 1　效用曲线类型

曲线 A 上凸曲率越大,对应的决策者保守型性越强;曲线 C 下凹曲率越大,对应的决策者冒险性性越强。

3　案例分析

例 1　设某医院进行设备改造,有两个改造方案。甲方案在状态好时,收益值为 200 万元,收益概率为 0.5;状态坏时,损失值为 100 万元,损失概率为 0.5。乙方案在状态好时,收益值为 50 万元,收益概率为 1;状态坏时,损失值为 0 万元,损失概率为 0。如表 1 所示。

表 1　两个方案的概率与损益

状态	概率状况		损益值(万元)	
	甲方案	乙方案	甲方案	乙方案
好	0.5	1.0	200	50
坏	0.5	0.0	−100	0.0

此案例中,最大收益 200 万元,这是任何决策者都希望的收入,所以 200 万元的效用值为 1;最大损失值 100 万元,显然−100 万元的效用值为 0。这样,(200,1)、(−100,0)是效用曲线的两个端点。采用"心理测试法"测试决策者对不同方案的选择,就可以得到效用曲线的其他点。假设几经询问决策者,又得到点(−60,0.25)、(0,0.5)、(80,0.75)、(115,0.875)等,把这些点用光滑的曲线连接起来,得到一条效用曲线。见图 2。

由图 2 可以看出,该决策者对于损失的反应比较敏感,对应于收益比较冷淡,冒险精神不强,是一种倾向谨慎小心的保守型决策者。

4　效用曲线的应用

画出效率曲线,就可以反过来找出原决策者对于原决策问题的各个损益值的效用值。如采用数值插值方法,可以求出损益值 50 万元的效用值为 0.656。计算过程为:

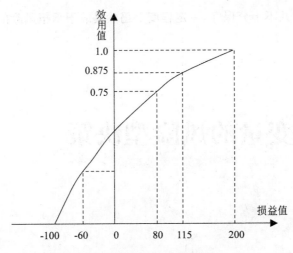

图 2　案例效用曲线类型

$$\frac{(50+60)(50-0)(50-80)(50-115)(50-200)}{(-100+60)(-100-0)(-100-80)(-100-115)(-100-200)}\times 0$$

$$+\frac{(50+100)(50-0)(50-80)(50-115)(50-200)}{(-60+100)(-60-0)(-60-80)(-60-115)(-60-200)}\times 0.25$$

$$+\frac{(50+100)(50+60)(50-80)(50-115)(50-200)}{(0+100)(0+60)(0-80)(0-115)(0-200)}\times 0.5$$

$$+\frac{(50+100)(50+60)(50-0)(50-115)(50-200)}{(80+100)(80+60)(80-0)(80-115)(80-200)}\times 0.75$$

$$+\frac{(50+100)(50+60)(50-0)(50-80)(50-200)}{(115+100)(115+60)(115-0)(115-80)(115-200)}\times 0.875$$

$$+\frac{(50+100)(50+60)(50-0)(50-80)(50-115)}{(200+100)(200+60)(200-0)(200-80)(200-115)}\times 1=0.656。$$

一般情况下,这种计算工作量非常大,特别是数值点较多时。减少人工运算量的方法有两种:一是对数据点进行合理取舍,如只选择最近两组数据进行线性插值;二是借助计算机软件(如 Matlab),这是节省时间和保证计算结果正确合理的理想方法。在 Matlab 环境中,只需输入三个语句:

$$X=[-100\quad -60\quad 0\quad 80\quad 115\quad 200];$$
$$Y=[0\quad 0.25\quad 0.5\quad 0.75\quad 0.875\quad 1];$$
$$interp1(X,Y,50)$$

即可以得到结果。

为了进一步确定决策者对两个方案的取舍情况,假设好状态出现的概率为 0.70、坏状态出现的概率为 0.30,则可以根据效用概率曲线,判断两方案的效用期望值:

甲方案的效用期望值是:$0.7\times 1.0+0.3\times 0.0=0.700$;

乙方案的效用期望值是:$0.7\times 0.656+0.3\times 0.5=0.609$。

由此可见,如果以效用期望值作为评价标准,甲方案更适合决策者。这说明该决策者虽然倾向保守,但并不十分保守,一定程度上仍然具敢于承担风险的精神。

(高明海)

连续型变量的风险型决策

1 连续型变量风险决策

在概率论中,我们将随机变量分为离散型和连续型随机变量。决策学中,离散型变量决策的可行方案是有限的,我们只需根据其各种行动方案损益值与自然状态出现的概率,以不同的比较标准(期望值最大、以等概率为标准、以最大可能性为标准等)来比较选择最优方案。但在实践中,很多情况下变量是连续型的或虽然是离散型的,但是可能出现的状态数量大,无法一一列出。因此也将此类变量归为连续型变量进行处理。比如一年内某医院新增病号数,每天的状态一一列出将会有上百个结果,处理起来比较麻烦。

连续型变量风险决策可以通过计算期望收益随着备选方案变化而变化的规律性(或者函数),在备选方案范围内,选择使期望收益达到极值的对应的备选方案。只要是期望收益是单峰的,那么峰值对应的备选方案就是最优的。这样可以避免计算每一个方案的期望值,从而解决连续型变量的决策问题。

2 边际分析法

边际的概念是经济学中重要的概念。比如,边际收益(marginal profit)是指增加一单位产品并售出所带来的收益增量,边际损失(marginal loss)是指增加一单位产品且未售出带来的损失值。在决策分析中,期望边际收益是指边际收益乘以追加单位产品卖出去的概率,期望边际损失是边际损失乘以追加单位产品卖不出去的概率。当期望边际收益大于期望边际损失时,说明还有取得更大收益的的空间,那么决策者可以追加产品,以取得更大的利润。当期望边际收益小于期望边际损失时,说明追加产品带来的损失风险大于其带来的收益可能,应该减少追加。因此,当期望边际收益和期望边际损失相等时,达到决策平衡点。假设 P 为再追加单位产品能卖出去的概率,则卖不出去的概率为 $1-P$。因此最优状态下有:

$$P \times MP = (1-P) \times ML$$

因此,当 $P = \dfrac{ML}{MP+ML}$ 时,收益达到最大值。

边际分析法可用于连续型变量的风险决策中。

例 1　张小姐经营一家水果店,500 克袋装草莓每包进价 10 元,销售价格 20 元。但如果当天不能售出的话,只能以每袋 5 元销售。依据以往 100 天的经验,得到表 1。试用边际分析法对进货计划进行决策。

表 1　水果店 100 天日销售量资料

草莓销售量(箱)	完成销售量的天数	概率值
110	10	0.1
120	10	0.1
130	40	0.4
140	20	0.2
150	20	0.2
总计	100	1

这是以进货量为决策变量的进货风险决策。

1)求边际收益和边际损失

每包 10 元购进,20 元卖出,因此边际收益为 10 元,即 $MP=10$。

每包 10 元购进,当天卖不出去只能以 5 元销售,因此边际损失为 5 元,即 $ML=5$。

2)计算累计销售概率表

P 代表销售某一数量产品后再追加单位产品能卖出去的概率,因此 P 也表示销售至少某一数量产品的概率,即累计概率值。

表 2　水果店 100 天日销售量累计概率值

草莓销售量(箱)	完成销售量的天数	概率值	累积概率值 P
150	20	0.1	0.1
140	20	0.1	0.2
130	40	0.4	0.6
120	10	0.2	0.8
110	10	0.2	1
总计	100	1	

因此,期望边际收益为 $P\times MP$,期望边际损失为 $(1-P)\times ML$。

3)计算转折概率

根据 $P\times MP=(1-P)\times ML$ 可求得,$P=\dfrac{ML}{MP+ML}=0.33$

4)用线性插值计算最优进货箱数

转折概率 0.33 介于 0.2 和 0.6 之间,那么最佳进货量应该介于 140 和 130 之间。使用线性内插近似地计算最佳进货量为:

$$最佳进货量=130+\frac{140-130}{0.6-0.2}\times(0.6-0.33)=136.75$$

因此应该进货 137 包装数。

3 应用标准正态概率分布进行决策

当影响决策问题的自然状态为连续型随机变量时,如果已知其分布,或可以根据正态分布的特点,假定其服从正态分布,我们可以使用边际分析的思想,利用标准正态概率分布进行决策。仍以进货风险决策为例。我们使用随机变量 θ 代表决策问题的自然状态(市场需求量),它的概率密度函数为 $f(\theta)$,备选方案 $d_1, d_2 \cdots, d_i, \cdots, d_m$,表示生产或者存有 $1, 2, \cdots, i, \cdots, m$ 单位的产品。

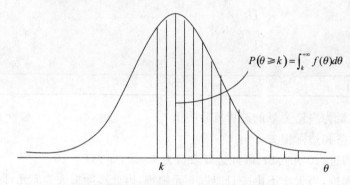

$$P(\theta \geq k) = \int_k^{+\infty} f(\theta) d\theta$$

图 1　需求量大于订购量的概率

如图 1,对于任意方案 d_k, $P(\theta \geq k) = \int_k^{+\infty} f(\theta) d\theta$

因此,追加一个单位产品能售出,即需求 θ 大于订购 k 的概率为 $P(\theta \geq k) = \int_k^{+\infty} f(\theta) d\theta$,追加一个单位物质卖不出去的概率为

$$P(\theta \leq k) = \int_0^k f(\theta) d\theta = 1 - \int_k^{+\infty} f(\theta) d\theta$$

因此期望边际收益为

$$MP \cdot \int_k^{+\infty} f(\theta) d\theta$$

期望边际损失为

$$ML\left(1 - \int_k^{+\infty} f(\theta) d\theta\right)$$

因此最佳决策原则:

$$MP \cdot \int_k^{+\infty} f(\theta) d\theta = ML\left(1 - \int_k^{+\infty} f(\theta) d\theta\right)$$

可得,

$$\int_k^{+\infty} f(\theta) d\theta = \frac{ML}{MP + ML}$$

通过求已知分布的分位数可以求得在既定概率下的最佳最佳进货量 k。

例 2　某制衣厂最可能的需求量为 600 套衣服,需求量在 400～800 之间的概率为 50%,每套衣服的收益为 100 元,如果生产过量则会因为打折出售而损失 70 元。求最佳生产量。

1)需求量的分布

我们可以用正态分布来估计需求量的分布,最佳可能生产量为概率分布的均值 $\mu_0 = 600$。

需求量在 400～800 之间的概率为 50%,说明 $P(\theta \leqslant 800) = 0.75$

使用 Excel 计算与 800 对应的 Z 值为

$$Z = NORMSINV(0.75) = 0.67$$

$$\sigma_0 = \frac{800 - \mu_0}{Z} = 296.8$$

因此

$$\theta \sim N(600, 296.8^2)$$

2)求期望边际收益和期望边际损失、转折概率

$$期望边际收益 = MP \cdot \int_k^{+\infty} f(\theta)d\theta = 100 \cdot \int_k^{+\infty} f(\theta)d\theta$$

$$期望边际损失 = ML \cdot \left(1 - \int_k^{+\infty} f(\theta)d\theta\right) = 70 \cdot \left(1 - \int_k^{+\infty} f(\theta)d\theta\right)$$

根据期望边际收益＝期望边际损失,得到转折概率为

$$\int_k^{+\infty} f(\theta)d\theta = 0.4118$$

3)求出这一概率对应的 Z 值,进一步求出 k 值

$$Z = NORMSINV(0.4118) = -0.223$$

$$Z = \frac{k - \mu_0}{\sigma_0}$$

$$k = \mu_0 + Z\sigma_0 = 600 - 0.223 \times 296.8 \approx 534$$

因此,最佳生产量应该为 534 件。

参考文献

[1]　徐国祥. 统计预测和决策. 上海:上海财经大学出版社,2005:301-307.
[2]　李瑛. 决策统计分析. 天津:天津大学出版社,2005:139-142.

（倪　杰）

马尔科夫决策法

1　马尔科夫链基本原理概述

在某一随机现象中,若其过程在 t_0 时刻所处状态为已知的条件下,过程在 $t>t_0$ 所处状态的条件分布与其在 t_0 时刻之前的状态无关,也就是说只与 t_0 时刻的状态有关,称此性质为马尔科夫性或无后效性。通俗地讲,无后效性就是说已知过程的"现在"就可以预测过程的"将来",不需要知道过程的"过去"。

现在用分布函数表述无后效性。设随机过程 $\{X(t), t \in T\}$ 的状态空间为 I,其中 T 是参数集,一般表示时间。如果时间 t 有任意 k 个数值 $t_1 < t_2 < \cdots < t_k$,在条件 $X(t_i) = x_i$ 下 $X(t_k)$ 的条件分布函数恰好等于在条件 $X(t_{k-1}) = x_{k-1}$ 下 $X(t_k)$ 的条件分布函数,其中 $t_i \in T, x_i \in I, i = 1、2、\cdots、k-1$,即

$$P\{X(t_k) \leqslant x_k \mid X(t_1) = x_1, X(t_2) = x_2, \cdots, X(t_{k-1}) = x_{k-1}\}$$
$$= P\{X(t_k) \leqslant x_k \mid X(t_{k-1}) = x_{k-1}\}$$

则称随机过程 $\{X(t), t \in T\}$ 具有无后效性。因为这个理论是俄国数学家马尔科夫提出的,所以无后效性又称为马尔科夫性。具有无后效性的随机过程也称为马尔科夫过程。

时间和状态都是离散的马尔科夫过程称为马尔科夫链,简称马氏链,记为 $\{X_n \mid X_n = X(n), n = 0, 1, 2, 3, \cdots\}$,状态空间 $I = \{a_1, a_2, a_3, \cdots\}$,其中 a_i 为实数。对于马氏链常用 $P\{X_{k+n} = a_j \mid X_k = a_i\}$ 表示在时刻 k 处于一个状态 a_i 条件下,在时刻 $k+n$ 转移到状态 a_j 的转移概率,并简记为 $P_{ij}(k, k+n)$,即。

$$P_{ij}(k, k+n) = P\{X_{k+n} = a_j \mid X_k = a_i\}$$

其中,对于任意的 i 都有 $\sum_j P_{ij}(k, k+n) = 1$。

当 $P_{ij}(k, k+n)$ 只与 i、j 以及时间间距 n 有关时,称转移概率具有平稳性,同时称此链是齐次的或时齐的,并简记为 $P_{ij}(n)$,在 $n=1$ 时称为一步转移概率,简称转移概率。一步转移概率一般用符号 $P_{ij}(1)$ 或 p_{ij} 表示。马尔科夫链的一步转移概率 p_{ij},表示变量现阶段处于状态 a_i 下一阶段处于状态 a_j 的概率。它给出了随机现象朝某个方向变化的可能性大小。

马尔科夫决策法就是利用马尔科夫链对动态变化的随机现象进行预测。马尔科夫决策作为一种风险型决策,它的主要研究对象是一个运行系统的状态和状态的转移。应

用马尔科夫决策方法分析问题，就是根据某些变量的现在状态及其变化趋势，预测变量在将来某一特定时间内可能出现的状态，从而提供某种决策的依据。马尔科夫决策的具体操作方法是用转移概率矩阵进行预测和决策。这种方法在工程学、生物学、医学、物理学、气象、电力等领域都有广泛的应用，它是对动态变化现象的一种比较有应用价值的预测方法。

2　马尔科夫预测模型

假设马尔科夫过程的状态空间有 m 个元素，考虑到马尔科夫链所有可能的 m 个状态间的一步转移概率 p_{ij}，就构成了一步转移概率矩阵 P：

$$
\begin{array}{c}
X_{k+1} \text{的状态} \\
\begin{array}{cccc}
a_1 & a_2 & \cdots & a_m \\
\downarrow & \downarrow & & \downarrow
\end{array} \\
\begin{array}{c}
X_k\, a_1 \rightarrow \\
\text{的}\ a_2 \rightarrow \\
\text{状}\ \vdots \\
\text{态}\ a_m \rightarrow
\end{array}
\begin{bmatrix}
p_{11} & p_{12} & \cdots & p_{1m} \\
p_{21} & p_{22} & \cdots & p_{1m} \\
\vdots & \vdots & \ddots & \vdots \\
p_{m1} & p_{m2} & \cdots & p_{mm}
\end{bmatrix}
\end{array}
$$

且满足 $\sum\limits_j p_{ij} = 1, p_{ij} \geqslant 0$。

类似地，n 步转移概率矩阵为

$$
P(n) = P^n = \begin{bmatrix}
P_{11}(n) & P_{12}(n) & \cdots & P_{1m}(n) \\
P_{21}(n) & P_{22}(n) & \cdots & P_{2m}(n) \\
\vdots & \vdots & \ddots & \vdots \\
P_{m1}(n) & P_{m2}(n) & \cdots & P_{mm}(n)
\end{bmatrix}
$$

若变量在起始阶段所占比例即初始分布为 $p(0) = (p_1(0), p_2(0), \cdots, p_m(0))$（简记为 $p(0) = (p_1, p_2, \cdots, p_m)$），在第 n 个阶段所占的比例即绝对分布为 $p(n) = (p_1(n), p_2(n), \cdots, p_m(n))$，则有马尔科夫决策模型 $p(n) = p(0) \cdot P^n$。

若已知马尔科夫链的一步转移概率矩阵和初始分布，就可以得到绝对分布，那么变量在任何阶段所占的比例都能通过转移概率矩阵运算得到，从而就能掌握马尔科夫链的统计规律。

如果马尔科夫链是一个遍历链，即从马尔科夫链中的任一状态出发都可以经过有限步到达其他任一状态，那么就可以得到马尔科夫链的极限分布，亦即平稳分布。求解平稳分布 $\{\pi_j, a_j \in I\}$ 是通过下面的平稳方程来表达：

$$
\pi_j = \sum_{a_i \in I} \pi_i p_{ij}
$$

其中 $\pi_j \geqslant 0, \sum\limits_{a_j \in I} \pi_j = 1$。

由以上可知，应用马尔科夫理论预测动态市场占有率，需要首先确定变量，确定变量的所有可能状态及其初始分布,从而确定变量的状态转移概率,建立马尔科夫预测模型。根据模型求出绝对分布,就可以预测短期的市场占有率。若进一步验证马尔科夫链是遍历链,即存在 π_j,使得

$$\lim_{n\to\infty}P_{1j}(n)=\lim_{n\to\infty}P_{2j}(n)=\cdots=\lim_{n\to\infty}P_{mj}(n)=\pi_j$$

其中,$j=1、2、\cdots、m$。亦即

$$\lim_{n\to\infty}P^n=\lim_{n\to\infty}\begin{pmatrix} p_{11} & p_{12} & \cdots & p_{1m} \\ p_{21} & p_{22} & \cdots & p_{1m} \\ \vdots & \vdots & \ddots & \vdots \\ p_{m1} & p_{m2} & \cdots & p_{mn} \end{pmatrix}^n = \begin{pmatrix} \pi_1 & \pi_2 & \cdots & \pi_m \\ \pi_1 & \pi_2 & \cdots & \pi_m \\ \vdots & \vdots & \ddots & \vdots \\ \pi_1 & \pi_2 & \cdots & \pi_m \end{pmatrix}$$

此时,由马尔科夫决策模型求出平稳分布 $\pi=(\pi_1,\pi_2,\cdots,\pi_m)$,从而预测长期的市场占有率。

3 案例分析

3.1 案例

假设某地区就医患者是一个封闭状态空间,该地区由三家医院 A、B、C,由于医疗工作者的服务态度、服务质量和诊治水平等因素的不同和变化,就医患者的流动情况和保留情况如表 1 和表 2 所示。

表 1 各医院患者流动情况

医院	7 月	流入			流出			8 月
		到 A	到 B	到 C	自 A	自 B	自 C	
A	200	0	35	25	0	20	20	220
B	500	20	0	20	35	0	15	490
C	300	20	15	0	25	20	0	290

表 2 各医院 7 月份保留情况

医院	7 月患者	流出	保留	8 月保留概率
A	200	40	160	0.80
B	500	50	450	0.90
C	300	45	255	0.85

3.2 建立转移概率矩阵

根据表 1 和表 2 资料,建立流出流入的转移概率矩阵 P:

$$\begin{pmatrix} \dfrac{160}{200} & \dfrac{20}{200} & \dfrac{20}{200} \\[2mm] \dfrac{35}{500} & \dfrac{450}{500} & \dfrac{15}{500} \\[2mm] \dfrac{25}{300} & \dfrac{20}{300} & \dfrac{255}{300} \end{pmatrix}, 即 \begin{array}{c} \\ A \\ B \\ C \end{array} \begin{matrix} \ \ A \quad\ \ B \quad\ \ C \\ \begin{pmatrix} 0.800 & 0.100 & 0.100 \\ 0.070 & 0.900 & 0.030 \\ 0.083 & 0.067 & 0.850 \end{pmatrix} \end{matrix}$$

说明：$P_{12}=0.100$ 表示 A 医院失去 10% 的患者，这些患者转移到了 B 医院；$P_{21}=0.070$ 表示 A 医院得到了 B 医院患者的 7% 的患者。其他以此类推。

3.3　模拟预测

根据表中信息，8 月份各医院的市场占有率为$(220/1000，490/1000，290/1000)$即$(0.220，0.490，0.290)$。预测 9 月份各医院市场占有率的方法是将前一期的市场占有率乘以转移概率矩阵，具体如下

$$(0.220,0.490,0.290)\begin{bmatrix} 0.800 & 0.100 & 0.100 \\ 0.070 & 0.900 & 0.030 \\ 0.083 & 0.067 & 0.850 \end{bmatrix}=(0.234,0.483,0.283)$$

即 9 月份三家医院 A、B、C 对患者的占有率都有所变化，其中 A 医院对患者的占有率较 8 月份有所提高。

3.4　求平衡状态

假设转移概率矩阵不变，不管市场占有率如何变化，最后总能达到平衡状态，即稳定状态，这时市场占有率就不再变化了，称此市场占有率为最后占有率。

假设三家医院 A、B、C 的市场占有率分别稳定在 x_1、x_2、x_3（其中 $x_1+x_2+x_3=1$），即经过一段时间后市场占有率不再变化或变化微不足道，则有

$$(x_1,x_2,x_3)\begin{bmatrix} 0.800 & 0.100 & 0.100 \\ 0.070 & 0.900 & 0.030 \\ 0.083 & 0.067 & 0.850 \end{bmatrix}=(x_1,x_2,x_3)$$

解得$(x_1，x_2，x_3)=(0.273，0.454，0.273)$。说明此决策对 A 医院有利。

占有率与矩阵平衡状态的关系如下：

(1)平衡状态由转移概率矩阵决定；

(2)只要任何一个医院的占有率都不为零，不管原始状态（最初占有率）如何，其最后的平衡状态是相同的；

(3)达到平衡状态所用时间由初始状态（占有率）与平衡状态（占有率）之间的"接近程度"决定。

3.5　应用转移概率矩阵进行决策

医院 A 为了提高市场占有率，加强医院管理的各种措施，如提高服务态度、服务质量和诊治水平等，提出两个方案：

方案一：与医院 B 竞争。从流出到 B 医院的患者中争回 5%，转移概率矩阵为：

$$\begin{bmatrix} 0.850 & 0.050 & 0.100 \\ 0.070 & 0.900 & 0.030 \\ 0.083 & 0.067 & 0.850 \end{bmatrix}$$

求得最后占有率：$(x_1，x_2，x_3)=(0.336，0.367，0.297)$。

方案二：与医院 C 竞争。从流出到 C 医院的患者中争回 5%，转移概率矩阵为：

$$\begin{pmatrix} 0.850 & 0.100 & 0.050 \\ 0.070 & 0.900 & 0.030 \\ 0.083 & 0.067 & 0.850 \end{pmatrix}$$

求得最后占有率：$(x_1, x_2, x_3) = (0.330, 0.467, 0.203)$。

若两个方案投入费用相同，第一方案的最后占有率 0.336 高于第二方案的最后占有率 0.330，A 医院应该采取第一方案。若两个方案投入费用不同，可以根据两方案的费用、总客户数、以及盈利于每个患者的数额计算出每个方案的净利润，从而决定方案的优劣。

参考文献

[1] 盛聚,谢式千,潘承毅. 概率论述数理统计. 4版. 北京:高等教育出版社,2008.

（高明海 张利平 李望晨）

先验概率统计决策

先验概率统计决策指所面临的自然（社会）状态是不确定的，但对各种自然（社会）状态发生的先验概率可以作出主观估计。决策方案有 3 种。

此类决策的前提条件是：①有明确的决策目标，如效益最大或损失最小；②自然状态概率可估测；③存在两个以上可行方案；④损益值定量化。

1 最大期望收益值准则

是以决策收益表为基础，从不同方案的期望收益值中选择最大的为最优方案。

例 1 某医院扩建病房，根据该院住院病人需求情况，面对 3 种自然状态，即利用率高、中、差，3 种情况概率分别为 0.6、0.3、0.1。响应的有 3 个可以采取的方案，即扩建规模为大、中、小 3 种方案，不同方案在不同自然状态下的收益值见表 1，试做出决策。

表 1 3 种方案在 3 种自然状态下的收益值（千元）

方案	自然状态			期望收益值 $E(A_i)$
	高(0.6)	中(0.3)	低(0.1)	
大(A_1)	70	50	10	58
中(A_2)	60	40	10	49
小(A_3)	40	30	20	35

计算过程：

1)计算各个方案的期望收益值。

$$E(A_i) = \sum_{j=1}^{n} P_j \cdot b_{ij} \quad (i = 1, 2, 3, \cdots, m \quad j = 1, 2, \cdots, n)$$

式中：$E(A_i)$ 为方案的期望损益值；P_j 为自然状态的概率；b_{ij} 为实际自然状态 Q_j 采取方案 A_i 的损益值。

大规模扩建病房：

$$E(A_1) = 70 \times 0.6 + 50 \times 0.3 + 10 \times 0.1 = 58$$

中规模扩建病房：

$$E(A_2) = 60 \times 0.6 + 40 \times 0.3 + 10 \times 0.1 = 49$$

小规模扩建病房：

$$E(A_3) = 40 \times 0.6 + 30 \times 0.3 + 20 \times 0.1 = 35$$

2)择优。选择最大收益值方案，大规模扩建病房为最优方案。

2　最小期望损失值准则

以决策损失值为基础，从不同方案的期望损失值中选择最小的方案为最优方案。

计算过程：

1)计算损失值　用没每列最大收益值分别减去本列各个方案的收益值。

表 2　3 种方案在利用率下的损失值

方案	利用率及概率			期望损失值 $E(A_i)$
	高(0.6)	中(0.3)	低(0.1)	
大(A_1)	0	0	10	1
中(A_2)	10	10	10	10
小(A_3)	30	20	0	24

2)计算期望损失值

大规模扩建病房：

$$E(A_1) = 0 \times 0.6 + 0 \times 0.3 + 10 \times 0.1 = 1$$

中、小规模扩建病房期望损失值分别为：10，24。

3)择优　选择损失值最小的方案，即大规模扩建病房为最优方案。

3　最大可能准则

在已知先验概率情况下，选择一个概率最大的状态进行决策，称为最大可能准则。

例 2　某医院预定下年度药品，根据预测药品的年需要总量存在 3 种自然状态，即高、中、低 3 种状态的概率分别为 0.6、0.3、0.1。购药方案为大、中、小批量,3 种方案在 3 种自然状态下相应的年收益值见表 3。

表 3　3 种方案在 3 种自然状态下的收益值(万元)

方案	需求状态概率		
	高(0.6)	中(0.3)	低(0.1)
大(A_1)	5	3	1
中(A_2)	6	3	2
小(A_3)	4	3	1

从表 3 中可以看出,药品年需要总量高出现的可能性最大($P=0.6$)。因此,考虑按这一自然状态进行决策,这就变成了确定型决策。显然,中批量为最好,这时的收益值最大,为 6 万元。

参考文献

[1]　蔡美德. 管理决策分析. 广州:华南理工大学出版社,1995.
[2]　杨瑞章. 卫生管理统计学. 哈尔滨:黑龙江科学技术出版社,1990.
[3]　宋光辉. 管理统计学. 广州:华南理工大学出版社,2006.

(李　伟　罗　盛)

后验概率统计决策

1　后验概率

后验概率,是经过实验进一步取得信息,并对先验概率加以修正,求得的更加接近实际的概率。

2　后验概率统计决策

后验概率统计决策(贝叶斯决策法),是应用后验概率分布计算效果值,使选择的决策方案更加接近实际。

例 1　沿用先验概率统计决策表 1 数据。

本例进行抽样调查,修正先验概率,抽样结果所得相应概率称为条件概率(见表 1)。

表1 条件概率统计表

抽样事件	抽样结果(需求量)		
	高(A_1)	中(A_2)	低(A_3)
大(B_1)	$P(A_1/B_1)$	$P(A_2/B_1)$	$P(A_3/B_1)$
	0.82	0.12	0.06
中(B_2)	$P(A_1/B_2)$	$P(A_2/B_2)$	$P(A_3/B_2)$
	0.06	0.90	0.04
小(B_3)	$P(A_1/B_3)$	$P(A_2/B_3)$	$P(A_3/B_3)$
	0.08	0.12	0.80

1)计算联合概率

$$P(A_iB_j)=P(B_j) \cdot P(A_i/B_j)$$

本例 $i=1,2,3$ $j=1,2,3$

$$P(A_1B_1)=P(B_1) \cdot P(A_1/B_1)=0.6 \times 0.82=0.492$$

同理,计算联合概率值见表2。

表2 联合概率表

抽样事件	联合概率		
	$P(A_1/B_1)$	$P(A_2/B_1)$	$P(A_3/B_1)$
大	0.492	0.072	0.036
中	0.018	0.027	0.012
小	0.008	0.012	0.080
合计	0-518	0.111	0.128

2)计算后验概率

$$P(B_j/A_i) = \frac{P(B_j) \cdot P(A_i/B_j)}{\sum P(B_j) \cdot P(A_i/B_j)}$$

$$P(B_1/A_1) = \frac{P(A_1B_1)}{\sum P(A_1/B_j)} = 0.492/0.518 = 0.95$$

同理,后验概率见表3。

表3 后验概率

抽样事件	后验概率		
	$P(B_j/A_1)$	$P(B_j/A_2)$	$P(B_j/A_3)$
大	0.95	0.65	0.28
中	0.03	0.24	0.09
小	0.02	0.11	0.63

3)计算后验概率下各方案的期望值。

依据抽样调查中得出的实际结果定后验概率组。假如本例抽样调查中得出的实际结果是低等需求,则按低等需求情况下后验概率组计算期望值。公式见先验概率期望损益值计算公式。

大规模扩建病房:

$$70 \times 0.28 + 50 \times 0.09 + 10 \times 0.63 = 30.4$$

中规模扩建病房:

$$60 \times 0.28 + 40 \times 0.09 + 10 \times 0.63 = 10.1$$

小规模扩建病房:

$$40 \times 0.28 + 30 \times 0.09 + 20 \times 0.63 = 26.5$$

结论:抽样样本表明医疗市场对扩建病房是低等需求时,仍是大规模扩建病房为最优方案。

参考文献

[1] 任延荣. 卫生管理技术基础. 北京:北京医科大学中国协和医科大学联合出版社,1992.
[2] 蔡美德. 管理决策分析. 广州:华南理工大学出版社,1995.
[3] 宋光辉. 管理统计学. 广州:华南理工大学出版社,2006.

(李 伟 罗 盛)

完全不确定情况下的统计决策

完全不确定情况下决策指所面临的自然(社会)状态是不确定的,且连各种自然(社会)状态可能出现的概率也不能作出主观的可能性估计。决策方案有 5 种类型。

1 小中取大准则

又称悲观准则。出发点是以得到有把握得到的最大效益或最小损失为准则。其特点是对客观情况持悲观态度,从最不利的情况出发,把情况设想的最坏,又想在这种情况下找出一个最好的方案。

公式为:

$$V_{益} = \max\{\min V_{ij}\} \quad 或 \quad V_{损} = \min\{\max V_{ij}\}$$

其中,V_{ij}是i方案在j状态下的损益值。

决策程序为:首先找出每个方案在各种自然状态下的最小收益或最大损失值,然后选择最小收益值中最大或最大损失值中最小的那个方案作为最优方案。

例1 某医院自筹资金,准备用于仪器设备的购置,经研究分析筛选出 3 种急需购置的设备 A、B、C,在今后的使用中均面对 3 种不可控的自然状态。经专家估测 3 种方案在 3 种自然状态下的年收益值见表 1,试进行决策。

表 1　3 种方案的年收益估测(万元)

方案	使用率		
	高	中	低
A	50	25	15
B	35	30	1.5
C	15	10	5

计算过程:

1)先从每个方案中选择一个最小收益值。

A 方案:$\min\{50,25,15\}=15$

B 方案:$\min\{35,30,1.5\}=1.5$

C 方案:$\min\{15,10,5\}=5$

2)从 3 个方案的最小收益值中选取最大收益值所对应的方案。

$$\max\{15,1.5,5\}=15=V_{益}$$

最大值 15 所对应的决策方案,即 A 方案为最优方案。

2　大中取大准则

又称乐观准则。出发点是决策者不放弃任何一个获得最好效果的机会,争取大中取大。

公式为:

$$V_{益}=\max\{\max V_{ij}\} \quad 或 \quad V_{损}=\min\{\min V_{ij}\}$$

决策程序为:先从每个方案中选择一个最大收益值或最小损失值,再选择上述最大收益值中最大的或最小损失值中最小的那个方案作为最优方案。

例2 沿用表 1 的数据。

计算过程:

1)先从每个方案中选择一个最大收益值。

A 方案:$\max\{50,25,15\}=50$

B 方案:$\max\{35,30,1.5\}=35$

C 方案:$\max\{15,10,5\}=15$

2)从上述 3 个方案的最大收益值中选取最大收益值所对应的方案。

$$\max\{50,35,15\}=50=V_{益}$$

最大值 50 所对应的决策方案,即 A 方案为最优方案。

3 折衷准则

又称 α 准则。出发点是既不立足于最坏的状态,过于悲观作决策,也不立足于最好的状态过于乐观去作决策,而是上述悲观和乐观准则的折中。

公式为:

$$V_{益}=\max\{\alpha\max V_{ij}'+(1-\alpha)\min V_{ij}\} \quad 或 \quad V_{损}=\min\{\alpha\min V_{ij}+(1-\alpha)\max V_{ij}\}$$

决策程序:

根据历史资料和经验判断,选择折中系数 $\alpha(0<\alpha<1)$。

1)对每个方案按下式计算各方案的折中损益值。

$$H_{益}=\alpha\max V_{ij}+(1-\alpha)\min V_{ij}$$
$$H_{损}=\alpha\min V_{ij}+(1-\alpha)\max V_{ij}$$

2)择优。比较各 H_i,选其中最大的一个收益值或最小的一个损失值所对应的方案为最优方案。

例 3 沿用表 1 数据。

计算过程:

①确定 α 值,假定本例取 $\alpha=0.2$。

②计算折中的收益值。

$$H_A=0.2\times50+(1-0.2)\times15=22$$
$$H_B=0.2\times35+(1-0.2)\times1.5=8.2$$
$$H_C=0.2\times15+(1-0.2)\times5=7$$

③择优。

$$\max\{22,8.2,7\}=22$$

最大值 22 所对应的决策方案,即 A 方案为最优方案。

最优方案的取值取决于 α 的取值。α 值越大越乐观,$\alpha=1$ 即为乐观准则;反之,α 值越小越悲观,$\alpha=0$ 即为悲观准则。

4 平均概率准则

又称等概率准则。出发点是决策者假定某一状态出现的概率是一样的,每种状态的概率为 $1/n$。然后求出各方案的期望收益值,取其最大者作为最优决策方案。

公式为:

$$V_{益}=\max\left\{\frac{1}{n}\sum V_{ij}\right\} 或 V_{损}=\min\left\{\frac{1}{n}\sum V_{ij}\right\}$$

式中,n 为决策面临的自然状态。

决策程序为:

1)确定平均概率 $1/n$。

2)计算各方案的期望损益值。

3)择优。比较各方案期望损益值,其中最大的期望收益值或最小的损失值所对应的方案为最优方案。

例 4 沿用表 1 数据。

计算过程:

1)计算平均概率为 $1/3$。

2)方案期望收益值

A 方案:$50×1/3+25×1/3+15×1/3=30$

B 方案:$35×1/3+30×1/3+1.5×1/3=22.2$

C 方案:$15×1/3+10×1/3+5×1/3=10$

3)择优。本例最大期望收益值为 30,对应的 A 方案为最优方案。

5 大中取小准则

又称最小遗憾准则。出发点是决策者选择感到遗憾最小的方案为最优方案。

决策程序:

1)计算遗憾值。各列选出收益最大值,然后用各列最大值依次减去同列各收益值得遗憾值。

2)找出各方案的最大遗憾值。

3)择优。找出遗憾值中最小值所对应的方案为最优方案。

例 5 沿用表 1 数据。

计算过程:

1)"使用率高"的自然状态一列最大值为 50,此列遗憾值依次为:

$$50-50=0$$
$$50-35=15$$
$$50-15=35$$

"使用率中等"的自然状态一列最大值为 30,此列遗憾值依次为:5,0,20。

"使用率低"的自然状态一列最大值为 15,此列遗憾值依次为:0,13.5,10(见表 2)。

表 2　3 种方案的遗憾值

方案	使用率		
	高	中	低
A	0	5	0
B	15	0	13.5
C	35	20	10

2)求各方案最大遗憾值。

A 方案：max{0,5,0}＝5

B 方案：max{15,0,13.5}＝15

C 方案：max{35,20,10}＝35

3)择优。

$$\min\{5,15,35\}＝5$$

最小值为 5,对应的 A 方案为最优方案。

参考文献

[1] 蔡美德. 管理决策分析. 广州:华南理工大学出版社,1995.

[2] 杨瑞章. 卫生管理统计学. 哈尔滨:黑龙江科学技术出版社,1990.

[3] 宋光辉. 管理统计学. 广州:华南理工大学出版社,2006.

（李　伟　罗　盛）

多目标决策

1　多目标决策的概念及其问题特点

多目标决策最早可以追溯到意大利经济学家 L. 帕雷托在 1896 年提出来的多目标最优化问题,该类问题历经了 J. von 诺伊曼和 O. 莫根施特恩、T. C. 考普曼、A. 查纳斯和 W. 库珀、L. A. 瑞特、R. 基奈和 H. 拉伊发等人从理论和应用方面的发展,直至 20 世纪 60 年代,解决多目标决策问题的基本理论体系才初步形成。20 世纪 70 年代中期,我国开始推广应用多目标决策方法,现在多目标决策方法现已广泛地应用于工艺过程、工艺设计、配方配比、水资源利用、能源、环境、人口、教育、经济管理等领域,并取得了一定的成果。

广义地讲,决策即是运筹,它涉及运筹学的各个方面,如规划、博弈、排队、库存、网络等问题都属于决策科学的范畴。狭义地讲,决策科学研究的是一类特殊的博弈活动,它是以决策者为一方,以环境为另一方的博弈。也就是决策者要考虑如何在有限资源的限制条件下,找到一个最佳方案。多目标是相对于单目标而言,若系统方案的选择取决于多个目标的满足程度,这类决策问题称为多目标决策,或称为多目标最优化;若系统方案的选择若仅取决于单个目标,则称这类决策问题为单目标决策,或称单目标最优化。

　　通常,人们所面临的实际决策问题包含若干个相互矛盾且不可公度的决策目标,例如我们在研究生产过程的组织决策时,既要考虑生产系统产量最大,又要使产品质量高,生产成本低等,这种在一定限制条件下,同时使得多个目标函数达到最优或找到决策者满意解的问题就属于多目标决策要研究的范畴。多目标决策有两个比较明显的特点:第一,目标之间不可公度,即众多目标之间没有一个统一的度量标准,如质量高低和成本高低不可公度,成本高低是用价值指标来度量,而质量高低则不能用价值指标来衡量;第二,目标之间矛盾,即一个目标的改善往往损害其他目标的实现,如提高质量就会使生产成本增加。

　　多目标决策的目标体系可以按目标层数多少分为:(1)单层目标体系,即所有子目标同属于总目标之下,子目标之间是并列关系,如图1;(2)多层目标体系,它又可以简单地分为两种:①树形多层目标体系,即第一层目标含有下层目标(也就是第二层目标,当然第二层目标也可含有下层目标),每一个下层目标只能属于一个上层目标,如图2;②非树形多层目标体系,至少有一个下层目标隶属于不止一个上层目标,如图3。

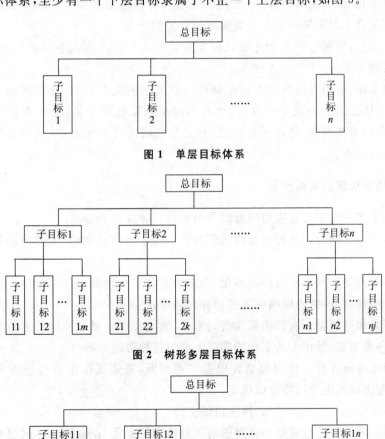

图 1　单层目标体系

图 2　树形多层目标体系

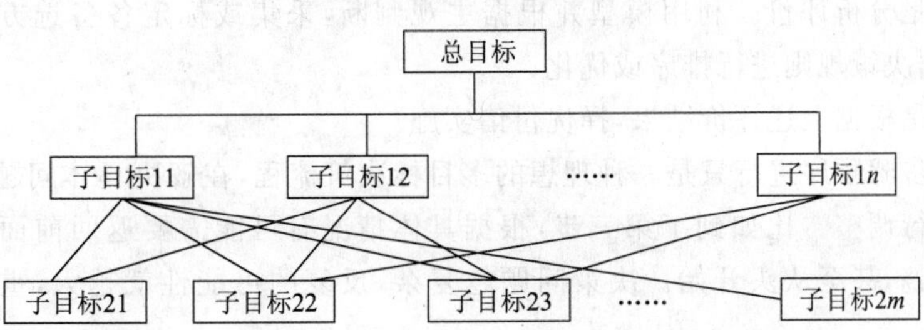

图 3　非树形多层目标体系

处理多目标决策问题,一般要遵守以下两个原则:第一,在满足决策需要的前提下,尽量减少目标个数;第二,分析各目标重要性的大小、优劣程度,分别赋予不同的权数。

2 多目标决策的方法

多目标决策分析方法主要有多属性效用法、层次分析法、AHP法、优劣系数法、模糊决策法、主成分分析法、TOPSIS法、灰色关联度分析法等。限于篇幅,本书只对以下方法结合应用实例进行介绍。

多属性效用法:各个目标均用表示效用程度大小的效用函数表示,通过加权把各个目标的效用函数综合成一个多属性函数,以此函数值的大小来评价各个可行方案的优劣;

层次分析法(The Analytic hierarchy Process,简称 AHP 法):在对复杂决策问题的本质、影响因素及其内在关系等进行深入分析的基础上,利用较少的定量信息使决策的思维过程数学化,从而为多目标、多准则或无结构特性的复杂决策问题提供简便的决策方法。尤其适合于对决策结果难于直接准确计量的场合;

优劣系数法:根据各个方案优系数和劣系数的大小逐步淘汰不理想的方案,最后剩下的就是最优方案;

模糊决策法:运用模糊数学方法来处理一些复杂的决策问题,这类问题一般具有大系统特征,系统之间的关系十分复杂,存在不能准确赋值的变量,这些变量属于模糊因素,涉及一定的主观因素,使得子系统之间、变量之间的关系不清晰,从而必须模糊评判等方法来进行处理。

3 多目标决策的实施步骤

规范地求解一个多目标决策问题的全过程可以分成五个步骤:

第一步是提出问题。此时对面临问题的认识是主观而含糊的,所提出的目标也是高度概括的;

第二步是阐明问题。使目标具体化,确定衡量各目标达到程度的标准即属性以及属性值的可获得性,并清楚地说明问题的边界与环境;

第三步是构造模型。选择决策模型的形式,确定关键变量以及这些变量之间的逻辑关系,估计各种参数,并在上述工作的基础上产生各种备选方案;

第四步是分析评价。利用模型并根据主观判断,采集或标定各备选方案的各属性值,然后根据决策规则进行排序或优化;

第五步是根据上述评价结果,择优付诸实施。

以上各步骤顺序进行只是一种理想的多目标决策流程,在解决具体问题时可以根据具体情况进行调整。比如到了第三步,根据具体情况有可能需要返回前面的某一步进行必要的调整,甚至从头开始。决策问题越复杂,反复的可能性就越大,重复的次数也越多。

(高明海)

层次分析法

层次分析法(analytical hierarchy process),简称 AHP 法,是美国数学家 T. L. Satty 教授在 20 世纪 70 年代提出的一种系统分析方法。它是一种定性分析与定量分析相结合的决策方法,把复杂问题系统化、模型化、数学化。由于这一方法综合考虑了各因素的权重且思路简单明白,适用于多目标、多层次、多指标的决策分析,是广泛应用于工业管理、卫生管理、经济计划、干部选择等各领域的有效的综合评价方法。

1 层次分析法的基本思路

在卫生管理的质量评价中,经常会遇到相互联系、相互制约的多因素、多指标构成的复杂系统,层次分析法是应用系统工程的原理,根据工作任务与工作目的确定总目标,使用目标树图的方法,将总目标分解成子目标,子目标再行分解,形成不同层次的目标树,最后一层即为指标,如图 1 所示。

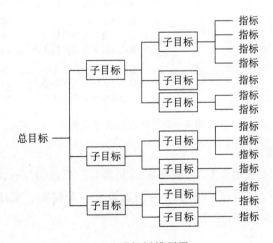

图 1　目标树模型图

对目标树进行逐层分析,根据其重要程度确定指标分值,形成矩阵,计算判断矩阵的最大特征根及其对应的特征向量,该级权重,对判断矩阵进行一致性检验,验证各层判断矩阵的逻辑性,最后计算组合权重和综合指数,以综合评价其质量。

2 层次分析法的基本步骤

2.1 建立递阶层次结构

首先对评价系统有一个明确认识,搞清楚它涉及哪些因素以及各因素之间的关系。从评价系统的总目标出发,把总目标分为若干层。总目标作为第一层,称目标层,通常只有一个元素;中间若干层次称为子目标层、部门层、约束层;最低层一般为各指标,称方案层。这样即建立起一个层次结构示意图,如图 2 所示。

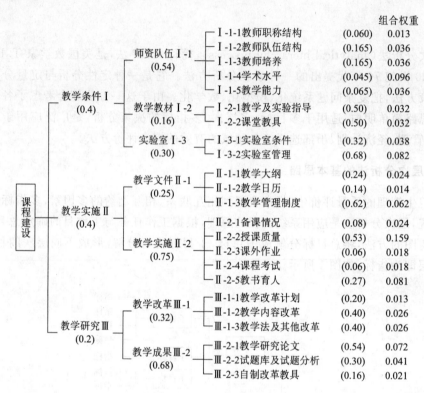

				组合权重
教学条件Ⅰ (0.4)	师资队伍Ⅰ-1 (0.54)	Ⅰ-1-1教师职称结构	(0.060)	0.013
		Ⅰ-1-2教师队伍结构	(0.165)	0.036
		Ⅰ-1-3教师培养	(0.165)	0.036
		Ⅰ-1-4学术水平	(0.045)	0.096
		Ⅰ-1-5教学能力	(0.065)	0.036
	教学教材Ⅰ-2 (0.16)	Ⅰ-2-1教学及实验指导	(0.50)	0.032
		Ⅰ-2-2课堂教具	(0.50)	0.032
	实验室Ⅰ-3 (0.30)	Ⅰ-3-1实验室条件	(0.32)	0.038
		Ⅰ-3-2实验室管理	(0.68)	0.082
教学实施Ⅱ (0.4)	教学文件Ⅱ-1 (0.25)	Ⅱ-1-1教学大纲	(0.24)	0.024
		Ⅱ-1-2教学日历	(0.14)	0.014
		Ⅱ-1-3教学管理制度	(0.62)	0.062
	教学实施Ⅱ-2 (0.75)	Ⅱ-2-1备课情况	(0.08)	0.024
		Ⅱ-2-2授课质量	(0.53)	0.159
		Ⅱ-2-3课外作业	(0.06)	0.018
		Ⅱ-2-4课程考试	(0.06)	0.018
		Ⅱ-2-5教书育人	(0.27)	0.081
教学研究Ⅲ (0.2)	教学改革Ⅲ-1 (0.32)	Ⅲ-1-1教学改革计划	(0.20)	0.013
		Ⅲ-1-2教学内容改革	(0.40)	0.026
		Ⅲ-1-3教学法及其他改革	(0.40)	0.026
	教学成果Ⅲ-2 (0.68)	Ⅲ-2-1教学研究论文	(0.54)	0.072
		Ⅲ-2-2试题库及试题分析	(0.30)	0.041
		Ⅲ-2-3自制改革教具	(0.16)	0.021

（课程建设）

图 2 课程评估层次结构图

2.2 建立判断矩阵

假定分目标层中某一元素 C_k 对下一层的元素 C_{k1}、C_{k2}、C_{k3}、…、C_{kn} 有支配关系,则须建立判断矩阵,确定 C_{k1}、C_{k2}、C_{k3}、…、C_{kn} 的相对重要性及权重。采用 Satty 的 1～9 级标度法确定各因素的重要程度,见表 1。

表 1 1～9 级标度法

1	表示两个元素相比,具有同等重要性
3	表示两个元素相比,一个元素比另一个元素稍微重要
5	表示两个元素相比,一个元素比另一个元素较重要
7	表示两个元素相比,一个元素比另一个元素很重要
9	表示两个元素相比,一个元素比另一个元素极重要
2、4、6、8	表示两相邻程度的中间值

判断矩阵一般采用如下形式

$$
矩阵\ B=\begin{bmatrix} b_{11} & b_{12} & \cdots & b_{1n} \\ b_{21} & b_{22} & \cdots & b_{2n} \\ \vdots & \vdots & \vdots & \vdots \\ b_{n1} & b_{n2} & \cdots & b_{m} \end{bmatrix}
$$

判断矩阵 b_{ij} 的赋值是 AHP 法中关键的一环,如果赋值不合理,则计算出的权重仍是不合理的。故赋值时应由决策者本人与有关专家进行讨论后再确定。

2.3　确定各层因素的权重

对判断矩阵计算出最大特征根及其对应的最大特征向量,得出该层中各因素的权重。

2.3.1　用方根法求权重(W_i)

$$
\overline{W}_i = \sqrt[m]{b_{i1} \cdot b_{i2} \cdot b_{i3} \cdot \cdots \cdot b_{im}} \quad i=1,2,3,\cdots,m \tag{1}
$$

$$
W_i = \frac{\overline{W}_i}{\sum\limits_{i=1}^{} \overline{W}_i} \tag{2}
$$

2.3.2　求最大特征根($\lambda_{\max}$)

$$
\lambda_i = \frac{\sum\limits_{j=1}^{m} b_{ij} \cdot W_j}{W_i} \tag{3}
$$

$$
\lambda_{\max} = \frac{\sum\limits_{i=1}^{m} \lambda_i}{m} \tag{4}
$$

2.4　一致性检验

根据矩阵理论,当矩阵完全具有一致性时,$\lambda_1 = \lambda_{\max} = m$。其余特征根均为 0。而矩阵不具有完全一致性时,$\lambda_1 = \lambda_{\max} > m$,其余特征根 λ_2、λ_3、$\cdots$、λ_m,有如下关系 $\lambda_{\max} - m = -\sum \lambda_i$。当判断矩阵不具有完全一致性时,其特征根也发生变化,这样即可用判断矩阵的特征根的变化来检验其判断的一致性,其指标为一致性指标(CI)。用 CI 来检查决策者判断思维的一致性时,受其阶数影响。为此,需计算随机一致性比率(CR)。随机一致性比率(CR)等于一致性指数(CI)与同阶平均随机一致性指标(RI)之比。

2.4.1　一致性指数 CI

$$
CI = \frac{\lambda_{\max} - m}{m - 1}
$$

2.4.2　一致性比率 CR

$$
CR = \frac{CI}{RI}
$$

式中 RI 表示判断矩阵的平均随机一致性指标，它与判断矩阵的阶数有关，表2给出 $1\sim9$ 阶判断矩阵的 RI 值。

表2 $1\sim9$ 阶平均随机一致指标(RI)

阶数	1	2	3	4	5	6	7	8	9
RI	0.00	0.00	0.58	0.90	1.12	1.24	1.32	1.41	1.45

2.4.3 判断

当 $CR=CI/RI\leqslant0.1$ 时，判断矩阵具有满意的一致性。否则，需要重新审查并适当调整判断矩阵的赋值，直至具有满意的一致性。

2.5 计算合成权重

利用概率乘法原理，将系统中各层相应因素的权重连乘，便可以计算出各项评价指标的组合权重。

2.6 评价

依据综合指数对所评价系统作出初步评判。

3 举例

某医学院校对课程质量进行综合评价，各学科评分列于表3。试采用层次分析法进行分析。

表3 某高校三门学科课程建设综合评价结果

指　　标	权重(W_i)	实　得　分		
		学科 I	学科 II	学科 III
教师职称结构	0.013	7	7	10
教师队伍结构	0.036	10	7	10
教师培养	0.036	7	7	7
学术水平	0.096	7	4	7
教学能力	0.036	10	10	7
教学及实验指导	0.032	7	7	7
课堂教具	0.032	7	7	7
实验室条件	0.038	4	7	4
实验室管理	0.082	4	7	4
教学大纲	0.024	7	7	7
教学日历	0.014	10	10	7
教学管理制度	0.062	7	7	4
备课情况	0.024	10	10	7
授课情况	0.159	7	7	4
课外作业	0.018	10	10	7
课程考试	0.018	7	10	7
教书育人	0.081	7	4	7
教学改革计划	0.013	10	10	10
教学内容改革	0.026	4	7	7
教学法及其他改革	0.026	4	4	4
教学研究论文	0.072	7	4	10
试题库及试题研究	0.041	7	10	7
自制改革教具	0.021	4	4	4

3.1　明确目标

此例要求对课程质量进行综合评价。首先需选择合适的评价指标。选择评价指标要求围绕评价目的,选择有代表性、确定性好、有一定区别能力、相互独立的指标。选择时应将专家评议法与数理统计方法结合起来使用,以避免挑选指标的片面性。根据以上要求,共选择 23 项指标组成课程质量评价指标体系。建立层次结构图,见图 2。

3.2　建立判断矩阵

对每一层各元素的重要性进行两两比较,然后给分,构造出判断矩阵,如二级指标教学文件用三级指标测量,这三个三级指标的判断矩阵如表 4。

表 4　判断矩阵

	教学管理制度	教学大纲	教学日历
教学管理制度	1	3	4
教学大纲	1/3	1	2
教学日历	1/4	1/2	1

3.3　确定权重

仍以二级指标教学文件下的三个三级指标为例来计算。

3.3.1　计算权重 W_i

$$\overline{W}_1 = \sqrt[3]{1 \times 3 \times 4} = 2.29$$

$$\overline{W}_2 = \sqrt[3]{\frac{1}{3} \times 1 \times 2} = 0.87$$

$$\overline{W}_3 = \sqrt[3]{\frac{1}{4} \times \frac{1}{2} \times 1} = 0.50$$

$$W_1 = \frac{2.29}{2.29 + 0.87 + 0.50} = 0.62$$

$$W_2 = \frac{0.87}{2.29 + 0.87 + 0.50} = 0.24$$

$$W_3 = \frac{0.50}{2.29 + 0.87 + 0.50} = 0.14$$

全部权重的计算结果见图 2。

3.3.2　求最大特征根

$$\lambda_1 = \frac{1 \times 0.62 + 3 \times 0.24 + 4 \times 0.14}{0.62} = 3.06$$

$$\lambda_2 = \frac{\frac{1}{3} \times 0.62 + 1 \times 0.24 + 2 \times 0.14}{0.24} = 3.03$$

$$\lambda_3 = \frac{\frac{1}{4} \times 0.62 + \frac{1}{2} \times 0.24 + 1 \times 0.14}{0.14} = 2.96$$

$$\lambda_{max} = \frac{3.06 + 3.03 + 2.96}{3} = 3.02$$

3.4 一致性检验

以二级指标教学文件下的三个三级指标为例。

$$CI = \frac{\lambda_{\max} - m}{m - 1} = \frac{3.02 - 3}{2} = 0.01 \quad 查表 2 得 RI = 0.90$$

$$CR = \frac{CI}{RI} = \frac{0.01}{0.58} = 0.017 < 0.1$$

所以该层判断矩阵具有满意的一致性。

3.5 计算组合权重

见图 2 教师职称结构的组合权重：$0.4 \times 0.54 \times 0.60 = 0.013$。

3.6 计算综合指数

每项指标的实得分与其组合权重乘积之和即为用于课程质量评价的综合指数。

学科 Ⅰ 的综合指数 $= 0.013 \times 7 + 0.036 \times 10 + \cdots + 0.021 \times 4 = 6.844$。

同理，学科 Ⅱ 的综合指数 $= 6.604$，学科 Ⅲ 的综合指数 $= 6.238$。

由以上的计算可知，学科 Ⅰ 的课程建设较好，其次是学科 Ⅱ、学科 Ⅲ。

参考文献

[1] 蔡美德. 管理决策分析. 广州：华南理工大学出版社，1992.
[2] 张青林. 卫生事业管理统计学. 上海：南海出版公司，1991.
[3] 陈景武. "层次分析法"在课程评估中的应用. 潍坊医学院学报，1995，17(4)：256.

（王春萍　于贞杰）

多属性效用决策法

1 简介

效用决策理论根据决策目标的多少可分为单目标决策和多目标决策，如企业追求利润最大化问题下的投资问题，这是单目标决策；但是对于一个企业不仅要追求利润最大化，同时如果也要考虑对环境的破坏程度，考虑职工的健康和幸福感等福利问题，这样的决策就可以应用多属性效用决策方法。

多属性效用决策方法采用将目标值转化为效用值后，再进行加权，构成一个新的单目标效用函数。因此，多目标效用决策方法是以单目标决策方法为基础，利用目标属性之间的相互关系进行加权转化为单目标决策方法。

例如,有 n 个目标,以 X_i 表示第 i 个目标值,则该决策问题的效用值可以表示成如下的函数:

$$U = U(X_1, X_2, \cdots, X_n)$$

通过进行综合分析并将上述效用函数分解,可将不同目标效用值综合为单一效用值,然后就可以根据期望效用最大原则解决多属性效用决策问题。

2 多属性效用决策的方法

2.1 介绍几个概念来理解多属性效用中的"属性"

1)目标

目标是主体对客体的需求在概念上的反映,是决策者关于被研究的问题希望达到的状态和所追求的方向的陈述,属于主观的范畴。决策的目标有两个方向,最大或者最小。

2)属性

属性是影响决策问题的一个或者一组变量,是物质客体的规定性,它用来描述备选方案固有的特征、品质和性能。一个方案的全部属性值可以表征一个方案的水平。

3)准则

准则是衡量判断事物对主体有效性的标度,是比较、评价的基准。数量化的准则称为指标。在实际应用中,准则表现为属性或者目标。在实际应用中,准则通常表现为属性或者目标。

例如,在对两家医疗机构进行比较时,一般从医疗设备、医疗水平、服务态度、收费等情况来判断,这些特点加起来表征了一个医疗机构的特征,是对一个医院的描述。其中医疗设备、医疗水平等是固有的特征,因此可以成为属性;服务态度是主观的范畴,称为目标;收费是一个数量化了的指标,是一种准则。这些目标、属性和准则是用来决策的全部信息,最终将决定这两个医院的水平。

2.2 多属性效用决策的步骤

1)属性选择

进行多属性效用决策的第一步是找出决策问题的属性和属性数量,属性的选择也是进一步建立效用函数的基础。在建立效用函数时,应确认合理的属性及属性数量,以保证决策分析的质量。属性的选择太多,会增加大量的不必要的计算使工作量增大;反之,属性选择太少,就会影响决策分析的正确性,造成不利的决策后果。确认属性及其属性的基本原则是:确认的属性应全面可行,各属性不可再分解,且没有重复,属性的数量最少。

2)建立多属性效用函数

多属性效用函数的建立需要确定每个属性的效用函数、多属性效用函数的形式和权重。

首先,应该为每个属性建立相应的效用函数。

其次,确定多属性效用函数的形式。

假定有一个具有两个属性 X, Y 的多属性决策问题,定义其效用函数分别为 $U(X)$ 和 $U(Y)$。定义效用函数为 $U(X, Y)$,如果当 Y 固定时而属性 X 的值变化时,决策者的偏好也会随之变化,这种变化与 Y 的取值无关,只随着 X 的变化而变化,此时称属性 X 的效

用函数独立于属性 Y。如果属性 X 和 Y 的效用相互独立,则具有属性 X 和 Y 的效用函数可以表示成为一线性加和的形式

$$U(X,Y) = P \cdot U(X) + (1-P) \cdot U(Y)$$

一般地,对于一个具有 n 个属性 $X_1,\cdots,X_n$ 的多属性决策问题,如果各属性之间相互独立时,多属性效用函数可以分解成各属性效用值的加权形式:

$$U(X_1,\cdots,X_n) = \sum_{i=1}^{n} P_i \cdot U(X_i)$$

其中 P_i 和 $U(X_i)$ 分别是第 i 个属性 X_i 的权重和效用函数,$\sum_{i=1}^{n} P_i = 1$。

在实际应用中,各属性之间并非完全独立的,因此在决定是否采用加性效用函数之前,仍需要进行严谨的分析,确保各属性效用之间的独立性假设合理。如果加性效用函数结构基本可行,但是仍需要进行一些修正,可以使用如下修正模型。

$$U(X,Y) = P_1 \cdot U(X) + P_2 \cdot U(Y) + P_3 \cdot U(X) \cdot U(Y)$$

多属性效用函数形式除了这种线性加和形式之外还可以有其他的形式,比如乘积形式。在实践中可以根据需要来决定使用哪种形式。

再次,确定多属性效用函数里各属性的权重。

属性的权重代表了各个属性的重要性,因此属性的权重是一个比例的测量,如果属性 X 的权重是 1 而属性 Y 的权重是 2,则说明后者的属性是前者的 2 倍。一般,可以通过两两比较,或者由专家打分的方法进行,确定各属性的权重。

3)对各个方案的比较

将各个方案的效用值带入多属性效用方程进行比较,可以得出每一个方案的多属性效用值,对计算出来的效用值排序,即可得到各个方案的优劣。

例 1 某单位人事部门需要一个新的人事处处长,经过初步考核选定两个候选人甲和乙,在考核过程中最相关的标准为领导能力、个人威信和行政能力。

该单位负责人通过两两比较觉得:

1)个人威信是领导能力的 3 倍。

2)行政能力是领导能力的 4 倍。

对这两个候选人的打分如下表:

	甲	乙
领导能力	1	4
个人威信	3	2
行政能力	2	1

通过上式的两两比较有

$$P_2 = 3P_1$$
$$P_3 = 4P_1$$

通过比较可以得到一组解：

$$P_1=1, P_2=3, P_3=4$$

标准化后得到权重值为 $P_1=0.125, P_2=0.375, P_3=0.5$

因此，得到多属性决策效用函数为

$$U(X_1, X_2, X_3)=P_1 \cdot U(X_1)+P_2 \cdot U(X_2)+P_3 \cdot U(X_3)$$

然后可以计算两个候选人的效用值：

$$U(甲)=0.125\times1+0.375\times3+0.5\times2=2.25$$
$$U(乙)=0.125\times4+0.375\times2+0.5\times1=1.75$$

可见候选人乙优于候选人甲。

参考文献

[1]　徐国祥．统计预测和决策．上海：上海财经大学出版社，2005：363－369.
[2]　李瑛．决策统计分析．天津：天津大学出版社，2005：168－187.

（倪　杰）

优劣系数法

1　方法简述

优劣系数法是通过计算各方案的优系数和劣系数，再根据优系数和劣系数的大小，逐步淘汰决策方案，最后剩下的方案即为最优方案。与多属性效用理论、字典序数法、多目标规划、层次分析、模糊决策法等相似，优劣系数法也是多目标决策中的常用方法之一。

2　目标权数的确定方法

计算优系数和劣系数之前必须确定各目标的权数。确定各目标权数的方法有简单编码法、环比法和优序图法等。

2.1　简单编码法

将目标按重要性依次排序，最次要的目标定为1，然后按自然数顺序由小到大确定权数。例如有 A、B、C 和 D 四个目标，依重要性排序为 B、C、A、D，则它们的权数分别为4、3、2、1，然后将 A、B、C 和 D 四个目标权数归一化为 0.2、0.4、0.3 和 0.1。此种方法计算简单,但是权数差别小,欠缺合理性。

2.2 环比法

将各目标先随机排成一行,并按排列顺序将两个目标对比,得出环比比率再连乘,把环比比率换算成以最后一个目标为基数的定基比率,然后进行归一化处理[1]。

2.3 优序图

优序图是一个棋盘式表格,行和列都是要比较的目标,对目标的重要性两两对比后在表格上填上数字,重要性可用自然数表示,数字越大表示重要性越大。

3 相关概念与案例分析

例1 某医院对三名医生进行评价。评价对象有六个目标,每个评价对象目标值如表1所示。

表1 个体目标值

目标	单位	医生甲	医生乙	医生丙
出诊质量(目标1)	次/年	7500	8900	10000
科研能力(目标2)	篇/年	3	4	5
出诊额(目标3)	万元	333	458	406
医患关系(目标4)	%	30	36	31
从医时间(目标5)	月	130	98	110
同事矛盾(目标6)	次/年	6	3	4

本案例利用优序图法计算权数值,重要性用1、2、3、4、5表示。如果两个目标相比时,一个目标重要性为5,则另一个目标的重要性为0;如果两个目标相比时,一个目标重要性为4,则另一个目标的重要性为1;以此类推。然后将各行数值加起来,即得各行的合计数,归一化后即得各目标的权数,详见表2。

表2 目标两两比较值

	目标1	目标2	目标3	目标4	目标5	目标6	合计	权数
目标1		3	4	5	3	4	19	0.253
目标2	2		4	4	3	3	16	0.213
目标3	1	1		4	2	2	10	0.133
目标4	0	1	1		1	2	5	0.067
目标5	2	2	3	4		3	14	0.187
目标6	1	2	3	3	2		11	0.147
合计							75	1.00

由于目标值原始数据量纲不统一,因此需要对表1标准化。标准化公式为:

$$X = \frac{99(C-B)}{A-B} + 1$$

其中A是最好方案目标值;B是最坏方案目标值;C是待评价方案目标值。

以出诊质量为例,医生丙最好,定其为100;医生甲最差,定其为1;则医生乙的标准值为:

$$X = \frac{99(8900-7500)}{10000-7500} + 1 = 56.4400$$

以此类推,可得表3。

表3　目标与方案

	医生甲	医生乙	医生丙
目标1	1.000	56.440	100.000
目标2	1.000	50.500	100.000
目标3	1.000	100.000	58.816
目标4	100.000	1.000	38.125
目标5	1.000	100.000	17.500
目标6	1.000	100.000	67.000

优系数:是一方案优于另一方案所对应的权数之和与全部权数之和的比率。优系数只反映优目标的多少,以及这些目标的重要性,而不反映目标优得程度。优系数的最好标准是1。例如,根据表1可知医生乙只是目标3、目标5和目标6优于医生乙。根据表2,三目标权数合计为35。因此,医生甲对于医生乙的优系数为35/75=0.4667。同理可以得到其他优系数,见表4。

表4　优系数和劣系数计算表

	优系数			劣系数		
	医生甲	医生乙	医生丙	医生甲	医生乙	医生丙
医生甲		0.0667	0.0667		0.5000	0.6154
医生乙	0.9333		0.4667	0.5000		0.3750
医生丙	0.9333	0.5333		0.3846	0.6250	

劣系数:是通过对比两方案的优极差和劣极差来计算,它等于劣极差除以优极差与劣极差之和。劣系数只反映目标劣得程度,不反映劣目标数。劣系数的最好标准是0。为了综合比较案例各方案的优劣,进一步计算劣系数,得表4。例如,根据表3,医生乙优于医生丙的目标有目标3、目标5和目标6,其差值分别为:

$$100-58.816=41.184 \quad 100-17.500=82.500 \quad 100-67.000=33.000$$

82.500为最大差值,即优极差;在其他目标上医生乙劣于医生丙,其差值分别为:

$$100-56.440=43.560 \quad 100-50.500=49.500 \quad 38.125-1=37.125$$

49.500为最大值,即为劣极差,因此医生乙与医生丙相比的劣系数为:

$$\frac{劣极差}{劣极差+优极差} = \frac{49.500}{49.500+82.500} = 0.375$$

同理,可得其他劣系数,如表4。

优极差:一方案与另一方案相比,对应的那些目标中优势目标数值之差最大者。

劣极差:一方案劣于另一方案的那些目标中数值之差最大者。

优系数的最好标准为1,劣系数的最好标准为0,但实际决策时,不可能达到这一标准,因而要通过逐步降低标准而不断淘汰被评价个体。例如,若取优系数为0.9、劣系数为0.1时,由表4可知,医生乙和医生丙与医生甲相比的优系数都大于0.9,因而淘汰医生甲;若取优系数0.75、劣系数0.39,则由表4可知,医生乙与医生丙相比的劣系数小于0.39,因此淘汰医生丙,即本案例中,医生乙最优。

参考文献

[1] 徐国祥. 统计预测和决策. 第3版. 上海:上海财经大学出版社,2008.

(高明海)

卫生经济分析与评价

卫生领域的资源是有限的,但人们对资源的需求是无限的。资源稀缺与欲望无限之间的矛盾在任何社会、任何发展阶段都存在。因此,人们在经济活动中要做出各种各样的选择,以追求尽可能大的效用和满足。为提高卫生经济活动的效率,避免资源浪费,在做出卫生经济决策之前,要认真进行可行性研究,并对决策方案的经济效益进行计算和分析。当可供选择的方案多于一个时,还要对各个方案的经济效益进行比较和选优。

卫生经济学评价可以为决策者提供决策支持,以实现有限卫生资源的健康产出最大化,为使有限的资源发挥最大的效益,这就需要利用卫生经济分析与评价方法对不同备选方案进行比较,从中选出最优方案,以帮助决策部门确定卫生服务的重点和优先,有利于保障基本的公共卫生服务和基本的医疗服务。

1 卫生经济学分析与评价的含义

卫生经济学评价(health economic evaluation,HEA)是指应用技术经济分析与评价方法,对各种不同卫生干预方案的成本与收益两个方面进行科学的分析与评价,进而选择单位成本收益最大的方案的方法和过程的总称。

应用卫生经济分析与评价方法,可对卫生规划的制定、实施过程或产生的结果,从成本和效果两个方面进行科学的分析,为政府或卫生部门提出决策和评价的依据,使有限的卫生资源得到合理配置与有效利用,减少以至避免可能的损失或浪费。

2　卫生经济学分析与评价的特点

卫生经济学评价目的在于对两种或两种以上的规划方案进行比较和选优,对成本和效果进行评价,以帮助我们确定卫生服务的重点,有利于保障基本的公共卫生服务和基本医疗服务。

卫生经济学评价有两个重要特点:第一,不仅研究资源的投入,同时研究产出的收益,把投入与产出结合在一起研究,把成本与结果联系在一起分析;第二,卫生经济学评价讨论与分析的中心是选择,没有选择就没有卫生经济评价。

可见,卫生经济学评价是所费与所得、成本与效果两个方面的统一,只讲成本或只讲效果都不能正确进行卫生经济分析与评价。广义的效果包括效果(狭义)、效益和效用三方面。

3　卫生经济学分析与评价的方法

根据评价类型,常用的卫生经济学评价方法通常分为成本效益分析(cost-benefit analysis,CBA),成本效用分析(cost-utility analysis,CUA),成本效果分析(cost-effectiveness analysis,CEA),成本最小化分析(cost-minimization analysis,CMA)。此外,还有结果研究分析方法(OR)、疾病负担/疾病成本分析方法(BOD/COI)等。

其中,成本效果分析采取客观的理化、生物或健康结果指标,成本效用分析采用反映生命质量或消费者偏好的健康结果指标,是成本效果分析的一种特殊形式。两者均能较好体现医疗卫生领域健康结果的复杂性与特殊性,因而得到广泛使用。两种分析方法除结果指标与应用范围的差异外,其研究设计和分析技术没有差别,因而有时又被统称为成本效果分析。

4　卫生经济学评价的应用

卫生经济学评价应用领域非常广泛,主要有以下几个方面。

1)论证卫生政策的经济效果。制定各种卫生政策,例如筹资政策、税收政策、价格政策、资源配置政策(区域卫生规划)等,都需要利用卫生经济评价方法,论证其经济效益。如通过投入产出分析评价妇幼卫生资源利用的效益。

2)疾病的预防和治疗,应用卫生经济分析与评价可以帮助论证其在经济上是否可行。

3)应用于医院建设及医疗仪器设备的配置与利用等。通过对比各种方案的成本、效果,进行经济评价,使有限的资源合理地投入,从而实现卫生政策目标、达到规划目的。

4)药物经济学评价。可作为政府制定药品价格、进行药品报销决策和新药审批的重要参考,同时也可为合理配置卫生资源提供依据,还可以指导临床合理用药。

5)其他方面,如计划生育的卫生经济评价。

5　卫生经济学分析和评价的几个基本概念

5.1　成本(cost)

实施某项卫生服务规划或方案所消耗的全部人力资源和物质资源(通常用货币来表示),包括公共支付和私人支付。

1）根据卫生服务成本总额与服务量的关系，成本可以分为固定成本和变动成本：

固定成本(fixed cost)：在一定服务量范围内，不受业务量变化影响而保持不变的成本形态。如房屋、设备折旧费、职工固定工资。

变动成本(variable cost)：成本总额随卫生服务量的增减而增减，呈正比例变化。如药品材料费、水电费。

2）根据成本与卫生服务的关系，成本又可以分为直接成本和间接成本：

直接成本(direct cost)：指用于卫生服务所消耗的资源或所花的代价。一般指与伤病直接有关的预防、诊所、治疗、康复等所支出的费用。

间接成本(indirect cost)：由于伤病或死亡所造成的社会损失或代价，包括休工、休学、家属陪同等所造成的经济损失。

3）机会成本(opportunity cost)

指将同一卫生资源用于另一最佳替代方案的效益。即做某件事的机会成本就是以同样资源做另一件事所能获得的最大好处。

4）边际成本(marginal cost)

是指在原卫生服务量的基础上每增加（或减少）一个单位的服务量所增加（或减少）的成本。

5）沉没成本(sinking cost)

如果一笔已经付出的开支无论做出何种选择都不能被收回，则理性的人只能忽略它，这种成本称为沉没成本。

5.2　有关效果的基本概念

1）效果(effectiveness)：有用的效果，是满足人们各种需要的属性。直接结果指标如发病率、死亡率、治愈率、好转率、人均期望寿命的提高等。

2）效益(benefit)：有用效果的货币表现，即用货币表示卫生服务的有用效果。

直接效益(direct benefit)：指实行某项卫生计划方案之后所节省的卫生资源。如发病率降低，减少了诊断、治疗、住院、手术或药品费用的支出。

间接效益(indirect benefit)：指实行某项卫生计划方案后所减少的其他方面的经济损失。如发病率降低或住院人数和天数的减少，避免患者及陪同家属的工资、奖金损失。

无形效益(intangible benefit)：指实行某项卫生计划方案后避免或减轻患者肉体和精神上的痛苦及康复后所带来的舒适和愉快等。

3）效用(utility)：指人们对不同健康水平和生活质量的满意程度。

质量调整生命年(quality adjusted life years，QALYs)：将不同生活质量的生存年数换算成相当于完全健康的生存年数。

失能调整生命年(disability adjusted life years，DALYs)：指发病到死亡所损失的全部健康寿命年。

5.3　与资金的时间价值相关的基本概念

1）利息：从其形态上看，是货币所有者因为发出货币资金而从借款者手中获得的报酬；从另一方面看，它是借贷者使用货币资金必须支付的代价。利息的两种基本类型：单利是在计算过程中不计算利息的利息，复利是在计算过程中计算了利息的利息。

2)名义利率与实际利率:名义利率是以货币支付的名义数额,实际利率是名义利率减去通货膨胀率而得到的利率。实际利率＝名义利率－通货膨胀率

3)贴现:贴现值表示将来的一定量货币在今天的价值是多少,从现在 1 年后 100 美元的贴现值就是为了支付 1 年后 100 美元你今天将支付的价值。

如:假设利率是 10%,如果今天存入银行 90.91 美元,在年底你将得到 9.09 美元利息,它与最初的数量一共是 100 美元。因此如果利率是 10%,90.91 美元就是 1 年后 100 美元的贴现值。

4)复利系数$(1+i)^n$:$F_n=P\times(1+i)^n$

如:某医院购买某种债券 10000 元,年利率为 12%,3 年后本金和利息合计是多少?

$$F_3=10000\times(1+0.12)^3=10000\times1.404928=14049.28$$

5)现值系数 $1/(1+i)^n$:$P=F_n/(1+i)^n$

如:某医院 3 年后购买一台 25 万元的医疗设备,若今后的年利率为 8%,现在应存入多少钱?

$$P=25/(1+0.08)^3=25/1.259712=19.85$$

6　卫生经济分析与评价的基本步骤

卫生经济分析与评价的主要步骤如下:

1)明确要解决的卫生问题和预期达到的目标;

2)确定各种备选计划或方案;

3)计算各种计划或方案的成本、效益、效果和效用;

4)贴现与贴现率(货币、效益、效用);

5)指标的计算与敏感性分析;

6)分析、评价与决策。

以上流程可用图 1 概括表示:

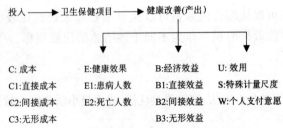

C:成本	E:健康效果	B:经济效益	U:效用
C1:直接成本	E1:患病人数	B1:直接效益	S:特殊计量尺度
C2:间接成本	E2:死亡人数	B2:间接效益	W:个人支付意愿
C3:无形成本		B3:无形效益	

图 1　卫生经济分析和评价的流程概括

参考文献

[1] 高丽敏,刘国祥. 卫生经济学案例版. 北京:科学出版社,2008.

[2] 程晓明. 卫生经济学. 第 2 版. 北京:人民卫生出版社,2007.

[3] 舍曼. 富兰德,艾伦. C. 古德曼,迈伦. 斯坦诺. 卫生经济学. 第 3 版. 北京:中国人民出版社,2003.

(徐天和　韩春蕾)

成本效果分析

1 定义

成本效果分析(cost-effectiveness analysis，CEA)主要评价使用一定的卫生资源(成本)后的个人健康产出，以成本效果比的形式为决策者提供健康干预项目的决策依据，是一种评价健康干预项目效果与成本的方法。

成本效果分析的指导思想是从成本和效果两方面对备选方案的经济效果进行评价。具体而言，达到相同的目标，成本越低(货币单位)的方案越好；或者使用相同的卫生资源(成本)，卫生服务效果越优(非货币单位，如发病率的下降、减少感染某病的人数、免疫抗体水平的升高等)的方案越好。

需要注意的是，对不同的项目进行评价时，应注意效果指标的可比性，只有相同目标或同类指标才可以比较，否则便难以比较或无法用来决策。

2 指标选择

2.1 效果指标

效果指标的选择通常采用相对效果指标(如糖尿病患者发现率、控制率等)和绝对效果指标(如发现人数、治疗人数等)两种方式。

2.2 比较分析

成本效果分析既可以从综合效果也可以从单项效果来进行比较分析。实际应用中，大多数文献都采用单位效果的成本作为不同干预措施的比较指标。

3 分析方法

成本效果分析有三种分析方法，即效果最优法、成本最小法和成本效果比法，具体如下：

3.1 效果最优法

适用于各方案的成本基本相同，需要比较其效果大小的时候。

3.2 成本最小法

适用于各方案的效果基本相同、需要比较各方案的成本的高低的时候。

3.3 成本效果比法(cost/effectiveness，C/E)

适用于各方案的成本和效果都不同时，采用单位效果的花费或单位货币所产生的效果来表示，是一种应用较广泛的方法。

此外,当卫生计划方案的效果指标有多个时,不同方案之间的比较显得非常困难,此时需要采取适当的方法简化效果指标,使成本效果分析能够对方案作出确切的评价。简化效果指标的方法主要有:

1)精选效果指标:即尽量减少效果指标的个数,方法包括选择有代表性的效果指标,归并类似的指标,将方向基本一致的目标合并,去掉从属目标等。

2)综合效果指标:当效果指标较多时,可以采用综合评分法。即对各效果指标根据其数值给予一定权重,经过加权得到一个综合性指标,作为方案总效果的代表值,用于不同方案的比较和评价。

4 案例[①]

开展原发性高血压社区综合防治(CCPACH)项目,实施地点在上海市南市区,其中干预社区为半淞园街道,对照社区为董家渡街道。

4.1 成本分析

成本包含门诊费用、医生人力成本、患者等候与陪同就诊所消耗的时间机会成本以及干预社区其他成本(包括健教成本、管理成本等),具体见表1。

表1 干预社区与对照社区总成本比较

成本比较		干预社区		对照社区	
		金额(万元)	比例(%)	金额(万元)	比例(%)
门诊成本:	门诊药费	91.0	48.3	43.6	30.9
	门诊其他费用	55.9	29.7	88.1	62.4
	医生劳动成本	4.5	2.4	2.2	1.6
	患者等候成本	14.3	7.6	6.1	4.3
	陪同成本	0.4	0.2	1.1	0.8
健教成本:	材料成本	2.7	1.4	—	—
	人员劳动成本	13.9	7.4	—	—
管理成本:		5.7	3.0	—	—
合计		188.4	100.0	141.1	100.0

4.2 效果分析

以人群整体血压水平的变化作为效果指标,具体数据见表2。

4.3 成本效果分析

4.3.1 成本的变化

总成本=干预社区总成本-对照社区总成本=188.4-141.1=47.3万元

人均成本=干预社区人均成本-对照社区人均成本=57.5-31.8=25.7万元

---

① 资料来源于:任涛,李立明,吴明,等.高血压社区综合防治的成本效果分析.中国慢性病预防与控制,2001,9(4):173-175.

表 2　干预社区与对照社区的人群血压变化

血压水平	基线资料	结局资料		血压水平的变化		
		干预社区	对照社区	干预与基线	对照与基线	干预与对照
收缩压(mmHg)	127.86±22.19	124.08±14.63	130.19±21.21	−3.78	+2.33	−6.11
舒张压(mmHg)	80.71±11.72	77.58±8.63	81.39±10.88	−3.13	+0.68	−3.81

　　如果按照服务对象是 35 岁以上的人群计算,根据(CCPACH)项目报告提供的数据干预社区和对照社区分别有 35 岁及以上的人口数为 32757 人和 44332 人,两社区平均每人每年消耗成本分别为 57.5 元和 31.8 元。

　　4.3.2　效果的变化

　　　　效果 1＝干预社区结局人群收缩压水平－干预社区基线人群收缩压水平

　　　　　　＝124.08−127.86＝−3.78mmHg

　　　　效果 2＝干预社区结局人群舒张压水平－干预社区基线人群舒张压水平

　　　　　　＝77.58−80.71＝−3.13 mmHg

　　4.3.3　成本效果比

　　　　成本/效果 1＝47.3 万元/3.78mmHg＝12.5 万元/mmHg

　　　　人均成本/效果 1＝25.7 万元/3.78mmHg＝6.8 万元/mmHg

　　即人群收缩压水平每下降 1mmHg(与此同时舒张压下降了 0.8mmHg)每年需要追加投入的成本为 12.5 万元(合每人每年多投入 6.8 元)。

参考文献

(同条目"卫生经济分析与评价")

(韩春蕾　徐天和)

成本效益分析

1　定义

　　成本效益分析(cost-benefit analysis,CBA)是通过比较不同备选方案的全部预期成本和全部预期收益来评价其他备选方案,为决策者选择计划方案和决策提供参考依据。若研究方案的效益超过它的资源消耗的机会成本,即净社会效益大于零,这个方案即是可行方案。在进行卫生经济分析与评价时,重要的是找到合适的方法使用货币形式来反映健康效益。

近年来出现了将成本效益分析方法应用于政策分析中的一些探索,如用于分析生态旅游对社会、环境、文化等方面的影响,政府采购活动的成本效益分析等。

2　几种常用的成本效益分析方法

根据是否考虑货币资金的时间价值,分为静态分析法和动态分析法。静态分析法不计利息,不计贴现率,直接考虑成本和效益的流转额,以增量原则计算方案投资在正常年度能带来多少净收益,常用的指标有投资回收期、简单收益率、追加收益率和折算费用等;动态分析法把不同时点发生的成本和效益折算到同一时间比较,考虑成本和效益在整个寿命周期内的变化情况,下面着重介绍以下三种方法:

2.1　净现值法(net present value,NPV)

根据项目期内方案各年效益的现值总和与成本现值总和之差判断方案优劣的一种方法。设一个项目第 t 年的效益为 B_t,而相应年的投入或成本为 C_t,则该项目的净现值计算公式如下:

$$净现值 = \sum_{t=0}^{n} \frac{B_t - C_t}{(1+i)^t}$$

其中,i 是已知的贴现率。

若净现值≥0,说明项目可行。净现值法应用的局限是要求各方案的期间或初始投资相同或相近,并且效益的发生时间分布也应一致,否则无法准确反映方案优劣。对于初始投资相同或相近的几个互斥方案的比较时,以净现值最大者为优选方案。

2.2　内部收益率法(internal rate of return,IRR)

指方案在计划期内使其净现值等于零时的贴现率,它表明一个项目实际可望达到的报酬率,其公式如下:

$$净现值 = \sum_{t=0}^{n} \frac{B_t - C_t}{(1+IRR)^t} = 0$$

计算 IRR 有两种方法:

1)试差法:用不同的贴现率反复试算备选方案的净现值,直至试算出现净现值等于零,此时的贴现率即为方案的内部收益率。

2)插入法:在使用两个不同贴现率试算方案净现值得到正负两个相反的结果时,运用插入法来换算内部收益率的方法。计算公式如下:

$$IRR = I_1 + (I_2 - I_1)\left(\frac{NPV_1 - NPV}{NPV_1 - NPV_2}\right)$$

式中,I_1,NPV_1 分别表示偏低的贴现率和相应为正的净现值;I_2,NPV_2 分别表示偏高的贴现率和相应为负的净现值。

2.3　效益成本比率法(benefit-cost ratio)

即卫生计划方案的效益现值总额与成本现值总额之比,其计算公式为:

$$\frac{B}{C} = \frac{\sum\limits_{t=0}^{n} \dfrac{B_t}{(1+i)^t}}{\sum\limits_{t=0}^{n} \dfrac{C_t}{(1+i)^t}}$$

当 $B/C \geqslant 1$ 时，说明项目的效益现值大于成本现值，从经济上是可行的。多个方案比较时，按照效益成本比率大小顺序排列，资金应优先分配给效益成本比大的项目。

3 案例 [1]

2008 年以来，随着城居险的逐步开展，全国不少地区纷纷加强医疗救助与城居险的纵向衔接，已经逐步完成了城市医疗救助模式的转变。现以 2008 年全国城居险的平均数据为依据，对当年实施综合救助模式的效益成本比率进行分析，数据如表 1、2 所示：

表 1　2008 年全国城居险基本情况

参保人数(亿人)	基金收入(亿元)	人均缴费标准(元/年)	实际住院补偿比(%)
1.18	154.90	131.30	43.90

表 2　2008 年城居险参保居民卫生服务利用情况

年住院率(%)	成人住院率(%)	次均住院费用(元)	平均住院天数(天)
2.47	4.06	4851.00	11.80

$$\frac{医疗保险补偿}{救助对象参保补助} = \frac{救助对象参保人数 \times 次均住院费用 \times 城居保险实际补偿比例}{救助对象参保人数 \times 救助对象人均参保补助}$$
$$= \frac{年住院率 \times 次均住院费用 \times 城居保险实际补偿比例}{救助对象人均参保补助} \tag{1}$$

根据表 1 和表 2，假设救助对象与普通居民一样公平利用城居险，由公式（1）可以初步得到综合救助模式下，资助救助对象参保的效益成本比率约为 0.66。

$$\frac{医疗保险补偿}{救助对象参保补助} = \frac{4.06\% \times 4851.00 \times 43.90\%}{131.30} = 0.66 < 1.00$$

可见，从 2008 年全国的情况来看，资助救助对象参保的实际成本大于救助对象从城居险中获取的收益，资助参保并未能实现扩大医疗救助基金池的目标，反倒存在救助资金向普通人群的逆向转移，救助对象享受到的保障反倒不如将两方面资金集中到政府救助基金账户集中实施单纯救助的效率高。

参考文献

（同条目"卫生经济分析与评价"）

（韩春蕾）

---

[1]　资料来源于"易春黎，陈丽，荣英男，等．基于成本效益分析的城市医疗救助模式比较．中国卫生经济，2010，29(10)：53－55．

成本效用分析

1 定义

成本效用分析(cost utility analysis,CUA)是通过比较项目的投入和产生的效用,来衡量卫生干预项目效率的一种经济学评价方法。成本效用分析是成本效果分析的一种特殊形式,它改善了成本效果分析的不足,同时又保持了福利理论的基础。它阐述的是诸如延长的生命年和延长的生命年中的良好健康等多种结果的干预项目。可以说,成本效用分析是成本效果分析的一种发展,而且是卫生经济学评价的金标准。

成本效用分析的优点在于使用单一的成本指标和单一的效用指标,使其可被广泛地应用于所有健康干预;特点在于效用指标是人工制定的,使用卫生服务最终产品指标把获得的生命数量和生命质量进行综合考虑。

2 效用的测量与计算

成本效用分析中的成本用货币单位表示,个体效用包括生存年数和生命质量两部分,评价指标有质量调整生命年(quality adjusted life year,QALY),伤残调整生命年(disability adjusted life year,DALY)及生命质量指数(physical quality of life index)等。在众多指标中,质量调整生命年(QALY)已经成为成本效用分析中主要结果的测量工具。其中,生存年数是人的生存数量,生活质量是人在生与死之间每一时点上的质量,用生活质量效用值表示;生活质量效用值是反映个人健康状况的综合指数,取值范围在0—1之间,0代表死亡,1代表完全健康。它是一个权重系统,为了确定QALY的权重,研究者设计了许多评价个体对不同健康状况偏好的方法。

2.1 成本效用比

成本效用分析的评价指标是成本效用比(cost utility ratio,CUR),它表示项目获得每单位的QALY所消耗或增加的成本量。成本效用比值越高,表示项目效率越低;反之,成本效用比越低,表示项目效率越高。其计算公式如下:

$$CUR = \frac{C - A \times T}{A \times Q}$$

式中,C为项目的总成本;A为实施项目所避免的感染例数;T为每名感染者的医疗费用;Q为每避免一例感染所获得的QALY。

2.2 效用值的确定

成本效用分析中常用的确定健康状态效用值(或失能权重)的方法有三种:

1)专家判断法

即挑选相关专家根据经验评价,估计健康效用值或其可能的范围,然后进行敏感性分析以探究评价的可靠性。

2)文献法

直接利用现有文献中使用的效用值指标,但要注意其是否和自己的研究相配。

3)抽样调查法

自行设计方案进行调查研究获得需要的效用值,通常采用等级衡量法(rating scale)、标准博弈法(standard gamble)和时间权衡法(time trade-off)衡量健康状态的基数效用。

3 成本效用分析的应用

以下几种情况,成本效用分析比其他卫生经济分析评价方法能够得出更科学的、可靠的、适用于决策分析的结果:

1)评价某些干预方案好坏的指标不是或不全是死亡率,我们更关注健康相关生命质量指标时;

2)当干预方案同时影响患病率和死亡率,而研究者又希望使用一种通用的测量单位将它们的影响综合在一起时;

3)当干预方案需要与其他疾病治疗领域的结果相对比时;

4)当研究者的目标是将医疗干预方案与非医疗干预方案进行对比时。

4 案例分析[①]

例1 某市结核病控制项目12年共治愈19633例活动性肺结核患者,按《结核病学》资料,短期化疗(DOT)管理策略每治愈1例患者避免的DALY损失为10.539年,该市平均期望寿命75年。流行病学研究表明,1例传染性肺结核患者每年可感染10-15个健康人,其中5%的人将成为传染性肺结核患者。项目共投入经费5610.1万元,试对该市结核病控制进行成本效用分析。

1)效用=直接效用+间接效用

其中直接效用(DALY)=10.539×19633=206912年,共获得完整生命=206912/75=2759年;

间接效用:即避免新发病例DALY损失=10.539×[(10+15)/2]×13660×5%=89982年。

其中项目期间免受结核菌感染的健康人数=[(10+15)/2]×13660=170750例;

减少新发传染性肺结核患者=170750×5%=8538例。

2)成本:假设项目投入成本为5610.1万元。

---

① 资料来源于:高丽敏,刘国祥. 卫生经济学(案例版). 北京:科学出版社,2008.

3)成本效用分析。

每挽回一个 DALY 的成本＝5610.1/(206912＋89982)＝0.0189 万元。

参考文献

(同条目"卫生经济分析与评价")

(韩春蕾)

成本最小化分析

1　定义

成本最小化分析(cost-minimization analysis,CMA)是指在项目的产出(效果、效益和效用)没有差别的情况下,成本最小的方案即为最优方案。

2　案例[①]

对 95 例急性缺血性脑卒中患者按照不同药物治疗方案分为 3 组,分别给予巴曲酶(降纤组)、阿加曲班(抗凝组)、阿替普酶(溶栓组)治疗,进行最小成本分析。

2.1　治疗成本的计算

从患者角度出发,成本应包括全部直接医疗费用如药费、检查费、实验室检查费、放射费、床位费和其他费用,各项费用均按照 2009 年三级甲等医院规定的价格计算。成本见表 1。

表 1　三组成本比较(单位:元)

组别	药费	床位费	放射费	检查费	实验室检查	其他费用	人均治疗总成本
降纤组	9240.43	364.42	868.89	185.13	584.56	1854.84	13098.27
抗凝组	11899.19	447.55	995.53	207.35	453.00	1475.34	15477.96
溶栓组	10142.07	247.37	802.32	195.58	480.90	9172.62	21040.86

通过对人均治疗总成本进行秩和检验,得出 3 组人均治疗总成本差异具有统计学意

---

①　资料来源于:吴玉波,王伟巍,李岩,等.3 种治疗急性缺血性脑卒中药的最小成本分析.中国药房,2011,22(10):865－866。

义($Hc=13.6169$, $P<0.05$)。经过两两秩和检验得出降纤组与溶栓组人均治疗总成本差异具有统计学意义。

2.2 效果的确立

本文采用总有效率作为效果。3组总有效率差异无统计学意义($Hc=1.2280$, $P>0.05$),具体见表2。

表2 3组疗效比较(n)

组别	例数	痊愈	显著进步	进步	无效	总有效率%
降纤组	36	4	15	13	4	88.89
抗凝组	40	5	17	12	6	85.00
溶栓组	19	4	8	6	1	94.74

2.3 最小成本分析

由于3组方案治疗效果差异无统计学意义,故对其进行最小成本分析。降纤组、抗凝组和溶栓组的人均治疗总成本分别为13098.27、15477.96和21040.86元($P<0.05$),根据最小成本分析即得降纤组方案较经济。

2.4 敏感度分析

按照药品价格下降10%,进行敏感度分析,降纤组、抗凝组和溶栓组的人均治疗总成本依次为10021.15、12503.37和19302.98元($P<0.05$)。经两两秩和检验可得,降纤组与溶栓组人均治疗总成本差异具有统计学意义,所以结论不变。

3 卫生经济分析与评价方法小结

下面将卫生经济分析与评价方法的关系总结如表3。

表3 主要卫生经济分析与评价方法

	成本效果分析	成本效用分析	成本效益分析
成本的单位	货币值	货币值	货币值
结果的单位	自然单位	QALYs	货币值
成本结果的比较	比值	比值	比值
比较的项目数	2个以上	2个以上	1个以上
评价的目标数	1个以上	1个以上	1个以上
产出数据的要求	非货币化的健康结果指标	使用人工整理的计量单位	产出货币化
方法学	不同的结果指标	等级标度	意愿支付
		标准博弈	人力资本
		时间权衡	
可比性	差	较强	较强

参考文献

(同条目"卫生经济分析与评价")

(韩春蕾)

附录一　统计用表

附表1　正态分布表

（说明：表中 P 为正态分布下左侧面积，表中数字为该 P 值所对应的标准正态离差即 u 值）

P	0.000	0.001	0.002	0.003	0.004	0.005	0.006	0.007	0.008	0.009
0.00		−3.0902	−2.8782	−2.7478	−2.6521	−2.5758	−2.5121	−2.4573	−2.4089	−2.3656
0.01	−2.3263	−2.2904	−2.2571	−2.2262	−2.1973	−2.1701	−2.1444	−2.1201	−2.0969	−2.0749
0.02	−2.0537	−2.0335	−2.0141	−1.9954	−1.9774	−1.9600	−1.9431	−1.9268	−1.9110	−1.8957
0.03	−1.8808	−1.8663	−1.8522	−1.8384	−1.8250	−1.8119	−1.7991	−1.7866	−1.7744	−1.7624
0.04	−1.7507	−1.7392	−1.7279	−1.7169	−1.7060	−1.6954	−1.6849	−1.6747	−1.6646	−1.6546
0.05	−1.6449	−1.6352	−1.6258	−1.6164	−1.6072	−1.5982	−1.5893	−1.5805	−1.5718	−1.5632
0.06	−1.5548	−1.5464	−1.5382	−1.5301	−1.5220	−1.5141	−1.5063	−1.4985	−1.4909	−1.4833
0.07	−1.4758	−1.4684	−1.4611	−1.4538	−1.4466	−1.4395	−1.4325	−1.4255	−1.4187	−1.4118
0.08	−1.4051	−1.3984	−1.3917	−1.3852	−1.3787	−1.3722	−1.3658	−1.3595	−1.3532	−1.3469
0.09	−1.3408	−1.3346	−1.3285	−1.3225	−1.3165	−1.3106	−1.3047	−1.2988	−1.2930	−1.2873
0.10	−1.2816	−1.2759	−1.2702	−1.2646	−1.2591	−1.2536	−1.2481	−1.2426	−1.2372	−1.2319
0.11	−1.2265	−1.2212	−1.2160	−1.2107	−1.2055	−1.2004	−1.1952	−1.1901	−1.1850	−1.1800
0.12	−1.1750	−1.1700	−1.1650	−1.1601	−1.1552	−1.1503	−1.1455	−1.1407	−1.1359	−1.1311
0.13	−1.1264	−1.1217	−1.1170	−1.1123	−1.1077	−1.1031	−1.0985	−1.0939	−1.0893	−1.0848
0.14	−1.0803	−1.0758	−1.0714	−1.0669	−1.0625	−1.0581	−1.0537	−1.0494	−1.0450	−1.0407
0.15	−1.0364	−1.0322	−1.0279	−1.0237	−1.0194	−1.0152	−1.0110	−1.0069	−1.0027	−0.9986
0.16	−0.9945	−0.9904	−0.9863	−0.9822	−0.9782	−0.9741	−0.9701	−0.9661	−0.9621	−0.9581
0.17	−0.9542	−0.9502	−0.9463	−0.9424	−0.9385	−0.9346	−0.9307	−0.9269	−0.9230	−0.9192
0.18	−0.9154	−0.9116	−0.9078	−0.9040	−0.9002	−0.8965	−0.8927	−0.8890	−0.8853	−0.8816
0.19	−0.8779	−0.8742	−0.8705	−0.8669	−0.8633	−0.8596	−0.8560	−0.8524	−0.8488	−0.8452
0.20	−0.8416	−0.8381	−0.8345	−0.8310	−0.8274	−0.8239	−0.8204	−0.8169	−0.8134	−0.8099
0.21	−0.8064	−0.8030	−0.7995	−0.7961	−0.7926	−0.7892	−0.7858	−0.7824	−0.7790	−0.7756
0.22	−0.7722	−0.7688	−0.7655	−0.7621	−0.7588	−0.7554	−0.7521	−0.7488	−0.7454	−0.7421
0.23	−0.7388	−0.7356	−0.7323	−0.7290	−0.7257	−0.7225	−0.7192	−0.7160	−0.7128	−0.7095
0.24	−0.7063	−0.7031	−0.6999	−0.6967	−0.6935	−0.6903	−0.6871	−0.6840	−0.6808	−0.6776
0.25	−0.6745	−0.6713	−0.6682	−0.6651	−0.6620	−0.6588	−0.6557	−0.6526	−0.6495	−0.6464
0.26	−0.6433	−0.6403	−0.6372	−0.6341	−0.6311	−0.6280	−0.6250	−0.6219	−0.6189	−0.6158
0.27	−0.6128	−0.6098	−0.6068	−0.6038	−0.6008	−0.5978	−0.5948	−0.5918	−0.5888	−0.5858
0.28	−0.5828	−0.5799	−0.5769	−0.5740	−0.5710	−0.5681	−0.5651	−0.5622	−0.5592	−0.5563
0.29	−0.5534	−0.5505	−0.5476	−0.5446	−0.5417	−0.5388	−0.5359	−0.5330	−0.5302	−0.5273
0.30	−0.5244	−0.5215	−0.5187	−0.5158	−0.5129	−0.5101	−0.5072	−0.5044	−0.5015	−0.4987
0.31	−0.4959	−0.4930	−0.4902	−0.4874	−0.4845	−0.4817	−0.4789	−0.4761	−0.4733	−0.4705
0.32	−0.4677	−0.4649	−0.4621	−0.4593	−0.4565	−0.4538	−0.4510	−0.4482	−0.4454	−0.4427
0.33	−0.4399	−0.4372	−0.4344	−0.4316	−0.4289	−0.4261	−0.4234	−0.4207	−0.4179	−0.4152
0.34	−0.4125	−0.4097	−0.4070	−0.4043	−0.4016	−0.3989	−0.3961	−0.3934	−0.3907	−0.3880
0.35	−0.3853	−0.3826	−0.3799	−0.3772	−0.3745	−0.3719	−0.3692	−0.3665	−0.3638	−0.3611
0.36	−0.3585	−0.3558	−0.3531	−0.3505	−0.3478	−0.3451	−0.3425	−0.3398	−0.3372	−0.3345
0.37	−0.3319	−0.3292	−0.3266	−0.3239	−0.3213	−0.3186	−0.3160	−0.3134	−0.3107	−0.3081
0.38	−0.3055	−0.3029	−0.3002	−0.2976	−0.2950	−0.2924	−0.2898	−0.2871	−0.2845	−0.2819
0.39	−0.2793	−0.2767	−0.2741	−0.2715	−0.2689	−0.2663	−0.2637	−0.2611	−0.2585	−0.2559
0.40	−0.2533	−0.2508	−0.2482	−0.2456	−0.2430	−0.2404	−0.2378	−0.2353	−0.2327	−0.2301
0.41	−0.2275	−0.2250	−0.2224	−0.2198	−0.2173	−0.2147	−0.2121	−0.2096	−0.2070	−0.2045
0.42	−0.2019	−0.1993	−0.1968	−0.1942	−0.1917	−0.1891	−0.1866	−0.1840	−0.1815	−0.1789
0.43	−0.1764	−0.1738	−0.1713	−0.1687	−0.1662	−0.1637	−0.1611	−0.1586	−0.1560	−0.1535
0.44	−0.1510	−0.1484	−0.1459	−0.1434	−0.1408	−0.1383	−0.1358	−0.1332	−0.1307	−0.1282
0.45	−0.1257	−0.1231	−0.1206	−0.1181	−0.1156	−0.1130	−0.1105	−0.1080	−0.1055	−0.1030
0.46	−0.1004	−0.0979	−0.0954	−0.0929	−0.0904	−0.0878	−0.0853	−0.0828	−0.0803	−0.0778
0.47	−0.0753	−0.0728	−0.0702	−0.0677	−0.0652	−0.0627	−0.0602	−0.0577	−0.0552	−0.0527
0.48	−0.0502	−0.0476	−0.0451	−0.0426	−0.0401	−0.0376	−0.0351	−0.0326	−0.0301	−0.0276
0.49	−0.0251	−0.0226	−0.0201	−0.0175	−0.0150	−0.0125	−0.0100	−0.0075	−0.0050	−0.0025
0.50	0.0000	0.0025	0.0050	0.0075	0.0100	0.0125	0.0150	0.0175	0.0201	0.0226

续附表 1 正态分布表

（说明：表中 P 为正态分布下左侧面积，表中数字为该 P 值所对应的标准正态离差即 u 值）

P	0.000	0.001	0.002	0.003	0.004	0.005	0.006	0.007	0.008	0.009
0.51	0.0251	0.0276	0.0301	0.0326	0.0351	0.0376	0.0401	0.0426	0.0451	0.0476
0.52	0.0502	0.0527	0.0552	0.0577	0.0602	0.0627	0.0652	0.0677	0.0702	0.0728
0.53	0.0753	0.0778	0.0803	0.0828	0.0853	0.0878	0.0904	0.0929	0.0954	0.0979
0.54	0.1004	0.1030	0.1055	0.1080	0.1105	0.1130	0.1156	0.1181	0.1206	0.1231
0.55	0.1257	0.1282	0.1307	0.1332	0.1358	0.1383	0.1408	0.1434	0.1459	0.1484
0.56	0.1510	0.1535	0.1560	0.1586	0.1611	0.1637	0.1662	0.1687	0.1713	0.1738
0.57	0.1764	0.1789	0.1815	0.1840	0.1866	0.1891	0.1917	0.1942	0.1968	0.1993
0.58	0.2019	0.2045	0.2070	0.2096	0.2121	0.2147	0.2173	0.2198	0.2224	0.2250
0.59	0.2275	0.2301	0.2327	0.2353	0.2378	0.2404	0.2430	0.2456	0.2482	0.2508
0.60	0.2533	0.2559	0.2585	0.2611	0.2637	0.2663	0.2689	0.2715	0.2741	0.2767
0.61	0.2793	0.2819	0.2845	0.2871	0.2898	0.2924	0.2950	0.2976	0.3002	0.3029
0.62	0.3055	0.3081	0.3107	0.3134	0.3160	0.3186	0.3213	0.3239	0.3266	0.3292
0.63	0.3319	0.3345	0.3372	0.3398	0.3425	0.3451	0.3478	0.3505	0.3531	0.3558
0.64	0.3585	0.3611	0.3638	0.3665	0.3692	0.3719	0.3745	0.3772	0.3799	0.3826
0.65	0.3853	0.3880	0.3907	0.3934	0.3961	0.3989	0.4016	0.4043	0.4070	0.4097
0.66	0.4125	0.4152	0.4179	0.4207	0.4234	0.4261	0.4289	0.4316	0.4344	0.4372
0.67	0.4399	0.4427	0.4454	0.4482	0.4510	0.4538	0.4565	0.4593	0.4621	0.4649
0.68	0.4677	0.4705	0.4733	0.4761	0.4789	0.4817	0.4845	0.4874	0.4902	0.4930
0.69	0.4959	0.4987	0.5015	0.5044	0.5072	0.5101	0.5129	0.5158	0.5187	0.5215
0.70	0.5244	0.5273	0.5302	0.5330	0.5359	0.5388	0.5417	0.5446	0.5476	0.5505
0.71	0.5534	0.5563	0.5592	0.5622	0.5651	0.5681	0.5710	0.5740	0.5769	0.5799
0.72	0.5828	0.5858	0.5888	0.5918	0.5948	0.5978	0.6008	0.6038	0.6068	0.6098
0.73	0.6128	0.6158	0.6189	0.6219	0.6250	0.6280	0.6311	0.6341	0.6372	0.6403
0.74	0.6433	0.6464	0.6495	0.6526	0.6557	0.6588	0.6620	0.6651	0.6682	0.6713
0.75	0.6745	0.6776	0.6808	0.6840	0.6871	0.6903	0.6935	0.6967	0.6999	0.7031
0.76	0.7063	0.7095	0.7128	0.7160	0.7192	0.7225	0.7257	0.7290	0.7323	0.7356
0.77	0.7388	0.7421	0.7454	0.7488	0.7521	0.7554	0.7588	0.7621	0.7655	0.7688
0.78	0.7722	0.7756	0.7790	0.7824	0.7858	0.7892	0.7926	0.7961	0.7995	0.8030
0.79	0.8064	0.8099	0.8134	0.8169	0.8204	0.8239	0.8274	0.8310	0.8345	0.8381
0.80	0.8416	0.8452	0.8488	0.8524	0.8560	0.8596	0.8633	0.8669	0.8705	0.8742
0.81	0.8779	0.8816	0.8853	0.8890	0.8927	0.8965	0.9002	0.9040	0.9078	0.9116
0.82	0.9154	0.9192	0.9230	0.9269	0.9307	0.9346	0.9385	0.9424	0.9463	0.9502
0.83	0.9542	0.9581	0.9621	0.9661	0.9701	0.9741	0.9782	0.9822	0.9863	0.9904
0.84	0.9945	0.9986	1.0027	1.0069	1.0110	1.0152	1.0194	1.0237	1.0279	1.0322
0.85	1.0364	1.0407	1.0450	1.0494	1.0537	1.0581	1.0625	1.0669	1.0714	1.0758
0.86	1.0803	1.0848	1.0893	1.0939	1.0985	1.1031	1.1077	1.1123	1.1170	1.1217
0.87	1.1264	1.1311	1.1359	1.1407	1.1455	1.1503	1.1552	1.1601	1.1650	1.1700
0.88	1.1750	1.1800	1.1850	1.1901	1.1952	1.2004	1.2055	1.2107	1.2160	1.2212
0.89	1.2265	1.2319	1.2372	1.2426	1.2481	1.2536	1.2591	1.2646	1.2702	1.2759
0.90	1.2816	1.2873	1.2930	1.2988	1.3047	1.3106	1.3165	1.3225	1.3285	1.3346
0.91	1.3408	1.3469	1.3532	1.3595	1.3658	1.3722	1.3787	1.3852	1.3917	1.3984
0.92	1.4051	1.4118	1.4187	1.4255	1.4325	1.4395	1.4466	1.4538	1.4611	1.4684
0.93	1.4758	1.4833	1.4909	1.4985	1.5063	1.5141	1.5220	1.5301	1.5382	1.5464
0.94	1.5548	1.5632	1.5718	1.5805	1.5893	1.5982	1.6072	1.6164	1.6258	1.6352
0.95	1.6449	1.6546	1.6646	1.6747	1.6849	1.6954	1.7060	1.7169	1.7279	1.7392
0.96	1.7507	1.7624	1.7744	1.7866	1.7991	1.8119	1.8250	1.8384	1.8522	1.8663
0.97	1.8808	1.8957	1.9110	1.9268	1.9431	1.9600	1.9774	1.9954	2.0141	2.0335
0.98	2.0537	2.0749	2.0969	2.1201	2.1444	2.1701	2.1973	2.2262	2.2571	2.2904
0.99	2.3263	2.3656	2.4089	2.4573	2.5121	2.5758	2.6521	2.7478	2.8782	3.0902

附表 2　χ^2 分布界值表

自由度	大于此值的概率 P												
ν	0.995	0.990	0.975	0.950	0.900	0.750	0.500	0.250	0.100	0.050	0.025	0.010	0.005
1	0.000	0.000	0.001	0.004	0.016	0.102	0.455	1.323	2.706	3.841	5.024	6.635	7.879
2	0.010	0.020	0.051	0.103	0.211	0.575	1.386	2.773	4.605	5.991	7.378	9.210	10.597
3	0.072	0.115	0.216	0.352	0.584	1.213	2.366	4.108	6.251	7.815	9.348	11.345	12.838
4	0.207	0.297	0.484	0.711	1.064	1.923	3.357	5.385	7.779	9.488	11.143	13.277	14.860
5	0.412	0.554	0.831	1.145	1.610	2.675	4.351	6.626	9.236	11.070	12.833	15.086	16.750
6	0.676	0.872	1.237	1.635	2.204	3.455	5.348	7.841	10.645	12.592	14.449	16.812	18.548
7	0.989	1.239	1.690	2.167	2.833	4.255	6.346	9.037	12.017	14.067	16.013	18.475	20.278
8	1.344	1.646	2.180	2.733	3.490	5.071	7.344	10.219	13.362	15.507	17.535	20.090	21.955
9	1.735	2.088	2.700	3.325	4.168	5.899	8.343	11.389	14.684	16.919	19.023	21.666	23.589
10	2.156	2.558	3.247	3.940	4.865	6.737	9.342	12.549	15.987	18.307	20.483	23.209	25.188
11	2.603	3.053	3.816	4.575	5.578	7.584	10.341	13.701	17.275	19.675	21.920	24.725	26.757
12	3.074	3.571	4.404	5.226	6.304	8.438	11.340	14.845	18.549	21.026	23.337	26.217	28.300
13	3.565	4.107	5.009	5.892	7.042	9.299	12.340	15.984	19.812	22.362	24.736	27.688	29.819
14	4.075	4.660	5.629	6.571	7.790	10.165	13.339	17.117	21.064	23.685	26.119	29.141	31.319
15	4.601	5.229	6.262	7.261	8.547	11.037	14.339	18.245	22.307	24.996	27.488	30.578	32.801
16	5.142	5.812	6.908	7.962	9.312	11.912	15.338	19.369	23.542	26.296	28.845	32.000	34.267
17	5.697	6.408	7.564	8.672	10.085	12.792	16.338	20.489	24.769	27.587	30.191	33.409	35.718
18	6.265	7.015	8.231	9.390	10.865	13.675	17.338	21.605	25.989	28.869	31.526	34.805	37.156
19	6.844	7.633	8.907	10.117	11.651	14.562	18.338	22.718	27.204	30.144	32.852	36.191	38.582
20	7.434	8.260	9.591	10.851	12.443	15.452	19.337	23.828	28.412	31.410	34.170	37.566	39.997
21	8.034	8.897	10.283	11.591	13.240	16.344	20.337	24.935	29.615	32.671	35.479	38.932	41.401
22	8.643	9.542	10.982	12.338	14.041	17.240	21.337	26.039	30.813	33.924	36.781	40.289	42.796
23	9.260	10.196	11.689	13.091	14.848	18.137	22.337	27.141	32.007	35.172	38.076	41.638	44.181
24	9.886	10.856	12.401	13.848	15.659	19.037	23.337	28.241	33.196	36.415	39.364	42.980	45.559
25	10.520	11.524	13.120	14.611	16.473	19.939	24.337	29.339	34.382	37.652	40.646	44.314	46.928
26	11.160	12.198	13.844	15.379	17.292	20.843	25.336	30.435	35.563	38.885	41.923	45.642	48.290
27	11.808	12.879	14.573	16.151	18.114	21.749	26.336	31.528	36.741	40.113	43.195	46.963	49.645
28	12.461	13.565	15.308	16.928	18.939	22.657	27.336	32.620	37.916	41.337	44.461	48.278	50.993
29	13.121	14.256	16.047	17.708	19.768	23.567	28.336	33.711	39.087	42.557	45.722	49.588	52.336
30	13.787	14.953	16.791	18.493	20.599	24.478	29.336	34.800	40.256	43.773	46.979	50.892	53.672
31	14.458	15.655	17.539	19.281	21.434	25.390	30.336	35.887	41.422	44.985	48.232	52.191	55.003
32	15.134	16.362	18.291	20.072	22.271	26.304	31.336	36.973	42.585	46.194	49.480	53.486	56.328
33	15.815	17.074	19.047	20.867	23.110	27.219	32.336	38.058	43.745	47.400	50.725	54.776	57.648
34	16.501	17.789	19.806	21.664	23.952	28.136	33.336	39.141	44.903	48.602	51.966	56.061	58.964
35	17.192	18.509	20.569	22.465	24.797	29.054	34.336	40.223	46.059	49.802	53.203	57.342	60.275
36	17.887	19.233	21.336	23.269	25.643	29.973	35.336	41.304	47.212	50.998	54.437	58.619	61.581
37	18.586	19.960	22.106	24.075	26.492	30.893	36.336	42.383	48.363	52.192	55.668	59.893	62.883
38	19.289	20.691	22.878	24.884	27.343	31.815	37.335	43.462	49.513	53.384	56.896	61.162	64.181
39	19.996	21.426	23.654	25.695	28.196	32.737	38.335	44.539	50.660	54.572	58.120	62.428	65.476
40	20.707	22.164	24.433	26.509	29.051	33.660	39.335	45.616	51.805	55.758	59.342	63.691	66.766
41	21.421	22.906	25.215	27.326	29.907	34.585	40.335	46.692	52.949	56.942	60.561	64.950	68.053
42	22.138	23.650	25.999	28.144	30.765	35.510	41.335	47.766	54.090	58.124	61.777	66.206	69.336
43	22.859	24.398	26.785	28.965	31.625	36.436	42.335	48.840	55.230	59.304	62.990	67.459	70.616
44	23.584	25.148	27.575	29.787	32.487	37.363	43.335	49.913	56.369	60.481	64.201	68.710	71.893
45	24.311	25.901	28.366	30.612	33.350	38.291	44.335	50.985	57.505	61.656	65.410	69.957	73.166
46	25.041	26.657	29.160	31.439	34.215	39.220	45.335	52.056	58.641	62.830	66.617	71.201	74.437
47	25.775	27.416	29.956	32.268	35.081	40.149	46.335	53.127	59.774	64.001	67.821	72.443	75.704
48	26.511	28.177	30.755	33.098	35.949	41.079	47.335	54.196	60.907	65.171	69.023	73.683	76.969
49	27.249	28.941	31.555	33.930	36.818	42.010	48.335	55.265	62.038	66.339	70.222	74.919	78.231
50	27.991	29.707	32.357	34.764	37.689	42.942	49.335	56.334	63.167	67.505	71.420	76.154	79.490

续附表2 χ^2 分布界值表

自由度	大于此值的概率 P												
ν	0.995	0.990	0.975	0.950	0.900	0.750	0.500	0.250	0.100	0.050	0.025	0.010	0.005
51	28.735	30.475	33.162	35.600	38.560	43.874	50.335	57.401	64.295	68.669	72.616	77.386	80.747
52	29.481	31.246	33.968	36.437	39.433	44.808	51.335	58.468	65.422	69.832	73.810	78.616	82.001
53	30.230	32.018	34.776	37.276	40.308	45.741	52.335	59.534	66.548	70.993	75.002	79.843	83.253
54	30.981	32.793	35.586	38.116	41.183	46.676	53.335	60.600	67.673	72.153	76.192	81.069	84.502
55	31.735	33.570	36.398	38.958	42.060	47.610	54.335	61.665	68.796	73.311	77.380	82.292	85.749
56	32.490	34.350	37.212	39.801	42.937	48.546	55.335	62.729	69.919	74.468	78.567	83.513	86.994
57	33.248	35.131	38.027	40.646	43.816	49.482	56.335	63.793	71.040	75.624	79.752	84.733	88.236
58	34.008	35.913	38.844	41.492	44.696	50.419	57.335	64.857	72.160	76.778	80.936	85.950	89.477
59	34.770	36.698	39.662	42.339	45.577	51.356	58.335	65.919	73.279	77.931	82.117	87.166	90.715
60	35.534	37.485	40.482	43.188	46.459	52.294	59.335	66.981	74.397	79.082	83.298	88.379	91.952
61	36.301	38.273	41.303	44.038	47.342	53.232	60.335	68.043	75.514	80.232	84.476	89.591	93.186
62	37.068	39.063	42.126	44.889	48.226	54.171	61.335	69.104	76.630	81.381	85.654	90.802	94.419
63	37.838	39.855	42.950	45.741	49.111	55.110	62.335	70.165	77.745	82.529	86.830	92.010	95.649
64	38.610	40.649	43.776	46.595	49.996	56.050	63.335	71.225	78.860	83.675	88.004	93.217	96.878
65	39.383	41.444	44.603	47.450	50.883	56.990	64.335	72.285	79.973	84.821	89.177	94.422	98.105
66	40.158	42.240	45.431	48.305	51.770	57.931	65.335	73.344	81.085	85.965	90.349	95.626	99.330
67	40.935	43.038	46.261	49.162	52.659	58.872	66.335	74.403	82.197	87.108	91.519	96.828	100.554
68	41.713	43.838	47.092	50.020	53.548	59.814	67.335	75.461	83.308	88.250	92.689	98.028	101.776
69	42.494	44.639	47.924	50.879	54.438	60.756	68.334	76.519	84.418	89.391	93.856	99.228	102.996
70	43.275	45.442	48.758	51.739	55.329	61.698	69.334	77.577	85.527	90.531	95.023	100.425	104.215
71	44.058	46.246	49.592	52.600	56.221	62.641	70.334	78.634	86.635	91.670	96.189	101.621	105.432
72	44.843	47.051	50.428	53.462	57.113	63.585	71.334	79.690	87.743	92.808	97.353	102.816	106.648
73	45.629	47.858	51.265	54.325	58.006	64.528	72.334	80.747	88.850	93.945	98.516	104.010	107.862
74	46.417	48.666	52.103	55.189	58.900	65.472	73.334	81.803	89.956	95.081	99.678	105.202	109.074
75	47.206	49.475	52.942	56.054	59.795	66.417	74.334	82.858	91.061	96.217	100.839	106.393	110.286
76	47.997	50.286	53.782	56.920	60.690	67.362	75.334	83.913	92.166	97.351	101.999	107.583	111.495
77	48.788	51.097	54.623	57.786	61.586	68.307	76.334	84.968	93.270	98.484	103.158	108.771	112.704
78	49.582	51.910	55.466	58.654	62.483	69.252	77.334	86.022	94.374	99.617	104.316	109.958	113.911
79	50.376	52.725	56.309	59.522	63.380	70.198	78.334	87.077	95.476	100.749	105.473	111.144	115.117
80	51.172	53.540	57.153	60.391	64.278	71.145	79.334	88.130	96.578	101.879	106.629	112.329	116.321
81	51.969	54.357	57.998	61.261	65.176	72.091	80.334	89.184	97.680	103.010	107.783	113.512	117.524
82	52.767	55.174	58.845	62.132	66.076	73.038	81.334	90.237	98.780	104.139	108.937	114.695	118.726
83	53.567	55.993	59.692	63.004	66.976	73.985	82.334	91.289	99.880	105.267	110.090	115.876	119.927
84	54.368	56.813	60.540	63.876	67.876	74.933	83.334	92.342	100.980	106.395	111.242	117.057	121.126
85	55.170	57.634	61.389	64.749	68.777	75.881	84.334	93.394	102.079	107.522	112.393	118.236	122.325
86	55.973	58.456	62.239	65.623	69.679	76.829	85.334	94.446	103.177	108.648	113.544	119.414	123.522
87	56.777	59.279	63.089	66.498	70.581	77.777	86.334	95.497	104.275	109.773	114.693	120.591	124.718
88	57.582	60.103	63.941	67.373	71.484	78.726	87.334	96.548	105.372	110.898	115.841	121.767	125.913
89	58.389	60.928	64.793	68.249	72.387	79.675	88.334	97.599	106.469	112.022	116.989	122.942	127.106
90	59.196	61.754	65.647	69.126	73.291	80.625	89.334	98.650	107.565	113.145	118.136	124.116	128.299
91	60.005	62.581	66.501	70.003	74.196	81.574	90.334	99.700	108.661	114.268	119.282	125.289	129.491
92	60.815	63.409	67.356	70.882	75.100	82.524	91.334	100.750	109.756	115.390	120.427	126.462	130.681
93	61.625	64.238	68.211	71.760	76.006	83.474	92.334	101.800	110.850	116.511	121.571	127.633	131.871
94	62.437	65.068	69.068	72.640	76.912	84.425	93.334	102.850	111.944	117.632	122.715	128.803	133.059
95	63.250	65.898	69.925	73.520	77.818	85.376	94.334	103.899	113.038	118.752	123.858	129.973	134.247
96	64.063	66.730	70.783	74.401	78.725	86.327	95.334	104.948	114.131	119.871	125.000	131.141	135.433
97	64.878	67.562	71.642	75.282	79.633	87.278	96.334	105.997	115.223	120.990	126.141	132.309	136.619
98	65.694	68.396	72.501	76.164	80.541	88.229	97.334	107.045	116.315	122.108	127.282	133.476	137.803
99	66.510	69.230	73.361	77.046	81.449	89.181	98.334	108.093	117.407	123.225	128.422	134.642	138.987
100	67.328	70.065	74.222	77.929	82.358	90.133	99.334	109.141	118.498	124.342	129.561	135.807	140.169

附表3　F分布界值表 （方差分析用，$P=0.05$）

分母的自由度 n_2	分子的自由度，n_1											
	1	2	3	4	5	6	7	8	9	10	11	12
1	161.4476	199.5000	215.7073	224.5832	230.1619	233.9860	236.7684	238.8827	240.5433	241.8817	242.9835	243.9060
2	18.5128	19.0000	19.1643	19.2468	19.2964	19.3295	19.3532	19.3710	19.3848	19.3959	19.4050	19.4125
3	10.1280	9.5521	9.2766	9.1172	9.0135	8.9406	8.8867	8.8452	8.8123	8.7855	8.7633	8.7446
4	7.7086	6.9443	6.5914	6.3882	6.2561	6.1631	6.0942	6.0410	5.9988	5.9644	5.9358	5.9117
5	6.6079	5.7861	5.4095	5.1922	5.0503	4.9503	4.8759	4.8183	4.7725	4.7351	4.7040	4.6777
6	5.9874	5.1433	4.7571	4.5337	4.3874	4.2839	4.2067	4.1468	4.0990	4.0600	4.0274	3.9999
7	5.5914	4.7374	4.3468	4.1203	3.9715	3.8660	3.7870	3.7257	3.6767	3.6365	3.6030	3.5747
8	5.3177	4.4590	4.0662	3.8379	3.6875	3.5806	3.5005	3.4381	3.3881	3.3472	3.3130	3.2839
9	5.1174	4.2565	3.8625	3.6331	3.4817	3.3738	3.2927	3.2296	3.1789	3.1373	3.1025	3.0729
10	4.9646	4.1028	3.7083	3.4780	3.3258	3.2172	3.1355	3.0717	3.0204	2.9782	2.9430	2.9130
11	4.8443	3.9823	3.5874	3.3567	3.2039	3.0946	3.0123	2.9480	2.8962	2.8536	2.8179	2.7876
12	4.7472	3.8853	3.4903	3.2592	3.1059	2.9961	2.9134	2.8486	2.7964	2.7534	2.7173	2.6866
13	4.6672	3.8056	3.4105	3.1791	3.0254	2.9153	2.8321	2.7669	2.7144	2.6710	2.6347	2.6037
14	4.6001	3.7389	3.3439	3.1122	2.9582	2.8477	2.7642	2.6987	2.6458	2.6022	2.5655	2.5342
15	4.5431	3.6823	3.2874	3.0556	2.9013	2.7905	2.7066	2.6408	2.5876	2.5437	2.5068	2.4753
16	4.4940	3.6337	3.2389	3.0069	2.8524	2.7413	2.6572	2.5911	2.5377	2.4935	2.4564	2.4247
17	4.4513	3.5915	3.1968	2.9647	2.8100	2.6987	2.6143	2.5480	2.4943	2.4499	2.4126	2.3807
18	4.4139	3.5546	3.1599	2.9277	2.7729	2.6613	2.5767	2.5102	2.4563	2.4117	2.3742	2.3421
19	4.3807	3.5219	3.1274	2.8951	2.7401	2.6283	2.5435	2.4768	2.4227	2.3779	2.3402	2.3080
20	4.3512	3.4928	3.0984	2.8661	2.7109	2.5990	2.5140	2.4471	2.3928	2.3479	2.3100	2.2776
21	4.3248	3.4668	3.0725	2.8401	2.6848	2.5727	2.4876	2.4205	2.3660	2.3210	2.2829	2.2504
22	4.3009	3.4434	3.0491	2.8167	2.6613	2.5491	2.4638	2.3965	2.3419	2.2967	2.2585	2.2258
23	4.2793	3.4221	3.0280	2.7955	2.6400	2.5277	2.4422	2.3748	2.3201	2.2747	2.2364	2.2036
24	4.2597	3.4028	3.0088	2.7763	2.6207	2.5082	2.4226	2.3551	2.3002	2.2547	2.2163	2.1834
25	4.2417	3.3852	2.9912	2.7587	2.6030	2.4904	2.4047	2.3371	2.2821	2.2365	2.1979	2.1649
26	4.2252	3.3690	2.9752	2.7426	2.5868	2.4741	2.3883	2.3205	2.2655	2.2197	2.1811	2.1479
27	4.2100	3.3541	2.9604	2.7278	2.5719	2.4591	2.3732	2.3053	2.2501	2.2043	2.1655	2.1323
28	4.1960	3.3404	2.9467	2.7141	2.5581	2.4453	2.3593	2.2913	2.2360	2.1900	2.1512	2.1179
29	4.1830	3.3277	2.9340	2.7014	2.5454	2.4324	2.3463	2.2783	2.2229	2.1768	2.1379	2.1045
30	4.1709	3.3158	2.9223	2.6896	2.5336	2.4205	2.3343	2.2662	2.2107	2.1646	2.1256	2.0921
31	4.1596	3.3048	2.9113	2.6787	2.5225	2.4094	2.3232	2.2549	2.1994	2.1532	2.1141	2.0805
32	4.1491	3.2945	2.9011	2.6684	2.5123	2.3991	2.3127	2.2444	2.1888	2.1425	2.1033	2.0697
33	4.1393	3.2849	2.8916	2.6589	2.5026	2.3894	2.3030	2.2346	2.1789	2.1325	2.0933	2.0595
34	4.1300	3.2759	2.8826	2.6499	2.4936	2.3803	2.2938	2.2253	2.1696	2.1231	2.0838	2.0500
35	4.1213	3.2674	2.8742	2.6415	2.4851	2.3718	2.2852	2.2167	2.1608	2.1143	2.0750	2.0411
36	4.1132	3.2594	2.8663	2.6335	2.4772	2.3638	2.2771	2.2085	2.1526	2.1061	2.0666	2.0327
37	4.1055	3.2519	2.8588	2.6261	2.4696	2.3562	2.2695	2.2008	2.1449	2.0982	2.0587	2.0248
38	4.0982	3.2448	2.8517	2.6190	2.4625	2.3490	2.2623	2.1936	2.1375	2.0909	2.0513	2.0173
39	4.0913	3.2381	2.8451	2.6123	2.4558	2.3423	2.2555	2.1867	2.1306	2.0839	2.0443	2.0102
40	4.0847	3.2317	2.8387	2.6060	2.4495	2.3359	2.2490	2.1802	2.1240	2.0772	2.0376	2.0035
42	4.0727	3.2199	2.8270	2.5943	2.4377	2.3240	2.2371	2.1681	2.1119	2.0650	2.0252	1.9910
44	4.0617	3.2093	2.8165	2.5837	2.4270	2.3133	2.2263	2.1572	2.1009	2.0539	2.0140	1.9797
46	4.0517	3.1996	2.8068	2.5740	2.4174	2.3035	2.2164	2.1473	2.0909	2.0438	2.0039	1.9695
48	4.0427	3.1907	2.7981	2.5652	2.4085	2.2946	2.2074	2.1382	2.0817	2.0346	1.9946	1.9601
50	4.0343	3.1826	2.7900	2.5572	2.4004	2.2864	2.1992	2.1299	2.0734	2.0261	1.9861	1.9515

续附表3　F 分布界值表 （方差分析用，$P=0.05$）

分母的自由度 n_2	分子的自由度，n_1											
	14	16	20	24	30	40	50	75	100	200	500	∞
1	245.3640	246.4639	248.0131	249.0518	250.0951	251.1432	251.7742	252.6180	253.0411	253.6770	254.0593	254.3132
2	19.4244	19.4333	19.4458	19.4541	19.4624	19.4707	19.4757	19.4824	19.4857	19.4907	19.4937	19.4957
3	8.7149	8.6923	8.6602	8.6385	8.6166	8.5944	8.5810	8.5630	8.5539	8.5402	8.5320	8.5265
4	5.8733	5.8441	5.8025	5.7744	5.7459	5.7170	5.6995	5.6759	5.6641	5.6461	5.6353	5.6281
5	4.6358	4.6038	4.5581	4.5272	4.4957	4.4638	4.4444	4.4183	4.4051	4.3851	4.3731	4.3650
6	3.9559	3.9223	3.8742	3.8415	3.8082	3.7743	3.7537	3.7258	3.7117	3.6904	3.6775	3.6689
7	3.5292	3.4944	3.4445	3.4105	3.3758	3.3404	3.3189	3.2897	3.2749	3.2525	3.2389	3.2298
8	3.2374	3.2016	3.1503	3.1152	3.0794	3.0428	3.0204	2.9901	2.9747	2.9513	2.9371	2.9276
9	3.0255	2.9890	2.9365	2.9005	2.8637	2.8259	2.8028	2.7715	2.7556	2.7313	2.7166	2.7067
10	2.8647	2.8276	2.7740	2.7372	2.6996	2.6609	2.6371	2.6048	2.5884	2.5634	2.5481	2.5379
11	2.7386	2.7009	2.6464	2.6090	2.5705	2.5309	2.5066	2.4734	2.4566	2.4308	2.4151	2.4045
12	2.6371	2.5989	2.5436	2.5055	2.4663	2.4259	2.4010	2.3671	2.3498	2.3233	2.3071	2.2963
13	2.5536	2.5149	2.4589	2.4202	2.3803	2.3392	2.3138	2.2791	2.2614	2.2343	2.2176	2.2065
14	2.4837	2.4446	2.3879	2.3487	2.3082	2.2664	2.2405	2.2051	2.1870	2.1592	2.1422	2.1308
15	2.4244	2.3849	2.3275	2.2878	2.2468	2.2043	2.1780	2.1419	2.1234	2.0950	2.0776	2.0659
16	2.3733	2.3335	2.2756	2.2354	2.1938	2.1507	2.1240	2.0873	2.0685	2.0395	2.0217	2.0097
17	2.3290	2.2888	2.2304	2.1898	2.1477	2.1040	2.0769	2.0396	2.0204	1.9909	1.9727	1.9604
18	2.2900	2.2496	2.1906	2.1497	2.1071	2.0629	2.0354	1.9975	1.9780	1.9479	1.9294	1.9169
19	2.2556	2.2149	2.1555	2.1141	2.0712	2.0264	1.9986	1.9601	1.9403	1.9097	1.8909	1.8781
20	2.2250	2.1840	2.1242	2.0825	2.0391	1.9938	1.9656	1.9267	1.9066	1.8755	1.8562	1.8432
21	2.1975	2.1563	2.0960	2.0540	2.0102	1.9645	1.9360	1.8965	1.8761	1.8446	1.8250	1.8118
22	2.1727	2.1313	2.0707	2.0283	1.9842	1.9380	1.9092	1.8692	1.8486	1.8165	1.7966	1.7832
23	2.1502	2.1086	2.0476	2.0050	1.9605	1.9139	1.8848	1.8444	1.8234	1.7909	1.7708	1.7571
24	2.1298	2.0880	2.0267	1.9838	1.9390	1.8920	1.8625	1.8217	1.8005	1.7675	1.7470	1.7331
25	2.1111	2.0691	2.0075	1.9643	1.9192	1.8718	1.8421	1.8008	1.7794	1.7460	1.7252	1.7111
26	2.0939	2.0518	1.9898	1.9464	1.9010	1.8533	1.8233	1.7816	1.7599	1.7261	1.7050	1.6907
27	2.0781	2.0358	1.9736	1.9299	1.8842	1.8361	1.8059	1.7638	1.7419	1.7077	1.6863	1.6718
28	2.0635	2.0210	1.9586	1.9147	1.8687	1.8203	1.7898	1.7473	1.7251	1.6905	1.6689	1.6542
29	2.0500	2.0073	1.9446	1.9005	1.8543	1.8055	1.7748	1.7320	1.7096	1.6746	1.6527	1.6377
30	2.0374	1.9946	1.9317	1.8874	1.8409	1.7918	1.7609	1.7176	1.6950	1.6597	1.6375	1.6223
31	2.0257	1.9828	1.9196	1.8751	1.8283	1.7790	1.7478	1.7043	1.6814	1.6457	1.6233	1.6079
32	2.0147	1.9717	1.9083	1.8636	1.8166	1.7670	1.7356	1.6917	1.6687	1.6326	1.6099	1.5943
33	2.0045	1.9613	1.8977	1.8528	1.8056	1.7557	1.7241	1.6799	1.6567	1.6202	1.5973	1.5816
34	1.9949	1.9516	1.8877	1.8427	1.7953	1.7451	1.7134	1.6688	1.6454	1.6086	1.5854	1.5695
35	1.9858	1.9424	1.8784	1.8332	1.7856	1.7351	1.7032	1.6583	1.6347	1.5976	1.5742	1.5581
36	1.9773	1.9338	1.8696	1.8242	1.7764	1.7257	1.6936	1.6484	1.6246	1.5872	1.5635	1.5472
37	1.9692	1.9256	1.8612	1.8157	1.7678	1.7168	1.6845	1.6390	1.6151	1.5773	1.5534	1.5370
38	1.9616	1.9179	1.8534	1.8077	1.7596	1.7084	1.6759	1.6301	1.6060	1.5679	1.5438	1.5272
39	1.9545	1.9107	1.8459	1.8001	1.7518	1.7004	1.6678	1.6217	1.5974	1.5590	1.5347	1.5179
40	1.9476	1.9037	1.8389	1.7929	1.7444	1.6928	1.6600	1.6137	1.5892	1.5505	1.5260	1.5090
42	1.9350	1.8910	1.8258	1.7796	1.7308	1.6787	1.6456	1.5988	1.5740	1.5347	1.5097	1.4924
44	1.9236	1.8794	1.8139	1.7675	1.7184	1.6659	1.6325	1.5852	1.5601	1.5203	1.4948	1.4772
46	1.9132	1.8688	1.8031	1.7564	1.7070	1.6542	1.6206	1.5728	1.5474	1.5070	1.4812	1.4632
48	1.9037	1.8592	1.7932	1.7464	1.6967	1.6435	1.6096	1.5614	1.5357	1.4948	1.4686	1.4503
50	1.8949	1.8503	1.7841	1.7371	1.6872	1.6337	1.5995	1.5508	1.5249	1.4835	1.4569	1.4384

续附表3　F分布界值表 （方差分析用，P=0.05）

分母的自由度 n_2	\多\1	2	3	4	5	6	7	8	9	10	11	12
60	4.0012	3.1504	2.7581	2.5252	2.3683	2.2541	2.1665	2.0970	2.0401	1.9926	1.9522	1.9174
70	3.9778	3.1277	2.7355	2.5027	2.3456	2.2312	2.1435	2.0737	2.0166	1.9689	1.9283	1.8932
80	3.9604	3.1108	2.7188	2.4859	2.3287	2.2142	2.1263	2.0564	1.9991	1.9512	1.9105	1.8753
90	3.9469	3.0977	2.7058	2.4729	2.3157	2.2011	2.1131	2.0430	1.9856	1.9376	1.8967	1.8613
100	3.9361	3.0873	2.6955	2.4626	2.3053	2.1906	2.1025	2.0323	1.9748	1.9267	1.8857	1.8503
110	3.9274	3.0788	2.6871	2.4542	2.2969	2.1821	2.0939	2.0236	1.9661	1.9178	1.8767	1.8412
120	3.9201	3.0718	2.6802	2.4472	2.2899	2.1750	2.0868	2.0164	1.9588	1.9105	1.8693	1.8337
130	3.9140	3.0658	2.6743	2.4414	2.2839	2.1690	2.0807	2.0103	1.9526	1.9042	1.8630	1.8273
140	3.9087	3.0608	2.6693	2.4363	2.2789	2.1639	2.0756	2.0051	1.9473	1.8989	1.8576	1.8219
150	3.9042	3.0564	2.6649	2.4320	2.2745	2.1595	2.0711	2.0006	1.9428	1.8943	1.8530	1.8172
160	3.9002	3.0525	2.6611	2.4282	2.2707	2.1557	2.0672	1.9967	1.9388	1.8903	1.8489	1.8131
170	3.8967	3.0491	2.6578	2.4248	2.2673	2.1523	2.0638	1.9932	1.9353	1.8868	1.8453	1.8095
180	3.8936	3.0461	2.6548	2.4218	2.2643	2.1492	2.0608	1.9901	1.9322	1.8836	1.8422	1.8063
190	3.8909	3.0435	2.6521	2.4192	2.2616	2.1466	2.0580	1.9874	1.9294	1.8808	1.8393	1.8034
200	3.8884	3.0411	2.6498	2.4168	2.2592	2.1441	2.0556	1.9849	1.9269	1.8783	1.8368	1.8008
210	3.8861	3.0389	2.6476	2.4146	2.2571	2.1419	2.0534	1.9827	1.9247	1.8760	1.8345	1.7985
220	3.8841	3.0369	2.6456	2.4127	2.2551	2.1400	2.0514	1.9807	1.9226	1.8739	1.8324	1.7964
230	3.8822	3.0351	2.6438	2.4109	2.2533	2.1381	2.0495	1.9788	1.9207	1.8720	1.8304	1.7944
240	3.8805	3.0334	2.6422	2.4093	2.2516	2.1365	2.0479	1.9771	1.9190	1.8703	1.8287	1.7927
250	3.8789	3.0319	2.6407	2.4078	2.2501	2.1350	2.0463	1.9756	1.9174	1.8687	1.8271	1.7910
260	3.8775	3.0305	2.6393	2.4064	2.2487	2.1335	2.0449	1.9741	1.9160	1.8672	1.8256	1.7895
270	3.8761	3.0292	2.6380	2.4051	2.2474	2.1322	2.0436	1.9728	1.9146	1.8659	1.8242	1.7881
280	3.8749	3.0280	2.6368	2.4039	2.2462	2.1310	2.0424	1.9715	1.9134	1.8646	1.8229	1.7869
290	3.8737	3.0269	2.6357	2.4028	2.2451	2.1299	2.0412	1.9704	1.9122	1.8634	1.8218	1.7857
300	3.8726	3.0258	2.6347	2.4017	2.2441	2.1289	2.0402	1.9693	1.9112	1.8623	1.8206	1.7845
310	3.8716	3.0249	2.6337	2.4008	2.2431	2.1279	2.0392	1.9683	1.9101	1.8613	1.8196	1.7835
320	3.8707	3.0240	2.6328	2.3999	2.2422	2.1269	2.0382	1.9674	1.9092	1.8603	1.8186	1.7825
330	3.8698	3.0231	2.6320	2.3990	2.2413	2.1261	2.0374	1.9665	1.9083	1.8594	1.8177	1.7816
340	3.8690	3.0223	2.6312	2.3982	2.2405	2.1253	2.0365	1.9657	1.9075	1.8586	1.8169	1.7807
350	3.8682	3.0215	2.6304	2.3975	2.2398	2.1245	2.0358	1.9649	1.9067	1.8578	1.8161	1.7799
360	3.8674	3.0208	2.6297	2.3967	2.2391	2.1238	2.0350	1.9641	1.9059	1.8570	1.8153	1.7791
370	3.8667	3.0201	2.6290	2.3961	2.2384	2.1231	2.0343	1.9634	1.9052	1.8563	1.8146	1.7784
380	3.8660	3.0195	2.6284	2.3954	2.2377	2.1224	2.0337	1.9628	1.9045	1.8556	1.8139	1.7777
390	3.8654	3.0189	2.6278	2.3948	2.2371	2.1218	2.0331	1.9622	1.9039	1.8550	1.8132	1.7770
400	3.8648	3.0183	2.6272	2.3942	2.2366	2.1212	2.0325	1.9616	1.9033	1.8544	1.8126	1.7764
420	3.8637	3.0172	2.6261	2.3932	2.2355	2.1202	2.0314	1.9605	1.9022	1.8533	1.8115	1.7753
440	3.8627	3.0162	2.6252	2.3922	2.2345	2.1192	2.0304	1.9594	1.9012	1.8522	1.8104	1.7742
460	3.8618	3.0153	2.6243	2.3913	2.2336	2.1183	2.0295	1.9585	1.9002	1.8513	1.8095	1.7732
480	3.8609	3.0145	2.6235	2.3905	2.2328	2.1175	2.0286	1.9577	1.8994	1.8504	1.8086	1.7724
500	3.8601	3.0138	2.6227	2.3898	2.2320	2.1167	2.0279	1.9569	1.8986	1.8496	1.8078	1.7715
600	3.8570	3.0107	2.6198	2.3868	2.2290	2.1137	2.0248	1.9538	1.8955	1.8465	1.8046	1.7683
700	3.8548	3.0086	2.6176	2.3847	2.2269	2.1115	2.0226	1.9516	1.8932	1.8442	1.8023	1.7660
800	3.8531	3.0070	2.6160	2.3831	2.2253	2.1099	2.0210	1.9500	1.8916	1.8425	1.8006	1.7643
900	3.8518	3.0057	2.6148	2.3818	2.2240	2.1086	2.0197	1.9487	1.8903	1.8412	1.7993	1.7629
1000	3.8508	3.0047	2.6138	2.3808	2.2231	2.1076	2.0187	1.9476	1.8892	1.8402	1.7982	1.7618
∞	3.8416	2.9958	2.6050	2.3720	2.2142	2.0987	2.0097	1.9385	1.8800	1.8308	1.7887	1.7523

续附表 3 F 分布界值表 （方差分析用，$P=0.05$）

分母的自由度 n_2	分子的自由度，n_1											
	14	16	20	24	30	40	50	75	100	200	500	∞
60	1.8602	1.8151	1.7480	1.7001	1.6491	1.5943	1.5590	1.5085	1.4814	1.4377	1.4093	1.3894
70	1.8357	1.7902	1.7223	1.6738	1.6220	1.5661	1.5300	1.4779	1.4498	1.4042	1.3743	1.3530
80	1.8174	1.7716	1.7032	1.6542	1.6017	1.5449	1.5081	1.4548	1.4259	1.3786	1.3472	1.3248
90	1.8032	1.7571	1.6883	1.6389	1.5859	1.5284	1.4910	1.4366	1.4070	1.3582	1.3256	1.3021
100	1.7919	1.7456	1.6764	1.6267	1.5733	1.5151	1.4772	1.4220	1.3917	1.3416	1.3079	1.2833
110	1.7827	1.7363	1.6667	1.6167	1.5630	1.5043	1.4660	1.4099	1.3791	1.3279	1.2931	1.2675
120	1.7750	1.7285	1.6587	1.6084	1.5543	1.4952	1.4565	1.3998	1.3685	1.3162	1.2804	1.2540
130	1.7686	1.7219	1.6519	1.6014	1.5470	1.4875	1.4485	1.3912	1.3595	1.3062	1.2695	1.2422
140	1.7630	1.7162	1.6460	1.5954	1.5408	1.4809	1.4416	1.3838	1.3517	1.2975	1.2600	1.2319
150	1.7582	1.7113	1.6410	1.5902	1.5354	1.4752	1.4357	1.3773	1.3448	1.2899	1.2516	1.2227
160	1.7540	1.7071	1.6366	1.5856	1.5306	1.4702	1.4304	1.3716	1.3388	1.2832	1.2442	1.2145
170	1.7504	1.7033	1.6327	1.5816	1.5264	1.4657	1.4258	1.3666	1.3335	1.2772	1.2375	1.2071
180	1.7471	1.7000	1.6292	1.5780	1.5227	1.4618	1.4217	1.3621	1.3288	1.2718	1.2315	1.2004
190	1.7441	1.6970	1.6261	1.5748	1.5194	1.4583	1.4180	1.3581	1.3245	1.2670	1.2260	1.1943
200	1.7415	1.6943	1.6233	1.5720	1.5164	1.4551	1.4146	1.3545	1.3206	1.2626	1.2211	1.1887
210	1.7391	1.6919	1.6208	1.5694	1.5136	1.4522	1.4116	1.3512	1.3171	1.2586	1.2165	1.1835
220	1.7370	1.6897	1.6185	1.5670	1.5112	1.4496	1.4088	1.3482	1.3139	1.2549	1.2123	1.1787
230	1.7350	1.6876	1.6164	1.5648	1.5089	1.4472	1.4063	1.3454	1.3110	1.2515	1.2084	1.1743
240	1.7332	1.6858	1.6145	1.5628	1.5069	1.4450	1.4040	1.3429	1.3083	1.2484	1.2049	1.1701
250	1.7315	1.6841	1.6127	1.5610	1.5049	1.4430	1.4019	1.3405	1.3058	1.2456	1.2015	1.1663
260	1.7300	1.6825	1.6111	1.5593	1.5032	1.4411	1.3999	1.3384	1.3035	1.2429	1.1985	1.1627
270	1.7285	1.6811	1.6096	1.5578	1.5016	1.4394	1.3981	1.3364	1.3014	1.2404	1.1956	1.1593
280	1.7272	1.6797	1.6082	1.5563	1.5001	1.4378	1.3964	1.3345	1.2994	1.2381	1.1929	1.1561
290	1.7260	1.6785	1.6069	1.5550	1.4986	1.4363	1.3948	1.3328	1.2975	1.2359	1.1903	1.1530
300	1.7249	1.6773	1.6057	1.5537	1.4973	1.4349	1.3934	1.3312	1.2958	1.2339	1.1879	1.1502
310	1.7238	1.6762	1.6045	1.5526	1.4961	1.4336	1.3920	1.3296	1.2942	1.2320	1.1857	1.1475
320	1.7228	1.6752	1.6035	1.5515	1.4949	1.4323	1.3907	1.3282	1.2926	1.2302	1.1835	1.1449
330	1.7218	1.6742	1.6025	1.5504	1.4939	1.4312	1.3895	1.3269	1.2912	1.2285	1.1815	1.1424
340	1.7209	1.6733	1.6015	1.5494	1.4928	1.4301	1.3883	1.3256	1.2898	1.2269	1.1796	1.1401
350	1.7201	1.6725	1.6006	1.5485	1.4919	1.4291	1.3873	1.3244	1.2885	1.2254	1.1778	1.1379
360	1.7193	1.6717	1.5998	1.5477	1.4910	1.4281	1.3862	1.3233	1.2873	1.2239	1.1761	1.1358
370	1.7186	1.6709	1.5990	1.5468	1.4901	1.4272	1.3853	1.3222	1.2862	1.2226	1.1745	1.1337
380	1.7179	1.6702	1.5983	1.5461	1.4893	1.4263	1.3844	1.3212	1.2851	1.2213	1.1729	1.1318
390	1.7172	1.6695	1.5976	1.5453	1.4885	1.4255	1.3835	1.3202	1.2840	1.2200	1.1714	1.1299
400	1.7166	1.6688	1.5969	1.5446	1.4878	1.4247	1.3827	1.3193	1.2831	1.2189	1.1700	1.1281
420	1.7154	1.6676	1.5956	1.5433	1.4864	1.4232	1.3811	1.3176	1.2812	1.2167	1.1673	1.1248
440	1.7143	1.6665	1.5945	1.5421	1.4852	1.4219	1.3797	1.3161	1.2796	1.2147	1.1649	1.1216
460	1.7133	1.6655	1.5934	1.5411	1.4841	1.4207	1.3784	1.3147	1.2780	1.2128	1.1627	1.1187
480	1.7124	1.6646	1.5925	1.5401	1.4830	1.4196	1.3773	1.3134	1.2766	1.2111	1.1606	1.1160
500	1.7116	1.6638	1.5916	1.5392	1.4821	1.4186	1.3762	1.3122	1.2753	1.2096	1.1587	1.1135
600	1.7083	1.6604	1.5881	1.5355	1.4782	1.4145	1.3719	1.3073	1.2701	1.2033	1.1508	1.1029
700	1.7059	1.6580	1.5856	1.5329	1.4755	1.4116	1.3688	1.3039	1.2664	1.1987	1.1450	1.0947
800	1.7041	1.6562	1.5837	1.5310	1.4735	1.4094	1.3665	1.3013	1.2635	1.1953	1.1406	1.0882
900	1.7028	1.6548	1.5822	1.5294	1.4719	1.4077	1.3647	1.2993	1.2613	1.1925	1.1371	1.0829
1000	1.7017	1.6536	1.5811	1.5282	1.4706	1.4063	1.3632	1.2976	1.2596	1.1903	1.1342	1.0784
∞	1.6919	1.6436	1.5706	1.5174	1.4592	1.3941	1.3502	1.2830	1.2436	1.1702	1.1066	1.0105

附表3　F分布界值表　（方差分析用，$P=0.01$）

分母的自由度 n_2	分子的自由度，n_1											
	1	2	3	4	5	6	7	8	9	10	11	12
1	4052.1807	4999.5000	5403.3520	5624.5833	5763.6496	5858.9861	5928.3557	5981.0703	6022.4732	6055.8467	6083.3168	6106.3207
2	98.5025	99.0000	99.1662	99.2494	99.2993	99.3326	99.3564	99.3742	99.3881	99.3992	99.4083	99.4159
3	34.1162	30.8165	29.4567	28.7099	28.2371	27.9107	27.6717	27.4892	27.3452	27.2287	27.1326	27.0518
4	21.1977	18.0000	16.6944	15.9770	15.5219	15.2069	14.9758	14.7989	14.6591	14.5459	14.4523	14.3736
5	16.2582	13.2739	12.0600	11.3919	10.9670	10.6723	10.4555	10.2893	10.1578	10.0510	9.9626	9.8883
6	13.7450	10.9248	9.7795	9.1483	8.7459	8.4661	8.2600	8.1017	7.9761	7.8741	7.7896	7.7183
7	12.2464	9.5466	8.4513	7.8466	7.4604	7.1914	6.9928	6.8400	6.7188	6.6201	6.5382	6.4691
8	11.2586	8.6491	7.5910	7.0061	6.6318	6.3707	6.1776	6.0289	5.9106	5.8143	5.7343	5.6667
9	10.5614	8.0215	6.9919	6.4221	6.0569	5.8018	5.6129	5.4671	5.3511	5.2565	5.1779	5.1114
10	10.0443	7.5594	6.5523	5.9943	5.6363	5.3858	5.2001	5.0567	4.9424	4.8491	4.7715	4.7059
11	9.6460	7.2057	6.2167	5.6683	5.3160	5.0692	4.8861	4.7445	4.6315	4.5393	4.4624	4.3974
12	9.3302	6.9266	5.9525	5.4120	5.0643	4.8206	4.6395	4.4994	4.3875	4.2961	4.2198	4.1553
13	9.0738	6.7010	5.7394	5.2053	4.8616	4.6204	4.4410	4.3021	4.1911	4.1003	4.0245	3.9603
14	8.8616	6.5149	5.5639	5.0354	4.6950	4.4558	4.2779	4.1399	4.0297	3.9394	3.8640	3.8001
15	8.6831	6.3589	5.4170	4.8932	4.5556	4.3183	4.1415	4.0045	3.8948	3.8049	3.7299	3.6662
16	8.5310	6.2262	5.2922	4.7726	4.4374	4.2016	4.0259	3.8896	3.7804	3.6909	3.6162	3.5527
17	8.3997	6.1121	5.1850	4.6690	4.3359	4.1015	3.9267	3.7910	3.6822	3.5931	3.5185	3.4552
18	8.2854	6.0129	5.0919	4.5790	4.2479	4.0146	3.8406	3.7054	3.5971	3.5082	3.4338	3.3706
19	8.1849	5.9259	5.0103	4.5003	4.1708	3.9386	3.7653	3.6305	3.5225	3.4338	3.3596	3.2965
20	8.0960	5.8489	4.9382	4.4307	4.1027	3.8714	3.6987	3.5644	3.4567	3.3682	3.2941	3.2311
21	8.0166	5.7804	4.8740	4.3688	4.0421	3.8117	3.6396	3.5056	3.3981	3.3098	3.2359	3.1730
22	7.9454	5.7190	4.8166	4.3134	3.9880	3.7583	3.5867	3.4530	3.3458	3.2576	3.1837	3.1209
23	7.8811	5.6637	4.7649	4.2636	3.9392	3.7102	3.5390	3.4057	3.2986	3.2106	3.1368	3.0740
24	7.8229	5.6136	4.7181	4.2184	3.8951	3.6667	3.4959	3.3629	3.2560	3.1681	3.0944	3.0316
25	7.7698	5.5680	4.6755	4.1774	3.8550	3.6272	3.4568	3.3239	3.2172	3.1294	3.0558	2.9931
26	7.7213	5.5263	4.6366	4.1400	3.8183	3.5911	3.4210	3.2884	3.1818	3.0941	3.0205	2.9578
27	7.6767	5.4881	4.6009	4.1056	3.7848	3.5580	3.3882	3.2558	3.1494	3.0618	2.9882	2.9256
28	7.6356	5.4529	4.5681	4.0740	3.7539	3.5276	3.3581	3.2259	3.1195	3.0320	2.9585	2.8959
29	7.5977	5.4204	4.5378	4.0449	3.7254	3.4995	3.3303	3.1982	3.0920	3.0045	2.9311	2.8685
30	7.5625	5.3903	4.5097	4.0179	3.6990	3.4735	3.3045	3.1726	3.0665	2.9791	2.9057	2.8431
31	7.5298	5.3624	4.4837	3.9928	3.6745	3.4493	3.2806	3.1489	3.0428	2.9555	2.8821	2.8195
32	7.4993	5.3363	4.4594	3.9695	3.6517	3.4269	3.2583	3.1267	3.0208	2.9335	2.8602	2.7976
33	7.4708	5.3120	4.4368	3.9477	3.6305	3.4059	3.2376	3.1061	3.0003	2.9130	2.8397	2.7771
34	7.4441	5.2893	4.4156	3.9273	3.6106	3.3863	3.2182	3.0868	2.9810	2.8938	2.8205	2.7580
35	7.4191	5.2679	4.3957	3.9082	3.5919	3.3679	3.2000	3.0687	2.9630	2.8758	2.8026	2.7400
36	7.3956	5.2479	4.3771	3.8903	3.5744	3.3507	3.1829	3.0517	2.9461	2.8589	2.7857	2.7232
37	7.3734	5.2290	4.3595	3.8734	3.5579	3.3344	3.1668	3.0357	2.9302	2.8431	2.7698	2.7073
38	7.3525	5.2112	4.3430	3.8575	3.5424	3.3191	3.1516	3.0207	2.9151	2.8281	2.7549	2.6923
39	7.3328	5.1944	4.3274	3.8425	3.5277	3.3047	3.1373	3.0064	2.9010	2.8139	2.7407	2.6782
40	7.3141	5.1785	4.3126	3.8283	3.5138	3.2910	3.1238	2.9930	2.8876	2.8005	2.7274	2.6648
42	7.2796	5.1491	4.2853	3.8021	3.4882	3.2658	3.0988	2.9681	2.8628	2.7758	2.7027	2.6402
44	7.2484	5.1226	4.2606	3.7784	3.4651	3.2430	3.0762	2.9457	2.8405	2.7536	2.6804	2.6179
46	7.2200	5.0986	4.2383	3.7570	3.4442	3.2224	3.0558	2.9254	2.8203	2.7334	2.6602	2.5977
48	7.1942	5.0767	4.2180	3.7374	3.4251	3.2036	3.0372	2.9069	2.8018	2.7150	2.6418	2.5793
50	7.1706	5.0566	4.1993	3.7195	3.4077	3.1864	3.0202	2.8900	2.7850	2.6981	2.6250	2.5625

续附表 3 F 分布界值表 （方差分析用，$P=0.01$）

分母的自由度 n_2	分子的自由度，n_1											
	14	16	20	24	30	40	50	75	100	200	500	∞
1	6142.6740	6170.1012	6208.7302	6234.6309	6260.6486	6286.7821	6302.5172	6323.5610	6334.1100	6349.9672	6359.5007	6365.8326
2	99.4278	99.4367	99.4492	99.4575	99.4658	99.4742	99.4792	99.4858	99.4892	99.4942	99.4972	99.4992
3	26.9238	26.8269	26.6898	26.5975	26.5045	26.4108	26.3542	26.2784	26.2402	26.1828	26.1483	26.1253
4	14.2486	14.1539	14.0196	13.9291	13.8377	13.7454	13.6896	13.6147	13.5770	13.5202	13.4859	13.4632
5	9.7700	9.6802	9.5526	9.4665	9.3793	9.2912	9.2378	9.1660	9.1299	9.0754	9.0424	9.0205
6	7.6049	7.5186	7.3958	7.3127	7.2285	7.1432	7.0915	7.0218	6.9867	6.9336	6.9015	6.8801
7	6.3590	6.2750	6.1554	6.0743	5.9920	5.9084	5.8577	5.7892	5.7547	5.7024	5.6707	5.6496
8	5.5589	5.4766	5.3591	5.2793	5.1981	5.1156	5.0654	4.9976	4.9633	4.9114	4.8799	4.8589
9	5.0052	4.9240	4.8080	4.7290	4.6486	4.5666	4.5167	4.4492	4.4150	4.3631	4.3317	4.3107
10	4.6008	4.5204	4.4054	4.3269	4.2469	4.1653	4.1155	4.0479	4.0137	3.9617	3.9302	3.9091
11	4.2932	4.2134	4.0990	4.0209	3.9411	3.8596	3.8097	3.7421	3.7077	3.6555	3.6238	3.6025
12	4.0518	3.9724	3.8584	3.7805	3.7008	3.6192	3.5692	3.5014	3.4668	3.4143	3.3823	3.3609
13	3.8573	3.7783	3.6646	3.5868	3.5070	3.4253	3.3752	3.3070	3.2723	3.2194	3.1871	3.1655
14	3.6975	3.6187	3.5052	3.4274	3.3476	3.2656	3.2153	3.1468	3.1118	3.0585	3.0260	3.0041
15	3.5639	3.4852	3.3719	3.2940	3.2141	3.1319	3.0814	3.0124	2.9772	2.9235	2.8906	2.8685
16	3.4506	3.3720	3.2587	3.1808	3.1007	3.0182	2.9675	2.8981	2.8627	2.8084	2.7752	2.7529
17	3.3533	3.2748	3.1615	3.0835	3.0032	2.9205	2.8694	2.7996	2.7639	2.7092	2.6757	2.6531
18	3.2689	3.1904	3.0771	2.9990	2.9185	2.8354	2.7841	2.7139	2.6779	2.6227	2.5889	2.5661
19	3.1949	3.1165	3.0031	2.9249	2.8442	2.7608	2.7093	2.6386	2.6023	2.5467	2.5124	2.4894
20	3.1296	3.0512	2.9377	2.8594	2.7785	2.6947	2.6430	2.5718	2.5353	2.4792	2.4446	2.4213
21	3.0715	2.9931	2.8796	2.8010	2.7200	2.6359	2.5838	2.5123	2.4755	2.4189	2.3840	2.3604
22	3.0195	2.9411	2.8274	2.7488	2.6675	2.5831	2.5308	2.4588	2.4217	2.3646	2.3294	2.3056
23	2.9727	2.8943	2.7805	2.7017	2.6202	2.5355	2.4829	2.4105	2.3732	2.3156	2.2800	2.2560
24	2.9303	2.8519	2.7380	2.6591	2.5773	2.4923	2.4395	2.3667	2.3291	2.2710	2.2351	2.2108
25	2.8917	2.8133	2.6993	2.6203	2.5383	2.4530	2.3999	2.3267	2.2888	2.2303	2.1941	2.1695
26	2.8566	2.7781	2.6640	2.5848	2.5026	2.4170	2.3637	2.2900	2.2519	2.1930	2.1564	2.1316
27	2.8243	2.7458	2.6316	2.5522	2.4699	2.3840	2.3304	2.2564	2.2180	2.1586	2.1217	2.0966
28	2.7946	2.7160	2.6017	2.5223	2.4397	2.3535	2.2997	2.2253	2.1867	2.1268	2.0896	2.0643
29	2.7672	2.6886	2.5742	2.4946	2.4118	2.3253	2.2714	2.1965	2.1577	2.0974	2.0598	2.0343
30	2.7418	2.6632	2.5487	2.4689	2.3860	2.2992	2.2450	2.1698	2.1307	2.0700	2.0321	2.0064
31	2.7182	2.6396	2.5249	2.4451	2.3619	2.2749	2.2205	2.1449	2.1056	2.0444	2.0063	1.9803
32	2.6963	2.6176	2.5029	2.4229	2.3395	2.2523	2.1976	2.1217	2.0821	2.0206	1.9821	1.9559
33	2.6758	2.5971	2.4822	2.4021	2.3186	2.2311	2.1762	2.0999	2.0602	1.9982	1.9594	1.9330
34	2.6566	2.5779	2.4629	2.3827	2.2990	2.2112	2.1562	2.0795	2.0396	1.9772	1.9381	1.9114
35	2.6387	2.5599	2.4448	2.3645	2.2806	2.1926	2.1374	2.0604	2.0202	1.9574	1.9180	1.8911
36	2.6218	2.5430	2.4278	2.3473	2.2633	2.1751	2.1197	2.0423	2.0019	1.9387	1.8991	1.8720
37	2.6059	2.5270	2.4118	2.3312	2.2470	2.1585	2.1030	2.0253	1.9847	1.9211	1.8812	1.8538
38	2.5909	2.5120	2.3967	2.3160	2.2317	2.1430	2.0872	2.0092	1.9684	1.9045	1.8642	1.8366
39	2.5768	2.4978	2.3824	2.3016	2.2171	2.1282	2.0723	1.9940	1.9530	1.8887	1.8481	1.8203
40	2.5634	2.4844	2.3689	2.2880	2.2034	2.1142	2.0581	1.9795	1.9383	1.8737	1.8329	1.8048
42	2.5387	2.4596	2.3439	2.2629	2.1780	2.0884	2.0319	1.9528	1.9112	1.8458	1.8045	1.7760
44	2.5164	2.4373	2.3214	2.2401	2.1550	2.0650	2.0083	1.9285	1.8866	1.8205	1.7786	1.7498
46	2.4962	2.4170	2.3009	2.2195	2.1341	2.0438	1.9867	1.9065	1.8642	1.7974	1.7550	1.7258
48	2.4777	2.3985	2.2823	2.2007	2.1150	2.0244	1.9670	1.8862	1.8436	1.7762	1.7333	1.7037
50	2.4609	2.3816	2.2652	2.1835	2.0976	2.0066	1.9490	1.8677	1.8248	1.7567	1.7133	1.6833

续附表3　F分布界值表　（方差分析用，$P=0.01$）

分母的自由度 n_2	\multicolumn{12}{c}{分子的自由度，n_1}

分母的自由度 n_2	1	2	3	4	5	6	7	8	9	10	11	12
60	7.0771	4.9774	4.1259	3.6490	3.3389	3.1187	2.9530	2.8233	2.7185	2.6318	2.5587	2.4961
70	7.0114	4.9219	4.0744	3.5996	3.2907	3.0712	2.9060	2.7765	2.6719	2.5852	2.5122	2.4496
80	6.9627	4.8807	4.0363	3.5631	3.2550	3.0361	2.8713	2.7420	2.6374	2.5508	2.4777	2.4151
90	6.9251	4.8491	4.0070	3.5350	3.2276	3.0091	2.8445	2.7154	2.6109	2.5243	2.4513	2.3886
100	6.8953	4.8239	3.9837	3.5127	3.2059	2.9877	2.8233	2.6943	2.5898	2.5033	2.4302	2.3676
110	6.8710	4.8035	3.9648	3.4946	3.1882	2.9703	2.8061	2.6771	2.5727	2.4862	2.4132	2.3505
120	6.8509	4.7865	3.9491	3.4795	3.1735	2.9559	2.7918	2.6629	2.5586	2.4721	2.3990	2.3363
130	6.8339	4.7722	3.9359	3.4669	3.1612	2.9437	2.7797	2.6509	2.5466	2.4602	2.3871	2.3244
140	6.8194	4.7600	3.9246	3.4561	3.1507	2.9333	2.7695	2.6407	2.5365	2.4500	2.3769	2.3142
150	6.8069	4.7495	3.9149	3.4467	3.1416	2.9244	2.7606	2.6319	2.5277	2.4412	2.3681	2.3053
160	6.7960	4.7403	3.9064	3.4386	3.1336	2.9166	2.7528	2.6242	2.5200	2.4335	2.3604	2.2977
170	6.7863	4.7322	3.8989	3.4314	3.1267	2.9097	2.7460	2.6174	2.5132	2.4268	2.3537	2.2909
180	6.7778	4.7250	3.8923	3.4251	3.1205	2.9036	2.7400	2.6114	2.5072	2.4208	2.3477	2.2849
190	6.7702	4.7186	3.8863	3.4194	3.1149	2.8982	2.7346	2.6061	2.5019	2.4154	2.3423	2.2795
200	6.7633	4.7129	3.8810	3.4143	3.1100	2.8933	2.7298	2.6012	2.4971	2.4106	2.3375	2.2747
210	6.7571	4.7077	3.8762	3.4097	3.1055	2.8888	2.7254	2.5969	2.4927	2.4063	2.3332	2.2704
220	6.7515	4.7029	3.8719	3.4055	3.1014	2.8848	2.7214	2.5929	2.4888	2.4023	2.3292	2.2664
230	6.7463	4.6986	3.8679	3.4017	3.0977	2.8812	2.7178	2.5893	2.4852	2.3988	2.3256	2.2628
240	6.7417	4.6947	3.8642	3.3982	3.0943	2.8778	2.7145	2.5860	2.4819	2.3955	2.3223	2.2595
250	6.7373	4.6911	3.8609	3.3950	3.0912	2.8748	2.7114	2.5830	2.4789	2.3925	2.3193	2.2565
260	6.7334	4.6877	3.8578	3.3921	3.0883	2.8719	2.7086	2.5802	2.4761	2.3897	2.3165	2.2537
270	6.7297	4.6846	3.8549	3.3893	3.0856	2.8693	2.7060	2.5776	2.4735	2.3871	2.3140	2.2511
280	6.7263	4.6817	3.8523	3.3868	3.0832	2.8669	2.7036	2.5752	2.4711	2.3847	2.3116	2.2487
290	6.7231	4.6791	3.8498	3.3845	3.0809	2.8646	2.7014	2.5730	2.4689	2.3825	2.3093	2.2465
300	6.7201	4.6766	3.8475	3.3823	3.0787	2.8625	2.6993	2.5709	2.4668	2.3804	2.3073	2.2444
310	6.7173	4.6743	3.8454	3.3802	3.0767	2.8605	2.6973	2.5690	2.4649	2.3785	2.3053	2.2425
320	6.7147	4.6721	3.8434	3.3783	3.0748	2.8587	2.6955	2.5671	2.4631	2.3766	2.3035	2.2407
330	6.7123	4.6700	3.8415	3.3765	3.0731	2.8569	2.6938	2.5654	2.4614	2.3749	2.3018	2.2389
340	6.7100	4.6681	3.8397	3.3748	3.0714	2.8553	2.6922	2.5638	2.4598	2.3733	2.3002	2.2373
350	6.7078	4.6663	3.8380	3.3732	3.0699	2.8538	2.6906	2.5623	2.4582	2.3718	2.2987	2.2358
360	6.7058	4.6646	3.8364	3.3716	3.0684	2.8523	2.6892	2.5609	2.4568	2.3704	2.2973	2.2344
370	6.7039	4.6630	3.8350	3.3702	3.0670	2.8509	2.6878	2.5595	2.4555	2.3690	2.2959	2.2330
380	6.7020	4.6614	3.8335	3.3689	3.0657	2.8496	2.6865	2.5582	2.4542	2.3678	2.2946	2.2318
390	6.7003	4.6600	3.8322	3.3676	3.0644	2.8484	2.6853	2.5570	2.4530	2.3666	2.2934	2.2305
400	6.6987	4.6586	3.8309	3.3664	3.0632	2.8472	2.6842	2.5559	2.4518	2.3654	2.2923	2.2294
420	6.6956	4.6560	3.8286	3.3641	3.0610	2.8451	2.6820	2.5537	2.4497	2.3633	2.2901	2.2272
440	6.6928	4.6537	3.8264	3.3620	3.0590	2.8431	2.6801	2.5518	2.4478	2.3613	2.2882	2.2253
460	6.6903	4.6516	3.8244	3.3602	3.0572	2.8413	2.6783	2.5500	2.4460	2.3596	2.2864	2.2235
480	6.6880	4.6496	3.8226	3.3584	3.0555	2.8396	2.6766	2.5484	2.4444	2.3579	2.2848	2.2219
500	6.6858	4.6478	3.8210	3.3569	3.0540	2.8381	2.6751	2.5469	2.4429	2.3565	2.2833	2.2204
600	6.6773	4.6407	3.8144	3.3505	3.0478	2.8321	2.6691	2.5409	2.4369	2.3505	2.2773	2.2144
700	6.6712	4.6356	3.8097	3.3460	3.0434	2.8277	2.6649	2.5367	2.4327	2.3463	2.2731	2.2102
800	6.6667	4.6318	3.8062	3.3427	3.0401	2.8245	2.6617	2.5335	2.4295	2.3431	2.2699	2.2070
900	6.6631	4.6288	3.8034	3.3400	3.0376	2.8220	2.6592	2.5310	2.4270	2.3406	2.2674	2.2045
1000	6.6603	4.6264	3.8012	3.3380	3.0355	2.8200	2.6572	2.5290	2.4250	2.3386	2.2655	2.2025
∞	6.6351	4.6054	3.7818	3.3194	3.0174	2.8022	2.6395	2.5115	2.4075	2.3211	2.2479	2.1849

续附表 3　F 分布界值表　（方差分析用，P＝0.01）

分母的自由度 n_2	14	16	20	24	30	40	50	75	100	200	500	∞
60	2.3943	2.3148	2.1978	2.1154	2.0285	1.9360	1.8772	1.7937	1.7493	1.6784	1.6327	1.6008
70	2.3477	2.2679	2.1504	2.0674	1.9797	1.8861	1.8263	1.7410	1.6954	1.6220	1.5743	1.5406
80	2.3131	2.2332	2.1153	2.0318	1.9435	1.8489	1.7883	1.7015	1.6548	1.5792	1.5296	1.4944
90	2.2865	2.2064	2.0882	2.0044	1.9155	1.8201	1.7588	1.6707	1.6231	1.5456	1.4943	1.4576
100	2.2654	2.1852	2.0666	1.9826	1.8933	1.7972	1.7353	1.6461	1.5977	1.5184	1.4656	1.4274
110	2.2482	2.1679	2.0491	1.9648	1.8751	1.7784	1.7160	1.6258	1.5767	1.4960	1.4417	1.4022
120	2.2339	2.1536	2.0346	1.9500	1.8600	1.7628	1.7000	1.6090	1.5592	1.4770	1.4215	1.3807
130	2.2219	2.1415	2.0223	1.9376	1.8473	1.7497	1.6865	1.5946	1.5443	1.4609	1.4041	1.3622
140	2.2117	2.1312	2.0119	1.9269	1.8364	1.7384	1.6748	1.5823	1.5315	1.4469	1.3890	1.3459
150	2.2028	2.1223	2.0028	1.9177	1.8270	1.7286	1.6648	1.5716	1.5204	1.4347	1.3757	1.3316
160	2.1951	2.1145	1.9949	1.9097	1.8187	1.7201	1.6559	1.5623	1.5106	1.4240	1.3640	1.3188
170	2.1883	2.1076	1.9879	1.9026	1.8115	1.7125	1.6482	1.5540	1.5020	1.4144	1.3535	1.3073
180	2.1823	2.1016	1.9818	1.8963	1.8050	1.7059	1.6413	1.5466	1.4942	1.4059	1.3440	1.2969
190	2.1769	2.0961	1.9763	1.8907	1.7993	1.6999	1.6351	1.5400	1.4873	1.3982	1.3355	1.2874
200	2.1721	2.0913	1.9713	1.8857	1.7941	1.6945	1.6295	1.5341	1.4811	1.3912	1.3277	1.2788
210	2.1677	2.0869	1.9668	1.8811	1.7894	1.6896	1.6244	1.5287	1.4754	1.3848	1.3206	1.2709
220	2.1637	2.0829	1.9628	1.8770	1.7851	1.6852	1.6199	1.5238	1.4702	1.3790	1.3141	1.2636
230	2.1601	2.0792	1.9590	1.8732	1.7813	1.6811	1.6157	1.5193	1.4655	1.3737	1.3081	1.2567
240	2.1568	2.0759	1.9556	1.8697	1.7777	1.6774	1.6118	1.5151	1.4611	1.3688	1.3026	1.2504
250	2.1537	2.0728	1.9525	1.8665	1.7744	1.6740	1.6083	1.5113	1.4571	1.3643	1.2974	1.2445
260	2.1509	2.0700	1.9496	1.8636	1.7714	1.6709	1.6050	1.5078	1.4534	1.3601	1.2926	1.2390
270	2.1483	2.0674	1.9470	1.8609	1.7686	1.6680	1.6020	1.5046	1.4500	1.3562	1.2882	1.2338
280	2.1459	2.0649	1.9445	1.8584	1.7660	1.6653	1.5992	1.5016	1.4468	1.3525	1.2840	1.2289
290	2.1437	2.0627	1.9422	1.8560	1.7636	1.6627	1.5966	1.4987	1.4438	1.3491	1.2801	1.2243
300	2.1416	2.0606	1.9401	1.8538	1.7614	1.6604	1.5942	1.4961	1.4410	1.3459	1.2764	1.2200
310	2.1396	2.0586	1.9380	1.8518	1.7593	1.6582	1.5919	1.4936	1.4384	1.3430	1.2729	1.2159
320	2.1378	2.0567	1.9362	1.8499	1.7573	1.6561	1.5897	1.4913	1.4360	1.3401	1.2697	1.2120
330	2.1361	2.0550	1.9344	1.8481	1.7555	1.6542	1.5877	1.4892	1.4337	1.3375	1.2666	1.2083
340	2.1344	2.0534	1.9327	1.8464	1.7537	1.6524	1.5858	1.4871	1.4315	1.3350	1.2637	1.2048
350	2.1329	2.0518	1.9312	1.8448	1.7521	1.6507	1.5840	1.4852	1.4295	1.3326	1.2609	1.2014
360	2.1315	2.0504	1.9297	1.8433	1.7505	1.6490	1.5824	1.4834	1.4275	1.3304	1.2582	1.1982
370	2.1301	2.0490	1.9283	1.8419	1.7490	1.6475	1.5808	1.4816	1.4257	1.3283	1.2557	1.1952
380	2.1288	2.0477	1.9270	1.8405	1.7477	1.6461	1.5792	1.4800	1.4239	1.3262	1.2534	1.1923
390	2.1276	2.0465	1.9257	1.8392	1.7463	1.6447	1.5778	1.4784	1.4223	1.3243	1.2511	1.1895
400	2.1264	2.0453	1.9245	1.8380	1.7451	1.6434	1.5764	1.4770	1.4207	1.3225	1.2489	1.1868
420	2.1243	2.0431	1.9223	1.8358	1.7428	1.6409	1.5739	1.4742	1.4178	1.3191	1.2449	1.1817
440	2.1223	2.0412	1.9203	1.8337	1.7406	1.6387	1.5716	1.4717	1.4151	1.3160	1.2412	1.1770
460	2.1205	2.0394	1.9185	1.8318	1.7387	1.6367	1.5695	1.4694	1.4127	1.3131	1.2377	1.1727
480	2.1189	2.0377	1.9168	1.8301	1.7370	1.6349	1.5676	1.4673	1.4105	1.3105	1.2346	1.1687
500	2.1174	2.0362	1.9152	1.8285	1.7353	1.6332	1.5658	1.4654	1.4084	1.3081	1.2317	1.1649
600	2.1114	2.0301	1.9091	1.8222	1.7288	1.6263	1.5587	1.4577	1.4001	1.2983	1.2198	1.1491
700	2.1071	2.0258	1.9047	1.8177	1.7242	1.6215	1.5536	1.4521	1.3942	1.2913	1.2110	1.1370
800	2.1039	2.0226	1.9013	1.8144	1.7207	1.6178	1.5498	1.4480	1.3897	1.2860	1.2043	1.1274
900	2.1014	2.0201	1.8988	1.8117	1.7180	1.6150	1.5468	1.4447	1.3863	1.2818	1.1990	1.1196
1000	2.0994	2.0180	1.8967	1.8096	1.7158	1.6127	1.5445	1.4421	1.3835	1.2784	1.1947	1.1130
∞	2.0817	2.0002	1.8785	1.7910	1.6966	1.5925	1.5233	1.4188	1.3583	1.2475	1.1535	1.0148

附表 4　Kendall 和谐系数 S 的临界值表*

k	N					N=3 的补充值	
	3+	4	5	6	7	k	s
在 0.05 显著性水平上之值							
3			64.4	103.9	157.3	9	54.0
4		49.5	88.4	143.3	217.0	12	71.9
5		62.6	112.3	182.4	276.2	14	83.8
6		75.7	136.1	221.4	335.2	16	95.8
8	48.1	101.7	183.7	299.0	453.1	18	107.7
10	60.0	127.8	231.2	376.7	571.0		
15	89.8	192.9	349.8	570.5	864.9		
20	119.7	258.0	468.5	764.4	1158.7		
在 0.01 显著性水平上之值							
3			75.6	122.8	185.6	9	75.9
4		61.4	109.3	176.2	265.0	12	103.5
5		80.5	142.8	229.4	343.8	14	121.9
6		99.5	176.1	282.4	422.6	16	140.2
8	66.8	137.4	242.7	388.3	579.9	18	158.6
10	85.1	175.3	309.1	494.0	737.0		
15	131.0	269.8	475.2	758.2	1129.5		
20	177.0	364.2	641.2	1022.2	1521.9		

* 本表摘自 Friedman，M. 1940. A comparison of alternative tests of significance for the problem of mrankings, Ann. Math. Statist. , 11, 86—92.

＋注意:对于 $N=3$ 的补充 s 之临界值在本表右边一列中。

附表 5 t 分布界值表

自由度 ν		概率 P									
	单侧	0.25	0.20	0.10	0.05	0.025	0.010	0.005	0.0025	0.001	0.0005
	双侧	0.50	0.40	0.20	0.10	0.050	0.020	0.010	0.0050	0.002	0.0010
1		1.00000	1.37638	3.07768	6.31375	12.70620	31.82052	63.65674	127.32134	318.30884	636.61925
2		0.81650	1.06066	1.88562	2.91999	4.30265	6.96456	9.92484	14.08905	22.32712	31.59905
3		0.76489	0.97847	1.63774	2.35336	3.18245	4.54070	5.84091	7.45332	10.21453	12.92398
4		0.74070	0.94096	1.53321	2.13185	2.77645	3.74695	4.60409	5.59757	7.17318	8.61030
5		0.72669	0.91954	1.47588	2.01505	2.57058	3.36493	4.03214	4.77334	5.89343	6.86883
6		0.71756	0.90570	1.43976	1.94318	2.44691	3.14267	3.70743	4.31683	5.20763	5.95882
7		0.71114	0.89603	1.41492	1.89458	2.36462	2.99795	3.49948	4.02934	4.78529	5.40788
8		0.70639	0.88889	1.39682	1.85955	2.30600	2.89646	3.35539	3.83252	4.50079	5.04131
9		0.70272	0.88340	1.38303	1.83311	2.26216	2.82144	3.24984	3.68966	4.29681	4.78091
10		0.69981	0.87906	1.37218	1.81246	2.22814	2.76377	3.16927	3.58141	4.14370	4.58689
11		0.69745	0.87553	1.36343	1.79588	2.20099	2.71808	3.10581	3.49661	4.02470	4.43698
12		0.69548	0.87261	1.35622	1.78229	2.17881	2.68100	3.05454	3.42844	3.92963	4.31779
13		0.69383	0.87015	1.35017	1.77093	2.16037	2.65031	3.01228	3.37247	3.85198	4.22083
14		0.69242	0.86805	1.34503	1.76131	2.14479	2.62449	2.97684	3.32570	3.78739	4.14045
15		0.69120	0.86624	1.34061	1.75305	2.13145	2.60248	2.94671	3.28604	3.73283	4.07277
16		0.69013	0.86467	1.33676	1.74588	2.11991	2.58349	2.92078	3.25199	3.68615	4.01500
17		0.68920	0.86328	1.33338	1.73961	2.10982	2.56693	2.89823	3.22245	3.64577	3.96513
18		0.68836	0.86205	1.33039	1.73406	2.10092	2.55238	2.87844	3.19657	3.61048	3.92165
19		0.68762	0.86095	1.32773	1.72913	2.09302	2.53948	2.86093	3.17372	3.57940	3.88341
20		0.68695	0.85996	1.32534	1.72472	2.08596	2.52798	2.84534	3.15340	3.55181	3.84952
21		0.68635	0.85907	1.32319	1.72074	2.07961	2.51765	2.83136	3.13521	3.52715	3.81928
22		0.68581	0.85827	1.32124	1.71714	2.07387	2.50832	2.81876	3.11882	3.50499	3.79213
23		0.68531	0.85753	1.31946	1.71387	2.06866	2.49987	2.80734	3.10400	3.48496	3.76763
24		0.68485	0.85686	1.31784	1.71088	2.06390	2.49216	2.79694	3.09051	3.46678	3.74540
25		0.68443	0.85624	1.31635	1.70814	2.05954	2.48511	2.78744	3.07820	3.45019	3.72514
26		0.68404	0.85567	1.31497	1.70562	2.05553	2.47863	2.77871	3.06691	3.43500	3.70661
27		0.68368	0.85514	1.31370	1.70329	2.05183	2.47266	2.77068	3.05652	3.42103	3.68959
28		0.68335	0.85465	1.31253	1.70113	2.04841	2.46714	2.76326	3.04693	3.40816	3.67391
29		0.68304	0.85419	1.31143	1.69913	2.04523	2.46202	2.75639	3.03805	3.39624	3.65941
30		0.68276	0.85377	1.31042	1.69726	2.04227	2.45726	2.75000	3.02980	3.38518	3.64596
31		0.68249	0.85337	1.30946	1.69552	2.03951	2.45282	2.74404	3.02212	3.37490	3.63346
32		0.68223	0.85300	1.30857	1.69389	2.03693	2.44868	2.73848	3.01495	3.36531	3.62180
33		0.68200	0.85265	1.30774	1.69236	2.03452	2.44479	2.73328	3.00824	3.35634	3.61091
34		0.68177	0.85232	1.30695	1.69092	2.03224	2.44115	2.72839	3.00195	3.34793	3.60072

续附表 5　　t 分布界值表

自由度 ν		0.25	0.20	0.10	0.05	0.025	0.010	0.005	0.0025	0.001	0.0005
	单侧	0.25	0.20	0.10	0.05	0.025	0.010	0.005	0.0025	0.001	0.0005
	双侧	0.50	0.40	0.20	0.10	0.050	0.020	0.010	0.0050	0.002	0.0010
35		0.68156	0.85201	1.30621	1.68957	2.03011	2.43772	2.72381	2.99605	3.34005	3.59115
36		0.68137	0.85172	1.30551	1.68830	2.02809	2.43449	2.71948	2.99049	3.33262	3.58215
37		0.68118	0.85144	1.30485	1.68709	2.02619	2.43145	2.71541	2.98524	3.32563	3.57367
38		0.68100	0.85118	1.30423	1.68595	2.02439	2.42857	2.71156	2.98029	3.31903	3.56568
39		0.68083	0.85094	1.30364	1.68488	2.02269	2.42584	2.70791	2.97561	3.31279	3.55812
40		0.68067	0.85070	1.30308	1.68385	2.02108	2.42326	2.70446	2.97117	3.30688	3.55097
41		0.68052	0.85048	1.30254	1.68288	2.01954	2.42080	2.70118	2.96696	3.30127	3.54418
42		0.68038	0.85026	1.30204	1.68195	2.01808	2.41847	2.69807	2.96296	3.29595	3.53775
43		0.68024	0.85006	1.30155	1.68107	2.01669	2.41625	2.69510	2.95916	3.29089	3.53163
44		0.68011	0.84987	1.30109	1.68023	2.01537	2.41413	2.69228	2.95553	3.28607	3.52580
45		0.67998	0.84968	1.30065	1.67943	2.01410	2.41212	2.68959	2.95208	3.28148	3.52025
46		0.67986	0.84951	1.30023	1.67866	2.01290	2.41019	2.68701	2.94878	3.27710	3.51496
47		0.67975	0.84934	1.29982	1.67793	2.01174	2.40835	2.68456	2.94563	3.27291	3.50990
48		0.67964	0.84917	1.29944	1.67722	2.01063	2.40658	2.68220	2.94262	3.26891	3.50507
49		0.67953	0.84902	1.29907	1.67655	2.00958	2.40489	2.67995	2.93973	3.26508	3.50044
50		0.67943	0.84887	1.29871	1.67591	2.00856	2.40327	2.67779	2.93696	3.26141	3.49601
60		0.67860	0.84765	1.29582	1.67065	2.00030	2.39012	2.66028	2.91455	3.23171	3.46020
70		0.67801	0.84679	1.29376	1.66691	1.99444	2.38081	2.64790	2.89873	3.21079	3.43501
80		0.67757	0.84614	1.29222	1.66412	1.99006	2.37387	2.63869	2.88697	3.19526	3.41634
90		0.67723	0.84563	1.29103	1.66196	1.98667	2.36850	2.63157	2.87788	3.18327	3.40194
100		0.67695	0.84523	1.29007	1.66023	1.98397	2.36422	2.62589	2.87065	3.17374	3.39049
120		0.67654	0.84463	1.28865	1.65765	1.97993	2.35782	2.61742	2.85986	3.15954	3.37345
140		0.67625	0.84420	1.28763	1.65581	1.97705	2.35328	2.61140	2.85221	3.14947	3.36138
160		0.67603	0.84387	1.28687	1.65443	1.97490	2.34988	2.60691	2.84649	3.14195	3.35237
180		0.67586	0.84362	1.28627	1.65336	1.97323	2.34724	2.60342	2.84205	3.13612	3.34540
200		0.67572	0.84342	1.28580	1.65251	1.97190	2.34514	2.60063	2.83851	3.13148	3.33984
220		0.67561	0.84326	1.28541	1.65181	1.97081	2.34342	2.59836	2.83562	3.12769	3.33530
240		0.67551	0.84312	1.28509	1.65123	1.96990	2.34199	2.59647	2.83322	3.12454	3.33152
260		0.67543	0.84301	1.28482	1.65074	1.96913	2.34078	2.59487	2.83119	3.12187	3.32834
280		0.67537	0.84291	1.28458	1.65031	1.96847	2.33974	2.59350	2.82945	3.11959	3.32561
300		0.67531	0.84282	1.28438	1.64995	1.96790	2.33884	2.59232	2.82795	3.11762	3.32325
500		0.67498	0.84234	1.28325	1.64791	1.96472	2.33383	2.58570	2.81955	3.10661	3.31009
1000		0.67474	0.84198	1.28240	1.64638	1.96234	2.33008	2.58075	2.81328	3.09840	3.30028
∞		0.67449	0.84163	1.28157	1.64488	1.96001	2.32642	2.57593	2.80716	3.09040	3.29072

（高　永　徐天和）

附录二　英汉医学统计学词汇

A

acquired disease　后天性疾病

activity　作业

activity on arrow　双代号网络图

activity on node　单代号网络图

affinity diagram　亲和图

agreement　一致性

analytical hierarchy process　层次分析法

arrow diagram method　箭线图法

auto correlation function　自相关函数

autoregressive model，AR　自回归模型

autoregressive moving average model，
　ARMA　自回归移动平均模型

autoregressive moving integrated average
　model，ARIMA　自回归求和移动平均
　模型

B

bar chart　横道图、条状图

Bayesian decision-making method　贝叶
　斯决策法

begin event　起点事件

benchmarking　水平对比法

benefit　效益

benefit-cost ratio　效益成本比率法

birth defect　出生缺陷

brain storming　头脑风暴法

C

cause & effect/fishbone diagram　因果图

censored data　截尾数据

center line　中心线

chromosomal disease　染色体病

(continued)

classification of diseases　疾病分类

congenital disease　先天性疾病

congenital malformation　先天畸形

control chart　控制图

correspondence analysis　对应分析

cost utility ratio　成本效用比

cost-benefit analysis　成本效益分析

cost-effectiveness analysis　成本效果分析

cost-effectiveness analysis　成本效果分析

cost-minimization analysis　成本最小化
　分析

cost-utility analysis　成本效用分析

countermeasure table　对策表

critical path method　关键路径法

cyclical fluctuation　周期性波动

D

decision tree method　决策树法

Delphi method　德尔斐法

direct benefit　直接效益

direct cost　直接成本

disability adjusted life years　失能调整生
　命年

E

effectiveness　效果

electronic brainstorming　电子头脑风暴法

event　事件

F

factor rotate　因子旋转

fail-safe number　失安全数

failure time　失效时间

familial disease　家族性疾病

fixed cost　固定成本

flow charts　流程图

funnel plots　漏斗图

G

Gantt chart　甘特图

genic disease　基因病

grey model　灰色模型

H

health economic evaluation　卫生经济学评价

heredity disease　先天性疾病

histogram　直方图

hospital information system　医院信息系统

indirect benefit　间接效益

I

indirect cost　间接成本

intangible benefit　无形效益

internal rate of return　内部收益率法

international classification of diseases　国际疾病分类

inter-relationship diagraph　关联图

investigation form　调查表

L

last event　终点事件

log-rank test　对数秩检验、时序检验

lower control limit　下管理线、控制下界

M

marginal cost　边际成本

Markov decision-making method　马尔科夫决策法

matrix data analysis　矩阵数据解析法

matrix diagrams　矩阵图

mean difference　均数差

Meta analysis　Meta 分析

moving average model，MA　移动平均模型

multi-attribute utility theory　多属性效用理论

N

net present value　净现值法

network planning　网络图

neural network　神经网络

O

oblique rotate　斜交旋转

opportunity cost　机会成本

orthogonal rotate　正交旋转

oscillation　震荡

P

Pareto diagram　排列图、主次因素图、巴雷特图、巴雷特曲线

partial autocorrelation function　偏自相关函数

path　路线

precedence diagramming method　顺序图法

principal component analysis　主成分分析法

process decision program chart/diagram　过程决策程序图、流程决策程序图

product-limit estimate　乘积限估计法

profit and loss matrix analysis　损益矩阵分析法

program evaluation and review technique　计划评审法

Q

quality adjusted life years　质量调整生命年

R

rank sum ratio，RSR　秩和比

rating scale　等级衡量法

S

scatter diagram　散布图
scheduling method　统筹法
self-adaptive filtering　自适应过滤法
sinking cost　沉没成本
standard gamble　标准博弈法
statistical decision　统计决策
stratification　分层法
structural equation model　结构方程模型
support vector machine　支持向量机
survival rate analysis　生存率分析法
survival rate　生存率
survival time　生存时间

T

technique for order preference by similarity to ideal solution　TOPSIS法
the Box-Jenkins model　博克斯—詹金斯

模型
the methodology of RSR　秩和比法
time trade-off　时间权衡法
transition diagram/run chart　推移图
tree diagram　树状图
trend　趋势

U

upper control limit　上管理线、控制上界
utility　效用

V

variable cost　变动成本
varimax orthogonal rotate　最大正交旋转

W

waiting time　等待时间
weight cases　加权处理
weight rank sum ratio　加权秩和比
white noise　白噪声

附录三　汉英医学统计学词汇

Meta 分析　Meta analysis

TOPSIS 法　technique for order preference by similarity to ideal solution

一画

一致性　agreement

三画

上管理线、控制上界　upper control limit

下管理线、控制下界　lower control limit

卫生经济学评价　health economic evaluation

马尔科夫决策法　Markov decision-making method

四画

中心线　center line

内部收益率法　internal rate of return

分层法　stratification

双代号网络图　activity on arrow

支持向量机　support vector machine

无形效益　intangible benefit

水平对比法　benchmarking

计划评审法　program evaluation and review technique

贝叶斯决策法　Bayesian decision-making method

五画

主成分分析法　principal component analysis

出生缺陷　birth defect

加权处理　weight cases

加权秩和比　weight rank sum ratio

失安全数　fail-safe number

失效时间　failure time

失能调整生命年　disability adjusted life years

头脑风暴法　brain storming

对应分析　correspondence analysis

对策表　countermeasure table

对数秩检验、时序检验　log-rank test

正交旋转　orthogonal rotate

甘特图　Gantt chart

生存时间　survival time

生存率　survival rate

生存率分析法　survival rate analysis

电子头脑风暴法　electronic brainstorming

白噪声　white noise

边际成本　marginal cost

六画

先天性疾病　congenital disease

先天畸形　congenital malformation

关联图　inter-relationship diagraph

关键路径法　critical path method

决策树法　decision tree method

后天性疾病　acquired disease

因子旋转　factor rotate

因果图　cause & effect/fishbone diagram

多属性效用理论　multi-attribute utility theory

成本效用分析　cost-utility analysis

成本效用比　cost utility ratio

成本效果分析　cost-effectiveness analysis

成本最小化分析　cost-minimization analysis

机会成本　opportunity cost

线　Pareto diagram

控制图　control chart

推移图　transition diagram/run chart

斜交旋转　oblique rotate

移动平均模型　moving average model, MA

十二画

博克斯—詹金斯模型　the Box-Jenkins model

散布图　scatter diagram

最大正交旋转　varimax orthogonal rotate

等级衡量法　rating scale

等待时间　waiting time

趋势　trend

十三画

路线　path

十四画

截尾数据　censored data

漏斗图　funnel plots

十五画

德尔斐法　Delphi method

横道图、条状图　bar chart

箭线图法　arrow diagram method

震荡　oscillation

本书词条索引